U0363038

编　委（按姓氏拼音排序）

陈超丽　福建医科大学附属第一医院
陈　红　复旦大学附属华山医院
陈茂君　四川大学华西医院
典慧娟　首都医科大学附属北京天坛医院
范艳竹　首都医科大学附属北京天坛医院
贺　欣　首都医科大学附属北京天坛医院
黄　娜　首都医科大学附属北京天坛医院
金　莺　复旦大学附属华山医院
金煜峰　复旦大学附属华山医院
李　炳　华中科技大学同济医学院附属协和医院
李京连　首都医科大学附属北京天坛医院
李　媛　北京大学人民医院
刘　琰　中国医科大学附属第一医院
陆朋玮　首都医科大学附属北京天坛医院
骆　丽　华中科技大学同济医学院附属协和医院
欧阳燕　华中科技大学同济医学院附属协和医院
曲　虹　中国人民解放军北部战区总医院
任学芳　复旦大学附属华山医院
单　静　首都医科大学附属北京天坛医院
沈劲松　复旦大学附属华山医院
石卫琳　复旦大学附属华山医院
唐　艳　华中科技大学同济医学院附属协和医院
唐云红　中南大学湘雅医院
田丹英　华中科技大学同济医学院附属协和医院
汪慧娟　复旦大学附属华山医院
王羡科　华中科技大学同济医学院附属协和医院
向　翠　四川大学华西医院
辛　杰　首都医科大学附属北京天坛医院
徐　燕　复旦大学附属华山医院
许春达　哈尔滨医科大学附属第六医院
许妮娜　华中科技大学同济医学院附属协和医院
杨中善　华中科技大学同济医学院附属协和医院
乐革芬　华中科技大学同济医学院附属协和医院
詹昱新　华中科技大学同济医学院附属协和医院
张昌盛　华中科技大学同济医学院附属协和医院
张丽华　华中科技大学同济医学院附属协和医院
张　璐　复旦大学附属华山医院
张艳蓉　复旦大学附属华山医院
张　铮　复旦大学附属华山医院
赵　蕊　首都医科大学附属北京天坛医院
赵士宏　哈尔滨医科大学附属第六医院
朱瑞芳　首都医科大学附属北京天坛医院

编写秘书　许妮娜　张丽华　唐　艳

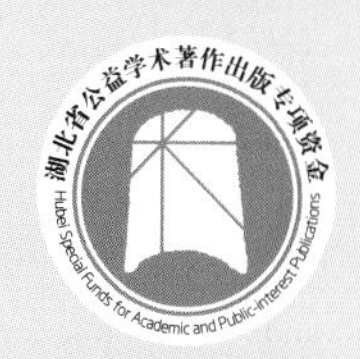

“十四五”时期国家重点出版物出版专项规划项目
湖北省公益学术著作出版专项资金资助项目

神 经 外 科 亚 专 科 学 丛 书

名誉主编 赵继宗
总 主 编 赵洪洋 王 硕 毛 颖

神经外科亚专科护理学

SHENJING WAIKE YAZHUANKE HULIXUE

主 编◆ 乐革芬 范艳竹 任学芳

中国 · 武汉

内 容 简 介

《神经外科亚专科护理学》是神经外科亚专科学丛书中的护理学分册。本书一共有十章。

本书较系统、全面地介绍了颅脑损伤、颅脑肿瘤、脊柱脊髓疾病、功能神经外科疾病、脑脊髓血管病、小儿神经外科疾病、立体定向放射治疗、周围神经系统疾病、神经外科重症等神经外科亚专科疾病及治疗的围手术期护理评估、护理措施、并发症观察和健康指导。此外，还包含了与护理相关的神经系统评估、神经外科操作技术等内容，并以循证医学证据为基础，对临床护理实践具有指导意义。

本书部分章节后还增加了知识拓展内容，包括正文中涉及但无法详细说明或与该疾病相关的最新指南、专家共识等内容，旨在指引神经外科医护人员了解最新资讯，做到护理观念和知识的与时俱进，为患者带来基于循证的更专业、更安全的护理。

图书在版编目(CIP)数据

神经外科亚专科护理学/乐革芬，范艳竹，任学芳主编. —武汉：华中科技大学出版社，2023.6
(神经外科亚专科学丛书)
ISBN 978-7-5680-9514-3

Ⅰ. ①神… Ⅱ. ①乐… ②范… ③任… Ⅲ. ①神经外科学-护理 Ⅳ. ①R473.6

中国国家版本馆 CIP 数据核字(2023)第 108735 号

神经外科亚专科护理学 乐革芬 范艳竹 任学芳 主 编
Shenjing Waike Yazhuanke Hulixue

总 策 划：车 巍
策划编辑：陈 鹏
责任编辑：郭逸贤
封面设计：原色设计
责任校对：谢 源
责任监印：周治超
出版发行：华中科技大学出版社(中国·武汉) 电话：(027)81321913
武汉市东湖新技术开发区华工科技园 邮编：430223
录 排：华中科技大学惠友文印中心
印 刷：湖北新华印务有限公司
开 本：889mm×1194mm 1/16
印 张：22.25
字 数：685 千字
版 次：2023 年 6 月第 1 版第 1 次印刷
定 价：198.00 元

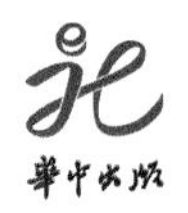

丛书编委会

丛书序

神经外科发展至今，随着科学技术的进步，人们对中枢神经系统疾病的治疗效果和减少并发症发生的要求越来越高，精准化和精细化治疗是满足这一要求的必经之路。神经外科亚专科学的建立和发展正是顺应了这一要求，采用了精准化和精细化的组织形式，以利于对精准化和精细化治疗研究的不断深入进行。

在这一大背景下，我们组织了全国神经外科亚专科学的领军人物，分别主编“神经外科亚专科学丛书”的十一个分册。本丛书介绍了相关亚专科学的理论知识和临床实践经验，除了强调规范化的传统治疗外，重点阐述了近年来在神经外科亚专科学领域出现的新技术、新业务，并指导性地提出了这些新技术、新业务的应用要点和注意事项。本丛书是神经外科医生、护士和相关领域工作人员临床诊疗必备的重要参考书。术业专精，才能术业精进，博而不精已不能满足当前科学技术迅速发展的需求，我们需要培养在神经外科亚专科学领域深入钻研、熟练掌握先进设备操作技术等的专家。将时间和精力集中于焦点，突破的机会就会大大增加，这也是早出人才、快出人才的路径，同时可为患者带来先进的治疗手段和更好的治疗效果。

我国的神经外科事业在一代又一代奋斗者的努力下，已跻身世界先进行列。这套“神经外科亚专科学丛书”反映了当今中国神经外科的亚专科学水平。本丛书为“十四五”时期国家重点出版物出版专项规划项目、湖北省公益学术著作出版专项资金资助项目。本丛书的出版必将极大地推动我国神经外科学及其亚专科学的发展进步，为神经外科从业人员带来一部系统的集神经外科学及其亚专科学之大全的鸿篇巨制。

华中科技大学同济医学院附属协和医院原神经外科主任
湖北省医学会神经外科分会原主任委员
湖北省医师协会神经外科医师分会原主任委员
二级教授，博士研究生导师

首都医科大学神经外科学院副院长
中华医学会神经外科学分会主任委员
教授，博士研究生导师

复旦大学附属华山医院院长
中华医学会神经外科学分会候任主任委员
教授，博士研究生导师

2023年5月

前 言

随着现代神经外科诊疗技术的进步和颅脑损伤、颅脑肿瘤、脊柱脊髓疾病、功能神经外科疾病、脑脊髓血管病、小儿神经外科疾病、立体定向放射治疗、周围神经系统疾病、神经外科重症等神经外科亚专科的蓬勃发展，神经外科亚专科的临床护理实践也面临着新的要求和挑战。

《神经外科亚专科护理学》是神经外科亚专科学丛书中的护理学分册。本书根据神经外科亚专科分类，对各亚专科相关疾病的护理进行介绍，参考和借鉴了国内外最新的指南、专家共识等文献资料，重点从疾病术前及术后的护理评估、护理措施、健康指导等方面进行阐述，同时涵盖了常用神经系统评估、患者基础评估和重症护理，紧贴临床实践，具有明确的临床指导意义。同时用知识拓展的方式，对相关章节内容涉及的前沿资讯进行概述，指引医护人员获取最新知识，做到与时俱进。

本书由全国知名医院首都医科大学附属北京天坛医院、复旦大学附属华山医院、华中科技大学同济医学院附属协和医院、四川大学华西医院、北京大学人民医院、中国人民解放军北部战区总医院、中南大学湘雅医院、哈尔滨医科大学附属第六医院、福建医科大学附属第一医院、中国医科大学附属第一医院共十家医院的 42 名神经外科护理专家编写。在编写过程中，各专家力求书稿内容的科学严谨、精益求精和与时俱进，期望能携手神经外科护理同仁，让更多的人获益，为患者的康复尽一份力。

在本书编写过程中，我们得到了丛书总主编和顾问的倾心指导，以及所有编者所在单位的相关领导和同事的大力支持。在此，我们由衷感谢所有在编写过程中给予无私帮助和支持的朋友们。

给患者提供专业、精致的优质护理是我们一如既往的追求，学无止境，初心不改。衷心希望本书能得到神经外科护理同仁的认可和喜爱。由于编者学识和经验有限，本书可能存在疏漏或不足之处，敬请广大护理同仁不吝指正。

编　者

目　录

第一章　神经系统疾病的基础护理 …… 1

　第一节　神经系统评估 …… 1

　第二节　神经外科患者基础评估及护理 …… 22

　第三节　神经外科常见专科引流护理技术 …… 48

第二章　颅脑损伤的护理 …… 56

　第一节　颅脑损伤患者院前救护及转运 …… 56

　第二节　头皮损伤的护理 …… 58

　第三节　颅骨损伤的护理 …… 61

　第四节　脑震荡的护理 …… 64

　第五节　脑挫裂伤的护理 …… 65

　第六节　创伤性颅内血肿的护理 …… 69

　第七节　脑干损伤的护理 …… 73

　第八节　开放性颅脑损伤的护理 …… 77

　第九节　颅脑损伤合并多发伤的护理 …… 80

第三章　颅脑肿瘤的护理 …… 87

　第一节　颅内肿瘤的概述 …… 87

　第二节　大脑半球肿瘤的护理 …… 94

　第三节　蝶鞍区肿瘤的护理 …… 98

　第四节　下丘脑肿瘤的护理 …… 103

　第五节　第三脑室后部肿瘤的护理 …… 107

　第六节　脑干肿瘤的护理 …… 111

　第七节　颅后窝肿瘤的护理 …… 116

　第八节　颅内外沟通肿瘤的护理 …… 121

第四章　脊柱脊髓疾病的护理 …… 127

　第一节　脊柱脊髓疾病的概述 …… 127

　第二节　椎管内肿瘤的护理 …… 135

　第三节　颈椎病的护理 …… 138

　第四节　腰椎间盘突出症的护理 …… 142

　第五节　椎管狭窄症的护理 …… 146

　第六节　脊髓拴系综合征的护理 …… 151

　第七节　小脑扁桃体下疝畸形的护理 …… 154

　第八节　脊髓损伤的护理 …… 158

第五章 功能神经外科疾病的护理 …… 167
第一节 颅神经疾病的概述 …… 167
第二节 运动障碍性疾病的护理 …… 170
第三节 药物难治性癫痫的护理 …… 175
第四节 面肌痉挛的护理 …… 178
第五节 精神疾病和癌性疼痛的护理 …… 180
第六章 脑脊髓血管病的护理 …… 188
第一节 脑脊髓血管病的概述 …… 188
第二节 急性闭塞性脑血管病的护理 …… 195
第三节 颈动脉狭窄的护理 …… 198
第四节 烟雾病的护理 …… 201
第五节 高血压脑出血的护理 …… 205
第六节 自发性蛛网膜下腔出血的护理 …… 209
第七节 颅内动脉瘤的护理 …… 213
第八节 脑动静脉畸形的护理 …… 218
第九节 海绵状血管瘤的护理 …… 223
第十节 颈动脉海绵窦瘘的护理 …… 225
第十一节 脊髓血管畸形的护理 …… 229
第七章 小儿神经外科疾病的护理 …… 236
第一节 小儿神经系统发育特点的概述 …… 236
第二节 小儿意识状态的评估 …… 237
第三节 小儿颅内肿瘤的护理 …… 238
第四节 小儿颅脑损伤的护理 …… 243
第五节 小儿脑积水的护理 …… 245
第六节 狭颅症的护理 …… 248
第八章 立体定向放射治疗的护理 …… 252
第一节 立体定向放射治疗的概述 …… 252
第二节 颅内肿瘤立体定向放射治疗的护理 …… 253
第三节 脑血管病立体定向放射治疗的护理 …… 255
第四节 功能性疾病立体定向放射治疗的护理 …… 256
第五节 伽玛刀治疗的护理 …… 258
第九章 周围神经系统疾病的护理 …… 263
第一节 周围神经系统疾病的概述 …… 263
第二节 周围神经肿瘤的护理 …… 264
第三节 周围神经损伤的护理 …… 268
第十章 神经外科重症护理 …… 273
第一节 神经外科重症监护病房的功能设计及管理要求 …… 273
第二节 神经外科重症患者收治标准及转出指征 …… 275
第三节 神经外科重症患者的气道管理 …… 276
第四节 神经外科重症患者的营养管理 …… 279
第五节 神经外科重症患者的镇痛与镇静 …… 286

第六节　神经外科重症患者亚低温治疗的护理 …… 289
第七节　脑疝的观察与护理 …… 291
第八节　癫痫大发作或持续状态的急救护理 …… 294
第九节　神经外科重症常用操作技术 …… 297
第十节　神经外科重症患者的康复治疗 …… 324
第十一节　神经外科重症患者的化验指标及意义 …… 332
第十二节　神经外科重症患者的转运护理 …… 336

第一章　神经系统疾病的基础护理

第一节　神经系统评估

一、意识的评估

（一）意识的定义及解剖生理

意识是指个体对自身及周围环境的感知状态，包括意识内容和觉醒两个组成部分。意识内容即高级神经活动，包括定向力、感知觉、注意、记忆、思维、情感、行为等，使人体与外界环境保持完整的联系。觉醒是各种传入神经冲动激活大脑皮质，维持一定水平的兴奋性，使人保持觉醒状态。

意识内容取决于大脑半球的完整性。传入神经包括特异性上行性投射系统和非特异性上行性网状结构系统，前者是经典的感觉传导通路的总称，后者又分为上行网状激活系统（ascending reticular activating system，ARAS）和上行网状抑制系统（ascending reticular inhibiting system，ARIS）。ARAS为多突触神经元联系，位于脑桥中1/3到间脑的中央部，在脑干的中轴两旁、脑室系统的腹侧。ARIS位于脑桥网状结构的腹侧部分，范围在脑桥中部（三叉神经水平）以下至延髓的低位脑干中，对抗ARAS的皮质兴奋作用。ARAS和ARIS的存在，有利于维持大脑皮质适度的兴奋状态，大脑皮质不至于过度兴奋或抑制。大脑皮质也发出网状纤维至脑干网状结构，调节ARAS的兴奋性。因此，各种冲动→特异性上行性投射系统和非特异性上行性网状结构系统→大脑皮质→网状结构→丘脑→大脑皮质，构成一个正反馈环路，颅内外各种病变累及此环路时均可导致意识障碍。

（二）意识障碍的分类和临床表现

意识障碍的分类尚未统一，目前临床较常用的分类方式如下。

1. 以觉醒度改变为主的意识障碍

（1）嗜睡：嗜睡（somnolence）是最轻的意识障碍，患者主要表现为病理性持续睡眠状态，可被轻度刺激唤醒，醒后能正确回答问题及配合检查，当刺激停止后患者又很快入睡。

（2）昏睡：昏睡（sopor）是一种较嗜睡重的意识障碍，患者处于沉睡状态，可被强烈的或重复的刺激短暂唤醒，醒后可进行含糊、简单而不完全的对答，当刺激停止后患者又很快陷入熟睡状态。

（3）昏迷：昏迷（coma）是严重的意识障碍，患者对自身及周围环境不能认识，各种刺激不能使其觉醒，无有目的的自主活动，无自发性言语运动。昏迷按严重程度可分为以下三级。

①浅昏迷：患者意识完全丧失，对声、光刺激无反应，但对强烈刺激（如疼痛刺激）有躲避动作及痛苦表情，吞咽反射、咳嗽反射、角膜反射、瞳孔对光反射及腱反射等仍然存在，生命体征一般无明显改变。

②中昏迷：患者表现为对疼痛刺激无防御，四肢处于瘫痪状态，吞咽反射、咳嗽反射、角膜反射、瞳孔对光反射等尚存在，但明显减弱，腱反射亢进，大小便潴留或失禁。此时生命体征已有改变。

③深昏迷：患者对外界任何刺激均无反应，全身肌肉松弛，无任何自主运动。眼球固定，瞳孔散大，吞咽反射、咳嗽反射、角膜反射、瞳孔对光反射及腱反射消失，大小便潴留或失禁。生命体征不稳定，患者处于濒死状态。

2. 以意识内容改变为主的意识障碍

（1）意识模糊：意识模糊（confusion）是一种较轻度的意识障碍，对外界刺激有反应，但低于正常水平。表现为注意力减退、情感反应淡漠、定向力障碍，时间定向障碍最明显，其次是地点定向障碍，但对自己的辨认则无困难。此外，尚有注意力缺陷、知觉及思维错误、活动减少等现象。

（2）谵妄：谵妄（delirium）是一种急性的脑高级功能障碍，患者对周围环境的认识及反应能力均下降，表现为认知、注意力、定向、记忆功能受损，睡眠觉醒周期紊乱，思维内容改变，常有丰富的错觉、幻觉，形象生动而逼真，以至于精神紧张、恐惧或兴奋不安，可有外逃或攻击行为。病情常呈波动性，昼轻夜重，持续数小时至数日。

3. 特殊类型的意识障碍

（1）去皮质综合征：去皮质综合征（decorticate syndrome）是由于双侧大脑皮质广泛损害导致皮质功能减退或丧失，而皮质下中枢及脑干功能受损较轻，且优先恢复所造成的一种意识障碍综合征。患者表现为无意识地睁眼闭眼，转动眼球，但眼球不能随光线或物品转动，貌似清醒，但对外界刺激无反应；可以有脑干控制的自动性动作，如吞咽、咀嚼等，但无反射动作和肢体运动，睡眠觉醒周期存在，大小便失禁；四肢肌张力增高，双侧锥体束征阳性；身体姿势为上肢屈曲内收、腕及手指屈曲，双下肢伸直、足屈曲，也称为去皮质强直（decorticate rigidity）。

（2）去大脑强直：去大脑强直（decerebrate rigidity）是病灶位于中脑水平或上位脑桥时出现的一种伴有特殊姿势的意识障碍。表现为角弓反张、牙关紧闭、双上肢伸直旋内、双下肢伸直跖屈，病理征阳性，多有双侧瞳孔散大固定。随着病变损伤程度的加重，患者意识障碍的程度加深，若不及时救治，患者很快死亡。

（3）无动性缄默症：无动性缄默症（akinetic mutism）又称睁眼昏迷（coma vigil），由脑干上部和丘脑的网状激活系统受损引起，此时大脑半球及其传出通路无病变。患者表现为能注视周围环境及人物，貌似清醒，但不能言语，肢体不动，大小便失禁，肌张力减低，无锥体束征。存在睡眠觉醒周期。本症常见于脑干梗死。

（4）植物状态：植物状态（vegetative state）是指大脑半球严重受损而脑干功能相对保留的一种状态。患者对自身和外界的认知功能全部丧失，呼之不应，不能与外界交流，有自发或反射性睁眼，偶有视物追踪，有睡眠觉醒周期，脑干反射存在，原始姿势反射和肢体反射性运动保留。患者常有自发性动作，如咀嚼、吞咽、打哈欠、磨牙甚至挠痒、抻被角等，可有无意义哭笑，对有害刺激可有肢体屈曲躲避活动。患者基本生命功能持续存在，大小便失禁。当颅脑损伤后植物状态持续 12 个月以上或非外伤性病因导致的植物状态持续 3 个月以上时，称为持续性植物状态（persistent vegetative state）。

（5）微意识状态：微意识状态（minimally conscious state，MCS）是意识内容受到严重损害，意识清晰度明显降低，有明确的意识行为，如执行简单指令、视物追踪等，但不能持续保留；存在微弱而肯定的对自身环境的认知，能表达可理解的言语，有自发的睁眼及睡眠觉醒周期。微意识状态是患者出现的具有不连续和波动的意识征象的状态，为促醒技术的发展奠定了基础。

（6）脑死亡：脑死亡（brain death）指大脑和脑干功能全部丧失，且具有不可逆性。诊断标准如下：深昏迷，昏迷原因明确，排除了各种原因导致的可逆性昏迷；脑干反射（瞳孔对光反射、角膜反射、头眼反射、前庭眼反射和咳嗽反射）消失，无自主呼吸，需要呼吸机维持通气；脑电图显示脑电活动消失，呈一直线；躯体感觉诱发电位提示脑干功能丧失；经颅多普勒超声显示颅内前循环和后循环血流呈振荡波、尖小收缩波或血流信号消失；上述情况持续时间至少为 12 小时，经各种抢救无效。

（三）意识的评估方法及注意事项

意识的评估以临床检查为主，下面介绍几种临床常用的评估量表。

（1）格拉斯哥昏迷量表（Glasgow coma scale，GCS）：1974 年英国苏格兰格拉斯哥大学神经科学研究所 Graham Teasdale 和 Bryan Jennett 医生首先提出的一种判断颅脑损伤严重程度的分类法，1977 年又增加了一项刺痛躲避，形成现在国际上通用的 3 个维度、15 个分类的量表，见表 1-1。

表 1-1 格拉斯哥昏迷量表

睁眼反应	计分/分	言语反应	计分/分	运动反应	计分/分
自动睁眼	4	回答正确	5	按吩咐动作	6

续表

睁眼反应	计分/分	言语反应	计分/分	运动反应	计分/分
呼唤睁眼	3	回答错误	4	刺痛能定位	5
刺痛睁眼	2	吐字不清	3	刺痛时回缩	4
不能睁眼	1	有音无语	2	刺痛时屈曲	3
		不能发音	1	刺痛时过伸	2
				无动作	1

GCS 评分的临床实施记录方式为 E_V_M_，字母之间用数字表示，E 代表睁眼反应(eye opening)，V 代表言语反应(verbal response)，M 代表运动反应(motor response)，强调的是无论是否报告总分，报告每一项的分数更重要，例如 E4V5M6=GCS 评分 15 分。

GCS 评分时应注意：在判断睁眼反应时，疼痛刺激睁眼应采用周围性疼痛刺激，避免因给予中心性疼痛刺激(如压眶刺激)造成条件反射性闭眼，疼痛刺激要由轻到重，避免不必要的痛苦，可以重复刺激，但是不可以一次刺激持续时间太长，不宜超过 10 秒。当患者眼睑水肿或面部骨折，睁眼反应无法测量时，用 C(closed)代替评分，如 ECV5M6=11C；在判断言语反应时，言语障碍患者应用 D(dysphasia)代替评分，如 E4VDM6=10D；气管切开(tracheotomy)或气管插管(tracheal intubation)患者言语反应无法测量时，用 T 代替评分。在判断运动反应时，偏瘫患者应选择健侧肢体进行判断；疼痛定位评分应采取中心性疼痛刺激，如压眶刺激。

GCS 简便易行，临床医护人员可以快速判断患者意识状态，但是无法评估气管插管患者的言语功能，缺乏反映意识障碍患者昏迷严重程度的临床指标，如脑干反射、呼吸节律及是否需要机械通气，不能发现精细的神经系统体征改变。

(2) 全面无反应性量表(FOUR)：2005 年美国罗切斯特 Mayo 医学中心 Eelco F. M. Wijdicks 等人针对 GCS 的不足，提出全面无反应性量表，该量表主要有 4 个维度：眼部反应、运动反应、脑干反射和呼吸，见表 1-2。

表 1-2 全面无反应性量表

眼部反应	计分/分	运动反应	计分/分
睁眼或被动睁眼后，能随指令追踪或眨眼	4	能完成竖拇指、握拳、V 字手势指令	4
睁眼，但不能追踪	3	对疼痛有定位反应	3
闭眼，但较强的声音刺激时睁眼	2	疼痛时肢体有屈曲反应	2
闭眼，但疼痛刺激时睁眼	1	疼痛时肢体有过伸反应	1
闭眼，对刺激无反应	0	对疼痛无反应或肌阵挛状态	0
脑干反射	**计分/分**	**呼吸**	**计分/分**
瞳孔和角膜反射灵敏	4	未插管，规律呼吸模式	4
一个瞳孔散大并固定	3	未插管，潮式呼吸	3
瞳孔对光反射或角膜反射消失	2	未插管，呼吸节律不规律	2
瞳孔对光反射和角膜反射均消失	1	呼吸频率高于呼吸机设置	1
瞳孔对光反射和角膜反射及呛咳反射均消失	0	呼吸频率等于呼吸机设置，或无呼吸	0

欧洲神经病学学会推荐使用 FOUR 评估 ICU 中意识障碍患者的意识水平，而不是 GCS。与 GCS 评分相比，FOUR 评分中眼部反应的评估可减少对闭锁综合征和微意识状态的误诊；运动反应中增加了肌阵挛状态，其是心肺复苏后预后不良的危险因素；用呼吸代替言语反应，解决了 GCS 不能评估言语障碍和气管插管患者的问题；同时，还增加了脑干反射的评估。FOUR 总分 16 分，分数越低，表明死亡和残疾的可能性越大；0 分表明脑死亡，大于 12 分表明院内病死率接近 0。

(3)修订的格拉斯哥昏迷量表：小儿意识障碍评分采用修订的格拉斯哥昏迷量表，见表1-3。评分标准：15分，表明患儿正常；8分以下，表明患儿昏迷；3分，表明患儿脑死亡。

表1-3 修订的格拉斯哥昏迷量表

维度	临床表现		分数/分
	>1岁	<1岁	
睁眼反应	自发的	自发的	4
	对言语指令	对大声吼叫	3
	对痛觉	对痛觉	2
	无反应	无反应	1
	>5岁	<5岁	
言语反应	能定向及交谈	适当字句，笑，发声	5
	无定向及交谈	不适当字句，哭，安慰可好转	4
	不适当字句	持续性哭声尖叫	3
	不易理解的声音	哼哼，不安，无休止的	2
	无反应	无反应	1
	>1岁	<1岁	
运动反应	服从	服从	6
	可辨别痛区	可辨别痛区	5
	屈曲性后仰	屈曲性后仰	4
	屈曲异常	屈曲异常	3
	伸展	伸展	2
	无反应	无反应	1

(4)其他评估量表：如根据5种感觉(视觉、听觉、触觉、嗅觉和味觉)、运动功能和交流反应水平来鉴定患者意识状态的SMART(sensory modality assessment and rehabilitation technique)量表；用于探测各阶段意识恢复变化的WHIM(Wessex head injury matrix)量表；可以鉴别植物状态和微意识状态的修订版昏迷康复量表(coma recovery scale-revised，CRS-R)；用于监测意识障碍患者不舒适状态的修订版昏迷疼痛量表(nociception coma scale-revised，NCS-R)；中国持续性植物状态评分量表等。临床医护人员应该在扎实掌握神经系统专科知识的基础上，熟知各个量表的特点，采用合适的量表正确及时地评估患者不同阶段的意识状态。

二、瞳孔的评估

(一)瞳孔的解剖与神经支配

瞳孔(pupil)由环形虹膜围成的透光孔径构成，通常为圆形，双侧对称。其直径与年龄有关，新生儿与婴儿期很少超过3 mm，儿童和青少年平均3～5 mm，成人通常约3 mm，老年人平均2 mm甚至更小，但通常不会小于1 mm。虹膜由两种肌纤维构成，一种位于瞳孔周围，呈环形排列，称为瞳孔括约肌，受副交感神经支配，对瞳孔直径的影响较大；另一种以瞳孔为圆心向周边辐射状排列，称为瞳孔开大肌，受交感神经支配，对瞳孔直径的影响不如前者大。

1. 瞳孔对光反射通路 光线→视网膜→视神经→视交叉→视束→中脑顶盖前区→两侧E-W核→E-W核发出的副交感神经纤维入动眼神经→睫状神经节→节后纤维→瞳孔括约肌→瞳孔缩小。

2. 瞳孔的交感神经通路 下丘脑交感神经中枢→C_8～T_2侧角细胞的脊髓交感中枢→白交通支→颈上交感神经节→节后纤维经颈内动脉丛→海绵窦丛→睫状神经节→睫状短神经→瞳孔开大肌→瞳孔扩大。

（二）神经外科常见疾病的瞳孔改变

1. 脑出血　急性脑桥出血时，由于损害了脑干下行的两侧交感神经纤维，两侧瞳孔极度缩小，呈“针尖样”，为其特征性体征。丘脑出血往往症状不典型，又变化多端，临床体征为 Parinaud 综合征，即垂直注视麻痹，主要是上视不能，瞳孔缩小，瞳孔对光反射迟钝或消失。

2. 动脉瘤　后交通动脉瘤压迫动眼神经可出现受压迫侧瞳孔扩大、直接和间接对光反射均消失、眼肌麻痹和眼睑下垂。

3. 颅内肿瘤　中脑底部肿瘤时，出现大脑脚综合征（韦伯综合征），表现为患侧瞳孔扩大，瞳孔对光反射消失；松果体肿瘤时，病变可向下压迫四叠体出现 Parinaud 综合征，表现为两眼同时向上视不能，两侧瞳孔散大或不等大，瞳孔对光反射消失。

当肿瘤增大引起颅内压增高、小脑幕切迹疝时，早期为动眼神经受刺激症状，出现病变侧瞳孔缩小；随后脑组织压迫动眼神经，出现病变同侧瞳孔散大，瞳孔对光反射迟钝；随着病情不断进展，最后导致中脑内的动眼神经核损伤，出现双侧瞳孔散大，瞳孔对光反射消失。

4. 脑外伤　当弥漫性轴索损伤时，部分患者可出现单侧或双侧瞳孔散大；脑干损伤时，患者瞳孔不等大、大小多变，或者双侧瞳孔极度缩小或双侧瞳孔散大。

5. 药物对患者瞳孔的影响　两侧瞳孔缩小是某些药物中毒的重要症状，常见于有机磷、吗啡及鸦片的衍生物、巴比妥类药等中毒。阿托品中毒表现为双侧瞳孔扩大。

6. 其他疾病对瞳孔的影响　白内障行虹膜切除术后，瞳孔形态呈钥匙状；神经梅毒引起的阿-罗瞳孔，瞳孔呈锯齿状。

（三）瞳孔的评估及注意事项

1. 瞳孔评估　通过对患者瞳孔的评估，了解患者中枢神经系统疾病、中毒性疾病及眼部疾病的情况，为治疗和护理提供可靠依据。

（1）瞳孔形态的评估：在自然光线下，观察双侧瞳孔是否等大等圆，是否对称。用瞳孔测量尺测量瞳孔直径，当双侧瞳孔直径相差≥1 mm，称为瞳孔不等大。

（2）瞳孔对光反射：在检查瞳孔对光反射时，背景光线要柔和，使用相对较强较集中的光源，嘱患者平视远方，将光源移向一侧瞳孔中央并迅速移开，接受光源照射的瞳孔感光后迅速缩小，为直接对光反射灵敏。用同样的方法观察另一侧瞳孔对光反射情况，未被光源直接照射的另一侧瞳孔也迅速缩小为间接对光反射灵敏。

2. 注意事项

（1）评估病史：药物应用、手术、外伤等均能影响瞳孔大小和形态，故在评估时应详细询问患者用药史、眼科病史、中枢神经系统疾病史、大手术史等。

（2）评估光源：检查时确保室内光线柔和，避免环境对瞳孔对光反射的影响。检查间接对光反射时，应避免光源对另一侧瞳孔的影响。

（3）眼睑肿胀时的处理：建议禁止对颅脑损伤术后伴有眼睑肿胀明显的患者进行瞳孔观察，可待局部肿胀消退后，再给予瞳孔监测，可先在护理记录单上写“无法观察”。

（4）结果的判断：发现瞳孔不等大时，首先要判断是否为病理性异常，然后判断哪一侧为异常瞳孔，如小脑幕切迹疝早期患侧瞳孔因动眼神经受激惹后短暂缩小，此时患侧瞳孔小于健侧瞳孔，故不可将健侧瞳孔误认为瞳孔散大。如果患者意识清楚，瞳孔对光反射及调节反应均正常，则可能为生理性不等大；如瞳孔缩小侧出现上睑下垂，瞳孔对光反射及辐辏反射存在，则该侧霍纳综合征（Horner 综合征）的可能性大，应避免“瞳孔直径大即为瞳孔异常”的观念。

三、肌力的评估

（一）肌力的定义

肌力是指随意运动时肌肉产生的收缩力。

随意运动通常指有目的的活动，机体可以通过反馈控制和前馈控制在不断的学习和练习中提高随意运动的水平。神经系统对运动的组织和控制是通过几个平行且分层的水平来实现的，脊髓是最低级的水平，脑干是第二级水平，大脑皮质是最高级的水平，低级水平受高级水平的控制和调节。

（二）常见疾病的肌力改变

1. 颅内疾病 大脑额叶运动区占位性病变、脑干肿瘤、脑干出血等疾病，当损伤双侧锥体束时，可出现眼球运动肌、咀嚼肌、面部上半部肌肉、咽肌、喉肌、胸锁乳突肌、斜方肌及躯干肌受累，当只压迫一侧锥体束时，上述诸肌均不受累，而四肢、面部下半部、舌下等完全由对侧大脑皮质支配的肌肉肌力丧失，引起不全瘫痪。

2. 脊髓损伤

（1）颈髓损伤：上颈髓（$C_1 \sim C_3$）受损常见的典型表现是四肢不同程度的中枢性瘫痪，有时可有上肢肌肉萎缩，此外还可能出现呼吸中枢功能障碍、膈肌等呼吸肌受累，出现呼吸节律异常、呼吸肌无力、自主呼吸困难。中颈髓（$C_4 \sim C_6$）前角受损常导致肩胛带及上肢肌肉的无力和萎缩，损伤节段对应的肌肉瘫痪。下颈髓（$C_7 \sim T_1$）受损可发生手部的小肌肉萎缩，C_7 的病变可引起肱三头肌、腕及指的伸肌瘫痪和萎缩，呈爪形手。当延髓下端皮质脊髓束的交叉处受损时，可发生病变同侧上肢和对侧下肢的瘫痪，即交叉性上、下肢瘫痪。

（2）胸髓损伤：胸髓横贯性病变时，主要表现为双下肢中枢性瘫痪，双上肢肌力正常。

（3）腰骶髓损伤：腰骶髓（$L_1 \sim S_2$）受损时，表现为双下肢周围性瘫痪；脊髓圆锥（$S_3 \sim S_5$ 和尾节）受损时常引起马鞍区感觉障碍和性功能障碍，双下肢无运动障碍。

（三）肌力的评估及注意事项

1. 评估方法 评估方法有徒手肌力评定（manual muscle test，MMT）和器械肌力评定，后者又可分为简单仪器评定（如便携式测力计）和大型仪器评定（如等速测力装置）等。

Robert Lovett 于 1916 年创立的 MMT 因简便易行，在临床上被广泛使用。通常观察患者随意运动的速度、幅度和耐久度等一般情况后，嘱患者做某种运动并施以阻力，测试肌力大小；或让患者维持某种姿势，检查者用力使其改变，判断肌力强弱。肌力的评定标准见表 1-4。

表 1-4 肌力的评定标准

分级	名称	评级标准
0	零	未触及肌肉收缩
1	微	可触及肌肉收缩，但不能引起关节活动
2	差	解除重力影响能完成全关节活动范围的运动
3	好	能抗重力完成全关节活动范围的运动，但不能抗阻力
4	良	能抗重力及中等阻力，完成全关节活动范围的运动
5	正常	能抗重力及最大阻力，完成全关节活动范围的运动

1983 年，美国医学研究委员会（MRC）在 Lovett 肌力分级基础上进一步细分，如被测的肌力比某级稍强时，可以在此级右上角加“+”，稍差时则在右上角加“-”，以补充 Lovett 分级法的不足，即 MRC 肌力分级法，评定标准详见表 1-5。若检查时有痉挛加“S”或“SS”（S-spasticity），如有挛缩加“C”或“CC”（C-contracture），以示该肢体有特殊情况。

表 1-5 MRC 肌力分级法评定标准

分级	评级标准
0	未触及肌肉收缩
1	可触及肌肉有轻微收缩，但无关节运动
1^+	可触及肌肉有强力收缩，但无关节运动

续表

分级	评级标准
2^-	解除肢体重力的影响，关节活动到最大范围的50%以上，但不能达到最大活动范围
2	解除肢体重力的影响，关节能活动到最大活动范围
2^+	解除肢体重力的影响，关节能活动到最大活动范围，如抗重力可活动到最大活动范围的50%以下
3^-	抗肢体本身重力，关节能活动到最大活动范围的50%以上，但不能达到最大活动范围
3	抗肢体本身重力，关节能活动到最大活动范围
3^+	抗肢体本身重力，关节能活动到最大活动范围，且在运动终末可对抗轻微阻力
4^-	能对抗比轻度稍大的阻力活动到最大活动范围
4	能对抗中度阻力活动到最大活动范围
4^+	能对抗比中度稍大的阻力活动到最大活动范围
5^-	能对抗较充分阻力稍小的阻力活动到最大活动范围
5	能对抗充分阻力活动到最大活动范围

2. 注意事项

(1) 上运动神经元病变(如脑瘫、继发于脑血管意外的偏瘫等)引起的肌力变化，不宜采用徒手肌力评定。

(2) 局部炎症、关节腔积液、关节不稳、急性扭伤、局部严重的疼痛、严重的骨质疏松、严重的心脏病或高血压等不宜采用徒手肌力评定。

(3) 评定规范化：在评定过程中，应对患者姿势和躯干、肢体位置进行标准摆放，并对近端关节进行良好的固定，以防止代偿运动及其他干扰因素。评定者在检查中应注意操作的正确性，减少主观因素，保证评定的信度和效度，同时正确记录评定结果。

(4) 避免疼痛：在评定过程中，患者不应出现疼痛感，尤其是在抗阻检查时，阻力应徐徐增加并密切观察患者有无不适和疼痛感，一旦发生，应立即终止继续增加阻力。

四、肌张力的评估

(一) 肌张力的定义及解剖生理

肌张力是指肌肉静止松弛状态下的紧张度和被动运动时遇到的阻力。按不同状态可将肌张力分为三类：①静止性肌张力：人在静卧休息时，身体各部肌肉所具有的张力。②姿势性肌张力：维持身体各种姿势和稳定时肌肉产生的张力。③运动性肌张力：肌肉在运动过程中产生的张力，是保证肌肉连续运动的重要因素。

中枢神经对肌张力有直接或间接影响。在中脑以上的各结构包括大脑皮质 Brodmann 4 区、6 区和基底节对肌张力有抑制性作用；在中脑以下的各结构如小脑、前庭系统对肌张力有增强作用。脑干网状结构中，中脑和脑桥的网状结构是肌张力的易化区，可增强肌张力；延髓腹侧部分的网状结构是肌张力的抑制区。

(二) 常见疾病的肌张力改变

反射弧或中枢神经病变会引起肌张力异常。异常肌张力分为如下几种：肌张力增高、肌张力降低和肌张力障碍。肌张力障碍指肌张力紊乱，或高或低，无规律地交替出现。下面介绍几种常见疾病的肌张力改变。

1. 脊髓病变　脊髓前角细胞及其周围神经的损害，导致 γ-袢传入通路被阻断，引起肌张力降低，被动运动肢体时活动幅度增大。

2. 小脑病变 小脑病变时，失去了对肌张力的兴奋作用，引起肌张力降低。

3. 脑干病变 脑干病变引起的肌张力增高以中脑最为明显，中脑病损时，表现为肌强直，属于去大脑强直，四肢的近端明显，突出在伸肌群。上肢伸直、腕屈曲并内收，下肢伸直、内旋内收，称为去大脑强直。

4. 锥体外系病变 锥体外系病变引起的肌张力增高称为肌僵直，以帕金森综合征为典型代表，被动运动关节时阻力增高，且呈一致性，类似弯曲软铅管的感觉，故称“铅管样强直”；在对静止性震颤的患者施加均匀的阻力时出现断续停顿，如同转动齿轮，称为“齿轮样强直”。

（三）肌张力的评估及注意事项

1. 肌张力的评估 临床上体检时通常通过观察肌肉的形态、硬度、伸张性以及关节的活动度来判断肌张力的情况。肌张力的分级见表 1-6。随着神经电生理的发展，肌电图在临床的使用价值也越来越高，其他测定肌张力的方法还有超声弹性成像、磁共振弹性成像、快速肌张力测定、等速肌张力评定等。

表 1-6 肌张力分级

等级	肌张力	标准
0	软瘫	被动活动肢体无反应
1	低张力	被动活动肢体反应减弱
2	正常	被动活动肢体反应正常
3	轻、中度增加	被动活动肢体有阻力反应
4	肌张力高度增加	被动活动肢体有持续性阻力反应

若患者出现肌张力增高，为进一步评定痉挛程度，通常采用改良 Ashworth 量表（modified Ashworth scale，MAS），详见表 1-7。

表 1-7 改良 Ashworth 量表

等级	肌张力	标准
0	肌张力不增加	被动活动患肢时在整个范围内均无阻力
1	肌张力稍增加	被动活动患肢时在终末时有轻微的阻力
1^+	肌张力稍增加	被动活动患肢时在前 1/2 关节活动范围内有轻微的“卡住”感觉，后 1/2 关节活动范围内有轻微的阻力
2	肌张力轻度增加	被动活动患肢时在大部分关节活动范围内均有阻力，但仍可活动
3	肌张力中度增加	被动活动患肢时在整个关节活动范围内均有阻力，活动比较困难
4	肌张力高度增加	患肢僵硬，阻力很大，被动活动十分困难

20 世纪 80 年代，加拿大学者 Levin 和 Hui-Chan 提出了特异性评估下肢痉挛的临床痉挛指数（clinic spasticity index，CSI）量表，包括 3 个方面：腱反射、肌张力及阵挛，目前主要用于脑损伤和脊髓损伤后下肢痉挛的评定，具有较好的信度和效度。临床痉挛指数量表详见表 1-8，总分为 16 分，0～9 分为轻度痉挛，10～12 分为中度痉挛，13～16 分为重度痉挛。

表 1-8 临床痉挛指数量表

类别	评分/分	标准
腱反射	0	无反射
	1	反射减弱
	2	反射正常
	3	反射活跃
	4	反射亢进

续表

类别	评分/分	标准
肌张力	0	无阻力(软瘫)
	2	阻力降低(低张力)
	4	正常阻力
	6	阻力轻到中度增加
	8	阻力重度增加
阵挛	1	无阵挛
	2	阵挛 1～2 次
	3	阵挛 2 次以上
	4	阵挛持续超过 30 秒
总分		

2. 注意事项

(1) 保证环境安全,检查肌张力时需要患者充分放松,让患者“就像睡觉一样”放松肢体,如果不能充分放松,对患者讲明“让我来检查,你不要帮忙”,可有助于检查。

(2) 注意患者的精神状态,鉴别患者伪装的肌张力异常增高,必要时可结合肌电图进行检查。

(3) 询问并记录患者相关用药史。

(4) 在评定过程中,评定者应保持固定形式和持续的徒手接触,并以恒定的速度移动肢体。

(5) 在评定过程中,评定者应熟悉正常反应的范围,以便建立评估异常反应的恰当参考。

(6) 在局部或单侧功能障碍(如偏瘫)时,注意不宜将非受累侧作为正常肢体进行比较。

五、感觉功能的评估

(一) 感觉功能的定义及解剖生理

感觉是机体通过感觉器接受内外环境的各种刺激,将其转变为神经冲动,传入中枢神经系统的各个水平,对身体的各项活动进行协调,并对环境变化做出相适宜的反应。感觉可分为一般感觉、特殊感觉和内脏感觉。一般感觉又分为浅感觉、深感觉和复合感觉;特殊感觉包括视觉、听觉、味觉和嗅觉;内脏感觉指对内脏痛、饥饿、恶心、腹胀、大小便意等的感觉。本节重点介绍一般感觉内容。一般感觉的分类见图 1-1。

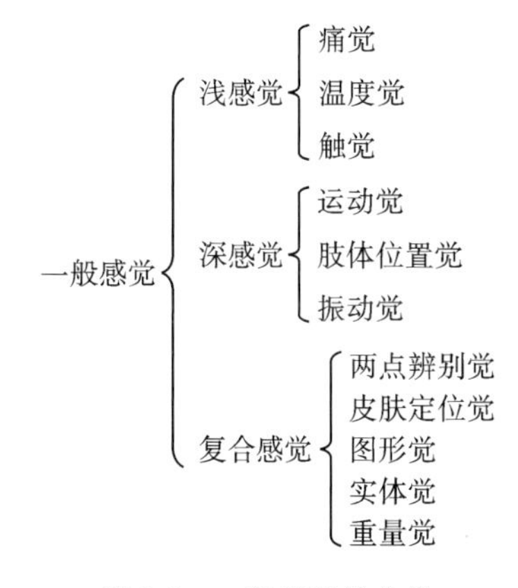

图 1-1　一般感觉的分类

感觉的产生依靠感受器接受适当的刺激和完整的神经传导通路。一般躯体感觉传导通路由三级神经元组成,其中第二级神经元发出的纤维在同侧 2～3 个节段后经脊髓前连合而交叉至对侧,将冲动自躯体感受器传至大脑皮质。脊神经负责的感觉区域在躯体上呈节段性分布,见图 1-2。周围神经由脊神经重新组合后形成,它的支配范围详见图 1-3。

(二) 常见疾病的感觉障碍

感觉障碍分为抑制性症状和刺激性症状。抑制性症状是指当感觉传导路径破坏时功能受到抑制,出现感觉缺失和感觉减退的情况;刺激性症状是指当感觉传导路径受到刺激或兴奋性增高时出现的症状,包括感觉过敏、感觉过度、感觉倒错、感觉异常、对位感觉、内感性不适、疼痛等。下面介绍几种神经外科常见疾病的感觉障碍。

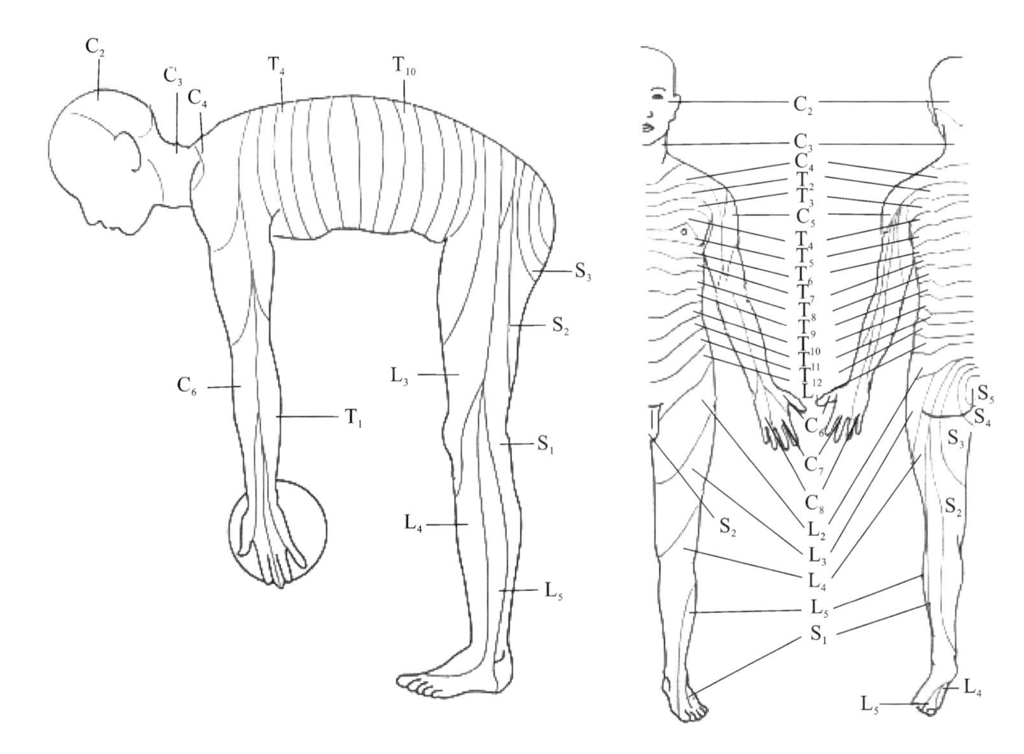

图 1-2 脊神经节段的皮肤分布

1. 丘脑病变 各种感觉纤维汇集于丘脑，受损后典型的症状为对侧偏身感觉缺失，这种偏身感觉障碍的分布并不完全均匀，一般是上肢比下肢明显，肢体的远端比近端严重，且常常触觉和深感觉障碍较痛觉减退明显。当丘脑受刺激时，对侧偏身出现严重的自发性疼痛和感觉过度，患者通常描述为烧灼、撕裂、刀割或刺痛，情绪和轻微的皮肤刺激就可加重这种感觉，用一般镇痛剂很难奏效，常见于脑血管病。

2. 大脑皮质病变 大脑皮质病变感觉障碍的特点如下：①因大脑皮质感觉范围广，病变只损害其中一部分，因而表现为对侧的一个上肢或一个下肢分布的感觉减退或缺失，称单肢感觉减退或缺失，并且手比躯干和肢体近端受累严重；②出现对侧精细复合感觉的障碍，如实体觉、图形觉、两点分辨觉、皮肤定位觉障碍等；③大脑皮质感觉中枢的刺激性病灶可引起感觉性癫痫发作，表现为躯体感觉异常的癫痫发作；④顶叶病变还可出现触觉忽略，尤其在非优势大脑半球，分别检查两侧触觉时能感知，如两侧同时接受刺激，病灶对侧无感觉。

3. 脊髓病变 脊髓保留了节段性感觉支配的特点，且每一脊髓节段支配的皮肤感觉区域均与邻近的两个节段重叠，因而当一个神经节段损害时，只出现感觉减退而无感觉缺失。确定脊髓损害的节段时，要比实测的感觉平面高 1～2 个节段。脊髓损害也可表现为分离性感觉障碍，因为感觉后根进入脊髓时，只有痛觉、温度觉及部分触觉纤维进入后角，而另一部分触觉纤维及深感觉纤维不进入后角，直接进入后索的白质传导束中。当脊髓后角或前连合病变时出现分离性感觉障碍，即同侧节段性痛觉、温度觉障碍，深感觉及部分触觉保留。

（三）感觉的评估及注意事项

1. 浅感觉检查

（1）痛觉：一般用普通的大头针轻刺皮肤，询问患者有无疼痛感及疼痛的程度，并需确定患者感到的是痛觉而不是尖物的触觉。当遇到痛觉减弱或丧失的区域，应将针由受损区向正常部位移动，以更好地确定受损区域。测试时注意两侧对称部位的比较。

（2）触觉：用棉花束轻触皮肤或黏膜，询问患者是否察觉及敏感程度，嘱患者说出接触的次数。触觉障碍常见于脊髓后索病损。

（3）温度觉：用装有冷水（5～10 ℃）及热水（40～50 ℃）的试管，交替接触皮肤，嘱患者说出冷或热，粗略地找出温度觉受损区。然后估计患者可以感知的温度差别，尽可能对变化性质进行定量分析。当试

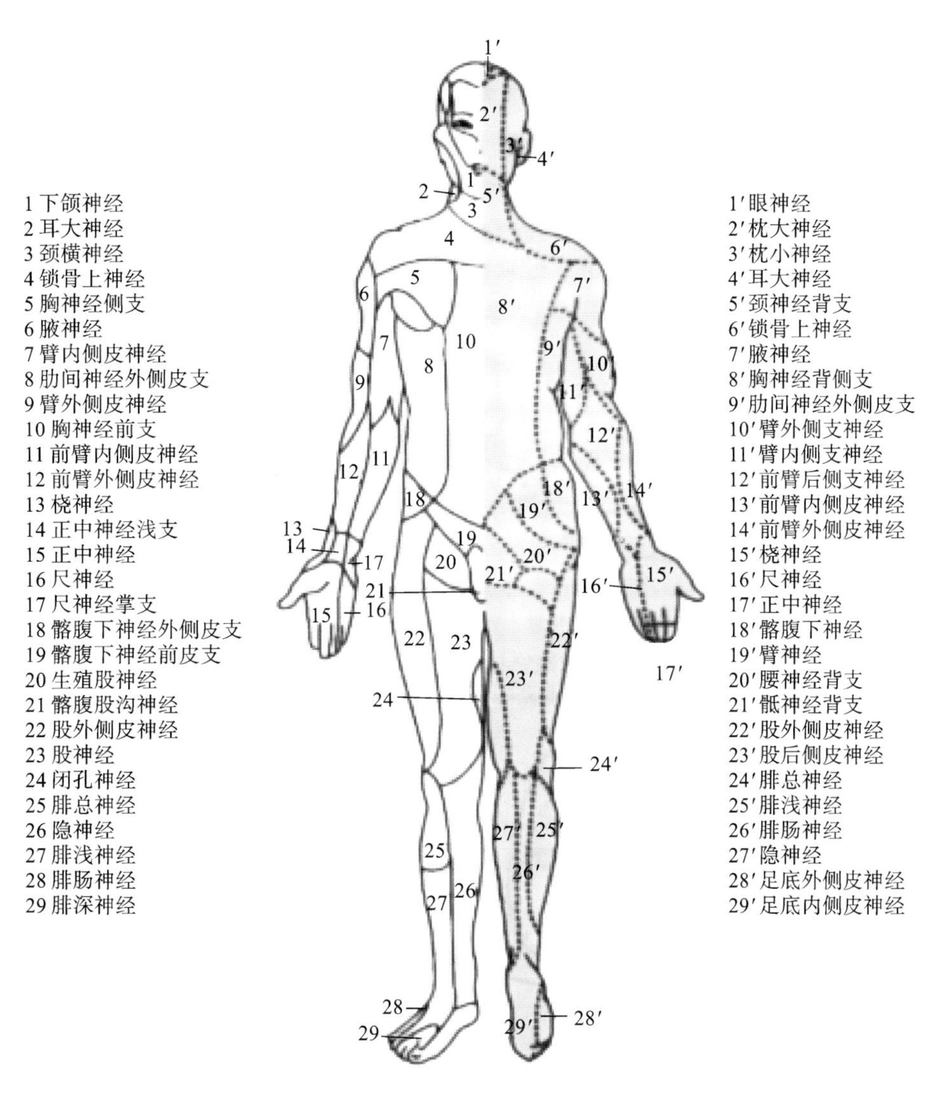

图 1-3　周围神经的支配范围

管的温度在 28～32 ℃，正常人可以区分出 1 ℃或者更小的差别；在 10～50 ℃的范围内，可以区分 35 ℃和 40 ℃之间的差别，也可以区分 10 ℃和 20 ℃的差别。若试管温度超过 50 ℃或低于 10 ℃，热或冷的感觉容易与痛觉混淆。温度觉障碍常见于脊髓丘脑侧束病损。

2. 深感觉检查

(1) 肢体位置觉：检查者被动活动患者的关节，询问患者其肢体所处的位置。也可将患者肢体摆成一种姿势并保持，嘱对侧肢体模仿。

(2) 运动觉：检查者用拇指和食指轻轻夹住患者的手指和足趾末节两侧，上下移动 5°左右，请患者说出移动的方向，发现障碍时加大活动幅度。运动觉障碍常见于脊髓后索病损。

(3) 振动觉：将振动的音叉(通常为 128 Hz)置于患者的骨突起处，询问患者有无振动的感觉。注意感受的时限，并进行两侧对比。也可交替使用振动和不振动的音叉，检查其辨别能力。

(4) Romberg's 试验：让患者双足并拢站立，双上肢向前伸直，然后闭眼，观察患者有无摇摆和倾倒。如果患者睁眼时站立稳定而闭眼时不能，说明患者的深感觉受到损害。

3. 复合感觉检查

(1) 两点分辨觉：嘱患者闭目，使用专用仪器或较钝的圆规、回形针进行检查，两点同时接触患者皮肤 2～3 秒，逐渐缩小两点间的距离，直到患者不能区分两点为止(两接触点被感觉成为一点)，测量最小能区分的两点间的距离。可以识别的两点间的距离依部位不同而不同，舌尖、指尖较敏感，背部、股腿处较差。一般舌尖为 1 mm，唇为 2～3 mm，指尖为 2～4 mm，手掌为 8～12 mm，手背和脚背为 20～30 mm，身体背面为 40～70 mm。

(2) 皮肤定位觉：嘱患者闭目，检查者以手指或笔杆等轻触患者皮肤后，嘱患者用手指点出刺激部位。

(3) 图形觉：嘱患者闭目，检查者用笔杆在患者皮肤上画出简单的几何图形（三角形、圆形、方形等）或数字，画在手掌上的大小应大于 4 mm，然后请患者辨认。比较两侧对称部位的感觉。

(4) 实体觉：嘱患者闭目，将物品如钥匙、硬币等置于患者手中，让患者单手触摸物品后说出物品名称。或者嘱患者睁眼，用一小布袋装入上述熟悉物品，令其用单手伸入袋中触摸，然后说出物品名称。

(5) 重量觉：将重量相差至少 1 倍的两物体先后放于一侧手中，请患者区别重量大小。可两侧对比，有深感觉障碍时此检查无意义。

4. 注意事项 感觉系统的检查主观性强，宜在环境安静、患者情绪稳定的情况下进行。

(1) 检查者需耐心细致，先让患者了解检查的目的与方法，取得充分合作。

(2) 患者体位合适，检查部位应松弛，且充分暴露，以提高检查准确性。

(3) 皮肤增厚、瘢痕、起茧部位的感觉会有所下降，应注意区别。

(4) 检查时应先检查浅感觉，再检查深感觉，最后检查复合感觉，采取左右近远端对比的原则，必要时可多次重复检查。

(5) 检查时被检者一般闭目，以避免主观或暗示作用。

(6) 检查过程中应注意保护患者隐私。

六、神经反射的评估

(一) 神经反射的定义及解剖生理

1. 生理反射 反射是机体对刺激做出的反应，依赖于完整的反射弧。反射弧的组成：感受器→传入神经元（感觉神经元）→中间神经元（中枢神经）→传出神经元（运动神经元）→效应器。反射分为条件反射和非条件反射。非条件反射包括深反射和浅反射，反射中枢可不经过大脑皮质，因此在一定程度上可以反映各皮质下中枢的功能，而且几乎不受意识的影响。

深反射是刺激肌腱、骨膜的本体感受器所引起的肌肉迅速收缩反应，亦称腱反射或肌肉牵张反射，其反射弧较为简单，受高位中枢的调节。腱反射的减弱或消退，常提示反射弧的传入、传出通路或脊髓反射中枢的损害或中断；而腱反射的亢进，常提示高位中枢的病变。

浅反射是刺激皮肤、黏膜或角膜所引起的肌肉快速收缩反应。浅反射为皮质性反射，除脊髓节段性的反射弧外，同时冲动还上行传入大脑皮质。临床常用的有角膜反射、腹壁反射、提睾反射、跖反射、肛门反射等。

临床上常见的深反射节段定位见表 1-9，浅反射节段定位见表 1-10。

表 1-9 深反射节段定位

反射	检查方法	反应	肌肉	神经	节段定位
下颌反射	轻叩微张的下颌中部	下颌上举	咀嚼肌	三叉神经下颌支	脑桥
肩胛反射	叩击两肩胛间	肩胛骨向内移动	大圆肌、肩胛下肌	肩胛下神经	$C_5 \sim C_6$
肱二头肌反射	叩击置于肱二头肌 肌腱上的检查者的手指	肘关节屈曲	肱二头肌	肌皮神经	$C_5 \sim C_6$
肱三头肌反射	叩击鹰嘴上方 肱三头肌肌腱	肘关节伸直	肱三头肌	桡神经	$C_6 \sim C_8$

续表

反射	检查方法	反应	肌肉	神经	节段定位
桡骨膜反射	叩击桡骨茎突	肘关节屈曲、旋前和手指屈曲	桡肌、肱三头肌、旋前肌、肱二头肌	正中神经、桡神经、肌皮神经	$C_5 \sim C_6$
膝反射	叩击膝盖下髌韧带	膝关节伸直	股四头肌	股神经	$L_2 \sim L_4$
跟腱反射	叩击跟腱	足向跖面屈曲	腓肠肌	坐骨神经	$S_1 \sim S_2$
Hoffmann 征	弹刮中指指盖	其余各指屈曲	指深屈肌	正中神经	$C_7 \sim T_1$
Rossolimo 征	叩击足趾基底部跖面	足趾向跖面屈曲	足底肌	胫神经	$L_5 \sim S_1$

表 1-10　浅反射节段定位

反射	检查方法	反应	肌肉	神经	节段定位
角膜反射	轻触角膜	闭眼	眼轮匝肌	三叉、面神经	脑桥
咽反射	轻触咽后壁	软腭上举和呕吐	诸咽喉肌	舌咽、迷走神经	延髓
上腹壁反射	划过腹部上部皮肤	上腹壁收缩	腹内斜肌	肋间神经	$T_7 \sim T_8$
中腹壁反射	划过腹部中部皮肤	中腹壁收缩	腹内斜肌	肋间神经	$T_9 \sim T_{10}$
下腹壁反射	划过腹部下部皮肤	下腹壁收缩	腹内斜肌	肋间神经	$T_{11} \sim T_{12}$
提睾反射	刺激大腿上部内侧皮肤	睾丸上举	提睾肌	生殖股神经	$L_1 \sim L_2$
跖反射	轻划足底外侧	足趾及足向跖面屈曲	跖屈肌	坐骨神经	$S_1 \sim S_2$
肛门反射	轻划或针刺肛门附件	肛门外括约肌收缩	肛门括约肌	肛尾神经	$S_4 \sim S_5$

2. 病理反射　当上运动神经元受损后，被锥体束抑制的屈曲性防御反射易化或被释放，称为病理反射。

(1) 巴宾斯基征(Babinski 征)：用叩诊锤柄端或棉签杆等由后向前划足底外缘直到趾基部，阳性者趾背屈，其余各趾呈扇形分开，膝、髋关节屈曲。

(2) 霍夫曼征(Hoffmann 征)：检查时左手握患者手腕，右手食指、中指夹住患者中指，将腕稍背屈，各指半屈放松，以拇指急速轻弹其中指指甲，引起拇指及其余各指屈曲者为阳性。

(3) 脑膜刺激征：脑脊膜和神经根受到刺激性损害时，因有关肌群反射性痉挛而产生的体征，包括克尼格征(Kernig 征)及布鲁津斯基征(Brudzinski 征)。

①克尼格征(Kernig 征)：仰卧，屈膝，髋关节呈直角，再伸小腿，因屈肌痉挛使伸膝受限，小于 130°并有疼痛及阻力者为阳性。

②布鲁津斯基征(Brudzinski 征)：a. 颈征：仰卧，屈颈时引起双下肢屈曲者为阳性。b. 下肢征：仰卧，伸直抬起一侧下肢时，对侧下肢屈曲为阳性。

(二) 常见疾病的神经反射改变

反射弧的任一环节出现病变均可导致神经反射的异常改变，例如上运动神经元受损可导致深反射亢进、浅反射减弱或消失；下运动神经元瘫痪引起深、浅反射减弱或消失。

(1) 当患者出现颅内压增高，尤其颅后窝肿瘤时，腱反射减弱或消失。

(2) 锥体束病变时，腱反射亢进。

(3) 脑膜炎、蛛网膜下腔出血、颅内压增高和脑膜转移瘤时，出现克尼格征(Kernig 征)及布鲁津斯基征(Brudzinski 征)阳性。

(4) 颅后窝、环枕部或高位颈段肿瘤时，布鲁津斯基征(Brudzinski 征)的颈征阳性。

(三) 神经反射检查及注意事项

神经反射检查易受多种因素的影响，为获得准确可靠的检查结果，需注意以下事项。

1. 患者方面

(1) 与患者耐心沟通，取得患者良好配合。确保患者完全放松，使患者所处的环境比较舒适，通过与其交谈等方法来分散患者的注意力，避免因精神紧张而影响检查结果。

(2) 所检查部位应无外伤、瘢痕、关节畸形、挛缩、炎症等，在患者充分放松的状态下，摆放患者肢体使肌肉获得适当的紧张度，牵拉过度或不足均难以引出反射。

2. 检查工具 依据反射类别选用适宜的检查工具，浅反射多使用棉签轻划皮肤、棉絮触及角膜或压舌板轻触咽黏膜；深反射主要使用叩诊锤，叩诊锤的锤部需具有一定弹性及重量、锤柄长度适宜，利于操作。

3. 检查者

(1) 叩诊的姿势要正确，应依靠手指和腕关节的动作来完成叩击。

(2) 叩击的部位应于肌腱附着处，不应叩击肌腹和骨面。

(3) 叩诊的强度要适当，即施以适当的牵拉刺激，力量过强容易引起患者不适，力量过弱则不能引起肌肉收缩效应。

(4) 叩诊方式：建议把一个手指放在肌腱上，用叩诊锤叩击手指，不仅能检测叩诊的力量、肌肉的紧张度及收缩力，还可用来比较肌肉反射性收缩和放松的速度。检查双侧肢体时的叩诊姿势、部位和强度应一致。双侧对称性反射减弱或活跃常见于正常人，双侧不对称性反射则有提示意义。

(5) 谨慎下结论。腱反射引不出时，必须转移患者注意力，反复多次进行检查，并通过变换体位及应用加强法进行检查，当用这些检查方法仍不能引出时方可判定为腱反射消失。

七、疼痛的评估

(一) 疼痛的定义及解剖生理

疼痛属于浅感觉，国际疼痛学会将疼痛定义为“一种与实际或潜在的组织损伤相关的不愉快的感觉和情绪情感体验，或与此相似的经历”。疼痛按生理基础可分为伤害感受性疼痛、神经病理性疼痛和混合性疼痛，按时间可分为急性疼痛和慢性疼痛。伤害感受性疼痛由伤害性刺激引起，包括躯体痛和内脏痛，疼痛一般表现为锐痛、酸痛、跳痛等。神经病理性疼痛是由躯体感觉系统的损害或疾病导致的疼痛，表现多描述为牵扯样痛、电击样痛、针刺样痛、撕裂样痛、烧灼样痛、重压性痛及麻木样痛等。急性疼痛为突然或逐渐发生，疼痛程度轻重不等，持续时间通常不超过 3 个月；慢性疼痛是指持续或反复发作超过 3 个月的疼痛。疼痛的反射弧与神经生理通路见感觉功能的评估。

(二) 神经外科常见疾病的疼痛特点

(1) 原发性神经痛：如三叉神经痛、舌咽神经痛等。三叉神经痛是源于三叉神经的单分支或多分支的口面部神经病理性疼痛。这种疼痛由无害刺激引起，具有反复性、突发性和突止性的特点。患者通常会将这种痛感形容为电击样、射击样或刺伤样。部分患者会经历持续的疼痛。

(2) 脊髓疾病：脊髓损伤、脊髓肿瘤等脊髓病变引起的慢性伤害感受性疼痛，早期多为神经根疼痛，表现为电灼、针刺、刀割或牵拉样疼痛。高位颈段肿瘤时可出现颈枕部放射性疼痛；胸髓肿瘤可出现腰背部或胸腹部放射痛；腰膨大段肿瘤可出现下肢放射性疼痛。随着肿瘤的增大对脊髓的压迫加重，疼痛的感觉逐渐减退甚至消失，出现麻木症状。

(3) 颅内肿瘤：颅内肿瘤表现的头痛是因颅内压增高刺激、牵扯脑膜血管及神经所致，多位于前额及颞部，颅后窝肿瘤可致枕颈部疼痛并向眼眶放射。疼痛性质常为持续性，并呈阵发性加剧，晨醒、排便、咳嗽时加重，呕吐后可缓解。

(4) 颅内动脉瘤：中小型动脉瘤未破裂出血，临床可无任何症状。动脉瘤一旦破裂出血，表现为突然的剧烈头痛急性发作，患者形容为“头要炸开”。动脉瘤扩张、血栓形成或瘤壁内出血可导致亚急性单侧眶周痛。海绵窦-颈动脉瘤可引起面部疼痛。

(5) 颅内动静脉畸形：患者一般有头痛史，为局部或全头痛，呈间断性或迁移性。可能与供血动脉、引流静脉及静脉窦扩张有关，或与少量出血、脑积水及颅内压增高有关。

(6) 神经病理性疼痛：因为神经组织自身损伤或病变而出现的疼痛，疼痛程度重，呈持续性难以缓解，是患者生活质量下降的重要原因，如带状疱疹后遗神经痛、臂丛挫裂伤、幻肢痛、卒中后疼痛（丘脑痛）。

（三）疼痛的评估及注意事项

1. 疼痛评估量表 疼痛可以通过自评量表、行为测试和心理测量进行评估，其中自评量表评估法最为便利，且能让患者进行自我疼痛监控，被认为是疼痛评估的金标准。

目前疼痛评估量表众多，大致可分为单维度疼痛强度评估量表，如视觉模拟量表（visual analogue scale, VAS）、修订版 Wong-Baker 面部表情疼痛评估法（Wong-Baker faces pain scale revision, FPS-R）、数字评定量表（numerical rating scale, NRS）等；多维度疼痛测量量表，在测量疼痛强度的同时，还会测试疼痛对心理、情绪、睡眠等的影响，如简明疼痛量表（brief pain inventory, BPI）、麦吉尔疼痛问卷（McGill pain questionnaire, MPQ）、健康调查量表 36（36-item short form health survey, SF-36）等；神经病理性疼痛筛查专用量表，如 ID 疼痛量表、DN4 神经病理性疼痛量表、神经病理性疼痛问卷（neuropathic pain questionnaire, NPQ）等。下面介绍神经外科临床常用的疼痛评估量表。

(1) 数字评定量表（numerical rating scale, NRS）：NRS 用 0～10 代表不同程度的疼痛，其中 0 代表无痛；1～3 代表轻度疼痛，疼痛尚不影响睡眠；4～6 代表中度疼痛，患者睡眠受到影响，要求用镇痛药；7～10 代表重度疼痛，患者不能入睡或睡眠中痛醒，需要用镇痛药，见图 1-4。使用方法：询问患者疼痛程度，做出标记，或者让患者自己圈出一个最能代表自身疼痛程度的数字。NRS 疼痛分类明确，有助于患者进行评估，也可以用于电话回访，但是需要患者具有抽象的刻度理解能力和文字阅读理解能力，所以建议适用于 10 岁以上有一定文化程度的人群。

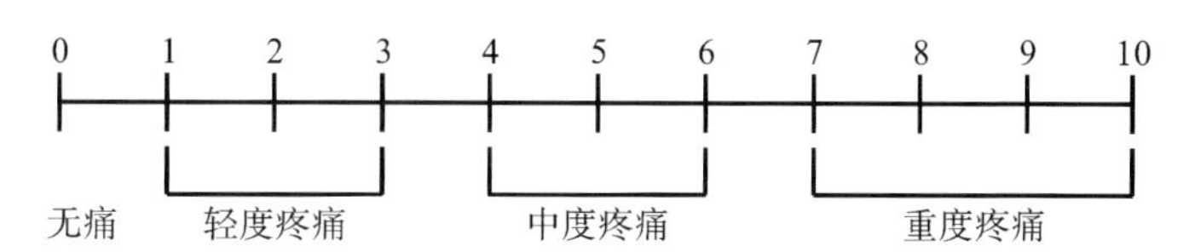

图 1-4 数字评定量表

(2) 修订版 Wong-Baker 面部表情疼痛评估法（Wong-Baker faces pain scale revision, FPS-R）：FPS-R 要求患者对整体疼痛程度进行从 0 分（无痛）到 10 分（剧烈疼痛）的评分，同时 FPS-R 提供了 6 种面部表情的卡通图片（从微笑、悲伤至痛苦地哭泣等）来形象表达分值区域所代表的疼痛程度，见图 1-5。评估时，患者指向与其疼痛程度相符的刻度或卡通面孔即可。FPS-R 更适用于儿童、老人、文化程度较低者，甚至可以用于表达困难、有意识障碍及认知功能障碍的患者。目前公认的 FPS-R 可以对 3 岁以上的患者进行疼痛评估。

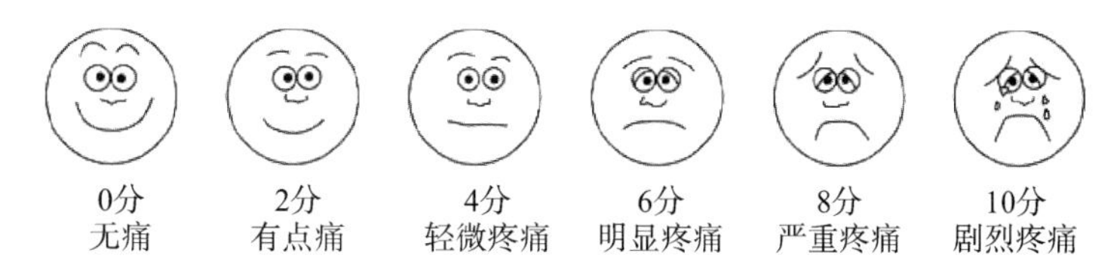

图 1-5 修订版 Wong-Baker 面部表情疼痛评估法

(3) 重症监护疼痛观察工具（critical care pain observation tool, CPOT）：CPOT 量表包括 4 部分行为指标：①面部表情；②肢体活动；③肌张力；④气管插管患者机械通气的顺应性或拔管后患者的发声。详见表 1-11。每项指标评分为 0～2 分，总分为 8 分。总分越高，说明患者的疼痛程度越严重。建议肌肉紧张度最后评估，以免主动或被动的上臂活动导致出现混淆的行为反应。

表 1-11 重症监护疼痛观察工具(CPOT)

<table>
<tr><th colspan="2">指标</th><th>描述</th><th>分值/分</th></tr>
<tr><td colspan="2" rowspan="3">面部表情</td><td>未观察到肌肉紧张</td><td>0</td></tr>
<tr><td>表现出皱眉、眉毛放低、眼眶紧绷和提肌收缩</td><td>1</td></tr>
<tr><td>以上所有的面部变化加上眼睑轻度闭合</td><td>2</td></tr>
<tr><td colspan="2" rowspan="3">肢体活动</td><td>不动(并不代表不存在疼痛)</td><td>0</td></tr>
<tr><td>缓慢、谨慎地运动,触碰或抚摸疼痛部位,通过运动寻求关注</td><td>1</td></tr>
<tr><td>拉拽管道,试图坐起来,运动肢体或猛烈摆动,不遵从指令,攻击工作人员,试图从床上爬起来</td><td>2</td></tr>
<tr><td colspan="2" rowspan="3">肌张力
(通过被动的弯曲和伸展来评估)</td><td>对被动的运动不做抵抗</td><td>0</td></tr>
<tr><td>对被动的运动做抵抗</td><td>1</td></tr>
<tr><td>对被动的运动做剧烈抵抗,无法将其完成</td><td>2</td></tr>
<tr><td rowspan="6">机械通气的顺应性或者发声</td><td rowspan="3">机械通气的顺应性
(气管插管患者)</td><td>与呼吸机没有抵抗,没有警报</td><td>0</td></tr>
<tr><td>断断续续的警报,有咳嗽</td><td>1</td></tr>
<tr><td>抵抗呼吸机,人机不同步,频繁警报</td><td>2</td></tr>
<tr><td rowspan="3">发声
(拔管后患者)</td><td>正常腔调讲话或不发声</td><td>0</td></tr>
<tr><td>叹息、呻吟</td><td>1</td></tr>
<tr><td>喊叫、啜泣</td><td>2</td></tr>
</table>

2. 疼痛评估时机

(1) 入院时首次评估(8 小时内完成)。

(2) 评估频次以上一次疼痛评分为准。无痛,可暂不继续评估;轻度疼痛,每日评估 1 次;中度疼痛,每日评估 2 次;重度疼痛,每班评估 1 次。行镇痛处理后及时评估镇痛效果。

(3) 术后使用镇痛泵者,每日至少评估 1 次。患者有疼痛时按照相应要求进行疼痛评估。出现剧烈疼痛应立即评估。

(4) 用药后再评估时机:口服止痛药后 60 分钟;皮下及肌内注射后 30 分钟;静脉用药后 15 分钟。

八、镇静-躁动的评估

神经外科重症及术后患者常出现不同程度的疼痛、躁动、焦虑及谵妄等,需要进行合理的镇静镇痛治疗和护理,以消除或减轻患者的疼痛不适,改善患者睡眠,降低耗氧量,降低颅内压,减轻器官应激负荷,保护器官储备功能,维持机体内环境稳定,使患者配合治疗和护理。

(一) 镇静的评估及监测

实施镇静后,需对镇静药物副作用、镇静效果进行密切观察和监测,定时评估镇静程度,及时调整药物剂量,保证患者处于最舒适和安全的状态。目前临床常用的主观评估法有 Richmond 躁动-镇静评分(RASS 评分)(表 1-12)、Ramsay 镇静评分(表 1-13)、镇静-躁动评分(SAS 评分)(表 1-14),客观评估法有脑电双频指数(BIS)、肌肉活动评分法(MAAS)等。RASS 评分对镇静目标具有良好的指导性,不仅能指导镇静药物剂量的调整,还有助于对谵妄进行筛查与评估,且相关性良好,推荐作为神经外科患者日常镇静的评估工具。

建议镇静深度的目标值如下:浅镇静时,镇静深度的目标值为 RASS 评分 −2～1 分;深镇静时,镇静深度的目标值为 RASS 评分 −4～−3 分;合并应用神经-肌肉阻滞剂时,镇静深度的目标值应为 RASS 评分 −5 分。评估时机:在镇静治疗的初始阶段需 30 分钟评估 1 次,达到镇静深度的目标值后 2～4 小时评估 1 次;调整用药剂量后,重新回到 30 分钟评估 1 次。

表 1-12　Richmond 躁动-镇静评分（RASS 评分）

分值/分	分级	描述
4	有攻击性	非常有攻击性，暴力倾向，对医务人员造成危险
3	非常躁动	非常躁动，拔出各种导管
2	躁动、焦虑	身体激烈移动，无法配合呼吸机
1	焦虑不安	焦虑紧张，但身体活动不剧烈
0	清醒平静	清醒自然状态
－1	昏昏欲睡	没有完全清醒，声音刺激后有眼神接触，可保持清醒超过 10 秒
－2	轻度镇静	声音刺激后能清醒，有眼神接触，少于 10 秒
－3	中度镇静	声音刺激后能睁眼，但无眼神接触
－4	深度镇静	声音刺激后无反应，但疼痛刺激后能睁眼或运动
－5	不可唤醒	对声音及疼痛刺激均无反应

表 1-13　Ramsay 镇静评分

分值/分	临床症状	状态
1	焦虑、躁动或烦躁	清醒
2	安静、配合、有定向力	清醒
3	仅对命令有反应	清醒
4	处于睡眠状态，对眉间拍击和大声听觉刺激反应灵敏	睡眠
5	处于睡眠状态，对眉间拍击和大声听觉刺激反应迟钝	睡眠
6	对眉间拍击和大声听觉刺激无反应	睡眠

表 1-14　镇静-躁动评分（SAS 评分）

分值/分	状态	定义
7	危险躁动	试图拔出气管插管或其他导管，爬床栏，攻击医务人员，翻来覆去
6	十分躁动	需经常言语提醒，不能平静，肢体频繁伸出床外，需肢体约束
5	躁动	焦虑或轻微躁动，试图坐起，言语劝阻后可安静
4	安静合作	容易唤醒，听从命令
3	镇静	不易唤醒，言语刺激或轻轻摇动可醒，但很快又重新入睡，听从简单命令
2	十分镇静	物理刺激可苏醒，不能交流及听从命令，可自主移动
1	不能唤醒	对恶性刺激反应轻微或无反应，不能交流及听从命令

（二）谵妄

1. 谵妄的评估与诊断　谵妄是由多种原因引起的一过性的意识混乱状态并伴有认知障碍，是急性脑功能障碍的常见表现。相关危险因素包括个人因素，如年龄、痴呆、昏迷等；急性疾病状态，如急诊手术或创伤、感染、脓毒血症等；医源性因素，如 ICU 环境、苯二氮䓬类镇静药物的使用、机械通气、身体约束等。谵妄会导致患者病死率增高，机械通气和住院时间延长，医疗费用增加，继发长期认知障碍的风险增加。因此，早发现、早诊断、早治疗，减少谵妄持续时间对患者预后至关重要。

对于 RASS 评分≥－2 分（深度镇静的患者 RASS 评分≤－3 分时，无法与工作人员进行有效的交流和配合，无法完成评估），同时具有谵妄相关危险因素的患者，建议每日使用 ICU 意识模糊评估量表（confusion assessment method-ICU，CAM-ICU）（表 1-15）或重症监护谵妄筛查量表（intensive care delirium screening checklist，ICDSC）（表 1-16）进行谵妄评估以诊断筛查 ICU 谵妄。

表 1-15 ICU 意识模糊评估量表(CAM-ICU)

临床特征	评价指标		阳性标准
1. 精神状态突然改变或波动	与基础水平相比,患者的精神状态是否突然改变 患者的精神状态(如 RASS 评分、GCS 评分或以往的谵妄评估) 在过去的 24 小时内有无起伏波动		任一问题回答"是",该特征为阳性
2. 注意力不集中	数字测验:我读 10 个数字,你听到"1"时就握我的手。用正常语调读数:8、1、7、5、1、4、1、1、3、6 在读"1"时患者未握手为错误;在读"1"以外的数字时患者握手也为错误		注意力筛查试验,错误≥3个,该特征为阳性
3. 意识水平变化	完全清醒以外的任何意识状态		RASS 评分≠0 分,该特征为阳性
4. 思维无序	是非题 A 组问题: ①石头会漂在水面上吗 ②海里有鱼吗 ③1 斤比 2 斤重吗 ④你能用锤子砸钉子吗	是非题 B 组问题: ①树叶会漂在水面上吗 ②海里有大象吗 ③2 斤比 1 斤重吗 ④你能用锤子砍木头吗	是非题 A 组问题或是非题 B 组问题回答错误个数加上执行指令错误个数,总错误≥2个,该特征为阳性
	执行指令:不能正确执行全部指令记为 1 个错误 对患者说:"举起这么多手指"(在患者面前举起 2 根手指),然后说:"现在用另一只手做同样的事"(这次检查者不做示范);如果患者只有一只手能动,第二个指令改为要求患者"再多增加一根手指"		

注:临床特征 1+2+3 或 4 阳性,可诊断患者存在谵妄。

表 1-16 重症监护谵妄筛查量表(ICDSC)

项目及评判标准	分值/分
1. 意识水平变化(评为 A 或 B 时,停止评估)	
A. 无反应	0
B. 对加强的和重复的刺激有反应	0
C. 对轻度和中度刺激有反应	1
D. 正常清醒	0
E. 对正常刺激产生夸大反应	0
2. 注意力不集中	0 或 1
3. 定向力障碍	0 或 1
4. 幻觉妄想或精神障碍	0 或 1
5. 精神运动性兴奋或迟钝	0 或 1
6. 不恰当的言语或情绪	0 或 1
7. 睡眠觉醒周期紊乱	0 或 1
8. 症状波动	0 或 1

注:当 8 项总分≥4 分时,诊断谵妄的可能性达 99%。

2. 谵妄的预防

(1) 积极治疗原发病,改善组织和脑灌注。谵妄的发生机制尚不完全清楚,但是谵妄所表现的意识障碍和认识功能障碍一定与脑组织损伤相关,因此,预防和及时纠正各种可能导致脑组织灌注氧合损害的因素非常重要。

（2）减少医源性刺激，改善住院环境。如前所述，各种医源性刺激如身体约束、监护仪器报警声、频繁护理操作等均是谵妄发生的诱因。为患者提供集中治疗和护理操作，减少监护室声光刺激，改善患者睡眠质量等措施可以预防谵妄发生。

（3）尽量减少苯二氮䓬类镇静药物的使用，可使用右美托咪定预防谵妄。

（4）为患者提供人文关怀，在条件和病情允许的情况下，让家属陪伴患者。

九、吞咽功能的评估

（一）吞咽功能的定义及解剖生理

吞咽是指人体从外界经口摄入食物并经咽腔、食管传输到达胃的过程，分为口腔准备期、口腔推送期、咽期和食管期。

吞咽是重要的生理反射之一。感觉刺激通过三叉神经、舌咽神经和迷走神经传入，到达脑干延髓吞咽中枢和大脑皮质，冲动通过三叉神经、面神经、舌咽神经、迷走神经、副神经、舌下神经和 3 对颈神经节控制参与吞咽过程的主要肌群传出。

（二）神经外科常见的引起吞咽障碍的疾病

吞咽是一个复杂的过程，涉及多组肌群和多对颅神经的协调运动，其中任一环节病变均可导致吞咽障碍。下面介绍几种神经外科常见的可致吞咽障碍的疾病。

1. 卒中　研究显示，50%～67%的卒中患者有吞咽障碍。由于大脑皮质主管启动和调节自主吞咽活动，因此当受损区域在大脑皮质时，表现为吞咽启动不能或吞咽反射启动延迟。延髓吞咽中枢控制和协调吞咽的咽期和食管期，当受损区域在脑干时，表现为吞咽反射消失，不能完成吞咽动作。

2. 桥小脑角区肿瘤　桥小脑角区是脑桥、小脑和岩骨间一个狭窄的锥形区域，其内有多组颅神经走行，包括三叉神经、面神经、听神经、舌咽神经、迷走神经和副神经。当病变累及三叉神经、面神经、舌咽神经、迷走神经或副神经时，或者手术过程中损伤这些神经，患者可出现吞咽障碍。

（三）吞咽功能的筛查与评估

吞咽障碍的患者不仅因进食困难导致营养不良，而且易发生误吸、肺炎，严重者甚至窒息死亡。因此，吞咽功能的筛查以及吞咽安全性的评估至关重要。应对疑似吞咽障碍患者如卒中患者、气管切开患者、老年虚弱患者等人群在入院 24 小时内进行吞咽功能的筛查，以确定患者是否存在吞咽功能异常。如果发现患者可能存在吞咽障碍，需进一步进行床旁评估或仪器评估。

吞咽功能筛查工具有很多，如 3 盎司饮水试验、多伦多床旁吞咽筛查试验、Burke 吞咽障碍筛查试验、洼田饮水试验等。其中，洼田饮水试验操作简单，分级明确，在临床上广泛用于意识清楚患者的吞咽功能筛查，见表 1-17。

表 1-17　洼田饮水试验

检查方法	分级	描述	结果评定
患者端坐，喝下 30 mL 温开水，观察所需时间和呛咳情况	1 级（优）	能顺利地 1 次将水咽下	5 秒以内完成，评为正常 5 秒以上完成，评为可疑
	2 级（良）	分 2 次以上咽下，能不呛咳地咽下	可疑
	3 级（中）	能 1 次咽下，但有呛咳	异常
	4 级（可）	分 2 次以上咽下，但有呛咳	异常
	5 级（差）	频繁呛咳，不能全部咽下	异常

吞咽功能的评估应在筛查结果异常之后 24 小时内尽快进行，常见床旁评估工具有容积-黏度吞咽测试（V-VST）、Gugging 吞咽筛查、标准吞咽功能评估量表（SSA）等，其中，SSA 对卒中患者具有较好的敏

感性和特异性，推荐用于卒中患者的吞咽功能评估，见图 1-6。

标准吞咽功能评估量表(SSA)	
1. 意识水平(清醒=1 分，嗜睡但能唤醒=2 分，有反应但无睁眼和言语=3 分，对疼痛有反应=4 分)	第一步 8～23 分，异常为吞咽风险 4 级
2. 头与躯干的控制(正常坐稳=1 分，不能坐稳=2 分，只能控制头部=3 分，头部也不能控制=4 分)	
3. 呼吸模式(正常=1 分，异常=2 分)	
4. 唇的闭合(正常=1 分，异常=2 分)	
5. 软腭运动(对称=1 分，不对称=2 分，减弱或缺乏=3 分)	
6. 喉功能(正常=1 分，减弱=2 分，缺乏=3 分)	
7. 咽反射(存在=1 分，缺乏=2 分)	
8. 自主咳嗽(正常=1 分，减弱=2 分，缺乏=3 分)	
第 1 阶段：吞咽 1 汤匙水(5 mL)	第二步 5～11 分，异常为吞咽风险 3 级
水流出(无或 1 次=1 分，大于 1 次=2 分)	
有效喉运动(有=1 分，无=2 分)	
重复吞咽(无或 1 次=1 分，大于 1 次=2 分)	
吞咽时呛咳、气促(无或 1 次=1 分，1 次以上=2 分)	
吞咽后喉的功能(正常=1 分，减弱或声音嘶哑=2 分，发音不能=3 分)	
第 2 阶段：如果第 1 阶段正常，那么吞咽 60 mL 烧杯中的水	第三步 5～12 分，异常为吞咽风险 2 级
能否完成(能=1 分，不能=2 分)，饮完需要的时间为几秒	
吞咽时或完毕后咳嗽(无=1 分，有=2 分)	
吞咽时或完毕后哽咽(无=1 分，有=2 分)	
吞咽后喉的功能(正常=1 分，减弱或声音嘶哑=2 分，发音不能=3 分)	
误吸是否存在(无=1 分，可能=2 分，有=3 分)	
注：如果第一步异常，则总分(31～46 分)=第一步分数+最大第二步分数+最大第三步分数，吞咽风险为 4 级；如果第二步异常，则总分(25～31)分=第一步分数+第二步分数+最大第三步分数，吞咽风险为 3 级；如果第三步异常，则总分(18～25)分=第一步分数+第二步分数+第三步分数，吞咽风险为 2 级；如果总分≤18 分，说明患者通过 SSA 评估，吞咽风险为 1 级。	

图 1-6 标准吞咽功能评估量表(SSA)

临床床旁评估具有一定的主观性和局限性，必要时采用仪器评估，仪器评估常用的包括电视透视吞咽功能检查(video fluoroscopic swallowing study, VFSS)和吞咽纤维内镜检查(fiberoptic endoscopic evaluation of swallowing, FEES)，VFSS 和 FEES 是吞咽功能评估的金标准，能更直观、准确地评估口腔准备期、口腔推送期、咽期和食管期的吞咽情况，了解吞咽气道保护功能完整情况，对诊断和干预措施选择具有重要参考价值。

十、颈椎功能的评估

颈椎功能的评估可以更好地了解患者颈椎病的严重程度，以达到早诊断、早治疗、早康复的目的。

日本骨科学会 17 分法(Japanese Orthopaedics Association 17 score，JOA)量表从运动、感觉和膀胱功能三个方面评估颈椎功能，总分 17 分，分数越低，说明颈椎功能障碍越严重。具体内容见表 1-18。JOA 评分还可用于评估术后颈椎功能改善情况，公式如下：术后改善率=[(术后评分－术前评分)/(17－术前评分)]×100%，术后改善率为 100%时视为治愈，术后改善率大于 60%视为显效，术后改善率为 25%～60%视为有效，术后改善率小于 25%视为无效。

因该量表中上肢运动功能的评估标准是能否灵活使用筷子，因此，仅适用于东亚地区或曾熟练使用筷子的人群，西方人群可使用 Benzel 等于 1991 年提出的改良 JOA 评分(modified JOA score，mJOA)。

表 1-18　颈椎 JOA 评分

颈椎功能	描述	评分
运动 （最高 8 分）	A. 上肢运动功能（4 分）	
	自己不能持筷或勺进餐	0 分
	能持勺，但不能持筷	1 分
	虽手不灵活，但能持筷	2 分
	能持筷及进行一般家务劳动，但手笨拙	3 分
	正常	4 分
	B. 下肢运动功能（4 分）	
	不能行走	0 分
	即使在平地行走也需用支持物	1 分
	在平地行走可不用支持物，但上楼时需用	2 分
	平地或上楼行走可不用支持物，但下肢不灵活	3 分
	正常	4 分
感觉 （最高 6 分）	A. 上肢	
	有明显感觉障碍	0 分
	有轻度感觉障碍或麻木	1 分
	正常	2 分
	B. 下肢	
	有明显感觉障碍	0 分
	有轻度感觉障碍或麻木	1 分
	正常	2 分
	C. 躯干	
	有明显感觉障碍	0 分
	有轻度感觉障碍或麻木	1 分
	正常	2 分
膀胱功能 （最高 3 分）	尿潴留	0 分
	高度排尿困难，排尿费力、尿失禁或尿淋漓	1 分
	轻度排尿困难，尿频，排尿踌躇	2 分
	正常	3 分

十一、神经心理学评估

神经心理学是研究脑结构与心理活动或认知功能的关系的学科，也是心理学、神经病学、精神病学等学科的交叉学科。它在人的感知、记忆、言语、思维、智力、行为和脑的功能结构之间建立量的关系，可用标志脑功能结构的解剖、生理、生化的术语来解释心理现象或行为。

临床上常首先通过全面的神经心理功能评估量表来区分患者属于器质性疾病还是功能性疾病，病变部位所属脑叶以及认知功能障碍程度。成套的神经心理功能评估量表包括 H-R 神经心理测验、鲁利亚神经心理测验、剑桥自动化成套神经心理测验等。

综合医院就医患者的焦虑、抑郁和躯体化症状发生率远高于一般人群，神经外科患者发生率更高，其中卒中后患者抑郁发生率高于 30%，导致神经功能恢复障碍、认知损害和精神行为异常、病情迁延不愈、反复波动。早发现、早诊断、早治疗有望降低患者致残率、复发率,提高患者生活质量。

90秒四问题提问法(表1-19)或患者健康问卷-9项(patient health questionnaire, PHQ-9)(表1-20)的前两项可对患者进行抑郁筛查,当90秒四问题提问法全部回答为"是"或PHQ-9前两项总分超过3分,则需进一步评估抑郁严重程度。

表1-19 90秒四问题提问法

问题	是或否
1. 过去几周(或几个月)是否感到无精打采、伤感,或对生活的乐趣是否减少了	
2. 除了不开心之外,是否比平时更悲观或想哭	
3. 经常有早醒吗(事实上并不需要那么早醒来)(每月超过1次为是)	
4. 近来是否经常感觉活着没意思	

表1-20 患者健康问卷-9项(PHQ-9)

思考在过去两周里,您感觉自己被以下症状困扰的频率	完全没有(0分)	有过几天(1分)	超过一半天数(2分)	几乎每天(3分)
1. 对任何事情都提不起兴趣/感受不到兴趣				
2. 感觉沮丧、忧郁或绝望				
总分:如果这两个问题的总分≥3分,继续回答3~9题				
3. 无法入睡,无法保持睡眠或睡眠时间过多				
4. 感觉乏力和没有精力				
5. 没有胃口或过量进食				
6. 对自己感到不满(感觉自己是个失败者),或感觉让自己或家人失望				
7. 无法集中注意力,比如在读报或看电视时				
8. 行动或说话缓慢,以至于引起旁人注意;或因为烦躁而坐立不安				
9. 认为死亡或以某种途径伤害自己是解决问题的方式				

建议对所有入院24小时内的患者进行评估。PHQ-9简单易行,适用于各种临床环境,且具有较好的信度和效度,该量表总分27分,评分0~4分表示无抑郁,5~9分提示轻度抑郁,10~14分提示中度抑郁,15~19分提示中重度抑郁,20~27分提示重度抑郁。医务人员应根据评估的不同结果采取相应的护理措施,做好患者安全管理和心理护理,必要时请专业心理师干预治疗,预防患者自伤、自杀等意外伤害的发生。

(杨中善 许妮娜)

第二节 神经外科患者基础评估及护理

一、压力性损伤的风险评估及护理

(一)压力性损伤的概述及风险评估

1. 压力性损伤的概述 美国国家压疮咨询委员会(NPUAP)于2016年4月将压疮的术语更新为压力性损伤。2019年NPUAP和欧洲压疮咨询委员会(EPUAP)及泛太平洋压力性损伤联合会(PPPIA)共同发布的《压疮/压力性损伤的预防和治疗:临床实践指南》(简称新指南)重新定义了压力性损伤,压力性损伤是指由压力或压力联合剪切力导致的皮肤和(或)皮下组织的局部损伤,通常位于骨隆突处,但也可能与医疗器械或其他物体有关。

压力性损伤的发生不仅局限于体表皮肤，也可能发生在黏膜上、黏膜内或黏膜下。损伤是由于强烈和（或）长期存在的压力或压力联合剪切力导致的。软组织对压力和剪切力的耐受性可能会受到微环境、营养、灌注、合并症以及皮肤情况的影响。

2019 年新指南仍沿用了 2014 年对压力性损伤的分期。

Ⅰ期压力性损伤：皮肤完整，出现指压不变白的发红。

Ⅱ期压力性损伤：部分皮层缺损，真皮层暴露。伤口基底表现为粉红色或红色，湿润；也可表现为完整或破裂的清水样水疱，脂肪层和深部组织未暴露，无肉芽组织、腐肉和焦痂。此期应与失禁性皮炎、医用黏胶相关性皮肤损伤、擦伤、烧伤等区分。

Ⅲ期压力性损伤：全层皮肤缺损。溃疡面可见皮下脂肪及肉芽组织，可能存在腐肉和焦痂，但未完全覆盖皮肤缺损处。

Ⅳ期压力性损伤：全层皮肤及组织缺失。溃疡面可暴露筋膜、肌肉、肌腱、韧带或软骨，伤口床可见腐肉、焦痂、潜行或窦道。

可疑深部组织损伤：皮肤局部呈持续性的非苍白性深红色、栗色或紫色，或出现充血性水疱。该期损伤即使经过积极处理，伤口仍可能迅速进展，出现深层组织的暴露。

不可分期压力性损伤：全程皮肤和组织的缺失均被腐肉或焦痂掩盖，一旦腐肉或坏死组织去除后，将呈现Ⅲ期或Ⅳ期压力性损伤。需要注意的是，在缺血肢体、足跟处等部位稳定的焦痂（干燥、黏附牢固、完整无发红或波动感）不应去除，因为其相当于机体自然的生物屏障。

除此之外，还增加了两个新的概念：医疗器械相关性压力性损伤和黏膜压力性损伤。

医疗器械相关性压力性损伤是指由于使用用于诊断或治疗的医疗器械而导致的压力性损伤，损伤部位形状通常与医疗器械形状一致。这一类损伤可以根据上述分期系统进行分期。

黏膜压力性损伤是指由于使用医疗器械导致相应部位黏膜出现的压力性损伤，是医疗器械相关性压力性损伤的一种。由于这些损伤组织的解剖特点，这一类损伤无法进行分期。

压力性损伤本身并不是原发病，大多数是因为其他原发病未能得到很好的护理而造成皮肤损伤。目前大多数医院已经将压力性损伤发生率作为监测压力性损伤干预效果的标准，在入院 8 小时内即动态、客观、综合、有效地进行压力性损伤风险评估，以判断危险因素，识别压力性损伤发生的高危人群。

2. 临床常用压力性损伤风险评估表

（1）Braden 危险因素评估表（表 1-21）。

表 1-21　Braden 危险因素评估表

项目	1 分	2 分	3 分	4 分
感觉：对压力相关不适的感受能力	完全受限	非常受限	轻度受限	未受损
潮湿：皮肤暴露于潮湿环境的程度	持续潮湿	潮湿	有时潮湿	很少潮湿
活动能力：身体活动程度	限制卧床	坐位	偶尔行走	经常行走
移动能力：改变和控制体位的能力	完全无法移动	严重受限	轻度受限	未受限
营养：日常食物摄取状态	非常差	可能缺乏	充足	丰富
摩擦力或剪切力	有问题	有潜在问题	无明显问题	—

Braden 危险因素评估表的总分值范围为 6～23 分，分值越小，提示发生压力性损伤的风险越高。当评分≤18 分时，提示患者有发生压力性损伤的风险，建议采取预防措施。评分 15～18 分，提示压力性损伤低风险；评分 13～14 分，提示压力性损伤中风险；评分 10～12 分，提示压力性损伤高风险；评分≤9 分，提示压力性损伤极高风险。

评估频度：

①首次评估：入院 8 小时内、转入患者、手术时间超过 4 小时的患者。

②复评时机:压力性损伤中风险(13～14 分)每周复评;压力性损伤高风险(10～12 分)、压力性损伤极高风险(≤9 分)每日复评;接收转科患者时复评;术后当天复评;告病重、病危时复评。

(2) Norton 压疮风险评估表(表 1-22)。

表 1-22 Norton 压疮风险评估表

项目	4 分	3 分	2 分	1 分
身体状况	良好	一般	不好	极差
精神状态	思维敏捷	无动于衷	不合逻辑	昏迷
活动能力	可以走动	需协助	坐轮椅	卧床
灵活程度	行动自如	轻微受限	非常受限	不能活动
失禁情况	无失禁	偶有失禁	经常失禁	二便失禁

Norton 压疮风险评估表特别适用于老年患者的评估,总分值范围为 5～20 分,分值越小,提示压力性损伤发生的风险越高。评分 12～14 分,提示压力性损伤风险程度较高;评分<12 分,提示压力性损伤高风险。但该表未涉及患者营养评估,故临床使用时应结合患者营养状况。

评估频度:

①首次评估:入院 8 小时内、转入患者、手术时间超过 4 小时的患者。

②复评时机:Norton 评分<12 分,每 3 天评估 1 次;Norton 评分 12～14 分,每周评估 1 次;接收转科患者时复评;当患者病情发生变化,告病重、病危时复评。

(3) Waterlow 压疮风险评估表(图 1-7)。

Waterlow 压疮风险评估表的评分分数越高,表示压力性损伤风险等级越高。评分<10 分,说明无风险;分值范围在 10～14 分,提示轻度风险;分值范围在 15～19 分,提示高度风险;评分≥20 分,提示极度风险。

评估频度:

①首次评估:入院 8 小时内、转入患者、手术当天。

②复评时机:术后第二天;评分≥10 分,每 48 小时评估 1 次。

(二) 压力性损伤的预防措施

1. 神经外科常见的压力性损伤高风险患者

(1) 昏迷患者。昏迷患者缺乏自主活动,床头摇高后又增加了剪切力和摩擦力,加之其不能自主进食而出现营养不足,这些因素都增加了压力性损伤发生的风险。骶尾部、髋部、足跟等处以及枕后部易发生压力性损伤,见图 1-8。

(2) 偏瘫患者。由于一侧肢体功能障碍,患者往往自主翻身侧卧于偏瘫侧,加重了该侧受压皮肤的血液循环障碍,增加了压力性损伤发生的风险,如一侧臀部、髋部、踝部等处的压力性损伤,见图 1-9。

(3) 脊髓损伤的患者。此类患者往往意识清楚,但下肢肢体活动障碍及感觉减退甚至丧失,容易发生骶尾部、足跟等部位的压力性损伤,见图 1-10。

(4) 使用监护仪、呼吸机等仪器的患者。仪器的导线若未妥善安置,则容易出现医疗器械相关性压力性损伤。如监护仪导线导致患者胸部皮肤出现水疱、气管切开患者系绳导致患者颈部皮肤破溃、挂耳式吸氧管导致患者耳后出现破溃等。

(5) 留置管道的患者。若管道固定时贴膜粘贴不当,未无张力粘贴,均可能出现黏膜压力性损伤。如留置胃管的患者,若胃管固定时压力过大,则容易出现鼻腔处皮肤黏膜的破溃。

(6) 手术患者。由于手术体位的特殊要求,部分手术时间较长的患者容易出现受压部位的压力性损伤,出现Ⅰ期或Ⅱ期压力性损伤。如坐位手术的患者可能出现骶尾部的压力性损伤,侧卧位手术的患者可能出现一侧髋部的压力性损伤,俯卧位手术的患者可能出现额头、下巴的压力性损伤(图 1-11)。

Waterlow 压疮风险评估表							
体型		**皮肤类型**		**性别和年龄**		**近期体重是否下降**	
中等(BMI:20～24.9 kg/m^2)	0分	健康	0分	男	1分	是	B
超过中等但未达肥胖(BMI:25～29.9 kg/m^2)	1分	薄如纸	1分	女	2分	否	C
肥胖(BMI>30 kg/m^2)	2分	干燥	1分	14～49岁	1分	不确定	2分
低于中等(BMI<20 kg/m^2)	3分	水肿	1分	50～64岁	2分	B体重减轻程度	
		潮湿	1分	65～74岁	3分	0.5～5 kg	1分
		颜色差	2分	75～80岁	4分	5～10 kg	2分
		裂开/红斑	3分	81岁及以上	5分	10～15 kg	3分
						>15 kg	4分
						C食欲是否很差或缺乏食欲	
						否	0分
						是	1分
失禁情况		**运动能力**		**组织营养状况**		**神经功能障碍**	
完全控制	0分	完全	0分	恶病质	8分	糖尿病/多发硬化症/心脑血管病	4～6分
偶尔失禁	1分	烦躁	1分	多器官衰竭	8分	大手术/创伤	4～6分
大/小便失禁	2分	冷漠	2分	单器官衰竭	5分	半身不遂/截瘫	4～6分
大小便失禁	3分	受限	3分	外周血管病	5分		
		迟钝	4分	贫血	2分		
		固定	5分	吸烟	1分		
评分结果：				**药物治疗/手术**			
总分<10分：无风险				类固醇、细胞毒性药物和大剂量抗生素			4分
10分≤总分≤14分：轻度风险				外科/腰以下/脊椎手术			5分
15分≤总分≤19分：高度风险				手术时间>2小时			5分
总分≥20分：极度风险				手术时间>6小时			8分

图 1-7　Waterlow 压疮风险评估表

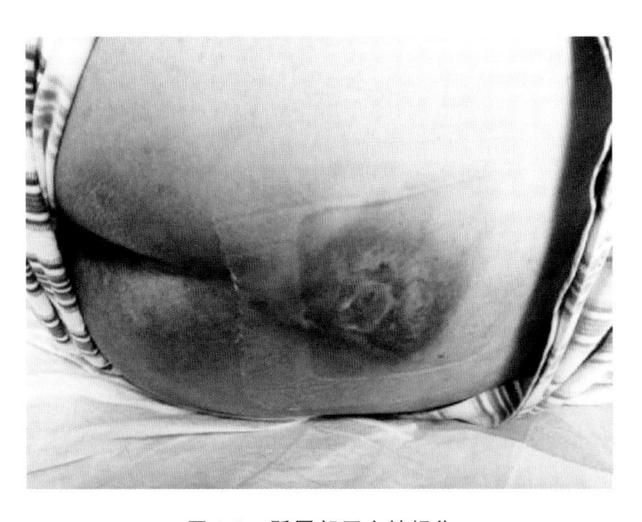

图 1-8　骶尾部压力性损伤

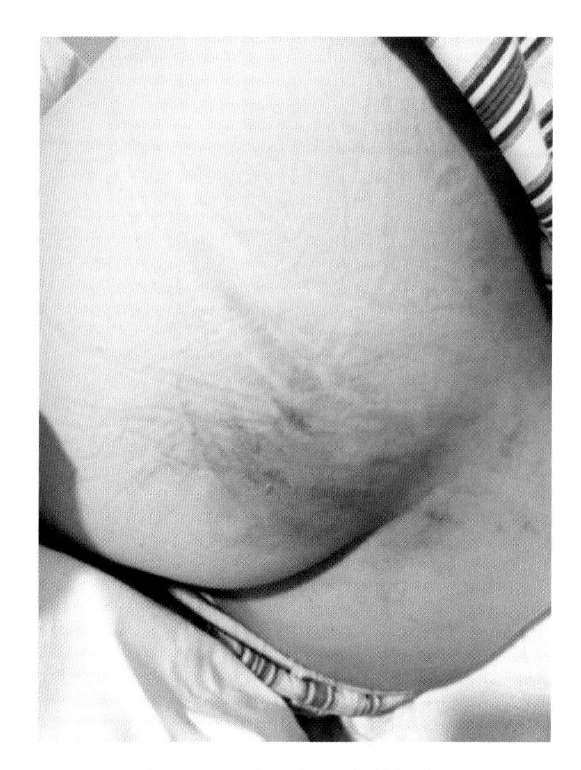

图 1-9　左侧臀部压力性损伤

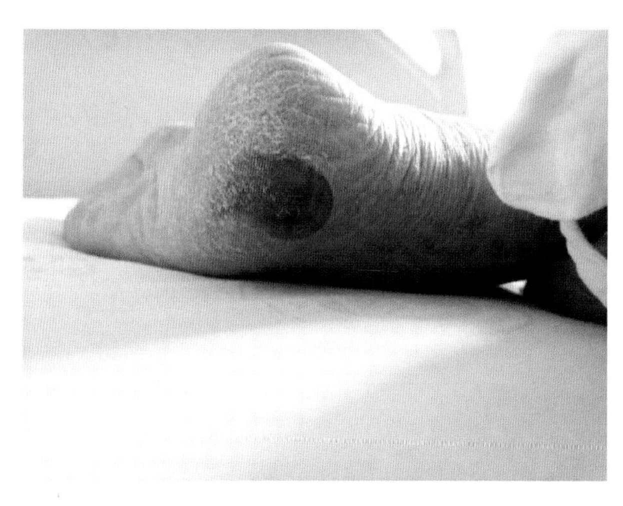

图 1-10　足跟部压力性损伤

（7）老年患者。老年患者皮肤抵抗力弱，各骨突处均容易出现压力性损伤，如枕后、骶尾部、髋部、足跟等部位。

（8）糖尿病患者。糖尿病患者由于微血管循环障碍、神经损害、皮肤代谢障碍等原因，皮肤抵抗力下降，甚至出现感觉障碍，也容易出现压力性损伤。

2. 压力性损伤的预防措施　住院患者一旦发生压力性损伤，不仅加重护理工作量，还给患者带来身体上的创伤、疼痛，延长住院时间，加重家属的经济负担，还可能引起医疗纠纷，造成不良的社会影响。因此，加强对压力性损伤的管理，消除危险因素，预防压力性损伤尤为重要。

但并非所有的压力性损伤均能预防，如严重负氮平衡的恶病质患者、未手术固定的骨盆骨折患者。尽管如此，仍应积极实施压力性损伤的预防措施。

（1）系统、全面地皮肤评估。使用压力性损伤风险评估表识别压力性损伤高风险患者，交接班时应逐一认真交接受压部位皮肤，如医疗器械下方及周围的受压皮肤，观察有无压力相关皮肤损伤。

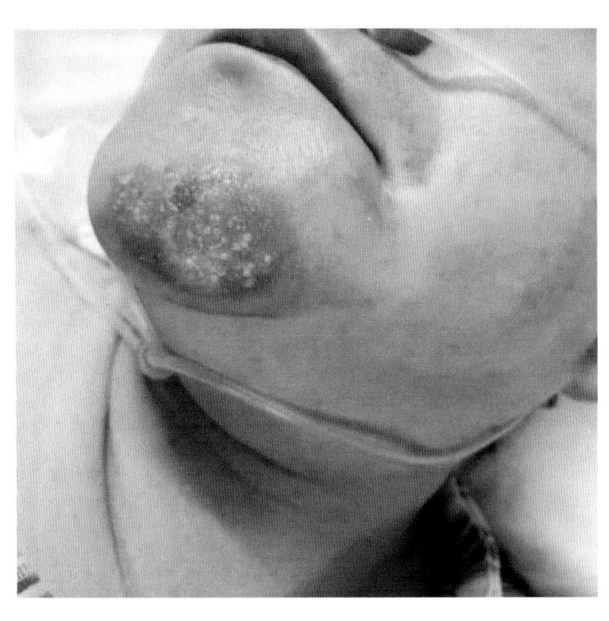

图 1-11　下巴处压力性损伤

(2) 预防性使用皮肤护理措施。对于压力性损伤高风险患者，可以使用气垫床；对骶尾部、髋部及足跟等骨突处贴软硅酮泡沫敷料；及时清理大小便，使用温水轻柔擦洗皮肤，预防失禁性皮炎。水波垫、硅胶软垫也能很好地起到预防压力性损伤的作用。此外，还可以选择低摩擦系数的纺织产品。

(3) 实施营养评估与营养治疗。营养不良既是导致压力性损伤的原因之一，又是影响压力性损伤进展和愈合的因素。因此，对压力性损伤高风险患者，护士应及时进行营养筛查和评估，根据评估结果、患者病情，实施肠内和(或)肠外营养治疗，给予高热量、高蛋白、富含维生素饮食或者肠内、肠外营养制剂，增强机体抵抗力，预防压力性损伤的发生。

(4) 及时翻身，更换体位。一般每 2 小时翻身一次，必要时每 30 分钟翻身一次。翻身侧卧时，采用 30°斜侧卧位，以减轻对身体支撑处的压力，可以使用三角翻身枕协助翻身。能够自主进行体位变换的患者以 20°～30°侧卧位睡觉。

(5) 鼓励患者早期活动。卧床患者鼓励在床上活动，病情允许的情况下早期下床活动。如幕上肿瘤术后 3 日，患者无特殊不适，可在搀扶下适当屋内活动。

(6) 预防医疗器械相关性压力性损伤。翻身时先整理好导线，避免将导线压在身下，并检查导线压迫处皮肤；使用高举平台法固定导管(图 1-12)；约束带松紧适宜，能伸进 1～2 指，每 2 小时观察一次约束处皮肤；佩戴颈托时，在颈托与皮肤之间垫一层棉质小毛巾；在气管切开患者的颈部贴一层水胶体敷料，将皮肤与气管套管系绳隔开；每次更换鼻胃管鼻部胶带时，更换粘贴的部位。

(7) 落实健康宣教。告知患者及家属压力性损伤发生的常见原因、危害和预防措施，指导其掌握预防压力性损伤的知识和技能，如翻身枕的使用、翻身的技巧，检查容易受压的部位等，从而使患者及家属能主动、有效参与压力性损伤预防的过程。

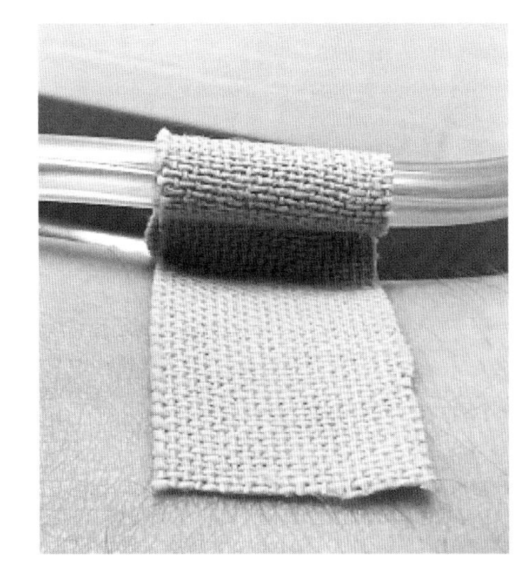

图 1-12　高举平台法固定导管

(三) 压力性损伤患者的护理

1. 积极治疗原发病，补充营养，行全身抗感染治疗　根据需要实施肠内或肠外营养或口服营养制剂，以维持营养的需求。高血糖患者行降糖处理，将重症患者的血糖水平控制在 7.8～10 mmol/L。

2. 压力性损伤伤口的评估 评估的内容包括压力性损伤的部位、分期、大小、颜色等情况。对已经出现溃疡的压力性损伤可以采用伤口评估三角来进行评估。伤口评估三角是由 Dowsett C 等在 2013—2014 年进行的一项全球研究，是一种新的伤口评估工具，包括伤口床、伤口边缘、伤口周围皮肤三个区域。可用长(cm)、宽(cm)或者面积以及深度(cm)来记录伤口的尺寸。

3. 不同期别压力性损伤的护理

(1) Ⅰ期压力性损伤的护理。此期压力性损伤护理的重点是避免继续受压，保护局部皮肤，防止压力性损伤继续进展。可在压红或出现硬结的皮肤处涂抹赛肤润，也可以贴薄的水胶体敷料，促进局部血液循环。去除受压的因素后，此期皮肤损伤能够很快得到好转。

(2) Ⅱ期压力性损伤的护理。此期压力性损伤护理的重点是保护皮肤，加强水疱内渗液的保护和处理，预防感染。若是小水疱，无须抽吸，避免继续受压，可贴水胶体敷料或泡沫敷料，让其自行吸收；若是较大的水疱，局部消毒后用 1 mL 无菌注射器抽吸渗液，保持表皮完整，用纱布覆盖，也可贴上渗液吸收贴或水胶体敷料；若水疱破裂露出创面，用生理盐水清洗创面后，贴渗液吸收贴，以保护创面和吸收渗液，促进创面愈合。

(3) Ⅲ期、Ⅳ期压力性损伤的护理。

①伤口的清洗和清创。每次更换敷料时需要进行伤口清洗，以去除表面的残留物。对无感染的伤口一般选择生理盐水进行清洗；若伤口存在感染，需根据创面细菌培养及药敏试验结果选择带有表面活性剂和(或)抗菌剂的清洗液。若伤口表面或边缘有无活性的坏死组织，需要进行清创，常用的清创方法有外科清创、机械性清创、生物性清创等。根据患者的病情、耐受性、伤口情况选择不同的清创方法。除非是创面出现感染，否则不要破坏缺血型四肢和足跟稳定、坚硬、干燥的焦痂。

②使用伤口敷料。湿性伤口愈合理论提出，适度湿润、密闭、微酸(接近于皮肤 pH)、低氧或无氧且接近于体温的伤口环境为创面愈合的适宜环境。根据伤口渗液的性质和量、创面基底组织状况、伤口周围皮肤情况、有无窦道和潜行等因素，选择合适的伤口敷料，如泡沫敷料、藻酸盐敷料、银离子敷料等。在不能使用高级伤口敷料时，仍应遵循湿性愈合原则，使用湿润的纱布保持伤口湿润环境，再用透明薄膜固定伤口敷料。

③使用促进创面愈合的相关产品和药物：金因肽(重组人表皮生长因子)能够加速创面肉芽组织生成和上皮细胞增殖，提高创面修复质量。有文献资料显示，用金榆敛疮膏能有效促进Ⅲ期创面愈合。

(4) 可疑深部组织损伤的护理。避免继续受压，密切关注局部皮肤的变化，有无水疱和焦痂的形成。若局部皮肤完整，可给予水胶体敷料，避免大力按摩；若出现水疱，则按照Ⅱ期压力性损伤进行处理；若局部形成薄的焦痂，可按照焦痂的伤口进行处理。

(5) 不可分期压力性损伤的护理。当伤口因覆盖焦痂或坏死组织无法进行界定时，应先清除伤口内不稳定或有波动感的焦痂和坏死组织，再确定分期，根据分期进行处理。

4. 疼痛的护理 做好疼痛评估，减少引起疼痛的因素，如预防和减轻因治疗和护理操作所致的疼痛。选择更换频率低、容易去除的敷料，清创时根据情况采用生物性清创或化学性清创，减轻患者疼痛。

5. 手术治疗 对保守治疗无效的Ⅲ期和Ⅳ期压力性损伤，可采用手术方法予以修复。

(唐艳　乐革芬)

二、跌倒的风险评估及护理

(一) 跌倒的概述及风险评估

1. 跌倒的概述 跌倒是住院患者众多不安全事件中常见的问题。住院患者易受病情、治疗、陌生环境等因素影响而跌倒，造成患者疼痛、残疾和功能损害，并可能导致死亡，不仅会延长住院天数、增加医疗费用，给家庭和社会带来沉重的负担，甚至会引起医疗纠纷，因此，正确评估患者跌倒风险并采取积极预防措施非常重要。

中国已将预防患者跌倒纳入患者十大安全目标。

2. 临床常用跌倒风险评估表

（1）Morse 成人版跌倒评估表（表 1-23）。

表 1-23　Morse 成人版跌倒评估表

项目	危险因素	分值/分
跌倒史	近 3 个月内无跌倒史	0
	近 3 个月内有跌倒史	25
医学诊断	1 个医学诊断	0
	2 个及以上医学诊断	15
活动帮助	不需要/绝对卧床/护士照顾活动	0
	使用拐杖/手杖/助行器/他人协助活动	15
	扶靠家具行走/自行驱动轮椅	30
使用特殊药物治疗	无	0
	有	20
步态	正常/绝对卧床	0
	虚弱乏力	10
	平衡/不平衡	20
认知状态	清楚/了解自己活动能力且量力而行	0
	高估自己活动能力/意识障碍/躁动不安	15

Morse 成人版跌倒评估表是目前评估跌倒风险较为常用的方法之一，总分值范围为 0～125 分，分值越高，提示跌倒风险越高。0～24 分为低风险，25～44 分为中风险，45～125 分为高风险。对所有患者采取普通预防措施，存在危险的患者采取针对性预防措施。

评估频度：

①首次评估：入院后 4 小时内。

②复评时机：跌倒高风险患者每周评估一次；患者发生跌倒，告病重、病危时；转科时（接收科室评估）；绝对卧床≥72 小时或手术后第一次离床活动前；新增特殊药物（抗组胺药、降压药、镇静催眠药、扩血管药、抗癫痫药、镇痛药、利尿药、降糖药、抗精神病药、抗抑郁药、麻醉药、氨基糖苷类抗生素）时。

（2）儿童跌倒风险评估表（HDFS）（表 1-24）。

表 1-24　儿童跌倒风险评估表（HDFS）

参数	标准	分值/分
年龄	大于 3 个月，小于 3 岁	4
	3～7 岁	3
	7～13 岁	2
	13 岁以上	1
性别	男性	1
	女性	2
诊断	神经病学诊断	4
	含氧量的变化（呼吸系统疾病、脱水、贫血、厌食、晕厥、头晕等）	3
	心理/行为障碍	2
	其他诊断	1

续表

参数	标准	分值/分
认知障碍	没有意识到不能自我行动	3
	忘记有行动限制	2
	能自我辨识方位	1
环境因素	有跌倒史，或患儿安置在成人床且床栏间隙过大	4
	患儿要使用辅助装置(拐杖、助行器)或安置在婴儿床内的患儿	3
	卧床患儿	2
对手术/麻醉/镇静反应	24 小时内	3
	48 小时内	2
	超过 48 小时/没有	1
使用特殊药物	同时使用 2 种及以上特殊药物	3
	使用 1 种特殊药物	2
	其他药物/没有	1

儿童版跌倒风险评估表分值越高，提示跌倒风险越高。3 个月以下的患儿无须评估。HDFS 得分 7～11 分为低风险，采取普通预防措施；HDFS 得分≥12 分为高风险，给予针对性指导，启用此表建立档案。

评估频度：

①首次评估：入院后 4 小时内。

②复评时机：跌倒高风险患儿每周评估一次；患儿发生跌倒后；发生病情变化后；告病重、病危时；术后第一天；转科时；新增 2 种以上特殊药物(镇静催眠药、利尿药、抗抑郁药、麻醉药等)。

(二) 跌倒的预防措施

1. 神经外科常见的跌倒高风险患者

(1) 意识障碍、躁动不安患者。神经外科患者由于疾病原因、意识障碍、外伤或手术后躁动不安，增加了跌倒风险。

(2) 脊髓占位患者，下肢肌力下降、感觉障碍，容易在行走时发生跌倒。部分患者由于起病缓慢，肌力逐渐下降，住院前就有跌倒史。

(3) 鞍区占位患者，由于肿瘤占位效应，患者视神经受压，出现视力下降或视野缺损，此类患者存在跌倒高风险。

(4) 小儿神经外科患者，由于配合度低，是跌倒高风险患者。

(5) 服用镇静催眠药、降压药、抗癫痫药、镇痛药等药物的患者，由于药物作用或副作用，是跌倒高风险患者。

2. 成人预防跌倒的措施

(1) 指导患者及家属识别住院环境中不安全因素。

(2) 衣物穿着适当，鞋子大小、软硬合适且选择防滑底。

(3) 避免翻越床栏、快速变换体位、疾行等危险行为。

(4) 指导患者正视自身活动能力，避免超范围活动。

(5) 如厕时动作宜慢，遇紧急情况按红色按钮。

(6) 指导床栏、助行器、轮椅的安全使用。

(7) 病情许可时，指导患者在安全防护下适当活动，保持活动区域光线明亮，无障碍物，地面无水渍、干燥。将物品置于易于拿取之处。

(8) ≥80 岁老年人、体弱患者在活动、如厕时应有人陪同。

(9) 告知患者/陪护人员风险等级、风险项及预防措施。

(10) 躁动患者实施保护性约束或给予镇静治疗。

3. 儿童预防跌倒的措施

(1) 悬挂警示牌,告知患儿家属跌倒风险,24 小时专人陪护。

(2) 指导保护具(床栏、助行器、安全扶手)的使用。婴幼儿可以使用特制的床栏。

(3) 保持环境安全,光线充足,着装合适,穿防滑鞋,鞋子大小合适。

(4) 特殊药物使用指导。

(5) 下床活动或如厕时应有家属陪同,及时提供帮助。

(6) 评估患儿及家属预防跌倒知识掌握情况及依从性。

(7) 若患儿有意识障碍或躁动,经家属同意后,适当使用保护性约束。

(三) 发生跌倒后的应急预案

1. 患者发生跌倒后的管理措施

(1) 勿立即搬动患者,立即通知医生。

(2) 立即评估患者病情及损伤情况。

(3) 轻伤(如擦伤),扶患者至床上,安抚患者情绪;重伤(如多处损伤、骨折、头部受伤),禁止搬动,就地抢救。

(4) 遵医嘱给予相应处理,严密观察病情变化,及时做好记录。若无家属陪护应立即联系家属。

(5) 做好患者及家属的安抚工作。

(6) 按照跌倒、坠床事件上报流程上报。

2. 患者发生跌倒后的应急处理流程(图 1-13)

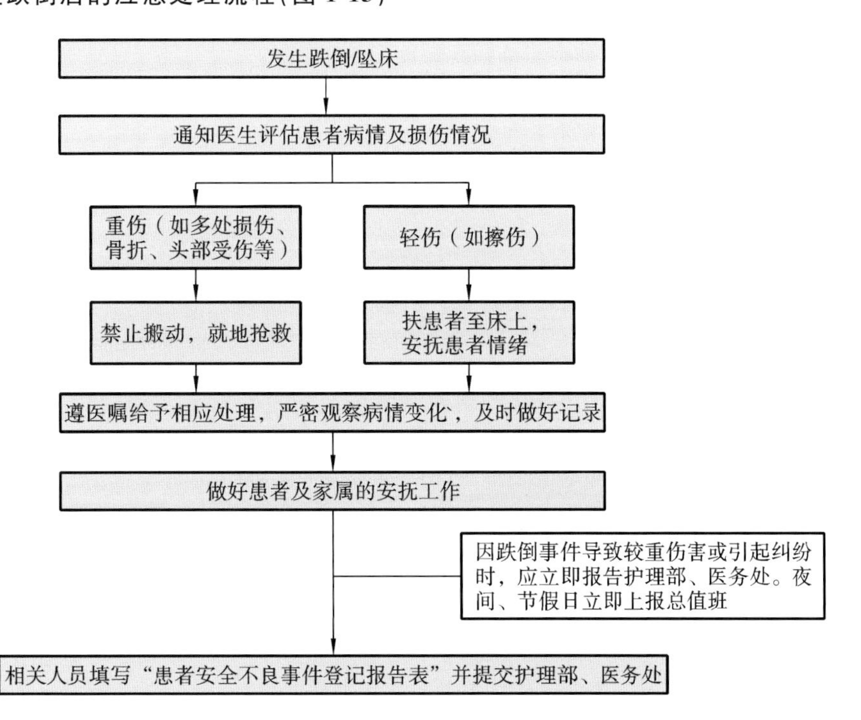

图 1-13　患者发生跌倒后的应急处理流程

(许妮娜)

三、下肢深静脉血栓形成的风险评估及护理

（一）下肢深静脉血栓形成的概述及风险评估

1. 下肢深静脉血栓形成的概述

1）定义　下肢深静脉血栓形成，又称下肢深静脉血栓，是指由于各种原因导致血液在下肢深静脉内非正常凝结，阻塞下肢静脉，血液回流障碍，并引起静脉壁的炎性改变性疾病（图 1-14）。

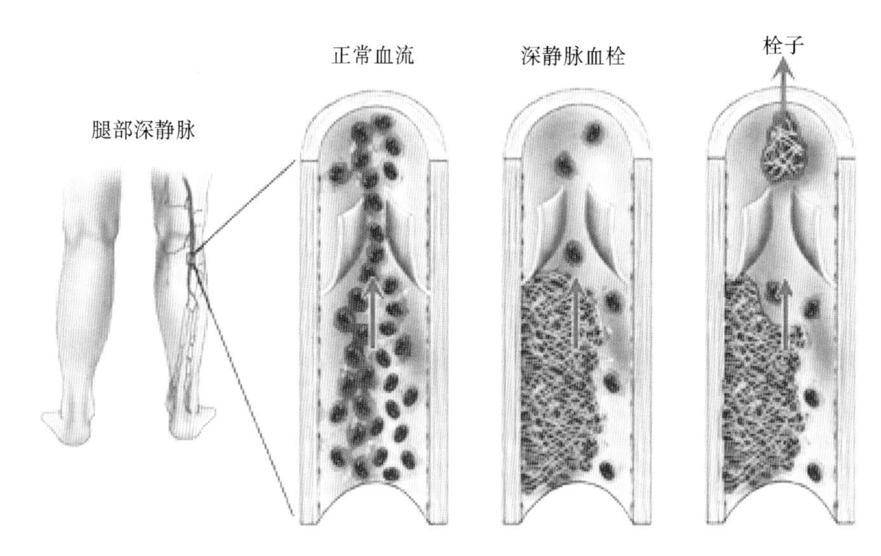

图 1-14　下肢深静脉血栓形成

2）神经外科患者下肢深静脉血栓形成病因

（1）血流缓慢：患者术后长期卧床，可导致下肢血液流动缓慢，血液回流障碍。昏迷或偏瘫患者肢体活动障碍，可致血液回流障碍。

（2）静脉壁受损：静脉内使用刺激性强的药物、长时间静脉输液等均可破坏血管内皮细胞，导致血小板黏附，形成血栓。

（3）血液高凝状态：脱水剂的使用，使机体水分大量丢失，血液处于浓缩状态；部分颅内肿瘤或颅脑损伤患者因下丘脑损伤出现高热、尿崩等，水分丧失增多，从而增加血液黏稠度。随着年龄增长，血小板的高活性和聚集性增强。

其他因素还包括合并骨盆及四肢损伤或骨折、卒中瘫痪、渗透性利尿、高龄、中心静脉置管、长时间手术及制动、重症感染等。

3）诊断　实验室检查主要包括 D-二聚体、血栓弹力图等检查，影像学检查包括多普勒超声、CT 静脉成像、磁共振静脉成像、静脉造影等。静脉造影是诊断深静脉血栓的金标准。

2. 临床常用下肢深静脉血栓风险评估表　《2018 版中国〈肺血栓栓塞症诊治与预防指南〉解读之六：静脉血栓栓塞症预防策略》推荐，外科手术患者由于下肢深静脉血栓形成的风险较高，建议应用 Caprini 血栓风险因素评估表（图 1-15）进行血栓风险评估。

静脉血栓栓塞症的预防方案见表 1-25。

评估频度：

（1）首次评估：入院后 24 小时内，转科时。

（2）复评时机：

①患者治疗发生变化时，如手术后第一日、行化学治疗（简称化疗）前、避孕药/糖皮质激素等特殊药物治疗、机械通气、中心静脉导管置入、石膏固定、牵引等，应及时复评。

②患者病情变化时，如活动能力下降、感染、严重腹泻、脑梗死、心肌梗死、肺功能障碍、血液相关检查结果变化时，应随时复评。

<table>
<tr><td colspan="2">Caprini 血栓风险因素评估表
科别：　　床号：　　姓名：　　性别：　　年龄：　　住院号：</td></tr>
<tr><td>A1 每个危险因素 1 分</td><td>B 每个危险因素 2 分</td></tr>
<tr><td>□年龄 40～59 岁
□计划小手术
□近期大手术
□肥胖(BMI>30 kg/m²)
□卧床的内科患者
□炎症性肠病史
□下肢水肿
□静脉曲张
□严重的肺部疾病，含肺炎(1 个月内)
□肺功能异常(慢性阻塞性肺疾病)
□急性心肌梗死(1 个月内)
□充血性心力衰竭(1 个月内)
□败血症(1 个月内)
□输血(1 个月内)
□下肢石膏或支具固定
□中心静脉置管
□其他高危因素</td><td>□年龄 60～74 岁
□大手术(<60 分钟)
□腹腔镜手术(>60 分钟)
□关节镜手术(>60 分钟)
□既往恶性肿瘤
□肥胖(BMI>40 kg/m²)
C 每个危险因素 3 分
□年龄≥75 岁
□大手术持续 2～3 小时
□肥胖(BMI>50 kg/m²)
□浅静脉、深静脉血栓或肺栓塞病史
□血栓家族史
□现患恶性肿瘤或化疗
□肝素引起的血小板减少
□未列出的先天或后天血栓
□抗心磷脂抗体阳性
□凝血酶原 20210A 阳性
□因子 Vleiden 阳性
□狼疮抗凝物阳性
□血清同型半胱氨酸酶升高</td></tr>
<tr><td>A2 仅针对女性(每项 1 分)</td><td>D 每个危险因素 5 分</td></tr>
<tr><td>□口服避孕药或激素替代治疗
□妊娠期或产后(1 个月)
□原因不明的死胎史
□复发性自然流产(≥3 次)
□由于毒血症或发育受限原因早产</td><td>□卒中(1 个月内)
□急性脊髓损伤(瘫痪)(1 个月内)
□选择性下肢关节置换术
□髋关节、骨盆或下肢骨折
□多发性创伤(1 个月内)
□大手术(超过 3 小时)</td></tr>
<tr><td colspan="2">危险因素总分：</td></tr>
<tr><td colspan="2">注：①每个危险因素的权重取决于引起血栓事件的可能性。如癌症的评分是 3 分，卧床的评分是 1 分，前者比后者更易引起血栓。
②只能选择 1 个手术因素。</td></tr>
</table>

图 1-15　Caprini 血栓风险因素评估表

表 1-25 静脉血栓栓塞症的预防方案(Caprini 评分)

危险因素总分	深静脉血栓形成发生风险	风险等级	预防措施
0～1 分	＜10%	低危	尽早活动，物理预防
2 分	10%～20%	中危	药物预防或物理预防
3～4 分	20%～40%	高危	药物预防和物理预防
≥5 分	40%～80%，死亡率 1%～5%	极高危	药物预防和物理预防

（二）下肢深静脉血栓形成的预防措施

1. 神经外科下肢深静脉血栓形成高风险的患者

（1）神经功能受损的患者：由于长时间的昏迷状态或因瘫痪导致的静脉淤滞，患者的血凝块形成、扩展，增加了下肢深静脉血栓形成的风险。

（2）脑肿瘤及炎症性疾病的患者：主要是通过影响中枢和周围神经系统而引起内皮活化，促进下肢深静脉血栓形成。肿瘤组织可表达凝血蛋白，诱导产生炎性细胞因子，间接导致血液高凝状态。

（3）脑血管病的患者：如缺血性卒中和出血性卒中也可以通过影响血管内皮功能而增加下肢深静脉血栓形成的风险。

（4）长期卧床的患者：长期卧床导致血流缓慢，是下肢深静脉血栓形成的重要因素。

（5）经外周、中心静脉置管的患者：血管壁受损、血管内异物以及输液时肢体活动受限，均导致下肢深静脉血栓形成风险增高。

2. 下肢深静脉血栓形成的预防措施

（1）基本预防：

①宣教预防知识：在病情允许的情况下，鼓励患者多饮水，避免血液浓缩，建议患者每日饮水 1500～2500 mL；建议患者改善生活方式，如戒烟、戒酒、控制血糖及血脂等。根据患者恢复情况，建议其尽早下床活动。

②正确指导和协助患者床上活动，如踝泵运动（图 1-16）、股四头肌功能锻炼等。踝泵运动的具体方法如下：大腿放松，然后缓慢、用力地勾起脚尖，至最大限度时保持 10 秒，之后脚尖缓慢下压，在最大位置保持 10 秒。每次做 20～30 组，每日 3～4 次。

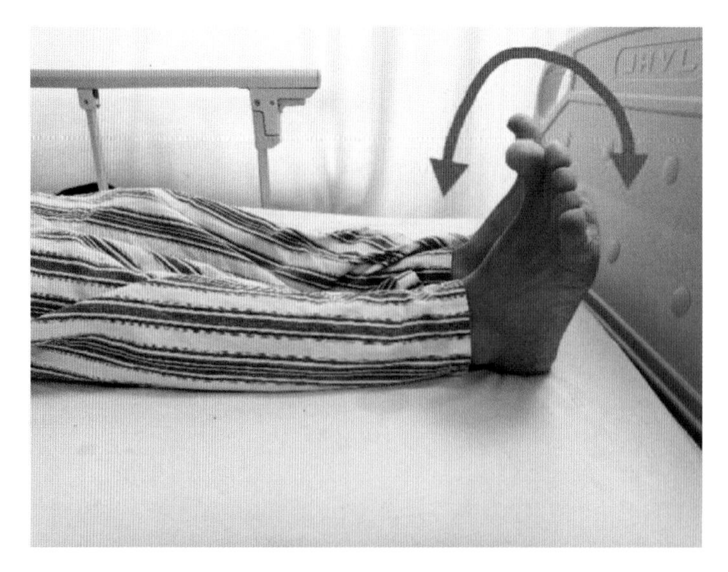

图 1-16 踝泵运动

③不宜在下肢行静脉穿刺。

④避免在膝下垫硬枕和过度屈髋，病情允许时可抬高患肢，使其高于心脏水平 20～30 cm，促进静脉回流。

（2）物理预防：物理预防是预防下肢深静脉血栓形成的重要措施之一，主要包括使用梯度压力袜（又名“弹力袜”）、间歇充气加压装置、静脉足底泵和经皮电刺激装置。

①使用梯度压力袜：使用前根据产品说明书测量患者下肢尺寸，选择合适型号的梯度压力袜；使用期间，定时检查梯度压力袜穿着是否正确以及下肢皮肤情况，如发现异常及时与医生沟通并处理；在患者耐受的情况下，建议日夜均穿着，直到患者活动量不再明显减少或恢复到疾病前活动水平，但应每日至少脱下 2 次，每次 20 分钟，以评估患者下肢皮肤温度（简称皮温）、皮肤颜色、足背动脉搏动情况以及肢体有无疼痛、麻木等。

②使用间歇充气加压装置（图 1-17）或静脉足底泵：正确使用设备，使用时注意调节腿套或足套至合适松紧度。同时加强巡视，注意观察患者下肢皮肤情况，了解患者感受。若有任何不适，及时通知医生。

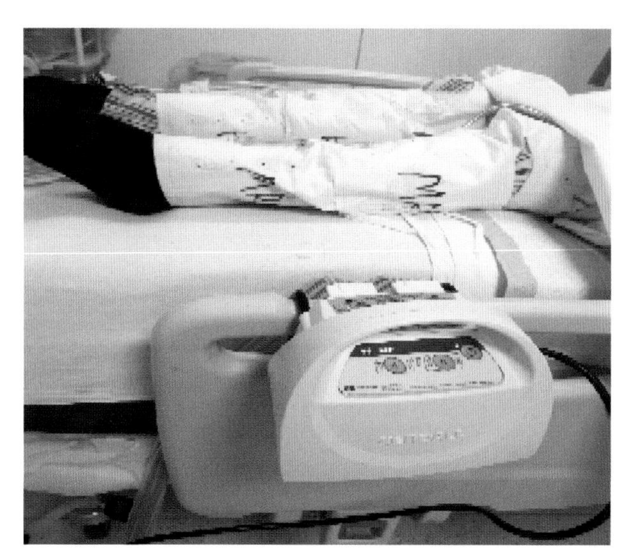

图 1-17 间歇充气加压装置

如患者存在下列情况，禁用或慎用物理预防措施：①充血性心力衰竭、肺水肿或下肢严重水肿；②下肢深静脉血栓形成、肺栓塞或血栓性静脉炎；③下肢局部异常（如皮炎、坏疽、近期接受皮肤移植手术）；④下肢血管严重动脉硬化或狭窄、其他缺血性血管病（糖尿病性等）及下肢严重畸形等。

（3）药物预防：常用预防药物包括口服药物如拜瑞妥、华法林等；皮下注射药物有普通肝素、低分子肝素钙、低分子肝素钠。

①用药前须评估患者有无药物禁忌证，如：近期有活动性出血及凝血功能障碍；严重头颅外伤或急性脊髓损伤；血小板计数$<20\times10^9/L$；活动性消化性溃疡；恶性高血压；对药物过敏；严重肝肾功能损害；类风湿视网膜病且有眼底出血风险；既往有肝素诱导的血小板减少症病史者禁用肝素和低分子肝素。

②用药期间做好患者用药健康指导，密切观察患者有无出血倾向、寒战、发热和荨麻疹等过敏反应，同时遵医嘱定期监测凝血功能、肝肾功能等。

神经外科一般患者可常规进行下肢深静脉血栓形成基本预防；颅脑、脊柱等外科手术患者若并发出血可能会导致严重后果，加用物理预防，若合并恶性肿瘤，建议延长预防时间；恶性肿瘤行开颅术患者如出血风险降低，建议除一般预防外，还可使用物理预防联合药物预防。

（三）下肢深静脉血栓形成患者的护理

1. 护理评估 每班评估下肢症状（肿胀、疼痛、皮肤色泽和温度等），测量双下肢周径并记录（图 1-18）。

2. 护理措施

（1）常规护理：急性发病后 5～7 日内绝对卧床休息，抬高患肢使其高于心脏水平 20～30 cm；急性期间不得剧烈活动，禁止患肢局部按摩或热敷，以免造成血栓脱落，引起肺栓塞。同时应加强皮肤护理，预防压疮发生。10 日后可下床活动。

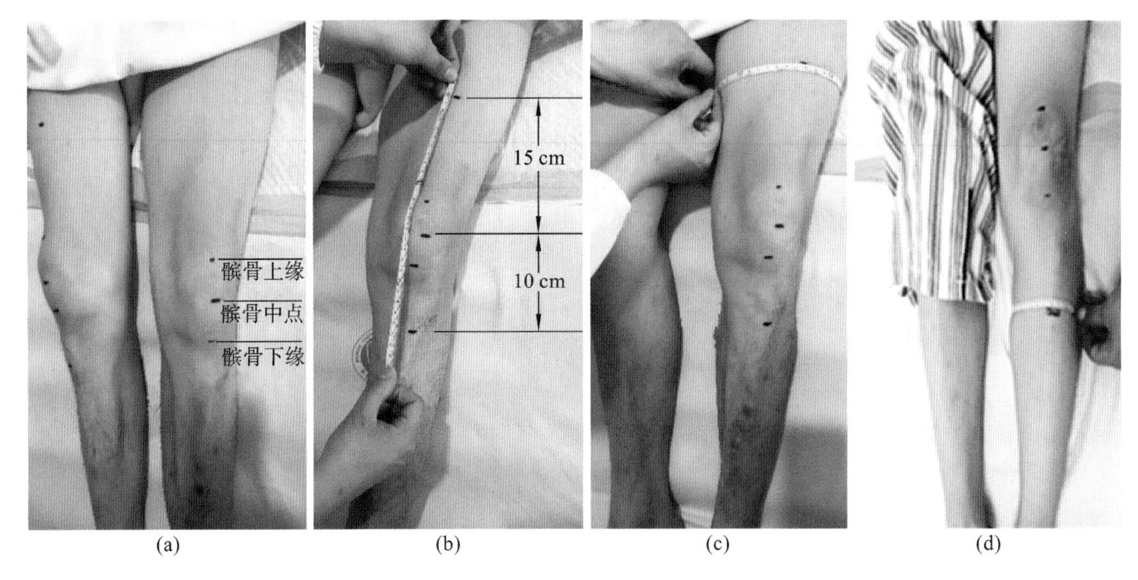

图 1-18 下肢周径测量步骤图解

(a)标记髌骨上缘和髌骨下缘，量取髌骨中点；(b)标记髌骨中点向上 15 cm 和髌骨中点向下 10 cm；
(c)皮尺上缘置于髌骨中点向上 15 cm 处，测量肢体周径并标记皮尺下缘；
(d)皮尺下缘置于髌骨中点向下 10 cm 处，测量肢体周径并标记皮尺上缘

(2) 药物溶栓的护理：药物溶栓前，遵医嘱完善各项化验检查。药物溶栓过程中，及时评估溶栓效果(下肢肿胀、疼痛等情况)，注意观察伤口敷料或穿刺点有无渗血、患者有无胸痛或呼吸困难等表现以及过敏等不良反应，同时注意观察患者有无全身出血倾向，定时监测凝血功能。嘱患者避免磕碰，刷牙时使用软毛牙刷。遵医嘱监测 D-二聚体、凝血酶时间、血浆纤维蛋白原含量、凝血酶原时间、活化部分凝血活酶时间等。

(3) 下腔静脉滤器置入术的护理：协助完善术前各项检查。术后遵医嘱压迫穿刺部位，密切观察有无渗血、血肿等。经股静脉穿刺的患者，须注意下肢远端动脉搏动及皮温有无异常。在病情允许的情况下，鼓励患者进行踝泵运动，促进下肢深静脉再通和侧支循环建立。

(4) 饮食及生活指导：给予低脂、高蛋白、高维生素、易消化的饮食，心力衰竭者应给予低盐饮食，协助患者床上大小便，并保持大便通畅，防止用力大便导致血栓脱落及加重心脏负荷或加重心力衰竭。

3. 常见并发症的观察与护理 下肢深静脉血栓形成的常见并发症包括肺栓塞和出血。

(1) 肺栓塞：下肢深静脉血栓形成最严重的并发症。当患者出现胸痛、呼吸困难、血压下降、咯血等异常情况时，提示可能发生肺栓塞，应立即通知医生，并配合抢救，包括建立静脉通路、高浓度氧气吸入、监测生命体征、观察意识状态等。

(2) 出血：下肢深静脉血栓形成抗凝治疗过程中最常见的并发症。在应用抗凝药期间要严密观察有无局部出血、渗血和全身出血倾向(如皮下淤斑、牙龈出血等)，以及消化道出血和脑出血。若出现异常，及时通知医生并协助处理。

4. 健康宣教

(1) 注意患肢保暖，冬季室内保持一定温度，以免在缺血状态下增加耗氧量。

(2) 病情允许下坚持适量活动，不可长时间保持同一姿势，如久站久坐，以防复发。

(3) 告知患者持续应用抗凝药对预防血栓形成的意义，但过量可能增加皮下出血、脑出血等风险，嘱严格按医嘱剂量按时服药，定期复查凝血酶原时间。

(4) 指导患者禁烟戒酒。

(田丹英 张丽华)

四、管道的风险评估及护理

(一) 管道的概述及管道滑脱风险评估

1. 管道的概述　管道是用管道、管道连接件和阀门等连接成的用于输送气体、液体或带固体颗粒流体的装置。留置管道是预防和治疗疾病、观察病情、判断预后的重要手段和依据。

管道按作用分为供给性管道、排出性管道、监测性管道、综合性管道4大类。

(1) 供给性管道:通过管道将氧气、能量、水分或药液源源不断地补充到体内。在危重抢救时,这些管道被称为"生命管",如吸氧管、鼻饲管、输液管、输血管等。

(2) 排出性管道:通过专用管道引流出液体、气体等。常作为治疗、判断预后的有效指标,如胃肠减压管、留置导尿管、各种引流管等。

(3) 监测性管道:放置在体内监测病情变化的管道,如有创动脉置管。部分供给性或排出性管道也兼有此作用,如上腔静脉导管、中心静脉测压管等。

(4) 综合性管道:具有供给性管道、排出性管道、监测性管道的功能,在特定的情况下发挥特定的功能。如胃管有三重作用:可鼻饲,可减压,可监测消化道出血的速度和量。

2. 管道滑脱风险评估

1)评估风险因素

(1) 管道因素:从管道风险等级、管道留置情况以及管道留置的必要性方面进行评估。

①评估管道风险等级:

a. 按管道留置部位识别风险分:

高风险管道:(口/鼻)气管插管、气管切开管早期(7日内)、脑室引流管、胸腔闭式引流管、中心静脉导管等。

中风险管道:营养管、腰大池引流管、气管切开管后期(7日后)等。

低风险管道:导尿管、普通氧气管等。

b. 按管道标识颜色识别风险分:红色标识——高风险管道;黄色标识——中风险管道;蓝色或绿色标识——低风险管道。

②评估管道留置情况:

a. 查看管道留置时间、留置部位、插管深度、外露长度、有无被污染、有无被浸湿。

b. 了解固定方法、有无二次固定、缝线固定是否规范等。

③评估管道留置的必要性:动态评估管道留置的必要性,如果病情允许,应该尽早拔出,最大限度缩短或者减少患者的不适。

(2) 患者/家属因素:①评估患者的年龄、意识状态、活动能力、生活自理能力以及沟通配合度;②评估患者的痛觉和耐受度,比如儿童、女性、老年人等耐受不良的患者;③评估患者的意志力和以往经历,比如是否插过管,是否发生过意外拔管;④评估引起患者烦躁的原因,比如镇静药的作用、对治疗效果的担忧、意外刺激等;⑤评估患者的治疗依从性,患者对治疗护理是否充分了解和配合;⑥评估患者的社会支持系统、家属对管道的重视程度和配合程度。

(3) 医护人员因素:①评估医护人员的专业技能,医护人员是否正确理解评估内容、交接班是否完善规范;②评估医护人员的操作是否规范,如固定是否规范、有无二次固定;③评估医护人员的宣教沟通能力、指导的可操作性。

2)管道滑脱风险评估表(表 1-26)

表 1-26　管道滑脱风险评估表

项目	危险因素	分值/分
年龄	＞10 岁,或者＜65 岁	0
	≤10 岁,或者≥65 岁	1
意识状态	清醒	0
	偶尔或者持续模糊	1
	昏迷	2
情绪状态	情绪稳定	0
	恐惧/焦虑/抑郁	1
	躁动/狂躁	2
理解合作程度	理解并能配合	0
	偶尔配合	1
	不配合	2
耐受程度	舒适	0
	疼痛或不适,但能耐受	1
	疼痛或不适,不能耐受	2
管道本身的风险等级	高风险管道:胸腔闭式引流管、(口/鼻)气管插管、脑室引流管、中心静脉导管、气管切开管早期(7 日内)、其他	7
	中风险管道:营养管、气管切开管后期(7 日后)、腰大池引流管、其他	5
	低风险管道:导尿管、普通氧气管、其他	3
管道数量	每增加 1 根管道加 1 分	
管道的一次固定	缝线固定	0
	导尿管的气囊或水囊固定	0
	应该缝线固定而没有固定的管道	1
管道的二次固定	特殊胶布固定	0
	纸胶布固定	1
活动情况	术后 3 日内,活动受限	2
	没有手术或者手术 3 日后,活动受限	1
	能自由活动	0

注:管道风险总分≥10 分,评定为管道滑脱高风险。

评估频度:

(1) 首次评估:入院或者转入的患者、置入管道的患者、术后的患者。

(2) 复评时机:评分＜10 分,每日复评;评分≥10 分,每班复评;拔管或置管,接收转科患者,术后当天,告病重、病危时复评。

(二) 管道滑脱的预防措施

1. 护理评估

(1) 根据管道滑脱风险评估表,确定患者是否存在管道滑脱的风险及风险等级。

(2) 根据管道风险等级评估流程采取措施,见图 1-19。

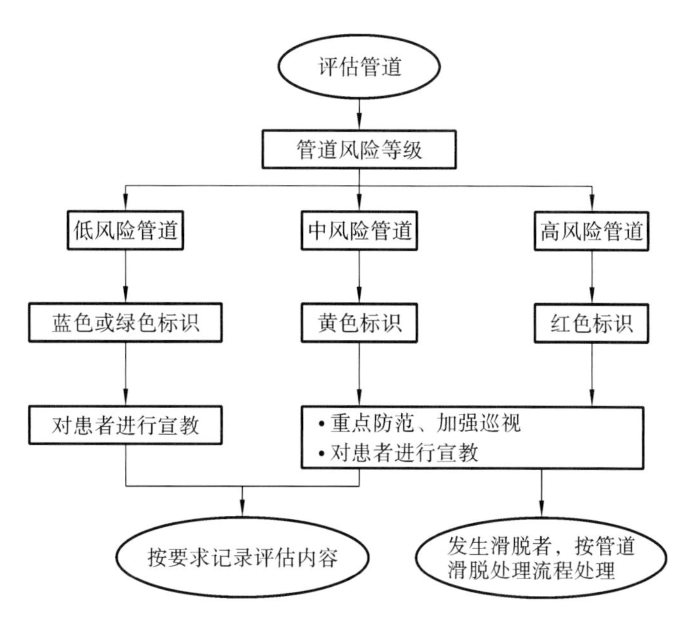

图 1-19　管道风险等级评估流程

2. 护理措施

(1) 对护士进行管道相关知识的培训，规范管道固定标准并在临床中实施，根据管道护理质量标准进行临床管道护理质控。

(2) 置管时，管道置入深度应符合要求，做好标识，并妥善固定，防止管道脱出。

(3) 对意识障碍、躁动、小儿等不配合的患者，在家属同意的情况下适当使用约束带，防止患者将管道拔出，必要时根据医嘱给予镇静药。

(4) 在给患者实施各种治疗护理时，应先固定、整理好管道，再进行操作。

(5) 患者外出检查或下床活动时，应认真检查管道接口处是否衔接牢固，并告之患者及家属注意避免牵拉。

(6) 护士应及时巡视病房，仔细观察管道接口处是否固定良好及检查约束部位，并做好护理记录。

3. 健康宣教　告知患者及家属管道留置的目的、注意事项，使其充分了解预防管道滑脱的重要性，并取得配合。

(三) 发生管道滑脱后的护理

发生管道滑脱后，护士要及时做好处理措施，将对患者的损害降到最低。

1. 护理评估

(1) 评估患者病情，观察意识状态及生命体征。

(2) 评估管道的风险等级，是高风险、中风险还是低风险管道；评估滑脱程度，是全部滑脱还是部分滑脱。

2. 护理措施

(1) 根据管道滑脱后的处理流程(图 1-20)进行处理。

①高风险管道滑脱：通知值班医生并配合处理，记录处理过程，报告护士长及主管医生；填写不良事件表，24 小时内报护理部备案；1 周内科室讨论，提出整改措施，处理结果上报护理部。

②中风险管道滑脱：通知医生并配合处理，记录处理过程，报告护士长，填不良事件表，1 周内上报护理部，进行原因分析，提出改进措施。

③低风险管道滑脱：评估患者，重新置管或通知医生停医嘱，对症处理，记录处理过程。

(2) 用无菌纱布覆盖伤口，通知医生及时缝合伤口、换药或者重新置管，观察伤口敷料，若有渗血渗液及时通知医生处理。

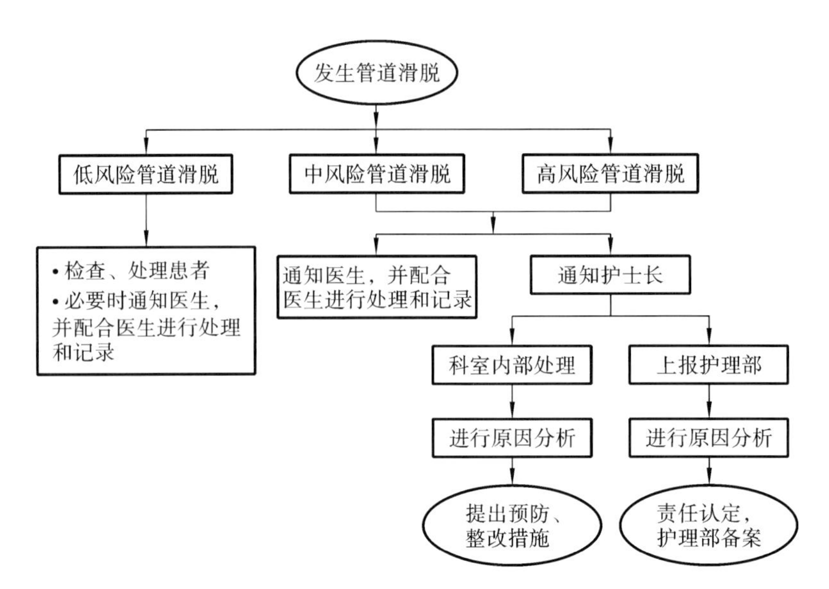

图 1-20 管道滑脱后的处理流程

(3) 若拔出管道为头部引流管，必要时配合医生，协助患者行头部计算机断层扫描(computed tomography，CT)检查。

(4) 加强巡视，密切观察患者意识状态、瞳孔、肢体活动及生命体征的变化，及时记录。

3. 健康宣教 做好患者及家属的安抚工作，告知其重新置管或拔管的原因，消除其紧张情绪。

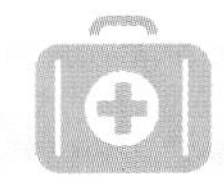

知识拓展

神经外科气管插管和气管切开患者较多，管道固定松散、系带过松或套管过短及患者剧烈咳嗽、躁动和自行拉扯，均易发生开放气道管道滑脱，影响患者生命安全。一旦滑脱，积极应对和正确处理非常重要。

1. (成人)气管插管意外拔管的处理 患者发生气管插管意外拔管时，应保持镇静，安慰患者，避免恐慌，快速正确判断管道脱出的程度，应急处理方法如下：

(1) 若气囊仍在声门以下，吸出口鼻及气囊上滞留物，抽出气囊内气体，由专业医生将管道插入气道，听双肺呼吸音，有条件者测呼气末二氧化碳分压，确定插管位置。

(2) 若气囊已经在声门以上，则气囊放气，拔出插管并观察，给予氧气吸入，按需选择面罩、无创呼吸机机械通气或面罩简易呼吸囊辅助通气，再视病情重新插管，妥善固定，气囊充气。

(3) 准备各种抢救物品和呼吸机。

2. 气管切开意外拔管的处理 若患者发生气管切开意外拔管，应急处理方法如下：

(1) 气管切开术后 48 小时内患者，给予氧气吸入，备好气管切开包，请耳鼻喉科或科内有资质的医生紧急处理，不可擅自插回。

(2) 气管切开 7 日后窦道形成患者，立即吸痰，放气囊，将套管内芯放入套管后插回套管，再取出内芯，妥善固定，气囊重新充气。

(田丹英　张丽华)

五、营养的风险评估及护理

（一）营养的概述及风险评估

1. 营养的概述　营养（nutrition）是指机体摄取食物，经过消化、吸收、代谢和排泄，利用食物中的各种营养素及其他对身体有益的成分构建组织器官、调节各种生理功能，维持生命体正常生长、发育和防病保健的过程。

2. 营养风险筛查

（1）营养风险：现存的或潜在的与营养因素相关的导致患者出现不良临床结局的风险。

（2）营养风险筛查：由临床医护人员、营养师等实施的快速、简便的筛查方法，用于决定是否需要制订和实施肠外或肠内营养支持计划。

（3）营养风险筛查的方法：目前ESPEN（欧洲肠外肠内营养学会）和CSPEN（中华医学会肠外肠内营养学分会）均推荐采用营养风险筛查（NRS2002）初步筛查表和最终筛查表（表1-27、表1-28），并结合住院患者临床情况，来判断是否有营养支持适应证，其特点是简便、无创、费用低。

表1-27　营养风险筛查（NRS2002）初步筛查表

编号	问题	是	否
1	身体质量指数（BMI）＜20.5 kg/m^2？		
2	最近3个月内患者的体重有丢失吗？		
3	最近1个星期内患者的食物摄入量有减少吗？		
4	患者的病情严重吗？（如：在重症监护中）		

注：如果任何一个问题的答案为“是”，则继续用营养风险筛查（NRS2002）最终筛查表进行最终筛查。如果所有问题的答案都是“否”，则一周后再次对患者进行筛查；如果患者将进行手术，则需要考虑预防性的营养干预计划以避免相关的危险状态。

营养风险筛查（NRS2002）的总评分为三个部分的总和，即为营养状况受损评分＋疾病严重程度评分＋年龄评分。

表1-28　营养风险筛查（NRS2002）最终筛查表

评分项目	0分	1分	2分	3分
营养状况受损评分	正常营养状况：BMI≥18.5 kg/m^2，近1～3个月体重无变化，近一周进食量无变化	3个月内体重丢失＞5%或食物摄入量比正常需要量低25%～50%	一般情况差或2个月内体重丢失＞5%或食物摄入量比正常需要量低50%～70%	BMI＜18.5 kg/m^2，且一般情况差或1个月内体重丢失＞5%（或3个月体重下降＞15%）或前一周食物摄入量比正常需要量低75%～100%
疾病严重程度评分	营养需要量正常	营养需要量轻度提高：髋关节骨折、慢性病有急性并发症、肝硬化、慢性阻塞性肺疾病、血液透析、糖尿病、肿瘤患者	营养需要量中度增加：腹部大手术、卒中、重度肺炎、血液系统恶性肿瘤	营养需要量明显增加：颅脑损伤、骨髓移植、APACHE＞10分的ICU患者
年龄评分	＜70岁	≥70岁	—	—

在进行疾病严重程度和营养状况受损评分时，应充分考虑患者原发病、食物摄入量不足和疾病导致的吸收障碍等，评估者按照取最高分值的原则进行勾选。复评或阶段性评估时均应从表格第一步开始评估，不可漏项。

评估频度：

(1) 首次评估：新入院时；转科时由接收科室评估。

(2) 复评时机：住院患者，不论其营养风险等级，均需每周复评一次。

3. 营养的评估 营养评估是指通过人体组成测定、人体测量、生化检查、临床检查及多项综合营养评定方法等手段，判定人体营养状况，确定营养不良的类型及程度，评估营养不良所致后果的危险性，并监测营养支持的疗效。

营养评估的指标如下。

(1) 主观指标：膳食及摄入信息的采集、食物频率调查问卷、营养计算法、病史的调查。

(2) 客观指标：身体成分评价法，主要包括人体测量、生化及实验室检查。

①人体测量：体重(近 3 个月体重的变化)、身体质量指数、三头肌皮褶厚度、上臂围、上臂肌围。

a. 体重。

体重变化(%)=(患者通常体重－患者现在体重)/患者通常体重×100%

理想体重百分率(%)=实际体重/理想体重×100%

通常体重百分率(%)=实际体重/通常体重×100%

体重百分率与营养状况评估表，见表 1-29。

表 1-29 体重百分率与营养状况评估表

项目	正常	轻度营养不良	中度营养不良	重度营养不良
理想体重百分率(%)	>90	80～90	60～80	<60
通常体重百分率(%)	>95	85～95	75～85	<75

b. 身体质量指数(BMI)，见表 1-30。

身体质量指数(BMI)=体重(kg)/身高的平方(m^2)，被认为是反映营养不良以及肥胖的可靠指标。可以通过比较患者的 BMI、标准值以及近期的数值来判断患者的营养状况。

表 1-30 WHO 发布的成人 BMI 评定标准

等级	BMI 值/(kg/m^2)
营养不良	<18.5
正常	18.5～24.9
肥胖前状态	25.0～29.9
一级肥胖	30.0～34.9
二级肥胖	35.0～39.9
三级肥胖	≥40.0

c. 三头肌皮褶厚度(TSFT)：皮褶厚度是衡量个体营养状况和肥胖程度较好的指标，主要表示皮下脂肪厚度，可间接评估人体是否肥胖。

测量方法：TSFT 的测量位置在左上臂背侧中点，即肩峰至尺骨鹰嘴处的中点上约 2 cm 处。测量时被测者上肢自然下垂，测量者立于被测者后方，用左手拇指将被测者皮肤连同皮下组织捏起，捏起处两边的皮肤须对称，然后用皮褶厚度计测量拇指下 1 cm 左右处的皮褶厚度，夹住后 3 秒内读数，连续测定 3 次取其平均值。

正常参考值：男性为8.3 mm，女性为15.3 mm。实测值相当于正常值的90%以上为正常；80%～90%为轻度亏损；60%～80%为中度亏损；小于60%为重度亏损。

d. 上臂围和上臂肌围：上臂围（MAC）可反映蛋白质储存和消耗程度及能量代谢情况。测量时，被测者的上臂缓慢自然下垂，卷尺在上臂肱二头肌最粗处绕一周进行测量。

上臂肌围（AMC）是评价营养不良的通用指标之一，其计算公式如下：AMC＝MAC（cm）－3.14×TSFT（cm）。

AMC的正常参考值：成年男性为24.8 cm，成年女性为21 cm。

②生化及实验室检查。

a. 血浆蛋白，如表1-31所示。

表1-31　血浆蛋白

血浆蛋白	正常范围/（g/L）	半衰期/天	评价
白蛋白	35～50	17～20	能有效预测手术风险程度，只反映疾病的严重程度，不反映营养不良的程度
转铁蛋白	2.0～4.0	8～10	反映营养治疗后营养状况与免疫功能的恢复程度，转铁蛋白的增加或减少较其他参数快，可反映缺铁性贫血等多种疾病
前白蛋白	0.2～0.4	2～3	迅速的转化速率使它能更加及时地反映营养状况和能量状况。在临床上作为评价营养不良和反映近期膳食摄入状况的敏感指标
视黄醇结合蛋白	0.04～0.07	10～12	可特异地反映机体的营养状况，是一项诊断早期营养不良的敏感指标，在肝脏、肾脏疾病的早期诊断和疗效观察中有重要临床意义

b. 肌酐身高指数（CHI）：肌酐是肌肉组织中肌酸的代谢产物，肌酐的排出水平与肌肉组织密切相关。

计算方法：

$$\text{CHI}=\frac{\text{Cr 排出量(mmol/24 h)}}{\text{相同性别身高标准体重 Cr 排出量(mmol/24 h)}}\times 100\%\text{（Cr 表示尿肌酐）}$$

评判标准：CHI<60%，重度营养不良；CHI为60%～80%，中度营养不良；CHI为80%～90%，轻度营养不良；CHI为90%～100%，正常。

c. 氮平衡：可反映摄入氮能否满足体内需要及体内蛋白质合成与分解代谢情况，有助于判断营养治疗效果，是评价营养状况的常用指标。

$$\text{氮平衡}=[\text{24 小时蛋白质摄入量(g)}/6.25]-[\text{24 小时尿素氮(g)}+3\text{ g}]$$

d. 血浆氨基酸谱：在重度营养不良时，血浆总氨基酸值明显下降。不同种类的氨基酸浓度下降并不一致。一般来说，必需氨基酸（EAA）下降较非必需氨基酸（NEAA）更为明显。

正常时EAA/NEAA>2.2，如果EAA/NEAA<1.8，说明存在中度以上营养不良。

（二）营养治疗及护理

1. 神经外科常见的存在营养不良风险的患者

（1）昏迷患者：因患者自主进食障碍、管饲营养时摄入食物营养素及热量不足、肺部感染等应激状态导致热量需求增加，均使患者易出现营养不良。

(2) 脑外伤患者:因颅脑损伤,患者代谢高于正常,易出现营养不良。

(3) 长期卧床的患者:患者活动量减少,食欲下降,或者出现便秘等并发症进一步影响食欲,易营养不良。

(4) 糖代谢紊乱的患者:高血糖的患者对饮食种类及量的控制,影响患者营养摄入。

2. 营养治疗患者的护理 营养治疗是指通过肠外或肠内途径为患者提供所需要营养物质,从而促进疾病康复的方法。目前普遍采用的营养治疗的方式包括肠内营养、肠外营养或两种共用。

(1) 肠内营养:肠内营养(enteral nutrition,EN)适用于经口摄入不足或不能经口进食的患者,如意识障碍、吞咽困难等患者,而消化道出血、休克状态、顽固性呕吐等情况则不宜给予肠内营养。

肠内营养治疗途径有口服和经导管输入两种,其中经导管输入包括鼻胃管、鼻十二指肠管、鼻空肠管和胃空肠造瘘管。肠内营养可采用一次性投给、间歇重力滴注或者连续输注三种方式进行,选择方式取决于肠内营养制剂的性质、喂养管的类型与大小、管端的位置及营养的需要量等因素。

对实施肠内营养的患者,应根据患者的病情,选择合适的肠内营养制剂,若自主准备营养制剂则应保持卫生和新鲜度。做好肠内营养的"六度"管理,即浓度、体位角度、速度、温度、洁净度、适宜度,预防并发症的发生,做好并发症的护理,并做好健康宣教。

(2) 肠外营养:肠外营养(parenteral nutrition,PN)适用于消化道大量出血、顽固性腹泻等消化吸收功能障碍的患者。当胃肠道功能可以满足能量需要或者已经能够适应肠内营养时,应推荐以肠内营养为主。

对实施肠外营养的患者,应注意输注的速度,预防输注管道堵管、静脉炎等相关并发症的发生。

(骆丽)

六、日常生活活动自理能力的评估及护理

(一) 日常生活活动自理能力的概述及评估

1. 定义 日常生活活动(activities of daily living,ADL)自理能力(生活自理能力),是指人们为了维持生存及适应生存环境而反复进行的、基本的、具有共性的活动,包括进食、穿衣、洗澡、修饰、大小便控制、行走等基本的动作和技能。

2. 评估目的

(1) 判断患者在ADL方面能否独立及独立程度和功能预后。

(2) 为制订护理计划提供依据。

(3) 为制订环境改造方案提供依据。

(4) 比较各种护理方案的优劣,总结经验和教训。

(5) 为护理级别提供依据。

3. 临床常用的生活自理能力评估表

(1) Barthel指数评估表:Barthel指数评定操作简单,可信度和灵敏度高,不仅可以用来评定患者治疗前后的功能状态,也可以预测治疗效果、住院时间和预后,是目前临床上应用最广、研究最多的一种ADL评定方法,见图1-21。

生活自理能力评估表				
项目	完全独立	需部分帮助	需极大帮助	完全依赖
进食	10 分	5 分	0 分	—
洗澡	5 分	0 分	—	—
修饰	5 分	0 分	—	—
穿衣	10 分	5 分	0 分	—
控制大便	10 分	5 分 （每周<1 次失控）	0 分 （失控）	—
控制小便	10 分	5 分 （每 24 小时<1 次失控）	0 分 （失控）	—
如厕	10 分	5 分	0 分	—
床椅转移	15 分	10 分	5 分	0 分
平地走 45 m	15 分	10 分	5 分	0 分
上下楼梯	10 分	5 分	0 分	—
总分				
自理能力等级	重度依赖（≤40 分） 中度依赖（41～60 分） 轻度依赖（61～99 分） 无须依赖（100 分）			
护理级别	特级护理 一级护理 二级护理 三级护理			

图 1-21　生活自理能力评估表

应根据患者 Barthel 指数评分及病情，由医生和护士共同决定患者的护理级别。

评估频度：

①首次评估：入院时评估，转科时由接收科室评估。

②复评时机：护理级别有变化时，术后第一天，病情变化时，出院时。

（2）功能综合评定量表（functional comprehensive assessment，FCA）：FCA 是由复旦大学附属华山医院在吸收国内外先进经验基础上，为研究出适合我国国情、便于在临床上有效操作应用而设计的量表。经国内学者较为严格的信度和效度的测试研究，其被证实具有较好的信度和效度。功能综合评定量表见图 1-22，功能综合评定量表评分标准见表 1-32。

功能综合评定量表(FCA)			
评定内容	入院时　月　日	出院时　月　日	随访时　月　日
A. 自我照料 1. 进食 2. 修饰 3. 洗澡 4. 穿上衣 5. 穿下衣 6. 如厕 B. 括约肌控制 7. 膀胱括约肌控制 8. 直肠括约肌控制 C. 转移 9. 床-椅(轮椅)转移 10. 坐便器-轮椅转移 11. 进出浴室或浴池 D. 行走 12. 步行/轮椅 13. 上下楼梯			
运动功能评分合计			
E. 交流 14. 视听理解 15. 言语表达 F. 社会认知 16. 社会往来 17. 解决问题 18. 记忆能力			
认知功能评定合计			
总分			
评定者			

图 1-22　功能综合评定量表(FCA)

表 1-32　功能综合评定量表评分标准

分值/分	评定标准
6	患者能在合理时间内，安全、完全独立地完成项目，不需要辅助器具
5	需要借助一定的辅助器具，或仅需监护、提示、哄劝等不接触身体的帮助，能独立完成项目，或需要正常 3 倍以上的时间
4	需要他人轻度接触身体帮助，患者能完成活动的 75%或以上
3	需要他人中等程度的帮助，患者能完成活动的 50%～74%
2	需要他人很大程度的帮助，患者只能完成活动的 25%～49%
1	完全依赖帮助或基本依赖帮助，患者只能完成活动的 0～24%

结果评判：每个项目最高分为 6 分，最低分为 1 分。18 项满分为 108 分，最低分为 18 分。108 分为综合功能正常；90～107 分为综合功能基本正常；72～89 分为轻度功能障碍；54～71 分为中度功能障碍；36～53 分为重度功能障碍；19～35 分为极度功能障碍；18 分为完全功能障碍。

(3) 功能独立性评定量表：功能独立性评定量表(functional independence measure，FIM)不仅可评定躯体功能，还可以评定言语、认知和社交功能。它是医疗康复中唯一建立了康复医学统一数据库系统的测量残疾程度的方法，可用于各种疾病或创伤者的日常生活能力的评定，见表 1-33，功能独立性评定量表评分标准见表 1-34。

表 1-33　功能独立性评定量表(FIM)

项目	评定内容	分值/分
自我护理	1. 进餐：包括吃、喝，如打开盛放食物的容器，倒水，切肉或食物，咀嚼、吞咽	
	2. 梳洗：包括口腔护理、梳头、洗脸、剃须、化妆(女患者)	
	3. 洗澡：包括在浴池、盆浴或澡盆中洗颈部以下部位	
	4. 穿上衣：如有假肢或支具应能自己戴上或取下	
	5. 穿下衣：如有假肢或支具应能自己戴上或取下	
	6. 如厕：包括如厕前后的脱、穿裤子及便后清洁	
大小便控制	7. 排尿：能控制并能排空	
	8. 排便：能控制并能排空	
体位转移	9. 床、椅、轮椅相互转移并站起	
	10. 进出厕所	
	11. 进出浴池或浴室	
行走	12. 平地行走：如坐轮椅可操纵轮椅在室内活动	
	13. 上下一层或 12～14 级楼梯	
交流	14. 理解：正确理解	
	15. 表达：能清楚地用言语或非言语的方式表达意思	
社会认知	16. 社会完整性：能与他人相处或参与集体活动	
	17. 解决问题：能用以前所学知识解决日常生活中遇到的问题	
	18. 记忆力：认识和记住在医院或社区场合中的每日活动	

表 1-34　功能独立性评定量表评分标准

独立程度	分值/分	评分标准
不需协助	7	完全独立(在合理的时间内安全完成)
	6	有条件的独立(利用辅助器具可全部完成)
需协助(正式依赖)	5	监督下完成(被测者完成 100%)
	4	轻度协助(被测者完成 75%～100%)
	3	中度协助(被测者完成 50%～75%)
需协助(完全依赖)	2	大量协助(被测者完成 25%～50%)
	1	完全依赖(被测者完成小于 25%)

结果评判：总分最高为 126 分，最低为 18 分。得分越高，表示独立性越好，依赖性越少。126 分，表示完全独立；108～125 分，表示基本独立；90～107 分，表示极轻度依赖；72～89 分，表示轻度依赖；54～71 分，表示中度依赖；36～53 分，表示重度依赖；19～35 分，表示极重度依赖；18 分，表示完全依赖。

（二）生活自理能力缺陷患者的护理

1. 神经外科常见生活自理能力缺陷的患者

（1）意识障碍的患者。

（2）肢体偏瘫或肌力下降的患者。

（3）术后绝对卧床的患者。

2. 生活自理能力缺陷患者的护理 神经外科患者多伴有不同程度的生活自理能力缺陷，应根据生活自理能力，和医生一起确定护理级别，并按要求巡视和观察病情，提供针对性的护理措施。

（1）做好基础护理，协助梳头、洗漱、更换衣物等。

（2）有神经功能障碍的患者，指导其行康复训练，如良肢位摆放、肢体主动和被动活动、吞咽功能训练等。

（3）协助患者使用轮椅、助行器，预防跌倒。

（4）大小便失禁患者，做好皮肤护理，预防失禁性皮炎。

（5）预防下肢深静脉血栓形成。

（6）有认知功能障碍的患者需防走失。

（骆丽）

第三节 神经外科常见专科引流护理技术

一、脑室外引流的护理

脑室外引流（external ventricular drainage，EVD）是经颅骨钻孔行脑室穿刺后或在开颅手术时将引流管前端置于脑室内，将脑室内的积液引流到体外的一种常见的神经外科手术。脑室外引流管示意图见图1-23。

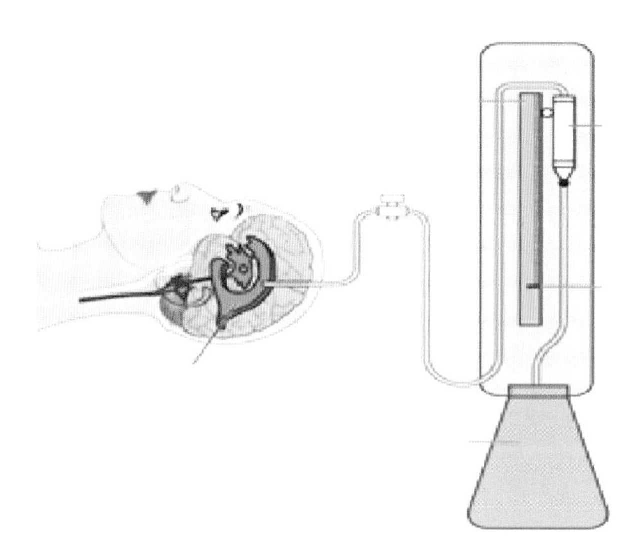

图 1-23 脑室外引流管示意图

（一）脑室外引流的目的

脑室外引流主要治疗脑室出血、脑积水和其他颅内疾病，尤其是急性梗阻性脑积水、脑内出血破入脑室、脑室出血、脑疝等神经外科急症，可暂时缓解颅内压增高；还可以通过脑室外引流装置监测颅内压变化、采集脑脊液标本进行化验，必要时向脑室内注药治疗。脑室外引流在为患者解除脑疝、引流血性脑脊液、降低颅内压方面发挥着重要的作用。

(二) 脑室外引流的适应证和禁忌证

1. 适应证　①急性症状性脑积水或脑出血的脑脊液释放和外引流，如伴意识障碍加重的脑出血和脑室出血、因动脉瘤性蛛网膜下腔出血或颅内占位导致的急性梗阻性脑积水；②急性脑损伤的脑室内颅内压监测和治疗性脑脊液外引流；③神经肿瘤围手术期预防小脑幕切迹上疝和术前松弛脑组织；④正常压力脑积水测定脑脊液压力和脑脊液释放试验；⑤蛛网膜下腔出血的抗脑血管痉挛治疗；⑥脑室炎、脑膜炎的抗菌药物或其他疾病的经脑室药物治疗。

2. 禁忌证　脑室外引流无绝对禁忌证，凝血功能障碍及穿刺部位的皮肤感染为相对禁忌证。

(三) 脑室外引流的护理操作技术

临床常见脑室外引流装置包括传统的脑室外引流装置和封闭式脑室外引流装置。封闭式脑室外引流装置无须常规更换引流袋，传统的脑室外引流装置需定时更换引流袋。脑室外引流护理操作流程见表1-35。

表 1-35　脑室外引流护理操作流程

顺序	操作步骤	操作要点
操作前准备	(1) 患者准备：核对患者身份正确	
	(2) 环境准备：评估环境(安静、整洁、舒适、安全)→携病历至病床，核对患者床号、姓名等→观察患者引流管是否通畅	
	(3) 用物准备：治疗盘、皮尺、弯盘、碘伏、一次性无菌脑室外引流装置、换药盘、止血钳、一次性无菌治疗巾、无菌手套、记录单、生活垃圾桶、医疗废物桶等→洗手→戴口罩→在治疗室按无菌方法打开换药盘，将碘伏倒在换药盘内的棉球上	检查棉签、纱布等时要注意检查包装、有效期、质量(无漏气)
	(4) 护士准备：衣帽整洁，洗手、戴口罩	
操作过程	(1) 携用物至患者床旁→再次核对患者床号、姓名→协助患者取合适体位	
	(2) 将一次性无菌治疗巾垫于患者引流管下方，暴露引流管→用止血钳夹闭引流管近端适宜处→打开一次性引流袋并将其悬挂于已测量的高度(或与原高度一致)，引流管最高点应高于侧脑室平面10～15 cm，以维持正常颅内压→于一次性无菌治疗巾上打开换药盘→戴好无菌手套→取无菌纱布包裹住引流管的连接处，一手捏住引流管，一手捏住引流袋自接口处分离→上提引流袋前段使液体流入引流袋内→取碘伏棉球以螺旋方式消毒引流管管口周围→连接一次性无菌脑室外引流装置与脑室外引流管→松开止血钳→观察引流液是否引流通畅→撤去一次性无菌治疗巾，脱手套→在引流袋上写明更换日期及时间	1. 注意引流袋高度不能随意调动及移动 2. 保持伤口敷料清洁、干燥，不可抓挠伤口 3. 侧脑室平面：平卧位以外眦与外耳道连线中点的水平面为基准，侧卧位以正中矢状面为基准
	(3) 收拾用物，整理床单位→告知患者注意事项→快速手消毒液喷手，推治疗车回治疗室→收拾用物(医疗废物、生活垃圾分类放置，消毒液擦拭治疗车、治疗盘，治疗盘反扣晾干备用)→洗手→取口罩→记录患者引流液的颜色、性质、量	告知患者注意保持引流管的通畅，翻身时防止弯曲、受压、滑脱
操作后处理	(1) 每班观察引流是否通畅并记录引流量	
	(2) 交接班详细交接脑室外引流管固定及引流情况	

(四) 注意事项

(1) 妥善固定：将引流管及引流瓶(袋)妥善固定在床头，使引流管最高点高于侧脑室平面10～15 cm，以维持正常的颅内压。

(2) 控制引流速度和量:引流量以每日不超过 500 mL 为宜,避免颅内压骤降造成的危害。

(3) 保持引流通畅:观察引流管内有无脑脊液流出,引流管内的液面随患者呼吸、脉搏上下波动表明引流通畅。若引流管无脑脊液流出,其常见的原因包括引流管放入脑室过长而盘曲成角,请医生对照颅脑 CT,将引流管缓慢向外抽出至有脑脊液流出,再重新固定;管口吸附于脑室壁,可将引流管轻轻旋转,使管口离开脑室壁;引流管被小血块阻塞,可挤压引流管将血块等阻塞物挤出,或在严格无菌操作下用注射器抽吸,切不可用 0.9%氯化钠注射液冲洗,以免管内阻塞物被冲入脑室系统,造成脑脊液循环受阻或颅内感染。

(4) 注意观察引流液的量和性质:若引流出大量血性脑脊液提示脑室内出血,脑脊液浑浊提示有感染。

(5) 严格无菌操作:预防逆行感染,更换引流袋时先夹住引流管,防止空气进入及脑脊液逆流颅内。

(6) 引流期间并发症的观察:继发性化脓性脑室炎和脑膜炎是脑室外引流严重的并发症,可增加患者死亡风险。严格无菌操作、避免引流管漏液和逆流,防止引流管外口与脑脊液引流袋中的液体接触以及外出检查时夹闭引流管等,都是预防颅内感染的重要环节。若预计带管时间较长或出现引流欠通畅、脑室内出血等情况,应早期预防性给予广谱抗菌药物。抗菌药物的选择可参照各医院的细菌流行病学资料。若患者出现发热、头痛、颈项强直等症状,且引流液变浑浊、出现絮状物,提示颅内感染。

(7) 拔管指征:引流时间一般为 1~2 周,开颅术后脑室引流不超过 4 日。拔管前应行头颅 CT 检查,并夹管 1~2 日,夹管期间应严密观察患者意识状态、瞳孔及生命体征变化,若无颅内压增高症状可以拔管,拔管时先夹闭引流管,以免管内液体逆流入颅内引起感染。拔管后要注意观察有无脑脊液漏。

二、腰大池引流的护理

腰大池引流(lumbar drainage, LD)是应用腰椎穿刺的方法向椎管蛛网膜下腔置入引流管以达到引流脑脊液的目的,具有创伤小、可控制引流速度,避免反复腰椎穿刺痛苦等优点。腰大池引流示意图见图 1-24。

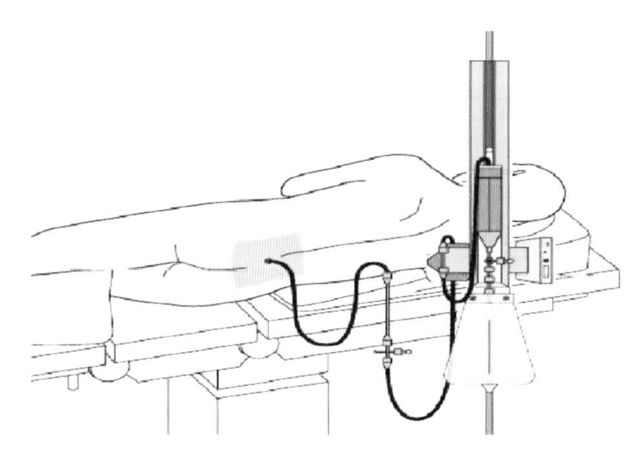

图 1-24 腰大池引流示意图

(一) 腰大池引流的目的

(1) 治疗颅内感染。蛛网膜下腔引流治疗术后颅内感染是一种有效可行的方法。感染的脑脊液持续引流至体外,可促使脑脊液分泌,起到冲洗置换有炎性反应的脑脊液的作用,并且通过缓慢引流脑脊液能带走部分细菌、毒素及坏死组织等。

(2) 可行颅内压监测,有效控制颅内压。

(3) 治疗脑脊液漏。蛛网膜下腔引流可以达到分流减压的目的,通过持续低流量的引流脑脊液,降低颅内压,不仅有利于硬脑膜破口的修复,也有利于漏口和皮肤切口的修复。

(4) 治疗蛛网膜下腔出血,引流血性脑脊液,起到脑脊液廓清的作用。同时能促进脑脊液的循环和吸收，减轻脑膜刺激症状，缓解脑血管痉挛，改善脑缺血状态。

（二）腰大池引流的适应证和禁忌证

1. 适应证　LD的目的与EVD基本一致，但特别强调需首先排除严重颅内压增高，才可行LD。主要包括：①Fisher3～4级的蛛网膜下腔出血；②部分脑室出血；③中枢神经系统感染的抗菌药物治疗；④脑脊液漏的辅助治疗；⑤为使脑组织松弛的颅内肿瘤围手术期准备等。

2. 禁忌证　脑疝为LD的绝对禁忌证。相对禁忌证：①颅内压严重增高者；②穿刺部位腰椎畸形或骨质破坏导致腰椎穿刺或置管困难者；③全身严重感染（如严重脓毒症）、休克或濒于休克以及生命体征不稳的濒死者；④高位颈段脊髓占位性病变，特别是脊髓功能完全丧失者；⑤脑脊液循环通路不完全梗阻者；⑥躁动不安或精神行为异常不能配合诊疗者。

（三）腰大池引流的护理操作技术

腰大池引流护理操作流程见表1-36。

表1-36　腰大池引流护理操作流程

顺序	操作步骤	操作要点
操作前准备	(1) 患者准备：核对患者身份正确，无腰大池引流禁忌证 (2) 环境准备：环境安静、整洁，温湿度适宜 (3) 用物准备：医嘱执行单、无菌手套一双、胶布、治疗巾、弯盘、棉签、2～3块小纱布，20 mL注射器、无菌换药盘、20%甘露醇（必要时）、腰椎穿刺包、无菌密闭式腰大池引流装置、透明敷贴 (4) 护士准备：衣帽整洁，洗手、戴口罩	1. 遵循标准预防、安全无菌的原则 2. 告知患者/家属留置引流管的目的，评估患者的病情、意识状态、活动和合作程度，评估患者穿刺部位皮肤情况 3. 术前：必要时术前30分钟快速静脉滴注20%甘露醇250 mL以降低颅内压，避免因脑脊液压力梯度差过大诱发脑疝形成
操作过程	(1) 术中：认真观察和详细记录脉搏、呼吸、神志及瞳孔变化，如患者出现双侧瞳孔不等大或同时缩小、对光反射迟钝或消失、意识障碍、呼吸不规则等症状时，提示脑疝形成，应立即报告医生停止操作，配合医生采取相应抢救措施 (2) 术后：①遵医嘱监测生命体征。②妥善固定，保持引流通畅。在搬动患者或转运的途中应先关闭引流管，以免引起脑脊液逆流。对烦躁不安的患者，应给予适当的镇静或约束，以免引流管被牵拉及拔出。③观察引流液的量、颜色、性质和引流速度：严格根据病情控制流速，一般为不超过5滴/分，每日引流量200～300 mL。④预防感染：a. 病室内定时通风，减少探视和人员流动，每日用空气负离子消毒机消毒2次；b. 严格遵守无菌操作规程，防止院内感染；c. 倾倒引流袋、调节高度时，先夹闭引流管，连接部位用无菌纱布包裹保护，防止脱出；d. 保持置管部位的贴膜清洁干燥，每周更换1次，出汗较多或贴膜卷边时，随时更换贴膜，随时观察置管部位皮肤，如有发红、肿胀或穿刺点渗漏等异常现象，及时向医生汇报并予以处理；e. 做好基础护理	
操作后处理	(1) 每班观察引流是否通畅，记录引流量 (2) 交接班详细交接腰大池引流管的固定及引流情况	

（四）注意事项

(1) 严密观察病情变化：观察患者瞳孔、意识状态、生命体征及有无头痛、呕吐、肢体活动障碍、颈部抵抗感等，如有异常及时通知医生。积极消除引起颅内压变化的因素，如控制患者咳嗽、保持大便通畅等。

(2) 控制引流速度和量：脑脊液引流速度一般为2～4滴/分，每小时引流量约12 mL；引流量每日一般为 200～300 mL。密切观察引流液的量、颜色和性质，严格控制引流速度，避免引流过量。引流管最高点高于侧脑室平面 10～15 cm，不要随意调节引流袋高度，或根据每日引流量调节高度。

(3) 保持引流通畅：引流不畅时，积极找出原因。注意检查引流管是否扭曲、脱落；嘱患者不要将引流管压至身下，切勿抻拉管道，要留有活动余地，防止引流管脱出。注意患者体位和引流管的高度。患者卧床时可在医生的允许下抬高床头 30°，可以左右翻身，但翻身时应避免敷料卷边造成引流管脱出。

(4) 观察引流液的量和性质：脑脊液各项指标如果正常，可由医生及时拔管，以防止引流时间过长诱发或加重感染。严格控制置管引流时间，定期留取脑脊液做脑脊液的常规及生化检查。一般置管 7～10 日，不宜超过 2 周。拔管后严密观察患者的意识状态、瞳孔、生命体征，观察是否有脑脊液漏的发生。保持穿刺点敷料干燥及完整，如发现敷料潮湿，应立即查明原因，并及时更换，避免增加感染的机会。

(5) 观察并发症：低颅压性头痛是 LD 常见的并发症之一，可能因脑脊液引流速度过快或引流量过多引起，亦可因穿刺部位脑脊液漏所致。确定脑脊液漏后应及时拔管或另选椎间隙重新置管。不推荐常规应用静脉或局部镇痛药预防或治疗腰椎穿刺后低颅压性头痛；不推荐通过长时间平卧或补液的方法改善腰椎穿刺后低颅压性头痛的症状。当患者头痛时，需注意分辨引起疼痛的原因。腰大池引流后需严格卧床，同时注意预防下肢深静脉血栓形成。

(6) 其他：鼓励患者进食或鼻饲高蛋白、高纤维素、高热量的食物，补足所需的营养。保持局部皮肤干燥，保持室内空气清新，定时开窗通风，减少探视和人员流动。

三、硬脑膜外/硬脑膜下/创腔引流管的护理

（一）硬脑膜外引流管的护理

1. 目的 为预防开颅术后产生硬脑膜外血肿，可在硬脑膜外常规置入直径 2 mm 的引流管，与颅骨内板相贴，外接引流袋。硬脑膜外引流在引流组织液、血液及血性分泌物的同时也可引流部分脑脊液，此时引流液性质应为血性脑脊液。

2. 护理

(1) 妥善固定管道并做好标记，注明留置日期。密切观察引流液的量、颜色和性质，保持引流管的通畅，发生不畅及时通知医生处理。

(2) 引流袋与头颅平齐，定时更换引流袋，严格无菌操作。

(3) 引流管通常于术后第 2～3 日拔出。

（二）硬脑膜下引流管的护理

1. 目的 慢性硬脑膜下积液或硬脑膜下血肿，因已形成完整的包膜，包膜内血肿液化，临床多采用颅骨钻孔，血肿冲洗引流术，术后接引流管于包膜内继续引流，以排空囊内残留的血性液或血凝块，以利于脑组织膨隆消灭无效腔。

2. 护理

(1) 妥善固定管道并做好标记，注明留置日期。密切观察引流液的量、颜色和性质，保持引流管的通畅。

(2) 慢性硬脑膜下血肿术后患者采取患侧卧位或平卧位，引流袋低于创腔。术后不使用强力脱水剂，亦不过分限制水分摄入，以免影响脑组织膨隆。其他术后初期引流管口齐平创口，病程中根据引流量及颅内压情况调节。

(3) 引流管可于术后 2～3 日行 CT 检查，确定血肿消退后拔出。若引流不畅，复查 CT 仍有血肿残留时，可用生理盐水 3 mL 加尿激酶 2 万～5 万 U 间断注入血肿腔，夹管 2 小时后开放。护士需注意观察伤口敷料以及引流液的颜色、性质和量，若伤口敷料有渗血、渗液，引流液持续增多或颜色变鲜红，及时通知医生处理。

（三）创腔引流管的护理

1. 目的　颅内占位性病变，如颅内肿瘤手术切除术后，在颅内残留的创腔内放置引流管称创腔引流。目的在于引流手术残腔的血性液及气体，减少局部积液或形成假性囊肿的机会。

2. 护理

（1）妥善固定管道并做好标记，注明留置日期。密切观察引流液的量、颜色和性质，保持引流管的通畅。

（2）术后早期，创腔引流袋放置于与头部创腔一致的高度，以保持创腔内有一定的液体压力，以免脑组织移位。特别是位于顶后枕部的创腔，术后48小时内不可随意放低引流袋，否则腔内液体被引流出后，脑组织将迅速移位，有可能撕断大脑上静脉，引起颅内血肿。

（3）术后48小时，可将引流袋略微放低，引流出创腔内残留的液体，使脑组织膨隆，减少局部残腔。

（4）更换引流袋时严格无菌操作。

（四）注意事项

（1）控制引流速度和量：引流早期特别注意引流速度和量，切忌引流过快、过多。

（2）妥善固定：翻身时避免引流管牵拉、滑脱、扭曲、受压；搬运患者时将引流管夹闭，妥善固定。硬脑膜外、硬脑膜下引流管放置高度应遵医嘱。保持穿刺点敷料干燥及完整，如发现敷料潮湿，应立即查明原因，并及时更换，避免增加感染的机会。

（3）注意观察引流液的量、颜色和性质：引流液的量、颜色和性质突然改变时，及时通知医生给予处理。

（4）其他：要鼓励患者摄入或鼻饲高蛋白、高纤维素、高热量的食物，补足所需的营养。保持局部皮肤干燥，保持室内空气清新，定时开窗通风，减少探视和人员流动。

（曲虹）

参考文献

[1]　蔡卫新，贾金秀. 神经外科护理学[M]. 北京：人民卫生出版社，2019.

[2]　陈海波，汪凯. 我国神经心理学与行为神经病学发展历程[J]. 中华神经科杂志，2019，52(7)：569-572.

[3]　陈丽娟，孙林利，刘丽红，等. 2019版《压疮/压力性损伤的预防和治疗：临床实践指南》解读[J]. 护理学杂志，2020，35(13)：41-43.

[4]　戴波，薛礼. 康复护理[M]. 武汉：华中科技大学出版社，2020.

[5]　杜光，胡俊波. 临床营养支持与治疗学[M]. 北京：科学出版社，2016.

[6]　方耿娜，江静君，孙可佳. 综合护理干预在自发性蛛网膜下腔出血行腰大池持续外引流术患者中的应用[J]. 齐鲁护理杂志，2019，25(4)：101-103.

[7]　冯丽群，曹英，江榕等. 循证护理在ICU人工气道患者意外拔管中的应用[J]. 医学与哲学，2012，33(2)：30-31.

[8]　国际血管联盟中国分部护理专业委员会. 住院患者静脉血栓栓塞症预防护理与管理专家共识[J]. 解放军护理杂志，2021，38(6)：17-21.

[9]　黄如训. 神经系统疾病临床诊断基础[M]. 北京：人民卫生出版社，2015.

[10]　黄小芳，严谨，杨土保，等. Morse跌倒量表评估在住院患者防跌倒护理中的成本效果[J]. 中南大学学报(医学版)，2021，46(5)：529-535.

[11]　贾建平，陈生弟. 神经病学[M]. 8版. 北京：人民卫生出版社，2018.

[12]　贾建平. 神经疾病诊断学[M]. 北京：人民卫生出版社，2017.

[13]　姜丹. 脑室外引流相关感染预防及术后导管护理效果分析[J]. 实用临床护理学电子杂志，2020，5

(7):4-5.

[14] 郎黎薇.神经外科亚专科护理[M].上海:复旦大学出版社,2016.

[15] 李乐之,路潜.外科护理学[M].6 版.北京:人民卫生出版社,2017.

[16] 李乐园,陈翠萍,陈光远,等.脑室外引流管相关感染危险因素的研究进展[J].中华现代护理杂志,2017,23(24):3189-3192.

[17] 李楠.肠内营养护理手册[M].北京:化学工业出版社,2018.

[18] 李小寒,尚少梅.基础护理学[M].6 版.北京:人民卫生出版社,2017.

[19] 刘卉,方家香.临床护理路径在腰大池持续引流围术期护理中的应用效果探讨[J].中国现代医生,2020,58(34):163-166.

[20] 刘志敏.基层医生诊疗操作技术图解[M].北京:人民卫生出版社,2012.

[21] 马慧,杨诞凤,毛仁玲.脑脊液外引流管理证据转化及应用效果[J].中国实用护理杂志,2021,37(7):505-510.

[22] 邱炳辉,包赟,漆松涛.脑室外引流相关感染预防的相关问题探讨[J].中华创伤杂志,2019,35(3):204-206.

[23] 沈小平,王骏,许方蕾,等.新编当代护理学[M].上海:复旦大学出版社,2018.

[24] 石瑞.食品营养学[M].北京:化学工业出版社,2012.

[25] 覃立文,谢芝海,盛政,等.脑室外引流管相关感染危险因素的研究综述[J].临床医药文献杂志,2018,5(100):225-227.

[26] 田新英,王丽琴,陈丽萍.脑血管疾病[M].北京:军事医学科学出版社,2015.

[27] 汪晖,方汉萍,刘洪娟,等.梯度压力弹力袜预防下肢深静脉血栓的研究进展[J].中国护理管理,2017,17(11):1458-1463.

[28] 万丽,赵晴,陈军,等.疼痛评估量表应用的中国专家共识(2020 版)[J].中华疼痛学杂志,2020,16(3):177-187.

[29] 王红军.脑室外引流感染的相关危险因素分析[J].天津医药,2014,42(1):82-83.

[30] 王凯,徐跃峤,王宁,等.神经外科重症患者脑室外引流相关感染危险因素分析[J].中华实验和临床感染病杂志(电子版),2017,11(3):228-231.

[31] 王丽,宋鹏延,黄露.综合护理干预对颅内动脉瘤破裂栓塞术后持续腰大池引流并发症的预防效果[J].首都食品与医药,2018,25(21):144.

[32] 王凌,安小芳,王燕.两种腰大池持续引流管固定方法的效果比较[J].护士进修杂志,2017,32(21):2008-2009.

[33] 王清江,郑之卿.临床小儿神经病学[M].北京:人民军医出版社,2000.

[34] 吴洲鹏,赵纪春,马玉奎.《欧洲血管外科学会(ESVS)2021 年静脉血栓管理临床实践指南》解读[J].中国普外基础与临床杂志,2021,28(2):165-170.

[35] 徐如祥,肖华.现代临床昏迷学[M].北京:军事医学科学出版社,2003.

[36] 许旸晖,徐秀群,吴洪磊,等.管道护理专业组在医院管道风险管理中的实践及效果评价[J].护士进修杂志,2019,34(7):620-622.

[37] 张建宁.神经外科重症监护[M].北京:人民卫生出版社,2013.

[38] 张南南,邱若薇,裴华清,等.集束化策略预防脑室外引流颅内感染的临床研究[J].创伤外科杂志,2020,22(7):502-506.

[39] 中国抗癌协会肿瘤麻醉与镇痛专业委员会.中国肿瘤患者围术期疼痛管理专家共识(2020 版)[J].中国肿瘤临床,2020,47(14):703-710.

[40] 中国吞咽障碍康复评估与治疗专家共识组.中国吞咽障碍评估与治疗专家共识(2017 年版)[J].中华物理医学与康复杂志,2018,40(1):1-8.

[41] 中国医师协会介入医师分会,中华医学会放射学分会介入专业委员会,中国静脉介入联盟.下肢深静脉血栓形成介入治疗规范的专家共识(第2版)[J].介入放射学杂志,2019,28(1):1-10.

[42] 中国医师协会神经内科医师分会神经心理与情感障碍专业委员会.卒中后抑郁临床实践的中国专家共识[J].中国卒中杂志,2016,11(8):685-693.

[43] 中国卒中吞咽障碍与营养管理共识专家组,中国卒中学会,国家神经系统疾病临床医学研究中心,等.中国卒中吞咽障碍与营养管理手册[J].中国卒中杂志,2019,14(11):1153-1169.

[44] 中华医学会神经病学分会神经心理学与行为神经病学组.综合医院焦虑、抑郁与躯体化症状诊断治疗的专家共识[J].中华神经科杂志,2016,49(12):908-917.

[45] 中华医学会神经病学分会神经心理与行为神经病学学组.常用神经心理认知评估量表临床应用专家共识[J].中华神经科杂志,2019,52(3):166-176.

[46] 中华医学会神经外科学分会,中国神经外科重症管理协作组.中国神经外科重症管理专家共识(2020版)[J].中华医学杂志,2020,100(19):1443-1458.

[47] 中华医学会神经外科学分会,中国神经外科重症管理协作组.神经外科脑脊液外引流中国专家共识(2018版)[J].中华医学杂志,2018,98(21):1646-1649.

[48] 中华医学会重症医学分会.中国成人ICU镇痛和镇静治疗指南[J].中华重症医学电子杂志,2018,4(2):90-113.

[49] 周非非,韩彬,刘楠,等.颈椎后路手术加速康复外科实施流程专家共识[J].中华骨与关节外科杂志,2019,12(7):498-508.

[50] 周更苏,李福胜,狄树亭.康复护理技术[M].武汉:华中科技大学出版社,2010.

[51] "卧床患者常见并发症规范化护理干预模式的构建"项目组,中华护理学会行政管理专业委员会.卧床患者常见并发症护理专家共识[J].中国护理管理,2018,18(6):740-747.

[52] Kondziella D, Bender A, Diserens K, et al. European Academy of Neurology guideline on the diagnosis of coma and other disorders of consciousness[J]. Eur J Neurol,2020,27(5): 741-756.

第二章 颅脑损伤的护理

第一节 颅脑损伤患者院前救护及转运

一、院前急救

（一）定义

院前急救是指伤者在入院前的处置，包括受伤现场和转院过程的处置。颅脑损伤患者的院前急救对预防颅脑二次损伤非常重要。

（二）意义

在颅脑损伤（traumatic brain injury，TBI）初期给予有效的现场急救，维持患者生命，防止患者的再损伤，并快速将患者转运到医院进一步救治，为院内急救赢得时间和条件。重型颅脑损伤患者伤后1小时出现第一个死亡高峰，此刻死亡的人数量占创伤死亡人数的50%，有组织的创伤救治体系与无组织的创伤救治体系相比死亡率下降20% ~ 50%，这段时间抢救患者必须分秒必争，因此又称为“黄金1小时”。

（三）原则

颅脑损伤患者的院前急救原则：先救命，后治病。当救护人员到达现场后，应快速间接地了解患者病情，系统而简要地检查全身情况，立即处理危及生命的病症，迅速脱离现场，并转运至医院进一步诊疗。

院前急救的首要目标可概括为ABC，即气道（airway，A）、呼吸（breath，B）、循环（circulation，C），对严重颅脑损伤患者建立安全的呼吸通道、防止缺氧和窒息一直是院前急救的一个基本原则。院前急救的另一个主要目标是防止颅脑损伤后低氧血症和低血压的发生，因为这些病理变化都是继发性脑损伤的危险因素。

（四）现场安全判断

救护人员到达现场后，在评估患者的同时，应评估现场是否安全，并协调处理环境中的不安全因素，避免现场急救处理中发生患者和急救人员受伤。

（五）现场分诊

创伤专家已建立了若干院前分诊评分系统，包含神经、呼吸和循环功能的简单评估。常见分诊评分工具包括：院前指数法、修正创伤评分及MGAP评分等。医疗急症分诊标签（METTAG™）系统采用颜色编码标签来识别患者并标示其分诊类别：黑色代表已死亡、红色代表危重伤、黄色代表重伤、绿色代表非重伤。

此外，创伤患者的正确现场分诊取决于若干因素，包括事件性质、患者数量、可用资源、转运时间和院前急救人员的判断。

（六）现场急救处理

现场分诊完成后，首先处理最严重的可生存患者。

（1）初级评估：可遵循ABC模式或ABCDE模式，后者在ABC模式的基础上增加了残疾（disability，D）和暴露（exposure，E）的评估。

（2）保持呼吸道通畅：急性颅脑损伤特别是重型损伤者可因口腔、呼吸道积存大量食物残渣、分泌物和血块，导致呼吸道阻塞或发生误吸而引起窒息。解除呼吸道阻塞应视为现场急救最为重要的第一步。

(3) 控制出血：基本措施是先直接按压伤口再加压包扎，抬高出血部位和按压出血点作为辅助手段。

(4) 评估患者的神经功能状态：一种简单的评估方案是 AVPU，即警觉(alert，A)、对语音有反应(responds to voice，V)、对疼痛有反应(responds to pain，P)、无反应(unresponsive，U)。

(5) 固定脊柱及肢体：放置脊柱固定装置，如颈托、长背板、泡沫垫和毛巾卷等，并始终维持脊柱固定。使用夹板固定骨折的四肢，对于不稳定性骨盆损伤，可使用骨盆固定器或布单固定骨盆。

(6) 二次评估：初步评估和稳定患者后，对患者整个身体进行一次快速而彻底的检查，以发现和酌情处理初次评估期间遗漏的损伤。注意避免遗漏背部、腋窝、臀区及脂肪褶皱的评估。

(7) 镇痛：对于明显疼痛的患者，按医嘱正确使用短效阿片类药物。

二、安全转运

(一) 不安全转运因素

无论是急性颅脑损伤，还是脊柱、脊髓损伤患者，均应迅速脱离现场，及时送入专科医院治疗。不安全转运的因素包括以下几点。

(1) 急救环境条件差：急性颅脑损伤患者的急救环境大多较差，运送途中，因为路途较远、辗转颠簸等，不利于转运途中的诊疗救护，途中可能发生意外或病情变化。

(2) 病情危重程度：转运前充分考虑患者病情，有无呼吸循环系统障碍，有无发生脑疝的可能，颅内出血或创伤性出血是否停止。病情尚不平稳即转运会增加不安全风险。

(3) 伤情多样且复杂：颅脑损伤合并多发伤患者，诊治更加困难。复合伤或合并伤处理不及时会增加转运的不安全性。

(4) 物品、器械等准备不充分，止血等处理不充分，会增加转运风险。

(二) 转运前准备

(1) 物品、器械准备：携带氧气袋、呼吸囊、手提式呼吸机、自动除颤仪、心肺复苏机、吸痰装置等抢救器材及急救药物，备齐环甲膜穿刺针、环甲膜切开包、气管切开包等物品，以备紧急行环甲膜穿刺、环甲膜切开术或气管切开。

(2) 患者准备：完成现场评估及急救处理。留置静脉导管，必要时进行有效约束，避免导管移位或非计划性拔管等不安全事件。

(3) 选择好交通工具：可选用汽车、飞机、火车或船。直升机是较理想的交通工具，具有速度快、平稳、可靠的优点，但需考虑天气、空中航线和距离等因素。选择救护车或其他汽车时，选择路程近而平坦、质量好的公路。

(4) 医院准备：尽早联系并通知接收的医疗机构，以确保医院的相关人员有足够时间完成接收患者前的准备工作。

(三) 安全转运措施

转运途中，分秒必争，救治患者，应做到快速、平稳，避免紧急刹车等可能造成的损伤。

(1) 体位：一般情况下，可以平卧位转运。疑有颈椎骨折时取平卧头正位，予以颈托固定保护。对昏迷患者，呼吸道不通畅或易发生呕吐时，宜采取侧卧位或侧俯卧位，借重力使口内分泌物易于流出，防止误吸入气管内而发生窒息。

(2) 保持呼吸道通畅。

(3) 维持良好的静脉通路：颅内压增高和低血压可使组织氧合下降，导致继发性脑损伤，院前液体管理可保证有效血液循环，避免继发性脑损伤。

(4) 伤口处理：妥善处理伤口，有效固定、包扎、止血，必要时予以止痛。避免血容量锐减而导致的失血性休克。

(5) 密切监护途中病情变化:心电监护,密切观察患者的意识状态、瞳孔大小等,识别中间清醒期、脑疝、癫痫等,及时予以抢救。

(6) 安全护理:如患者出现躁动、活跃型谵妄等,配合医生进行检查,给予护栏保护,必要时给予保护性约束。

(7) 心理疏导及安抚:突发颅脑损伤的轻症患者易出现恐惧等心理,应从容镇静、有条不紊地抢救患者,并予以心理疏导及安抚。

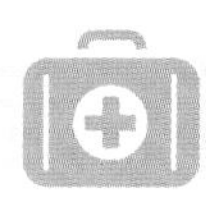

知识拓展

2023 年 TBI 患者院前管理指南(第 3 版)指出,疑似 TBI 患者应在院前监测低氧血症、低血压、高血压、过度换气、低体温和高热,即动脉血氧饱和度<90%、舒张压<100 mmHg、收缩压≥150 mmHg、呼气末二氧化碳分压<35 mmHg,并指出虽然没有 TBI 后的血氧饱和度临界值,但由于血氧饱和度受到多种因素的影响,血氧饱和度下降与患者健康状况差显著相关,所以应维持血氧饱和度>90%。

指南建议,院前应使用最准确的方法测量收缩压和舒张压,经常(5~10 分钟)测量或在可能的情况下持续测量。指南还强调应选择适宜尺寸的血压计袖带进行测量。在资源受限的场所,血压计袖带型号无法匹配时,可记录患儿的精神状态、外周脉搏质量(quality of peripheral pulses)、毛细血管再灌注时间。血压计袖带尺寸见表 2-1。

表 2-1 血压计袖带尺寸

分类	血压计袖带尺寸
婴幼儿	6 cm×12 cm
儿童	9 cm×18 cm
体型瘦小成人	12 cm×22 cm
成人	16 cm×30 cm
体型较大成人	16 cm×36 cm

(陈红 任学芳)

第二节 头皮损伤的护理

一、概述

头皮具有较大弹性和韧性,是颅脑部防御外力冲击的表面屏障,对压力和牵张力均有较强的抵抗力。头皮损伤是原发性颅脑损伤中最常见的一种,范围可由轻微擦伤到整个头皮撕脱伤,可成为颅内感染的入侵门户,引起颅内继发性病变。头皮损伤常合并不同程度的颅骨及脑组织损伤,评估头皮损伤有助于判断颅脑损伤的部位及轻重。

(一) 头皮解剖

头皮是覆盖颅骨穹隆部颅脑最表浅的软组织,分为 5 层:皮肤层、皮下组织层、帽状腱膜层、腱膜下层和颅骨外膜层(图 2-1)。皮肤层含大量汗腺、皮脂腺和毛囊,毛发浓密、血运丰富。皮下组织层结构致密,内有大量纤维隔连接皮肤层与帽状腱膜层，其中含大量脂肪可缓冲外力冲击，有一定保护作用。帽状腱膜层前连额肌后连枕肌，是皮肤解剖的重要结构。腱膜下层是疏松结缔组织，连接帽状腱膜层与颅骨外膜层，故移动性大，有缓冲外界暴力的作用。头皮损伤后如果伤口容易分开说明已伤至腱膜下层。

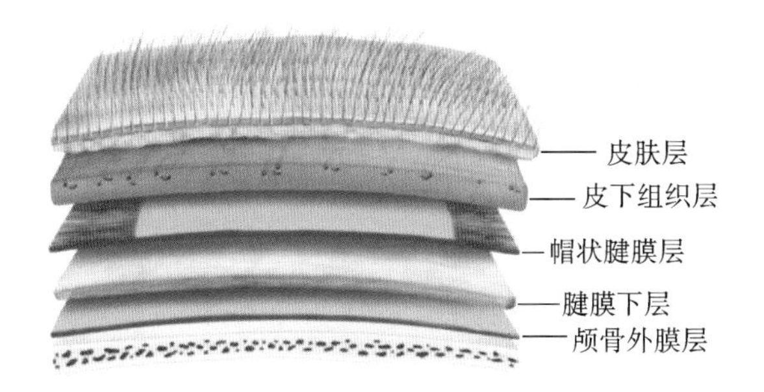

图 2-1 头皮分层

头皮血液供应(简称血供)丰富但收缩力差，损伤后伤口不能自动闭合，受损血管不易收缩，可导致小伤口大出血情况发生，甚至出现休克。头皮愈合能力强，只要及时止血、清创，就不易发生感染。

(二) 类型

(1) 头皮裂伤：头皮单纯裂伤、头皮复杂裂伤、头皮撕裂伤。

(2) 头皮血肿：皮下血肿、帽状腱膜下血肿、骨膜下血肿(图 2-2)。

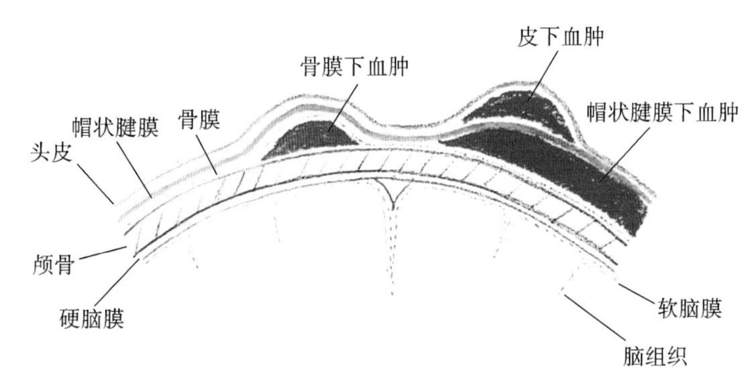

图 2-2 头皮血肿的类型

(3) 头皮撕脱伤。

(三) 临床表现

1. 头皮裂伤 此类损伤往往需进行全面的神经系统检查和 CT 扫描以明确是否有颅脑损伤或颅骨骨折(表 2-2)。

表 2-2 头皮裂伤的分类与临床表现

分类	致伤因素	伤口形态	合并损伤
头皮单纯裂伤	大多数仅限于头皮，常由锐器所伤	伤口深浅随致伤因素而异，创缘整齐无缺损，裂口较平直	颅骨常完整无损，也不伴有脑损伤
头皮复杂裂伤	常为钝器所伤或头部碰撞所致	伤口形态可反映致伤物形状，创缘有挫伤痕迹，裂口多不规则	往往伴有颅骨骨折或脑损伤，甚至引起粉碎性凹陷性骨折或孔洞性骨折穿入颅内而引发感染
头皮撕裂伤	由斜向或切线方向的冲击力所致	撕裂的头皮呈舌状或瓣状	如失血较多，可导致休克。一般不伴有颅骨和脑损伤

2. 头皮血肿 常发生于皮下、帽状腱膜下或骨膜下。不同部位的血肿以及范围大小有助于对颅脑损伤进行初步的评估(表 2-3)。

表 2-3 头皮血肿的分类与临床表现

分类	部位	质地范围
皮下血肿	位于皮肤层和帽状腱膜层之间的血肿	压痛明显,体积小
帽状腱膜下血肿	由于受斜向暴力作用,头皮产生滑动引发出血	血肿弥散,可波及全头颅,疼痛轻
骨膜下血肿	多由于骨膜剥离或板障出血	质地较硬,范围限于骨缝

3. 头皮撕脱伤 自帽状腱膜下大片甚至整个头皮撕脱,是头皮损伤中最严重的一种,可导致失血性休克或疼痛性休克,大多由于头发卷入机器中所致。颅骨可因暴露导致缺血引起感染或坏死。

(四) 治疗原则

1. 头皮裂伤 紧急处理主要是止血,常用加压包扎法,随后行伤口清创缝合术。

(1) 头皮单纯裂伤:尽早清创缝合。如伤口大且有明显污染者,缝合后放置引流条,24 小时后拔出,同时给予抗菌药物及注射破伤风抗毒素。

(2) 头皮复杂裂伤:尽早清创缝合,常规给予抗菌药物及注射破伤风抗毒素。清创前做好输血准备,麻醉后进行机械性清洁冲洗。

(3) 头皮撕裂伤:减少缝合时的张力,保护残蒂,可采用腱膜下层分离的方式,松解裂口周围头皮,予以分层缝合。

2. 头皮血肿

(1) 皮下血肿:多在数日后自行吸收,无须特殊治疗,早期冷敷可减少出血和缓解疼痛,24 小时后热敷,可促进吸收。

(2) 帽状腱膜下血肿:小血肿可冷敷,加压包扎,24 小时后热敷,待自行吸收。如血肿巨大,尤其是婴幼儿患者,需间隔 1～2 日穿刺抽吸后加压包扎,根据情况使用抗菌药物。血肿合并感染患者应切开引流。

(3) 骨膜下血肿:小血肿可先冷敷后热敷,待其自行吸收,忌强力加压包扎,以防血液经骨折缝流向颅内,引起硬脑膜外血肿。血肿较大可行无菌穿刺抽吸积血,1～2 次可恢复。婴幼儿患者易形成骨性包壳,难以消散,宜及时穿刺抽吸,在密切观察下小心加压包扎。

3. 头皮撕脱伤 积极采取止血、止痛、抗休克等措施。根据患者就诊时间早晚、撕脱头皮的存活条件、颅骨是否裸露以及有无感染迹象,采用不同的手术方法。

二、护理

(一) 护理要点

1. 头皮裂伤的护理

(1) 观察伤口:敷料有无渗血、渗液,保持清洁干燥,倾听患者有无不适主诉。

(2) 观察患者感染的征象:体温变化,伤口局部有无红、肿、热、痛。遵医嘱给予抗菌药物,预防伤口及颅内感染。

(3) 防止休克:监测患者生命体征及出入量变化,对疼痛剧烈的患者遵医嘱给予镇痛药,缓解疼痛。对出血较多的患者遵医嘱给予对症治疗及补液,防止休克的发生。

2. 头皮血肿的护理

(1) 减轻疼痛:伤后 24 小时内可冷敷,将小毛巾浸于冰水或冷水中,拧至半干,以不滴水为宜,每 3～5 分钟更换 1 次,连续 15～20 分钟,避免揉挤血肿。疼痛剧烈者,可遵医嘱给予镇痛药,但禁止使用吗啡类镇痛药,以免掩盖病情。

(2) 血肿穿刺抽吸护理:护士应注意观察敷料渗血、渗液情况,倾听患者主诉,如发现异常及时报告医生。

(3) 预防并发症：勿用力揉搓，骨膜下血肿忌用强力加压包扎，以防引起硬脑膜外血肿。观察患者生命体征、神志、瞳孔变化。婴幼儿患者帽状腱膜下血肿可导致休克发生，应做好防休克护理。

3. 头皮撕脱伤的护理

(1) 创面护理：注意无菌操作，止血、止痛，防止失血性休克。尽快完善术前准备，常规注射破伤风抗毒素，遵医嘱使用抗菌药物。头皮全部撕脱者，术后保护植皮不受压、不滑动，利于皮瓣存活。除短暂俯卧位外，应取端坐位。观察头皮颜色、温度和毛细血管充盈反应。严密观察感染征象。

(2) 缓解疼痛：保持环境安静，保证患者充足的休息时间，搬运时，轻扶轻放，以免造成头部疼痛，遵医嘱合理使用镇痛药，禁用吗啡类镇痛药。给予高蛋白、高维生素、少纤维食物，避免患者过度咀嚼而牵拉伤口。

(3) 心理护理：患者伤后由于自我形象的改变，可存在焦虑、抑郁、悲观等情绪，护士应耐心倾听，多与患者及家属沟通，指导患者进行自我修饰。

(二) 健康指导

(1) 伤口指导：避免敷料脱落、受潮，不可搔抓伤口，可用双侧掌根部或鱼际肌同时按摩头皮，由上向下、由前向后、由轻到重，动作轻柔，以促进局部血液循环，利于头皮生长。待伤口痊愈后方可洗头。伤口出现发红、渗液、积液、不明原因发热等情况应及时就诊。

(2) 运动指导：避免重体力劳动，适当进行体育锻炼，提高生活质量。

(3) 情绪指导：鼓励患者参加社会活动，消除负性心理。严重影响容貌的，可在整形外科进行下一阶段治疗。

(4) 营养指导：摄入高蛋白、高维生素、高热量、少纤维、易吸收、易咀嚼的食物。戒烟、酒。

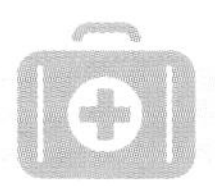

知识拓展

2017 年，陶一明、王志明在《中国普通外科杂志》中发表的《〈外科手术部位感染的预防指南(2017)〉更新解读》中，指出以下措施有益于手术部位感染的预防：术前沐浴；不预防性使用抗菌药物；非糖尿病患者术中术后血糖监控 $<$11 mmol/L；围手术期保持患者深部体温 $\geq$36 ℃等，在临床护理中具有一定指导意义。

(金莺　任学芳)

第三节　颅骨损伤的护理

一、概述

颅骨骨折指暴力作用于头颅导致颅骨结构发生改变，多由钝性冲击引起。颅骨骨折在颅脑损伤中较为常见，可发生在颅骨的任何部位。以顶骨常见，其次为颞骨、枕骨和额骨。骨折类型中，线性骨折最常见，其次是凹陷性骨折和颅底骨折。严重的颅骨骨折常伴发与高能量创伤相关的中度或重度颅内损伤和颅外损伤，如颈椎和其他脊椎骨折以及胸腹联合伤。

(一) 类型

1. 根据形状分类　线性骨折、凹陷性骨折、粉碎性骨折。

2. 根据骨折部位分类　颅盖骨折、颅底骨折。

3. 根据骨折是否与外界相通分类　闭合性颅骨骨折、开放性颅骨骨折。

（二）临床表现

1. 线性骨折 最常发生于颞顶部、额部以及枕部。骨折呈线条状，如分枝状、放射状和多发线状。单纯闭合性线性颅骨骨折的成人患者通常不存在神经系统症状，仅表现为骨折上覆组织肿胀。少数严重颅内血肿的患者可表现为精神萎靡、头痛、呕吐、颅神经功能受损等。儿童常伴发局部骨膜下血肿，枕骨放射状或粉碎性骨折多由该处遭到外物反复击打所致，可能提示儿童被虐待。

2. 凹陷性骨折 骨板凹陷入颅腔，常涉及脑实质的损伤。大多数颅骨凹陷性骨折为开放性的，婴幼儿多为乒乓球样凹陷性骨折。患者的临床表现取决于潜在脑损伤的程度，约25%患者可发生短暂性的意识丧失。患者存在中枢神经系统感染、癫痫发作甚至死亡的风险。

3. 颅底骨折 构成颅底的颅骨有5块：筛骨的筛板、额骨的眶板、颞骨的岩部和鳞部、蝶骨和枕骨。颅底骨折至少累及其中的一块。不同部位颅底骨折的临床表现见表2-4。

表2-4 不同部位颅底骨折的临床表现

骨折部位	脑脊液漏	淤斑表现	可累及神经表现
颅前窝	可有鼻漏	眼睑迟发性皮下淤斑，多为双侧（“熊猫眼”征）	嗅觉丧失，视觉减退
颅中窝	鼻漏或耳漏	耳后迟发性淤斑（Battle征）	听觉减退，面神经损伤
颅后窝	无	乳突区皮下迟发性淤斑	少见

4. 穿透性颅骨骨折 颅脑穿透伤是由枪弹伤、刺伤和爆炸伤所致，通常导致严重的脑损伤和颅内血肿。详见本章第八节“开放性颅脑损伤的护理”。

（三）诊断

头颅X线检查及CT是目前颅骨骨折广泛应用的筛查方法。结合临床症状及体征，颅骨骨折确诊率为95%～100%。

（四）治疗原则

处理方式由颅骨骨折类型确定。

1. 线性骨折

（1）无临床表现的闭合性线性骨折，无须特殊处理。

（2）婴幼儿阶段，开放性线性骨折伴硬脑膜撕裂，可造成“生长性骨折”以致继发囊性脑膨出，可使脑组织移位或受压，引起相应症状，需行手术治疗。

2. 凹陷性骨折及颅底骨折

（1）预防颅内感染，合并脑损伤或脑脊液漏的患者按相应原则处理。

（2）非手术治疗：硬脑膜完整，无明显颅内血肿，凹陷深度小于1 cm，无颅内积气，无伤口感染，未累及额窦，无神经功能缺失的患者，可行保守治疗。

（3）手术指征：凹陷深度大于1 cm；开放性凹陷性骨折；骨折影响容貌，如前额部凹陷性骨折；凹陷性骨折导致脑组织受压而出现神经功能缺失的患者，可行颅骨成形修补术。合并需手术的颅内血肿时，可行颅内血肿清除术。

二、护理

（一）术前护理

1. 术前护理评估

（1）评估患者受伤史：了解受伤经过、时间及受伤部位。了解患者有无意识障碍及持续时间。

（2）评估患者身体状况：评估患者生命体征、意识状态、瞳孔，有无脑脊液漏，有无颅神经受损症状，如面神经麻痹、嗅觉丧失、恶心、呕吐、眩晕、眼球震颤、耳鸣或听力损失。

2. 术前护理措施

(1) 病情观察：警惕发生颅内出血等病情变化，关注患者生命体征、GCS评分、瞳孔及肢体肌力等情况。观察患者有无头痛、呕吐、眩晕等症状。关注患者血压变化，如血压低应警惕低颅压性头痛，发现异常及时通知医生。

(2) 脑脊液漏护理：患者需绝对卧床，每日使用生理盐水棉签清洁鼻前庭或外耳道2次，正确记录脑脊液颜色、性质和量。告知患者，多数脑脊液漏在伤后一周可自愈。脑脊液漏护理要点见表2-5。

表2-5 脑脊液漏护理要点

要点	护理措施
一抗	预防感染，合理使用抗菌药物
二要	要取头高位，床头抬高30°
	要保持口、鼻腔及外耳道清洁
三避免	避免用力咳嗽、擤鼻涕、打喷嚏
	避免鼻腔插管
	避免用力排便
四禁	禁堵管、禁冲洗、禁滴药、禁腰椎穿刺

(3) 颅底骨折的患者，伤后2～3日观察有无因神经受压或挫伤所致的颅神经麻痹。眼睑不能闭合的患者，应保持眼部湿润，遵医嘱给予滴眼液或软膏。

(二) 术后护理

1. 术后护理评估

(1) 评估患者伤口情况：伤口敷料是否固定妥当，有无渗血、渗液，局部有无肿胀及伤口疼痛情况。留置血肿腔引流或脑室外引流者，观察导管固定情况及引流液的颜色、性质和量。

(2) 评估患者脑脊液漏情况：有无脑脊液鼻漏或耳漏症状，症状是否较术前减轻。

(3) 监测患者生命体征、意识状态、瞳孔，四肢活动度的变化，观察有无头痛、眩晕等不适，有无癫痫发作。

2. 术后护理措施

(1) 疼痛护理：评估患者疼痛的原因及诱因、部位、性质、程度等，遵医嘱使用脱水剂，如甘露醇或镇痛药，但禁止使用吗啡类镇痛药。

(2) 基础护理：加强体温监测，做好口腔、皮肤等基础护理。

(3) 专科护理：术后1～2日是颅内血肿的高发期，关注患者是否出现意识改变、烦躁、头痛、呕吐、血压增高等症状，如发现异常及时通知医生。术后一周是脑水肿的高峰期，遵医嘱正确使用脱水剂，控制输液量。

(4) 癫痫发作：按癫痫护理。

3. 术后健康指导

(1) 伤口指导：避免伤口污染，不可抓挠伤口，伤口拆线愈合后方可洗头。脑脊液漏愈合初期避免用力排便、咳嗽。

(2) 安全指导：3个月内避免重体力劳动，适当进行体育锻炼。骑自行车或摩托车或者进行某些运动时需戴头盔，开车或乘车时请系好安全带。

(3) 营养指导：摄入高蛋白、高维生素、易消化食物，避免刺激性食物，忌烟、酒。

(4) 3岁以下婴幼儿，急性头部损伤一年内观察有无逐渐增大的局部肿胀或可触及的颅骨缺损，也有数年后出现迟发性神经系统症状如头痛、抽搐或神经功能障碍的，需警惕颅骨生长性骨折的可能。

(5) 颅骨缺损患者一般于伤后3个月行颅骨修补术，若为伤后感染的成年患者须超过6个月，儿童须超过12岁。

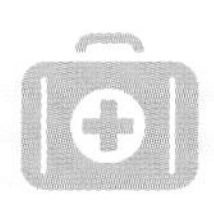

知识拓展

2020 年发布的《中国神经外科术后加速康复外科(ERAS)专家共识》中指出：ERAS 可以在许多神经外科手术中开展，通过降低手术应激反应，减少手术并发症，加快术后恢复，缩短住院时间，从而达到加速康复的目的。因此，临床护理中可以运用 ERAS 管理流程，为患者制订个体化的 ERAS 实施方案，以提高患者围手术期护理的质量和效率。

(金莺　任学芳)

第四节　脑震荡的护理

一、概述

脑震荡指头部受外力作用后出现的一过性大脑功能障碍，神经系统检查无病理改变及器质性体征，是原发性脑损伤中最轻的一种。经短暂时间后可自行恢复，预后良好。

(一) 流行病学

目前对于脑震荡的发生率尚无全面的统计学资料。男性更常发生头部损伤，男女比例为(2.0～2.8)∶1，多见于 15～34 岁。在工业化国家中，导致脑震荡的常见原因如下：跌倒、机动车辆事故、工伤事故、娱乐性事故以及受到攻击。其中跌倒是老年人最常见的病因，年轻人中机动车辆事故较常见。脑震荡也可发生在接触性运动中，如美式橄榄球、足球及拳击等。

(二) 临床表现

脑震荡的标志性症状是意识模糊和逆行性遗忘，有时会先出现意识丧失。清醒后患者对受伤当时的情况或受伤经过无法回忆。其他早期症状包括头痛、头晕、对周围环境的感知缺失、恶心和呕吐，这些症状可能在头部创伤后立刻出现，也可能在数分钟至数小时内逐渐进展。在随后数小时至数日，患者也可能主诉心境紊乱、认知功能障碍、对光和噪声敏感以及睡眠障碍。

(三) 诊断

头颅 CT、MRI 检查无阳性发现，脑脊液化验正常。急性期评估包括神经系统检查和精神状态检查，主要依据包括患者头部外伤史，意识模糊或记忆丧失，伤后约 30 分钟 GCS 评分不低于 13 分，短暂意识丧失可有可无。神经系统检查无阳性体征。

(四) 治疗原则

一般住院观察或在家观察 24 小时，无须特殊治疗。对于 GCS 评分低于 15 分、头部 CT 检查结果异常(如颅内出血、缺血、占位效应、中线结构偏移)、癫痫发作、因患血液系统基础疾病或口服抗凝药而出现凝血指标异常、其他神经功能障碍或反复呕吐者，推荐住院观察及治疗。若患者在住院观察期间病情恶化，应进行全面的神经系统检查和立即进行头部 CT 平扫。

二、护理

(一) 护理评估

(1) 评估患者健康状况：了解患者有无心血管疾病，有无家族性遗传病以及服用药物的情况。

(2) 评估患者的身体状况：了解患者受伤的经过。

（3）专科评估：监测患者生命体征、意识状态、瞳孔的变化，观察有无头痛、恶心等临床表现及不适。

（二）护理措施

（1）保持环境安静。

（2）活动：单纯性脑震荡患者，身体和认知休息至少24小时，避免参与有脑震荡风险的活动，直到症状缓解，此后逐步恢复工作、学习和体力活动。

（3）对症护理：头晕、头痛症状明显者，指导其用深呼吸等方式放松身心，遵医嘱给予镇静、镇痛药。为避免影响病情观察，禁用吗啡、哌替啶。

（4）癫痫发作：告知患者脑震荡后的癫痫发作常呈自限性且不会复发，但考虑到癫痫持续状态或系统性损伤加重的风险，仍需遵医嘱服用抗癫痫药。

（5）潜在并发症护理：若出现神经系统功能高度恶化的症状，如头痛加重、神经系统定位体征、意识模糊和嗜睡等，提示进展性颅内血肿，应立即通知医生。

（三）健康指导

（1）保证睡眠，避免过度用脑、剧烈运动或过量的体力活动。

（2）保持环境安静、舒适及心情愉快。

（3）脑震荡症状期间不要饮酒。

（4）预防再次发生脑震荡，多次脑震荡可能造成长期脑损伤并影响思维。运动员不能在发生脑震荡当天就返回赛场比赛，待症状完全消退不再需要药物治疗后才可返回赛场比赛。

（5）脑震荡后综合征（postconcussional syndrome，PCS）的护理：患者在脑震荡后可出现头痛、头晕、神经精神症状和认知损害，大部分可在3个月内好转。损伤早期提供教育与支持是主要的治疗方式，根据患者情况，还可使用治疗偏头痛的药物、镇痛药、心理咨询和（或）精神药物。

（6）告知患者出现以下情况应立即寻求医疗帮助：不能唤醒患者，重度头痛或头痛加重，嗜睡或意识模糊躁动，癫痫发作，视物困难，呕吐、发热或颈项强直，小便或大便失禁，身体任何部位无力或麻木。

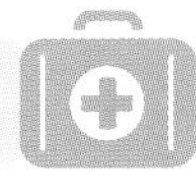

知识拓展

2016年，中国康复医学会康复护理专业委员会发表在《护理学杂志》上的《颅脑创伤临床康复护理策略专家共识》中指出，颅脑创伤康复护理应与多学科康复团队合作，从急性期基础生命支持和肢体被动运动，到恢复期日常生活活动能力训练及创伤心理治疗，护理从救治模式向管理模式转变，均为临床护士提供了实践指导。康复护理的早期介入，能有效提高患者意识水平、神经功能状态和躯体运动功能，最大限度地改善患者生活质量。

（金莺　任学芳）

第五节　脑挫裂伤的护理

一、概述

脑挫裂伤包括脑挫伤和脑裂伤。脑挫伤是指软脑膜完整，脑组织遭受破坏的程度较轻。脑裂伤是指软脑膜和脑组织同时破裂，伴外伤性蛛网膜下腔出血，因二者常同时存在且临床影像学又不容易将二者区分开，故一并诊断为脑挫裂伤。

(一)流行病学

脑挫裂伤的发生率尚无全面的统计学资料。

(二)临床表现

临床表现因损伤部位、严重程度及致伤因素的不同而不同。

(1) 意识障碍:最常见的症状,时间可由30分钟至数日乃至数月,部分患者伤后可持续昏迷或为植物生存状态,直至死亡。

(2) 头痛:主要为胀痛或跳痛,咳嗽时加重。由脑挫裂伤造成的蛛网膜下腔出血、脑水肿引起。

(3) 呕吐:颅内压的改变及蛛网膜下腔出血的刺激等,可引发患者恶心、呕吐。呕吐多为喷射性,大多伤后立即出现。

(4) 脑膜刺激征:脑挫裂伤可造成蛛网膜下腔出血,引起脑膜刺激征,导致颈项强直。症状可随脑脊液中含血量的减少而减轻。

(5) 癫痫:一般发生于伤后数小时或数日,以大发作和局限性发作为主。早期发作多见于儿童,晚期发作或局限性癫痫需警惕颅内血肿的可能。

(6) 局灶性神经系统体征:若脑部功能区损伤,常于伤后即刻出现相应肢体的单瘫、偏瘫或偏身感觉障碍、偏盲或失语等。

(7) 血性脑脊液:伤后早期腰椎穿刺即可发现肉眼或显微镜下血性脑脊液。

(三)诊断

根据头部外伤、伴有伤后昏迷时间较长病史及辅助检查即可做出诊断。

(1) 影像学检查:首选头颅CT检查,可了解脑挫裂伤部位、脑水肿程度,有无脑室受压及中线结构移位等。MRI检查有助于明确诊断。

(2) 腰椎穿刺检查:脑脊液中含有大量红细胞。颅内压明显增高者,禁忌做腰椎穿刺。

(四)治疗原则

(1) 非手术治疗为主:卧床休息2~3周,伤后3~5日内密切观察患者生命体征、意识、瞳孔的变化,以便及早发现颅内血肿。头痛严重者可使用镇痛药。

(2) 防治脑水肿:这是治疗脑挫裂伤的关键。可选用20%甘露醇、甘油果糖等药物进行脱水治疗。监测颅内压,维持脑灌注压在70 mmHg左右。

(3) 手术治疗:若出现颅内继发性血肿、难以遏制的颅内高压时需进行手术治疗,清除挫伤脑组织并行去骨瓣减压术,但应尽可能保护功能区脑组织。

二、护理

(一)非手术治疗护理措施

1. 严密观察病情变化

(1) 意识:观察患者意识障碍程度及变化。意识障碍是颅脑损伤患者常见的病情变化,可辨别颅脑损伤的轻重(表2-6)。

表2-6 颅脑损伤分级(SNC2000)

级别	临床表现
轻度	GCS评分大于15分,定向力正常,无局灶性神经功能障碍
中度	GCS评分14~15分,意识障碍<5分钟,无局灶性神经功能障碍
中度	GCS评分9~13分,意识障碍≥5分钟,有局灶性神经功能障碍
严重	GCS评分3~8分

注:斯堪的纳维亚颅脑损伤协会(Scandinavian Neurotrauma Committee,SNC)。

(2) 瞳孔:若一侧瞳孔进行性散大、对侧肢体瘫痪、意识障碍,提示脑受压或脑疝。若双侧瞳孔大小形状多变、瞳孔对光反射消失、伴眼球分离或异位,提示中脑损伤。若眼球震颤,常提示小脑或脑干损伤。观察瞳孔有无间接对光反射可以鉴别视神经损伤与动眼神经损伤。

(3) 体温:伤后早期可出现中等程度发热,若损伤间脑或脑干可出现体温不升高或中枢性高热,若出现数日体温升高,提示有感染性并发症。常用的测量核心体温的方式有直肠及膀胱测温等。控温治疗期间,推荐每小时观察、记录 2 个测量点的温度,以提高监测的精确度。

(4) 呼吸:呼吸的监测包括呼吸的频率、节律和幅度,脉搏血氧饱和度(saturation of pulse oximetry, SpO_2)、呼气末二氧化碳分压等。护士尤其要警惕呼吸衰竭失代偿期的表现,如呼吸困难、端坐呼吸、大汗、咳嗽无力、心率增快,启用辅助呼吸肌(胸锁乳突肌、肋间肌和腹肌)和胸腹反常运动。在呼吸支持期间,维持 $SpO_2>95\%$、$PaO_2>80$ mmHg,$PaCO_2$ 维持在 35～45 mmHg 之间(过度换气时维持在 30～35 mmHg之间),避免脑组织缺氧。

(5) 循环及血压:低血压是神经外科重症患者预后不良的独立危险因素。为确保脑灌注压在 60～70 mmHg,平均动脉压一般维持在 80 mmHg 以上。高血压往往是对颅内低灌注的生理性反射。继发于颅脑损伤的高血压也时常发生,当收缩压>160 mmHg 或平均动脉压>110 mmHg,可引起血管源性脑水肿,并使颅内压增高,需通知医生,遵医嘱使用降压药。

(6) 血糖:对于神经重症患者,推荐监测空腹及三餐后血糖,控制血糖为 7.8～10 mmol/L,既能避免显著高血糖,还能尽量降低医源性低血糖及其他血糖目标较低时相关损害的风险。

2. 颅内压增高的动态观察　约 2/3 颅脑损伤患者有颅内压增高现象。

1)护理评估

(1) 患者有无颅内压增高表现。若颅内压增高,可出现血压上升、脉搏缓慢有力、呼吸深慢。若伤后一段时间出现一侧肢体进行性运动障碍,同时伴意识、瞳孔变化,需警惕脑疝发生。

(2) 安全评估:压疮、跌倒或坠床评估。

2)护理措施

(1) 绝对卧床休息,床头抬高 30°～45°,保持头颈部呈正中位,以降低颅内压(intracranial pressure, ICP),改善脑灌注压(CPP)。颈托或气切固定带勿过紧,减少对颈静脉的压迫。

(2) 严密观察患者生命体征、意识状态、瞳孔及头痛、呕吐情况。脑室外引流患者,注意各连接的紧密性,保持引流通畅,观察引流液的颜色、性质、量。

(3) 保持呼吸道通畅,吸入氧气改善脑缺氧。人工气道及机械通气患者,做好相应护理,及时处理各类报警。

(4) 控制液体摄入量,一般情况下,成人晶体液输入量为 1～1.5 L/日,以免加重脑水肿,保证体液平衡及尿量。

(5) 避免引发颅内压增高的因素,如剧痛、便秘、癫痫发作及情绪波动等。护理操作分散进行,动作轻柔。

(6) 镇静镇痛治疗者,遵医嘱使用镇静、镇痛药,定时评估镇静及疼痛分值。

(7) 遵医嘱使用脱水降压药。长时间使用甘露醇应观察尿量及评估肾功能,以免发生急性肾衰竭。

3. 渗透治疗的护理　神经功能恶化(GCS 运动项评分下降 2 分,或瞳孔反射消失或不对称,或头颅 CT 检查显示恶化)和颅内压>25 mmHg 是颅内压升高启动渗透治疗的触发指标。甘露醇、甘油果糖及高渗盐水是目前临床上常用的脱水剂。20%甘露醇使用期间,注意保证输液速度,每分钟 10～15 mL,监测血压及尿量,警惕水、电解质紊乱,肾功能损害等不良反应。

4. 高热护理　应用药物和物理降温的综合措施,实施常温或亚低温治疗,可以降低脑组织代谢,减少耗氧量,有效改善预后,降低颅脑二次损伤率及感染率。降温过程中要注意遵医嘱使用冬眠合剂,监测体温,保护皮肤,预防及控制寒战。

5. 营养支持　在颅脑损伤急性期,营养支持是仅次于人体主要功能(呼吸和循环)及颅内压的优先处理项目。可以经口进食者,应增加普食。肠内营养一般在伤后 24～48 小时开始。进行肠内营养时,遵循浓度由低到高、容量由少到多、速度由慢到快的原则。一般从预估目标速率的 25%～30%开始，推荐起始速率为每小时 10～30 mL(采用标准肠内营养配方)，随后逐渐增加至目标速率。若 72 小时无法达到能量需求，应通知医生考虑肠外营养补充。出现腹痛、腹部膨隆、胃扩张、呕吐、腹泻、血流动力学不稳定或总体情况恶化时，监测胃残余量(gastric residual volume, GRV)。重症 TBI 患者，由于自主神经功能紊乱，急性消化道出血的发生率高，需遵医嘱早期给予制酸剂和胃黏膜保护剂，及早发现出血征兆。

（二）手术治疗护理措施

1. 护理评估

(1)评估患者身体健康状况：了解患者既往健康状况，受伤史，营养状况，有无头痛、呕吐等颅内压增高和脑疝症状，有无脑脊液漏。

(2) 评估患者意识状态，了解目前生命体征状况。

(3) 评估患者伤口情况，有无外渗及导管情况。

2. 护理措施

(1) 体位：床头抬高 30°，保持颈部中立位，保障脑静脉回流，行去骨瓣减压术患者避免骨窗受压。

(2) 颅内压监测的护理：监测期间，保持头部正中位，避免前屈、过伸、侧转。当颅内压＞20 mmHg 并持续 15 分钟以上时及时通知医生。注意防止测压管感染、出血、脱管、错位等并发症。

(3) 脑脊液外引流：脑室置管引流脑脊液可较大幅度地降低颅内压。持续引流时注意引流管的高度、位置，保持引流通畅及外接穿刺处敷料干燥。在院内转运过程中，不常规夹闭引流管。夹闭与否应根据患者个体情况由医生决定。如需夹闭，需在引流管近端端口和远端采集系统端口进行双重阻断。

(4) 并发症观察与护理：

①外伤性癫痫：大脑皮质运动区受损可导致癫痫。早期发作可能是由颅内血肿、脑挫裂伤、蛛网膜下腔出血等引起。晚期发作可能是由感染、异物等引起。有癫痫史的患者要求周围环境安全，发作时注意防护，不可用力按压肢体，保持呼吸道通畅。遵医嘱使用抗癫痫药，如丙戊酸钠等。

②蛛网膜下腔出血：患者卧床，床头抬高 30°。观察患者生命体征、意识状态、瞳孔的变化。

③消化道出血：大量使用皮质激素或下丘脑、脑干损伤均可诱发应激性溃疡。观察患者大便颜色，如颜色发黑，提示上消化道出血的可能；若患者呕吐咖啡渣样或暗红色或鲜红色胃液，提示上消化道出血。出血急性期暂禁饮食，可遵医嘱补充血容量，使用止血药和抑制胃酸分泌的药物。

④昏迷患者易发生的并发症：昏迷患者因全身抵抗力下降，生理反应减弱或消失，易引发多种并发症，具体内容如下。a. 呼吸道感染：定时翻身叩背，保持呼吸道通畅，防止误吸引发窒息和感染。b. 泌尿系感染：与长期留置导尿管相关，加强每日会阴部护理，导尿管每月更换，保持引流通畅，固定妥当。c. 压疮：定时翻身，注意保护骨隆突部位，保持皮肤清洁润泽。d. 废用综合征：因意识或肢体功能障碍的脑损伤患者，可发生肌肉萎缩和关节挛缩，每日进行 2～3 次被动关节活动及肌肉按摩，可防止肢体畸形，同时保持肢体功能位，可防止足下垂。e. 暴露性角膜炎：眼睑闭合不全者可涂眼药膏保护角膜。

3. 健康指导

(1) 轻型患者鼓励恢复活动，尽早生活自理。瘫痪患者指导肢体功能锻炼。

(2) 脑挫裂伤可有不同程度的后遗症，有些症状可随时间消失。对有头晕、耳鸣、记忆力减退等自觉症状的患者，应及时与家属做好沟通，鼓励参与社交活动，树立康复信心。

(3) 颅骨缺损患者外出戴安全帽，保护缺损部位，术后 3～6 个月行颅骨修补术。

(4) 有癫痫史的患者不可进行攀高、游泳等刺激性户外活动，遵医嘱定时服用抗癫痫药，并指导家属癫痫发作时的处理方法。

(5) 存在言语障碍者，有计划地进行言语功能锻炼，并指导非言语性沟通方法。

(6) 如头晕、呕吐、抽搐加重或手术切口感染、积液等应及时就诊。

(7) 3 个月后门诊行影像学复查。

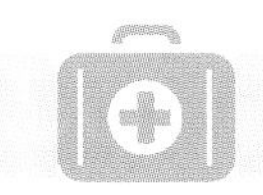

知识拓展

2020年由中华医学会创伤学分会神经损伤专业组编写，发表在《中华创伤杂志》上的《创伤性脑损伤患者气道雾化吸入治疗中国专家共识》提出，创伤性脑损伤常伴发呼吸系统并发症，导致预后不良，因而需要有效的气道管理。雾化吸入治疗是气道管理的重要方法之一。专家推荐，进行雾化吸入治疗的适应证中应包括创伤性脑损伤所致严重意识障碍的患者，以及创伤后意识障碍需要机械通气的患者。因此需加强雾化吸入治疗的教育，关注治疗前的进食时间，重视治疗中的体位管理，以及雾化吸入后的呼吸道管理，这对预防创伤性脑损伤伴呼吸系统并发症有积极意义。此共识仅适用于成人创伤性脑损伤的雾化吸入治疗。

（金莺　任学芳）

第六节　创伤性颅内血肿的护理

创伤性颅内血肿是指创伤导致颅内出血，血液在颅腔的某部位聚集，达到一定体积后因局部占位效应，造成颅内压增高、脑组织受压而引起的相应临床表现。病程往往呈进行性发展，若不及时处理，最终导致脑疝危及生命，早期发现和及时处理可在很大程度上改善预后。

创伤性颅内血肿按血肿症状出现的时间可分为急性血肿（≤3天）、亚急性血肿（3天以上到3周）、慢性血肿（>3周）。按血肿发生的部位可分为硬脑膜外血肿、硬脑膜下血肿、脑内血肿。

一、硬脑膜外血肿

硬脑膜外血肿是位于颅骨内板与硬脑膜之间的血肿，因颅骨骨折或颅骨局部变形致血管破裂，血液积聚于硬脑膜与颅骨之间而形成的血肿。

（一）流行病学

硬脑膜外血肿发生率占颅内血肿的25%～30%，以青壮年为主，平均年龄为20～30岁。好发于颞部、颞顶部和额顶部。其中以急性者为主，约占85%，亚急性者约占12%，慢性者极少。

（二）临床表现

主要表现为急性脑受压症状，症状出现的急缓与出血速度、部位及人体的代偿能力有关。出血越快，颅内代偿能力越差，急性脑受压的症状越重。

（1）有外伤史，常伴有颅骨骨折。

（2）意识障碍：由于原发性脑损伤程度不一，患者意识变化有3种不同的情况。

①损伤较轻者，伤后一直保持清醒，待血肿形成，颅内压增高导致脑疝，出现意识障碍。

②损伤较重者，具有典型的“中间清醒期”。伤后有短暂意识障碍，随后完全清醒或意识好转，随着血肿形成和增大，再次出现意识障碍。

③损伤严重者，伤后持续昏迷，且呈进行性加重。

（3）颅内压增高表现：患者常有头痛、恶心、剧烈呕吐、躁动不安、库欣反应（脉搏和呼吸缓慢，血压升高）等。

（4）神经系统体征：血肿侧瞳孔逐渐散大、瞳孔对光反射减弱或消失、对侧肢体完全或不完全瘫痪、去大脑强直等。

（三）辅助检查

典型的头颅 CT 特点为在颅骨内板下可见双凸形或梭形边缘清楚的高密度影。常伴有颅骨骨折和颅内积气。

（四）治疗

（1）非手术治疗：对病情稳定的小血肿（幕上≤30 mL，幕下≤10 mL），可采取非手术治疗，待血肿自行吸收或钙化，并定期复查 CT。如血肿增大，需接受手术治疗。

（2）手术治疗：骨窗或骨瓣开颅血肿清除术、钻孔引流术。

手术指征：①急性硬脑膜外血肿，幕上＞30 mL，幕下＞10 mL，应行血肿清除术；②血肿厚度＞15 mm，中线移位＞5 mm 的急性硬脑膜外血肿，应行血肿清除术；③儿童硬脑膜外血肿，幕上＞20 mL，幕下＞10 mL，考虑接受手术治疗。

二、硬脑膜下血肿

硬脑膜下血肿是位于硬脑膜与蛛网膜之间的血肿，由脑挫裂伤所致皮质血管破裂出血而形成的血肿。

（一）流行病学

急性硬脑膜下血肿在颅内血肿中占 50％～60％，是最常见的颅内血肿。平均发病年龄为 31～47 岁，男性居多。慢性硬脑膜下血肿的发生率约占颅内血肿的 10％，好发于中老年人，男性多于女性，好发于额颞叶半球凸面。亚急性硬脑膜下血肿较少见。

（二）临床表现

（1）急性硬脑膜下血肿：临床表现与急性硬脑膜外血肿相似，不同的是进行性颅内压增高更显著，伤后多处于持续昏迷状态，很快出现脑疝表现。有明确的外伤史，常伴有脑挫裂伤。

（2）亚急性硬脑膜下血肿：表现为神经系统体征逐渐加重，颅内压逐渐增高，意识逐渐恶化。有外伤史，原发性脑损伤较急性者轻。

（3）慢性硬脑膜下血肿：表现为慢性颅内压增高症状，常在受伤 1 个月后逐渐出现头痛、恶心、呕吐、视神经盘水肿、视力减退、意识淡漠等症状，伴有记忆力减退、智力障碍、精神失常等脑萎缩、脑供血不足症状。外伤史不明确或较轻微。

（三）辅助检查

急性、亚急性硬脑膜下血肿的头颅 CT 检查示颅骨内板与脑组织表面有高密度、等密度或混合密度的新月形或半月形影，多伴有脑挫裂伤和脑受压。慢性硬脑膜下血肿的 CT 表现为颅骨内板下有低密度的新月形、半月形或双凸镜形影。

（四）治疗

（1）急性、亚急性硬脑膜下血肿：一旦确诊应尽早行钻孔引流术、开颅血肿清除术、颞肌下减压或去骨瓣减压术。

（2）慢性硬脑膜下血肿：出现颅内压增高症状，即应实施手术治疗。首选钻孔引流术。

三、脑内血肿

脑内血肿是头部外伤后在脑实质内形成的血肿。多位于脑挫裂伤较严重的部位，为脑深部小血管损伤破裂出血而形成的血肿。

（一）流行病学

脑内血肿在颅脑损伤中占 8.2％。其中，80％左右的脑内血肿发生于额叶及颞叶，其次是顶叶和枕叶，约占 10％。

（二）临床表现

进行性意识障碍加重，如血肿累及功能区，可出现相应的局灶性症状。有外伤史，多数伴有脑挫裂伤与硬脑膜下血肿，少数伴有颅骨凹陷性骨折。

（三）辅助检查

头颅 CT 可见脑内有圆形或不规则高密度影，周围有低密度水肿区。

（四）治疗

（1）非手术治疗：对于脑内血肿小，无意识改变和神经损害表现，或症状已明显好转的患者，可在严密观察病情变化的情况下，采用脱水等非手术治疗。治疗期间若出现颅内压进行性增高、局灶性脑损伤、脑疝早期症状，应紧急手术。

（2）手术治疗：行开颅血肿清除术，必要时行去骨瓣减压术。

四、护理

（一）护理评估

（1）评估患者的意识状态。

（2）评估患者有无颅内压增高症状。

（3）评估患者是否存在局灶性体征，如偏瘫、失语、癫痫等。

（4）评估患者营养状况。

（5）评估患者跌倒/坠床风险、压力性损伤风险、生活自理能力。

（6）评估患者心理、家庭及社会支持情况，了解患者及家属对疾病的认知及接受情况。

（二）非手术治疗的护理

（1）体位：床头抬高 30°～45°，保持头颈部正中位，以利于颅内静脉回流，减轻脑水肿，降低颅内压。

（2）饮食：神经系统症状、体征及复查的 CT 至少在 24 小时内无明显恶化，便可开始营养支持。给予高热量、高蛋白、高维生素、易消化饮食，昏迷患者给予鼻饲饮食，必要时辅以肠外营养，保证机体需求。

（3）病情观察：严密观察患者的意识状态、瞳孔、生命体征、肢体活动，如有异常及时通知医生。血肿位于颅后窝时，应重点观察呼吸和血压的变化，以及是否出现颈项强直。当患者出现剧烈头痛、呕吐、躁动不安等颅内高压症状时，应积极采取措施降低颅内压，同时做好急诊手术准备。

（4）监测患者凝血功能，遵医嘱使用止血药物。

（5）渗透性治疗的护理：20％甘露醇、甘油果糖为常用的渗透性脱水剂。20％甘露醇注射后 15～30 分钟颅内压降至最低水平，4～8 小时回升至用药前水平。应用时要注意：①保证输液速度，以每分钟 10～15 mL 为宜；②选择较粗直的静脉，减轻药物对血管壁的刺激，减少静脉炎的发生；③加强对血压、尿量、血浆渗透压、血电解质及肾功能等的监测，防止低血容量性休克，急性肾小管坏死，水、电解质紊乱等并发症。

（6）做好口腔、皮肤及各类导管的护理，预防肺部感染、压力性损伤及导管相关性感染等并发症。昏迷患者做好眼部护理，预防暴露性角膜炎的发生。昏迷或肢体功能障碍患者，保持肢体功能位，防止足下垂。定时进行被动运动和肌肉按摩，尽早康复锻炼，防止肌肉萎缩和关节挛缩变形。

（三）术前护理

做好非手术治疗护理的同时，完善各项术前检查，遵医嘱实施备血、剃头等术前准备。

（四）术后护理

（1）体位：床头抬高 30°～45°，保持头颈部正中位。钻孔引流术后，根据医嘱给予合适体位，一般取平卧位或头低脚高位，直至拔出引流管，以利于脑组织复位和血肿腔闭合，同时利于淤血引流。去骨瓣减压术后，患者取健侧卧位，避免缺损部位受压。

(2) 病情观察：密切观察患者的生命体征、意识状态、瞳孔、肢体活动等，如有异常及时通知医生，做好急救配合。

(3) 引流管的护理：保持引流管固定、通畅；观察引流液的颜色、性质、量。钻孔引流术后，引流管高度应低于血肿腔的位置，引流速度不宜过快，以免因颅内压骤降引起桥静脉撕裂，继发硬脑膜下血肿。拔管 48 小时内，观察有无颅内压增高的表现。

(4) 饮食：给予高热量、高蛋白、高维生素、易消化饮食，不能自主进食的患者遵医嘱给予鼻饲饮食或静脉补充热量。

(五) 并发症的预防和护理

(1) 术后血肿：严密观察患者生命体征、意识状态、瞳孔的变化。术中放置引流管者，需注意引流液颜色、性质、量的变化，另外，引流速度不宜过快，以免因颅内压骤降引起桥静脉撕裂，继发硬脑膜下血肿。一旦确定再次出血，应及时准备手术。

(2) 外伤性脑脊液漏：创伤性血肿患者常伴有颅骨骨折，当颅盖骨骨折线通过鼻窦和岩骨或合并颅底骨折时，应警惕发生脑脊液漏。可采用吸墨纸法来快速判断血性漏液中是否含有脑脊液，即将液体滴在吸墨纸或干纱布上，如血迹周围出现一圈水印，表明其中含有脑脊液。如收集到足够漏液，可进行葡萄糖定量分析，如葡萄糖含量超过 1.7 mmol/L，排除泪液及血液的污染后，可确定其中含有脑脊液。治疗上大多采取非手术治疗，3 周以上不愈者，考虑手术治疗。护理措施如下：①观察并记录漏液的颜色、性质、量；②根据医嘱给予平卧位、患侧卧位或抬高床头 30°～60°，禁止健侧卧位，以防逆行感染；③保持外耳道、鼻腔清洁，禁止填塞或冲洗，鼻漏患者禁止经鼻腔留置胃管、经鼻腔吸痰；④监测体温变化，遵医嘱使用抗生素；⑤预防感冒，避免用力咳嗽、打喷嚏及用力排便；⑥必要时，行腰大池引流，做好相关护理。

(3) 外伤性癫痫(post-traumatic epilepsy，PTE)：PTE 是颅脑损伤所引起的一种脑部疾病，可分为即发性癫痫(伤后 24 小时内发生的 PTE)、早发性癫痫(伤后 1 周内发生的 PTE)、晚发性癫痫(伤后 1 周以后发生的 PTE)。PTE 的治疗以药物治疗为主，一般服药至少 2 年，完全控制后仍需继续服药 1～2 年，之后逐渐减量、停药。常用的抗癫痫药有丙戊酸钠、卡马西平、左乙拉西坦、托吡酯、奥卡西平、拉莫三嗪等。护理措施包括：①观察癫痫的前驱症状，如局部麻木感、蚁走感、头晕、全身不适等，并做好防护措施；②遵医嘱给予抗癫痫药，观察药物疗效及不良反应；③癫痫发作时，给予平卧位或侧卧位，解开领口和裤带，吸氧，保持呼吸道通畅，及时清理分泌物；④观察癫痫发作的部位、发作类型及持续时间；⑤适当约束，勿强行按压肢体，保证患者安全。

(六) 健康教育

(1) 饮食：给予高热量、高蛋白、高纤维素、易消化饮食，保持大便通畅。

(2) 活动与休息：鼓励患者早期下床活动，循序渐进，避免劳累，活动时注意环境安全。

(3) 颅骨缺损的患者要注意保护缺损部位，尽量少去公共场所，外出戴安全帽，术后 3～6 个月行颅骨成形术。

(4) 昏迷、偏瘫或肢体功能障碍患者，应为其定时翻身，做好皮肤护理，保持皮肤清洁干燥，预防压力性损伤。

(5) 康复训练：尽早进行康复训练，以促进功能康复。

(6) 有癫痫发作史者不能单独外出，应遵医嘱长期服用抗癫痫药，定期复查肝功能及丙戊酸钠血药浓度。

(7) 非手术治疗患者，定期复查 CT，观察血肿变化，如有头痛、恶心呕吐、肢体偏瘫、意识改变及时就医。慢性硬脑膜下血肿手术治疗后，仍有复发的可能，故术后定期门诊复查很重要。

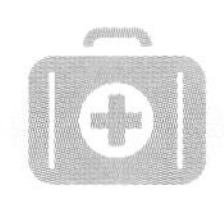

知识拓展

慢性硬脑膜下血肿(chronic subdural hematoma,CSDH)是一种常见的创伤性颅内血肿。传统治疗方式以保守治疗和钻孔引流治疗为主。保守治疗的有效率为3%～18%,钻孔引流治疗的复发率为9%～33%。病理学研究发现,CSDH是由内外膜包裹而形成的结构,外膜内有通透性及脆性较高的血管,血肿的扩大与再出血与这些血管的破裂有关,而脑膜中动脉(middle meningeal artery,MMA)是血肿外膜血供的来源。基于此,研究者提出了一种新的可供选择的治疗方式——MMA栓塞治疗。其适应证包括:①病情稳定无须急诊手术;②术后短时间内(<1个月)复发;③脑组织明显萎缩;④MRA示同侧MMA增粗;⑤接受抗血小板和抗凝药物治疗及其他原因导致有出血倾向或凝血功能障碍;⑥有严重基础疾病或不能耐受开颅手术;⑦多房型血肿及双侧血肿。

有研究显示,预防性治疗(未达到手术指征前行患侧MMA栓塞治疗)的复发率为0,干预性治疗(达到手术指征的CSDH,行MMA栓塞治疗＋钻孔引流治疗)的复发率为2.1%～2.2%,补救性治疗(手术后复发的CSDH,行联合或不联合钻孔引流的MMA栓塞治疗)的复发率为5%,在并发症发生率上,MMA栓塞治疗(2.1%)与传统手术治疗(4.4%)相似,可见,MMA栓塞治疗能显著提高CSDH治疗的有效率。当前研究多为回顾性、小样本、单中心非随机试验,在国内展开也较少,其疗效还需要后续前瞻性、大样本、多中心随机试验来进一步验证。

(张璐　任学芳)

第七节　脑干损伤的护理

一、概述

脑干损伤是指中脑、脑桥和延髓的损伤,分为原发性脑干损伤和继发性脑干损伤。原发性脑干损伤,指在外界暴力直接作用下造成的脑干损伤,包括脑干的直接撞击和因大、小脑的牵拉、扭转挤压及冲击等导致的损伤,常伴有挫裂伤、出血等病理改变,占重型颅脑损伤的5%～7%,占颅脑损伤死亡病例的1/3。继发性脑干损伤,指继发于其他严重的脑损伤之后,引起脑疝或脑水肿而导致的脑干损伤,较原发性脑干损伤有更高的发生率。通常情况下,原发性脑干损伤和继发性脑干损伤同时存在。

二、临床表现

(1) 意识障碍:原发性脑干损伤患者,伤后常立即陷入昏迷且持续时间较长,轻者对痛刺激有反应,重者昏迷程度深,深浅反射均消失。

(2) 瞳孔和眼运动:脑干损伤常出现眼球分离、双眼同向凝视或同向运动障碍。瞳孔大小多变且形状不规则,双侧瞳孔缩小如针或两侧散大固定,也可双侧瞳孔不等大,瞳孔对光反射消失。

(3) 去大脑强直:中脑损伤的重要表现之一。表现为四肢呈伸性强直,双上肢过伸并内旋,双下肢直挺内收,颈部后仰呈角弓反张状态,呈阵发性频繁发作,常因刺激而诱发。预示伤者病情严重且预后不良。

(4) 锥体束征:脑干损伤的重要体征之一。包括肢体瘫痪、肌张力增高、腱反射亢进和病理反射出现等。深浅反射消失,肌张力由增高变为松弛,此为死亡前征兆。

（5）生命体征变化：呼吸功能紊乱，出现呼吸表浅、不规则和呼吸暂停等表现。心血管功能紊乱，可出现低血压、脉搏频速、心律失常等表现。交感神经系统功能障碍，导致泌汗功能障碍，体温调节失衡，出现中枢性高热。

（6）其他症状：可出现上消化道出血、顽固性呃逆或神经源性肺水肿。

三、辅助检查

（1）CT 及 MRI 检查：原发性脑干损伤表现为脑干肿胀，有点片状密度增高区，环池变窄或封闭。继发性脑干损伤除显示继发性病变的征象外，还可见脑干受压扭曲并向对侧移位。MRI 检查可显示脑干内的小出血灶与挫裂伤，且不受骨性伪影影响。因此，MRI 检查较 CT 检查更能明确诊断。

（2）脑干听觉诱发电位（brainstem auditory evoked potential，BAEP）检查：可以准确反映脑干损伤的平面和程度，常被用来评估脑干损伤的程度和预测患者的预后。

四、治疗

轻度脑干损伤可按脑挫裂伤治疗。重症患者昏迷时间长，死亡率高，常采用的治疗措施如下。

（1）保证供氧：意识障碍严重者尽早行气管插管或气管切开，必要时给予呼吸机辅助呼吸。

（2）保护中枢神经系统，积极控制颅内压。可采取目标温度管理（targeted temperature management，TTM），控制体温，降低脑代谢。使用激素和营养神经药。

（3）控制血糖，维持营养，预防和纠正水、电解质紊乱。

（4）积极防治并发症。

（5）对继发性脑干损伤应尽早明确诊断，及时去除病因。

（6）恢复期可用促苏醒药物、高压氧治疗以促进脑干功能恢复。

五、护理

（一）护理评估

（1）评估患者的生命体征、GCS 评分、瞳孔的变化，有无颅内压增高征象。

（2）评估患者有无去大脑强直和锥体束征。

（3）评估患者营养状况、跌倒风险、压力性损伤风险、生活自理能力。

（4）评估患者心理、家庭及社会支持情况，了解患者及家属对疾病的认知及接受情况。

（二）护理措施

1. 一般护理

（1）体位：床头抬高 30°～45°，保持头颈部正中位。去大脑强直患者颈部垫软枕，避免强力约束四肢，造成损伤。去骨瓣患者避免骨窗受压。

（2）饮食：神经系统症状、体征及复查的 CT 至少在 24 小时内均无明显恶化，便可开始营养支持。给予高热量、高蛋白、高维生素、易消化饮食，昏迷患者给予鼻饲饮食，必要时辅以肠外营养，保证机体需求。

（3）做好口腔、眼部、皮肤及各类导管的护理，预防肺部感染、暴露性角膜炎、压力性损伤、呼吸机相关性肺炎及导管相关性感染等并发症。

（4）保持肢体功能位，防止足下垂。定时进行被动运动和肌肉按摩，尽早康复锻炼，防止肌肉萎缩和关节挛缩变形。

2. 病情观察

（1）心电监护，严密观察呼吸的频率和节律、血气指标及血压的变化。

（2）意识状态、瞳孔的观察：密切观察患者意识状态、瞳孔的变化，若出现意识障碍进行性加重或瞳孔的改变，及时通知医生进行处理。

（3）颅内压监测：脑室内颅内压监测的患者，保持头部正中位，避免前屈、过伸、侧转。若颅内压＞

20 mmHg且持续15分钟以上，应及时通知医生。监测期间预防测压管感染、出血、脱落、错位等并发症。

（4）体温监测：包括持续脑温、肺动脉温度、肛温、膀胱温度、食管温度、体表温度监测和间歇性腋下温度测量。肺动脉导管监测为金标准；鼓室、腋窝和口腔温度因其便利性被经常使用，但准确度偏低；考虑可靠性、稳定性和持续性，通过探头测得的食管温度和膀胱温度，作为核心体温，更被推荐使用。TTM期间，每小时观察、记录体温。

（5）监测血糖变化：血糖控制在11.1 mmol/L以下时，可明显改善预后，降低病死率、致残率。

（6）记录24小时出入量，定期监测血电解质，防止水、电解质紊乱。

3. 镇静镇痛的护理　适当的镇痛镇静有助于控制颅内压和减轻脑水肿。当Richmond躁动-镇静评分（Richmond agitation and sedation scale，RASS）为－2～＋1分、Riker镇静-躁动评分（Riker sedation and agitation score，SAS）为3～4分时，即可达到防止颅内压增高的目的。常用的镇静、镇痛药有丙泊酚、咪达唑仑、盐酸右美托咪定、阿片类药物（吗啡、芬太尼）等（表2-7）。

表2-7　常见镇静、镇痛药

药物	脑代谢	颅内压	不良反应	注意事项
丙泊酚	↓	↓/↔	呼吸抑制、低血压、丙泊酚输注综合征	＜4 mg/(kg・h)
咪达唑仑	↓	↔	呼吸抑制、低血压、戒断症状	缓慢静脉泵入
盐酸右美托咪定	↓	↔	心动过缓	可降低谵妄发生率
阿片类药物	↔	↔/↑	低血压、呼吸抑制	—

镇静镇痛期间的护理措施：①取舒适体位，加强基础护理；②定时进行镇静及镇痛评估；③镇静类药物多对呼吸和循环系统产生影响，主要表现为呼吸抑制和低血压，需严密观察患者生命体征，尤其是呼吸、血压、意识状态；④严格遵医嘱给药，同时使用镇静、镇痛药时，注意药物间联合或拮抗作用，原则上先镇痛后镇静；⑤深度镇静（即RASS为－4～－3分、SAS为2分）者，若实施每日镇静中断治疗，停药后注意观察药物的反跳作用，防止非计划拔管、跌倒/坠床等意外发生。

4. 药物治疗的护理

（1）渗透性脱水剂：20%甘露醇、甘油果糖为常用的渗透性脱水剂。20%甘露醇注射后15～30分钟颅内压降至最低水平，4～8小时回升至用药前水平。应用时要注意：①保证输液速度，以每分钟10～15 mL为宜；②选择较粗直的静脉，减轻药物对血管壁的刺激，减少静脉炎的发生；③加强血压、尿量、血浆渗透压、血电解质及肾功能等的监测，防止低血容量性休克，急性肾小管坏死，水、电解质紊乱等并发症。

（2）激素：进行激素治疗时，要严格遵医嘱给药，注意有无应激性溃疡、感染等不良反应。可使用抑制胃酸分泌的药物，保护胃黏膜。

5. TTM的护理　常用的TTM包括亚低温治疗和常温控制，降温方式有体表降温、鼻内降温、血管内降温、冷生理盐水快速输注及药物降温等。一般常温控制的温度为36～37.5 ℃，亚低温治疗的温度为32～35 ℃。寒战、呼吸道感染、压力性损伤、心律失常、低血压、反跳性颅内压增高、电解质紊乱等为主要并发症。相比亚低温治疗，常温控制的并发症较少。

（1）心电监护，体温监测，条件允许时可实施多模态监测。

（2）低温和长期卧床会导致机体抵抗力下降，需加强气道管理、皮肤护理等基础护理，预防肺部感染、压力性损伤、冻伤、暴露性角膜炎等并发症。

（3）寒战会增加代谢，抵消亚低温治疗的神经保护作用，所以预防寒战很重要。护理上要注意体表（如头面部、手、臂等部位）的保温，并观察有无寒战的发生，若出现寒战或寒战无法控制，应及时通知医生，使用药物控制寒战。

（4）亚低温治疗患者的复温护理：将患者置于25～26 ℃环境中自然复温，复温期间需加强颅内压监测，复温速度不宜过快，以每小时0.25 ℃为宜，或根据颅内压调节，预防反跳性颅内压增高，同时也要观察循环系统功能，防止休克的发生。

（三）并发症的预防和护理

（1）神经源性肺水肿（neurogenic pulmonary edema，NPE）：创伤导致颅内压急剧升高，引起交感神经系统极度兴奋，造成肺血管外静水压异常升高而导致的肺水肿。NPE起病急，死亡率较高，是脑干损伤后较为严重的并发症之一。通常在伤后24～72小时内发病。以氧合功能障碍和低氧血症为临床特征，表现为呼吸困难、呼吸急促、心动过速、发绀、粉红色泡沫样痰、双肺听诊有爆裂音及啰音、氧分压降低，$PaO_2/FiO_2<200$ mmHg。治疗原则包括治疗原发病，降低颅内压和治疗低氧血症及液体控制。护理要点：①病情观察；②针对颅内压增高的护理，避免一切引起颅内压增高的因素；③建立人工气道并给予呼吸机辅助呼吸，以缓解低氧血症，做好相关气道管理，保持呼吸道通畅，预防呼吸机相关性肺炎的发生；④严格控制输液速度及总量，避免大量快速补液。

（2）顽固性呃逆：持续发作48小时以上未停止或加重的呃逆，是脑干损伤后常见的并发症。损伤使延髓迷走神经核或膈神经核等受到持续激惹，产生持续的呃逆反射神经冲动。顽固性呃逆影响患者呼吸、饮食和睡眠，会引起吸入性肺炎、反流性食管炎等并发症，膈肌与肋间肌的强烈收缩，会消耗大量能量，加重脑缺氧，导致颅内压增高。按压眶上神经，可刺激迷走神经而降低膈神经的兴奋性，起到治疗控制呃逆的效果。对于气管切开的患者，可使用气管内抽吸法，通过吸痰管有节律地刺激气管黏膜，诱发咳嗽反射，使患者屏气，升高二氧化碳分压，间接性地兴奋呼吸中枢，从而干扰呃逆反射，使呃逆停止。对于清醒患者，心理护理能够分散其注意力，缓解焦虑。药物治疗方面，中枢兴奋剂盐酸哌甲酯和镇静药氯丙嗪是较常使用的药物。长期反复使用盐酸哌甲酯可产生耐受性、依赖性，长期使用氯丙嗪可导致低血压，影响脑灌注，其明显的镇静作用会对判断患者的意识状态产生影响。因此在控制顽固性呃逆时，应优先考虑实施其他治疗或护理干预方法，再考虑使用药物。

（3）消化道出血：与脑干损伤引起的应激性溃疡及大量使用糖皮质激素有关。当胃管内抽出咖啡色胃内容物，或出现柏油样便时，要警惕上消化道出血。护理上要严密观察生命体征，遵医嘱使用止血药及抑制胃酸分泌的药物；必要时行胃肠减压，做好大量失血的各项抢救准备工作。

（四）健康指导

（1）脑干损伤后可留下不同程度的后遗症，恢复过程漫长，需与患者及家属及时沟通，给予适当的解释和宽慰，鼓励患者保持乐观情绪，积极参与康复训练。

（2）颅骨缺损者，要注意保护缺损部位，尽量少去公共场所，外出戴安全帽，术后3～6个月行颅骨成形术。

（3）康复训练：尽早进行康复训练，以促进功能康复。

（4）如原有症状加重或伤口感染、积液等，应及时就诊。

（5）3～6个月于门诊行影像学复查。

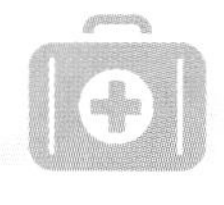

知识拓展

中华医学会神经外科学分会、中国神经外科重症管理协作组汇集学科内多名专家，同时邀请重症医学、神经内科、急诊医学等专业的国内专家作为顾问和指导，共同制定《中国神经外科重症管理专家共识（2020版）》。适用对象为神经外科重症成人患者。该版共识对神经外科重症单元的定义、收治对象；神经外科重症单元的配置条件；神经外科急诊及重症患者处理流程；神经外科重症患者的全身及专科功能评估与监测；重要器官及系统的功能支持与管理；神经外科重症专科管理；神经外科重症并发症的管理；神经外科重症管理的伦理学问题8个方面的内容进行了阐述。与2013版相比，该版共识整体框架结构更清晰，更易阅读，在内容上根据学科发展进行了一些修订，另外还增加了神经外科重症合并凝血功能障碍的管理和神经外科重症的康复管理两个部分。在神经外科重症合并凝血功能障碍的管理中分别阐述了对遗传性疾病（血友病)患者、使用抗凝/抗血小板药物的患者以及急性创伤导致的凝血功能障碍患者的应对管理。在神经外科重症的康复管理中,明确了早期康复的意义、康复团队的协作分工,并对早期康复开始时机、暂停指征、康复方案等内容进行了阐述。

(张璐 任学芳)

第八节 开放性颅脑损伤的护理

一、概述

(一) 定义

开放性颅脑损伤是指由锐器、严重钝器打击或火器穿透头皮、颅骨、硬脑膜和脑组织,导致其直接或间接与外界相通的创伤。按致伤物的不同可分为非火器伤和火器伤,两者均易造成颅内感染和出血。火器伤致伤因素包括枪伤和爆炸引起的弹片伤,非火器伤致伤因素则包括交通事故和钝器伤等。由于国情不同,我国主要以非火器伤为主,国外尤其是西方国家则以火器伤为主。

开放性颅脑损伤的损伤机制可分为直接损伤和间接损伤。直接损伤是指致伤物可直接破坏头皮、颅骨、硬脑膜及脑组织,损伤程度与致伤物的形状、速度、质量等密切相关。间接损伤则指致伤物形成的骨折碎片、残留异物等进一步导致的继发性脑组织损伤。

(二) 流行病学

有研究者汇总了国内近 20 年有关颅脑损伤的大规模人群调查报告,结果显示,开放性颅脑损伤患者占颅脑损伤患者的 17.28%,可见于各年龄人群,但多见于青壮年,平均发病年龄为 36.4 岁。从性别比例上看,男性发病率远高于女性。从病因上看,交通事故导致的开放性颅脑损伤约占一半,是最主要的致伤因素。此外,高处坠落、钝器伤也是常见病因,而在西方国家枪伤(28%)为最主要的致病因素,其次则为交通事故(26%)和高处坠落(14%)。尽管开放性颅脑损伤所占比例不高,但其伤情复杂,死亡率更高,预后更差。研究显示,开放性颅脑损伤治疗后的两年内因癫痫发作而重新住院的概率是闭合性颅脑损伤的 3 倍左右,因此仍需引起重视。

(三) 临床表现

(1) 意识障碍:取决于颅脑损伤部位和程度。局限性开放伤未伤及颅脑重要结构或无颅内高压患者,通常无意识障碍;而广泛性颅脑损伤,脑干或下丘脑伤,合并颅内血肿或脑水肿引起的颅内高压者,可出现不同程度的意识障碍。

(2) 局灶性症状:根据颅脑损伤部位的不同,可出现偏瘫、失语、癫痫、偏盲、感觉障碍等。

(3) 颅内高压症状:可出现头痛、呕吐、进行性意识障碍,甚至发生脑疝。

(四) 检查

1. 影像学检查

(1) CT:应尽早行头颅 CT,还可同时进行腹部和胸部 CT 检查来排除其他部位的损伤。根据头颅 CT 的情况可以明确骨折严重程度,了解是否合并颅内血肿、脑挫裂伤、颅内异物等,明确手术方案。

(2) 颅骨平片:有助于了解颅骨骨折的部位、类型、移位情况、颅内金属异物或嵌入物的位置等。

(3) 头颅 MRI:因检查时间长且易受金属物品影响,在急救时不推荐,而对于非金属异物残留探查则优于 CT 检查。

(4) 头颅 CTA:可显示异物与颅内大血管的关系,能够指导手术的开展。

(5) DSA(数字减影血管造影):必要时可通过 DSA 检查来评估受损血管手术过程中的出血风险。

(6) 脑电图:对于诊断外伤性癫痫有帮助。

2. 实验室检查

(1) 通过腰椎穿刺留取脑脊液进行生化和常规检查:测定颅内压,发现和治疗蛛网膜下腔出血和颅内感染。清创术前一般不做腰椎穿刺。

(2) 血常规、肝功能、生化、凝血四项等检查:了解患者病情,确定诊疗方案。

(五) 治疗原则

1. 急救处置原则

(1) 尽早建立人工气道,特别是伴有颌面部损伤的患者,需尽快行气管切开以维持正常呼吸。

(2) 维持血压稳定,伴有休克症状的患者应及时进行液体复苏,维持收缩压在 90 mmHg 以上。

(3) 除头颅相关检查外,观察颈部、胸腹部及四肢是否存在多发伤的可能。

(4) 在生命体征稳定的情况下,尽快进行围手术期的准备。

2. 手术治疗原则 开放性颅脑损伤原则上均应做清创缝合处理,将开放伤转变为闭合伤,然后按闭合伤处理原则进行治疗。对污染创面及早进行清创处理,清除创伤性颅内血肿(硬脑膜外血肿、硬脑膜下血肿、脑内血肿),去除损伤异物、骨折碎片及坏死脑组织,控制颅内活动性出血。

二、护理

(一) 术前护理

1. 术前护理评估 术前应密切评估患者 GCS 评分、瞳孔、生命体征、创面情况,仔细检查创口大小、形状,评估有无活动性出血、有无碎骨片、有无脑组织或脑脊液流出,观察患者有无喷射性呕吐、呼吸困难、意识障碍加重等颅内压增高症状。

2. 术前护理措施

(1) 迅速建立静脉通路,对脑疝患者立即静脉快速滴注脱水剂。

(2) 积极配合医生做好患者的术前准备工作,如备皮、留置导尿管、备血等。

(3) 保持呼吸道通畅:迅速清理患者口腔、鼻腔分泌物,遵医嘱给予氧气吸入,配合医生进行气管插管或气管切开。

(4) 纠正休克:开放性颅脑损伤时常会引起失血性休克,应立即补充血容量,协助患者取平卧位,并注意保暖。

(5) 有脑脊液漏者,给予患侧卧位,防止脑脊液逆流造成颅内感染。

(6) 协助医生进行头部伤口的清创和消毒。开放性伤口一般用无菌敷料适当加压包扎即可。若继续活动性出血可暂时用止血钳夹持或缝合止血。若伤口内留有异物,切忌挪动或拔出嵌入颅内的致伤物,以免造成血管和脑组织的损伤,导致颅内大出血。由外到内分层严格清创,彻底清除异物和游离的碎骨片,剔除污染较严重的软组织,用生理盐水冲洗干净。

3. 术前健康指导

(1) 保持安静,对于可择期手术的患者,术前禁食 8～12 小时,禁水 4 小时。

(2) 神志清醒者予以半卧位,昏迷者床头抬高 30°,以利于静脉回流,防止脑水肿。

(3) 若患者有脑脊液漏,让患者保持患侧卧位,严禁耳鼻道冲洗、滴药和填塞,以保证引流通畅,防止感染,嘱患者勿挖耳、抠鼻,勿用力屏气排便、咳嗽、擤鼻涕,以免鼻窦或乳突气房内的空气被压入颅内,导致颅内积气或感染。

(4) 向患者及家属大致介绍手术过程及时间,以取得配合。

(二) 术后护理

1. 术后护理评估

(1) 评估患者生命体征、GCS 评分、瞳孔、肢体活动、自主呼吸及机械通气情况。

（2）观察伤口敷料，有无渗血、渗液，引流液的颜色、性质、量。

（3）监测颅内压波动。

（4）评估营养状况，有无吞咽障碍，是否耐受支持治疗。

2. 术后护理措施

（1）体位：无禁忌证的患者抬高床头 30°。

（2）饮食：①全麻清醒后 6 小时，无吞咽困难者可摄入少量流食，之后逐渐改为半流食、普食，昏迷、吞咽障碍者给予鼻饲饮食；②密切观察患者意识状态、生命体征变化以及皮肤情况，谨防误吸、反流、便秘、胃出血、腹泻等并发症的出现。

（3）烦躁不安的患者，遵医嘱予以镇痛镇静治疗，并根据情况使用约束带，以防坠床及拔管。进行镇痛镇静治疗时，定时进行镇静评分，根据评估分值，遵医嘱调整镇痛镇静药的剂量，警惕镇静过浅或过深。

（4）伤口护理：保持敷料清洁、干燥。脑室外引流及负压引流期间，保持引流通畅，如果引流出鲜红色液体或引流量明显增多，应立即通知医生。

（5）癫痫护理：研究显示，30%～50%的开放性颅脑损伤患者在伤后会出现癫痫。护士需密切观察抽搐发作时间、持续时间、间歇时间、发作频率、抽搐起始部位、眼球偏向何方、瞳孔大小及发作时意识是否丧失，肢体活动情况、生命体征及有无大小便失禁、呕吐、头痛和高热等伴随症状。遵医嘱使用脱水剂及抗癫痫药，做好相应宣教。

（6）脑脊液漏护理：开放性颅脑损伤较闭合性颅脑损伤更易引起伤后脑脊液漏。伤后脑脊液漏是引起颅内感染的重要原因。对于脑脊液漏的患者应取平卧位、患侧卧位或抬高床头 30°～60°，禁止健侧卧位，以防逆行感染。对于有腰大池引流的患者，应做好引流管的护理，妥善固定，遵循无菌原则，观察引流管是否通畅以及引流液的颜色、性质、量及敷料情况等。

（7）预防感染：观察患者的体温波动情况，及时了解患者的脑脊液及血常规的指标，严格无菌操作，加强营养支持治疗，增强患者抵抗力，预防呼吸机相关性肺炎，鼓励咳嗽、咳痰，对于无法自主咳嗽、咳痰的患者，应予以翻身、叩背，及时吸出呼吸道分泌物。

（8）高热护理：严密监测患者体温，体温异常时及时通知医生，遵医嘱予以物理降温、药物降温或调整抗生素，留取血培养，做好体温的复测和记录，加强皮肤护理，预防压力性损伤、冻伤及其他并发症的发生。

（9）预防深静脉血栓形成：可使用弹力袜或间歇充气压力泵，必要时遵医嘱使用抗凝药，早期进行床上主动或被动运动。

（10）保持大便通畅，不可用力排便，3 日无大便者遵医嘱用开塞露或缓泻剂。

（11）眼睑闭合不全患者遵医嘱滴眼药水或用眼药膏封眼，避免强光刺激。

（12）功能锻炼：

①卧床时保持肢体功能位，预防足下垂。术后早期进行功能锻炼对颅脑损伤的患者有重要的意义，注意由小关节到大关节，先轻后重，由被动运动到主动运动，由近心端到远心端，先下肢后上肢，循序渐进。早期先在床上锻炼，以后逐渐离床，随后锻炼行走。训练期间需有人在旁边保护。

②失语患者的言语功能康复训练应从最简单的“啊”音开始，然后说出生活中实用的单词，如吃、喝、水、尿等，反复强化训练，一直到能用完整的语句表达需要和想法。

3. 术后健康指导

（1）遵医嘱继续服用抗癫痫、健脑、促进神经功能恢复等药物，不可擅自停药或改变用药剂量。

（2）加强营养，给予高蛋白、高维生素、清淡易消化的食物。

（3）外伤性癫痫者，不能单独外出，不宜登高、骑车、驾车、游泳等。

（4）颅骨缺损者应注意保护缺损区，外出时可戴安全帽，术后 3～6 个月可考虑行颅骨修补术。

（5）继续选择性进行康复训练及门诊理疗。

（6）适当参加社会活动，消除思想顾虑，增加康复信心。

（7）定期复查，如有异常，应及时复诊。

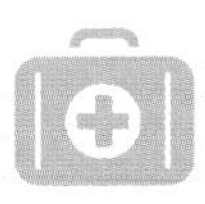

知识拓展

开放性颅脑损伤患者病情危重，病情复杂，容易出现癫痫等并发症。中华医学会神经外科学分会神经创伤专业组和中华医学会创伤学分会颅脑创伤专业组在2017年发布的《颅脑创伤后癫痫防治中国专家共识》中提出了颅脑创伤后癫痫（post-traumatic epilepsy，PTE）预防的相关建议：对于PTE高危患者，推荐使用7天抗癫痫药以预防早期癫痫样发作；对于确诊患者，采取及时有效的规范化抗癫痫药治疗或其他治疗；定期监测患者抗癫痫药的药物浓度和脑电图，减少不良反应。

（汪慧娟）

第九节　颅脑损伤合并多发伤的护理

一、概述

（一）流行病学

根据《2020中国卫生健康统计年鉴》，损伤患者所致病死率居疾病死亡谱第五位。年鉴中全国出院患者颅内损伤及骨折年龄别疾病构成百分比见表2-8。

表2-8　医院出院患者年龄别疾病构成（%）

疾病名称（ICD-10）	5岁以下	5～14岁	15～44岁	45～59岁	60岁及以上
损伤、中毒小计	3.3	4.9	29.6	30.6	31.7
其中：骨折	2.9	6.2	28.0	31.5	31.4
骨和面骨骨折	5.3	9.4	45.3	26.3	13.7
股骨骨折	1.3	1.8	7.8	12.7	76.4
多部位骨折	0.6	2.9	27.4	33.7	35.4
颅内损伤	3.0	5.1	27.0	30.1	34.9

（二）临床表现

1. 意识障碍　进行性意识障碍是颅内血肿的主要症状。

2. 颅内压增高及脑疝表现　患者常有头痛、恶心、剧烈呕吐等，伴有血压升高、呼吸和心率减慢、体温升高。小脑幕切迹疝患者，患侧瞳孔先短暂缩小随后进行性散大，瞳孔对光反射消失，对侧肢体偏瘫进行性加重。如发生枕骨大孔疝，患者早期即发生呼吸骤停。

3. 其他局部表现

因损伤的原因、部位、程度等不同，局部临床表现各异。

（1）疼痛：疼痛程度与损伤程度、部位、性质、范围、炎症反应强弱及患者耐受力等有关。胸部损伤患者主要表现为胸痛，腹部损伤患者的腹痛多呈持续性，如胆汁或胰液漏入腹腔可引起剧烈腹痛和明显腹膜刺激征，肩部放射痛提示肝右叶或左侧脾脏损伤。

（2）肿胀：因局部出血及液体渗出所致，伴有皮肤青紫、淤斑、血肿。

（3）功能障碍：因局部组织结构破坏、疼痛、肿胀或神经系统损伤等原因所致。

（4）伤口和出血：开放性创伤多有伤口和出血，伤口特点因损伤类型的不同而不同，如撕裂伤伤口多不规则。血管损伤的部位和损伤程度不同，出血量和出血形态也不同。动脉血管损伤常呈现喷射性出血。

（5）胸部损伤患者，除疼痛外还表现为呼吸困难、咯血。

（6）腹部损伤患者，轻者无明显症状和体征，重者出现休克甚至处于濒死状态。腹部实质性脏器损伤的临床表现以内出血为主，患者表现为面色苍白、脉率加快，严重时脉搏微弱、血压不稳、尿量减少，甚至出现出血性休克。空腔脏器以腹膜炎为主要临床表现。

（7）骨折患者会出现特有体征，包括畸形、反常活动、骨擦音或骨擦感。关节脱位患者会出现畸形、弹性固定、关节盂空虚三个特有体征。

4. 其他全身表现

（1）体温升高：一般不超过 38.5 ℃。如并发感染，患者常有高热，颅脑损伤致中枢性高热患者体温可高达 40 ℃。

（2）全身炎症反应综合征：炎症介质、疼痛、精神紧张和血容量减少可引起体温、心血管、呼吸和血细胞等方面的异常。表现为体温＞38 ℃或＜36 ℃，心率＞90 次/分，呼吸＞20 次/分，血白细胞计数＞12×10^9/L 或＜4×10^9/L 等。

（三）辅助检查

（1）实验室检查：血常规可判断失血或感染情况，尿常规可评估有无泌尿系统损伤，血淀粉酶和尿淀粉酶可评估有无胰腺损伤。肝肾功能及电解质有助于了解患者有无电解质紊乱、酸碱平衡失调以及肝肾功能损伤。

（2）影像学检查：X 线检查可评估有无四肢骨折、关节脱位，亦可了解胸腹腔损伤患者有无发生积液、积气等。超声、CT 和 MRI 检查有助于评估实质性组织、器官损伤，以及脊髓、颅底等损伤。磁共振胰胆管造影有利于诊断胆道损伤。

（3）诊断性穿刺检查：胸腔穿刺可明确胸部损伤患者是否有血胸、气胸；心包穿刺可评估患者是否有心包积液和积血；腹腔穿刺可明确腹部损伤患者是否有内脏破裂、出血；怀疑尿道或膀胱损伤时可留置导尿管或灌洗。

（4）置管检查：留置中心静脉导管可测量中心静脉压，辅助判断血容量、心功能。

（四）治疗原则

（1）急救处理：首先处理对生命威胁最大的损伤，积极进行心肺复苏，维持有效的循环和呼吸功能，伤口及时止血、包扎及固定等。

（2）非手术治疗：包括维持呼吸和循环功能、镇静止痛、预防感染、止血、抗休克及对症支持等治疗。根据胸部损伤的部位、范围和性质，给予封闭伤口、胸腔闭式引流等处理。腹腔损伤患者，在诊断未明前，禁食、禁饮、禁灌肠，疑似有空腔脏器损伤者早期行胃肠减压。四肢及骨盆骨折或脱位患者，及时进行复位、固定。颅脑损伤患者，严密观察病情，采用脱水等非手术治疗，减轻脑水肿。治疗期间一旦出现颅内压进行性升高、局灶性脑损伤、脑疝早期症状，应紧急手术治疗。

（3）手术治疗：胸部损伤患者急需行剖胸探查术。腹腔损伤患者，应立即手术治疗，全面探查，彻底清创、止血，修复受损脏器。四肢及骨盆骨折患者进行复位、固定，修复断裂组织，进行早期锻炼。颅脑损伤患者可行去骨瓣减压术、颅骨钻孔引流术、血肿清除术。

二、护理

（一）术前护理

1. 术前护理评估

（1）评估患者健康史及受伤史：包括吸烟饮酒史、慢性病病史、过敏史、用药史，以及受伤的时间、地点、部位，致伤源的性质及暴力的方向和强度等。

(2) 评估患者循环功能:评估患者的生命体征、伤口及出血量,评估患者有无咯血、咯血的次数和量。测量中心静脉压。评估患者有无面色苍白、出冷汗、血压不稳、脉搏细速等休克早期症状。

(3) 评估患者神经功能:如意识状态、GCS 评分、瞳孔大小及瞳孔对光反射、肢体功能、言语功能、感觉功能等。

(4) 评估呼吸功能:如呼吸形态,有无反常呼吸运动(连枷胸)、呼吸困难。听诊呼吸音有无减弱或消失。评估患者有无咳嗽、咳痰,痰液的性质和量;评估患者有无发绀。

(5) 评估腹痛的性质,有无腹膜刺激征、肠鸣音减弱或消失等。

(6) 评估肢体活动及关节活动范围,有无骨折局部特有体征和一般表现;评估患者有无脊柱受损。

(7) 评估皮肤:有无撕裂伤、擦伤、淤斑、血肿。勿遗漏头皮、腋窝皱襞、会阴以及肥胖患者的腹部褶皱等部位。烧伤患者评估烧伤面积、渗出等,检查手部、肢体和胸部等相对坚硬的焦痂下方是否出现水肿和组织压力增加。

(8) 评估患者血常规、肝肾功能、电解质及凝血功能等指标。

(9) 评估患者及家属的心理承受能力及心理状态,如恐惧、焦虑、紧张等。

2. 术前护理措施

(1) 急救护理:心跳、呼吸骤停患者立即给予心肺复苏。有效止血,避免发生失血性休克。

(2) 病情观察:观察患者意识状态、瞳孔变化,以及生命体征、神经系统体征及尿量。早期发现脑疝、休克及骨筋膜室综合征等,及时通知医生处理。

(3) 保持呼吸道通畅:清除口、鼻腔分泌物,保持呼吸道通畅。禁用抑制呼吸的药物,如吗啡。

(4) 维持有效循环血量:密切监测患者生命体征、意识状态以及中心静脉压。有效止血后,迅速建立静脉通路,给予输液、输血或应用血管活性药物,维持循环系统的稳定。

(5) 避免颅内压骤升:降颅内压治疗,勿用力排大便、咳嗽、擤鼻涕等,避免情绪剧烈波动,维持血压稳定,避免颅内压骤然升降导致颅内积气、脑脊液逆流,甚至脑疝。

(6) 伤口护理:软组织损伤患者,抬高或平放受伤肢体,24 小时内给予局部冷敷和加压包扎,受伤 24 小时后改用热敷、药物外敷等。密切观察皮下出血及血肿变化。插入颅腔的致伤物不可贸然拔出,以免颅内大出血。

(7) 并发症观察与护理:观察受伤部位的出血、疼痛、伤口修复情况。肢体损伤严重者,定时测量肢体周径,注意末梢循环、肤色和温度,早期发现挤压综合征,及时通知医生予以妥善处理。观察并记录脑脊液漏情况,评估患者有无剧烈头痛、眩晕、呕吐、反应迟钝、脉搏细弱、血压偏低等颅内低压症状。颅脑损伤患者,观察其有无脑疝、外伤性癫痫等并发症。昏迷患者,观察其有无压力性损伤、尿路感染、暴露性角膜炎等。

(8) 镇痛和镇静:遵医嘱予以适当的镇静和镇痛,镇痛和镇静期间实时监测给药效果。

(9) 预防感染:遵循无菌原则,遵医嘱正确使用抗生素,预防感染。

(10) 加强营养:及时、有效地补充能量和蛋白质,以减少机体损耗。腹部损伤患者在诊断未明前,禁食、禁饮、禁灌肠。昏迷患者,可通过鼻胃管或鼻肠管给予营养。患者肌张力增高或癫痫发作时,警惕肠内营养液反流导致的误吸。

(11) 开放性损伤患者遵医嘱使用破伤风抗毒素。

(12) 完善术前准备。

3. 术前健康指导

(1) 普及安全知识,提高安全防护意识,避免受伤。

(2) 保证充足睡眠,避免过度用脑和劳累。

(3) 加强营养,多食高蛋白、高热量、富含膳食纤维的食物。腹部损伤患者在诊断未明前,禁食、禁饮。

(4) 心理指导。指导患者放松心情,缓解焦虑或恐惧的情绪。

（二）术后护理

1. 术后护理评估

（1）评估患者生命体征、意识状态、GCS评分、瞳孔大小及瞳孔对光反射等。

（2）评估患者功能恢复情况，包括肢体功能、言语功能等。

（3）评估患者循环功能和呼吸功能是否稳定。

（4）评估患者是否出现术后相关并发症。对于骨折患者，评估牵引、固定是否有效，有无发生骨折晚期并发症，有无活动障碍引起的并发症。

（5）评估伤口渗出情况，评估引流管是否通畅，以及引流液的颜色、性质、量。

2. 术后护理措施

（1）病情观察：密切观察患者生命体征、尿量、意识状态、GCS评分、瞳孔大小及瞳孔对光反射等，功能恢复情况，有无出现并发症。①四肢及骨盆损伤患者术后，观察患肢血液循环情况、肢体活动度及有无疼痛，如末梢循环充盈不足立即通知医生处理。②脊柱损伤患者术后，观察有无头痛，以及评估四肢及躯干的感觉、运动及神经反射功能。③胸部损伤患者术后，密切观察呼吸频率和节律。④腹部损伤患者术后，观察胸腹带松紧度是否影响腹式呼吸，观察有无腹痛、腹胀及腹膜刺激征等。

（2）保持呼吸道通畅：人工气道及机械通气患者，观察患者呼吸的频次、节律、血氧饱和度等，早期发现患者呼吸困难、呼吸机抵抗等的征象，及时判断呼吸机报警的原因并妥善处理。

（3）继续实施术前降低颅内压的护理措施。

（4）血流动力学监测：监测血压、脉搏、呼吸等，危重患者可监测中心静脉压，如有活动性出血的征象应及时通知医生处理。

（5）伤口护理和引流管护理：观察伤口有无渗血、渗液，如有渗出及时通知医生予以换药。妥善固定引流管，如胸腔闭式引流时，严格执行无菌技术，保持引流通畅，观察并记录引流液的颜色、性质和量，警惕再出血。

3. 术后并发症的预防和处理

（1）压力性损伤：可通过体位变换与早期运动、使用交替式减压空气床垫或床罩等进行预防。如发生压力性损伤，可进行减压、清创、换药等，促进伤口愈合。

（2）肺部感染：长期卧床患者，肺部感染发生概率增加，此外开放性胸部损伤患者易发生肺部感染。密切观察体温变化及痰液性质，如出现畏寒、高热、咳脓痰等感染征象，及时通知医生处理。鼓励患者进行深慢呼吸，协助翻身、叩背，必要时进行胸部物理治疗。进行肺部听诊，根据呼吸音及患者血氧饱和度情况，适当给予吸痰。鼻饲前确定胃管在胃内，必要时监测胃残余量。如有胃潴留，暂缓进食，避免误吸。

（3）腹腔受损器官再出血：禁止随意搬动患者，以免诱发或加重出血。严密观察患者病情变化，如患者腹痛加剧、腹腔引流管引流出鲜红色血液等，常提示有活动性出血，及时通知医生处理，建立静脉通路快速扩容，并做好急诊手术的准备。

（4）腹腔脓肿：盆腔脓肿较小或未形成时，可保留灌肠（40～43 ℃水温）或采用物理透热等疗法，预防脓肿发生或变大。

（5）下肢深静脉血栓形成：根据患者下肢深静脉血栓形成的风险评估，合理采取预防措施。高危患者，遵医嘱使用联合治疗方案（加压和抗凝药）。使用渐进式弹力袜可有效预防术后患者下肢深静脉血栓形成，若无特殊禁忌证，所有有下肢深静脉血栓形成风险的患者均应使用，鼓励及协助患者进行早期运动及肢体功能锻炼。

（6）创伤后应激障碍（post-traumatic stress disorder，PTSD）：灾害事件导致的颅脑损伤合并多发伤患者，应警惕PTSD。目前尚无措施可预防PTSD。如发生PTSD，建议多学科团队参与，开展压力管理、长期暴露、聚焦创伤等认知行为疗法。

（7）其他：骨折后行牵引治疗者，由于牵引针、弓的脱落，牵引针眼感染，关节僵硬等易发生血管和神经损伤。石膏固定患者易发生骨筋膜室综合征、石膏管型综合征等。应观察牵引是否有效，牵引处皮肤有无红肿，为防止牵引针眼感染可使用碘仿纱条遮盖。石膏固定患者患肢末梢应高于心脏水平，严密观察末梢循环情况，如末梢苍白、厥冷、发绀、肿胀、麻木、感觉减退等，应及时通知医生处理。伤后72小时，骨筋膜室综合征患者易出现剧烈疼痛且呈进行性加重、皮肤略红、皮温稍高、肿胀，如出现立即通知医生，协助进行骨筋膜室综合征封闭式负压引流。

4. 术后健康指导

(1) 康复指导：伤后恢复期加强锻炼，包括言语、运动、记忆力训练等。指导有效咳嗽、咳痰，告知患者咳嗽、咳痰的意义以及腹式呼吸的意义。促进机体恢复，防止肌肉萎缩、关节僵硬、肺部感染、下肢深静脉血栓形成等并发症的发生。神经功能缺损者在坚持功能锻炼的同时，可进行辅助治疗，如高压氧治疗、针灸、理疗等。

(2) 控制外伤性癫痫：遵医嘱服用抗癫痫药，逐步减量。避免单独外出、登高、游泳等，以防发生意外。

(3) 伤口指导：避免搔抓伤口，可使用75%酒精或络合碘消毒伤口周围。

(4) 安全指导：颅骨缺损患者注意保护骨窗局部，外出佩戴防护帽。骨折及其他活动障碍患者的生活环境中避免出现障碍物，指导患者使用步行辅助器械。

(5) 复诊指导：遵医嘱随诊。如原有症状加重、头痛、呕吐、不明原因发热，手术部位发红、渗液、积液等，及时就诊。颅骨缺损患者，无禁忌证3～6个月可行颅骨修补术。

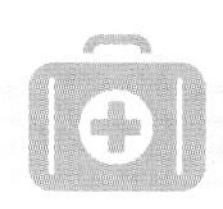

知识拓展

2019年世界急诊外科医生协会颁布成人多发伤合并严重TBI患者24小时内监测和管理的共识指南。建议在危及生命的出血或急诊神经外科手术治疗期间，保持收缩压>100 mmHg或平均动脉压>80 mmHg。在出血控制困难的情况下，可以耐受较低的收缩压和平均动脉压，但应在尽可能短的时间内。建议动脉血氧分压(PaO_2)维持在60～100 mmHg，二氧化碳分压($PaCO_2$)维持在35～40 mmHg。在监测颅内压时，建议脑灌注压(cerebral perfusion pressure，CPP)≥60 mmHg，根据患者的神经监测数据和大脑自我调节状态进行调整。

(陈红　金煜峰　任学芳)

参考文献

[1] 蔡卫新，贾金秀. 神经外科护理学[M]. 北京：人民卫生出版社，2019.
[2] 陈茂君，段丽娟，李莉. 神经外科护理难点突破[M]. 成都：四川大学出版社，2020.
[3] 单香兰. 循证护理在颅脑损伤顽固性呃逆中的应用[J]. 中国实用医药，2018，13(15)：180-181.
[4] 丁淑贞，于桂花. 神经外科临床护理[M]. 北京：中国协和医科大学出版社，2016.
[5] 高莹，许睿. 硬膜外血肿术后的护理干预探究[J]. 中国医药指南，2019，17(10)：241-242.
[6] 国家卫生健康委员会. 2020中国卫生健康统计年鉴[M]. 北京：中国协和医科大学出版社，2020.
[7] 韩敏，杜勇健，杨光诚. 对重症颅脑创伤镇静镇痛的认识[J]. 中华神经创伤外科电子杂志，2018，4(1)：42-45.
[8] 蒋红，任学芳，黄莺. 神经科临床护理案例精选[M]. 上海：复旦大学出版社，2018.
[9] 郎黎薇. 神经外科亚专科护理[M]. 上海：复旦大学出版社，2016.
[10] 李乐之，路潜. 外科护理学[M]. 5版. 北京：人民卫生出版社，2012.
[11] 中华医学会神经外科学分会神经创伤专业组，中华医学会创伤学分会颅脑创伤专业组. 颅脑创伤

后癫痫防治中国专家共识[J]. 中华神经外科杂志,2017,33(7):652-654.

[12] 李文峰,李今丹,付丽莉. 重症脑干损伤急救期的护理[J]. 中国医药指南,2014(28):348-349.

[13] 李知阳,吴祥忠,郭桥,等. 介入栓塞治疗复发性慢性硬膜下血肿的研究进展[J]. 中国临床神经外科杂志,2021,26(4):300-302.

[14] 刘佰运. 实用颅脑创伤学[M]. 北京:人民卫生出版社,2016.

[15] 罗鹏,费舟. 开放性颅脑损伤的救治[J]. 国际神经病学神经外科学杂志,2016,43(4):379-382.

[16] 马小军,刘尚禹,潘亚文. 脑膜中动脉栓塞治疗慢性硬膜下血肿的研究进展[J]. 中华神经外科杂志,2019,35(9):969-972.

[17] 任琳,任学芳. 中枢性顽固性呃逆的治疗与护理干预进展[J]. 护理学报,2016,23(9):26-29.

[18] 孙美娜. 硬膜外血肿术后患者护理干预的临床效果观察[J]. 中国医药指南,2019,17(24):249-250.

[19] 陶一明,王志明.《外科手术部位感染的预防指南(2017)》更新解读[J]. 中国普通外科杂志,2017,26(7):821-824.

[20] 王恒禄,王超,李珍珠,等. 介入栓塞治疗慢性硬膜下血肿的研究进展[J]. 中华神经医学杂志,2020,19(5):528-531.

[21] 谢思宁,吴震. 神经源性肺水肿的研究现状[J]. 临床神经外科杂志,2018,15(2):158-159.

[22] 闫静,李育苏. 重型颅脑损伤患者目标温度管理的研究进展[J]. 中华现代护理杂志,2019,25(8):1054-1056.

[23] 杨龙飞,宋冰,倪翠萍,等. 2019版《压力性损伤的预防和治疗:临床实践指南》更新解读[J]. 中国护理管理,2020,20(12):1849-1854.

[24] 赵继宗. 神经外科学[M]. 4版. 北京:人民卫生出版社,2019.

[25] 赵彦标,高超,王宏昭. 血糖与重型颅脑损伤患者预后相关性的研究进展[J]. 解放军预防医学杂志,2019,37(4):191-192.

[26] 中国康复医学会康复护理专业委员会. 颅脑创伤临床康复护理策略专家共识[J]. 护理学杂志,2016,31(18):1-6.

[27] 中华医学会神经外科学分会,中国神经外科重症管理协作组. 中国神经外科重症管理专家共识(2020版)[J]. 中华医学杂志,2020,100(19):1443-1458.

[28] 中华医学会创伤学分会神经创伤专业学组. 颅脑创伤患者肠内营养管理流程中国专家共识(2019)[J]. 中华创伤杂志,2019,35(3):193-198.

[29] 中华医学会创伤学分会神经损伤专业组. 创伤性脑损伤患者气道雾化吸入治疗中国专家共识[J]. 中华创伤杂志,2020,36(6):481-485.

[30] 周良辅. 现代神经外科学[M]. 2版. 上海:复旦大学出版社,2015.

[31] Gravesteijn B Y, Sewalt C A, Stocchetti N, et al. Prehospital management of traumatic brain injury across Europe: a CENTER-TBI study[J]. Prehosp Emerg Care, 2021, 25(5): 629-643.

[32] Hinkelbein J, Lamperti M, Akeson J, et al. European Society of Anaesthesiology and European Board of Anaesthesiology guidelines for procedural sedation and analgesia in adults[J]. Eur J Anaesthesiol, 2018, 35(1): 6-24.

[33] Hoogmartens O, Heselmans A, Vande Velde S, et al. Evidence-based prehospital management of severe traumatic brain injury: a comparative analysis of current clinical practice guidelines[J]. Prehosp Emerg Care, 2014, 18(2): 265-273.

[34] Katzman M A, Bleau P, Blier P, et al. Canadian clinical practice guidelines for the management of anxiety, posttraumatic stress and obsessive-compulsive disorders[J]. BMC Psychiatry, 2014, 14(Suppl 1): 1-83.

[35] Kazim S F, Shamim M S, Tahir M Z, et al. Management of penetrating brain injury[J]. J Emerg Trauma Shock, 2011, 4(3): 395-402.

[36] Loggini A, Vasenina V I, Mansour A, et al. Management of civilians with penetrating brain injury: a systematic review[J]. J Crit Car, 2020, 56: 159-166.

[37] Meena U S, Gupta A, Sinha V D. Prehospital care in traumatic brain injury: factors affecting patient's outcome[J]. Asian Journal of Neurosurgery, 2018, 13(3): 636-639.

[38] Mikhael M, Frost E, Cristancho M. Perioperative care for pediatric patients with penetrating brain injury: a review[J]. J Neurosurg Anesthesiol, 2018, 30(4): 290-298.

[39] Picetti E, Rossi S, Abu-Zidan F M, et al. WSES consensus conference guidelines: monitoring and management of severe adult traumatic brain injury patients with polytrauma in the first 24 hours [J]. World J Emerg Surg, 2019, 14: 53.

第三章　颅脑肿瘤的护理

第一节　颅内肿瘤的概述

颅内肿瘤是指发生于颅腔内的肿瘤性病变，既有神经系统肿瘤，也有非神经系统肿瘤。颅内发生的表皮样囊肿、皮样囊肿或类肿瘤病变，虽不属于真性肿瘤，但传统上也在颅内肿瘤章节中讲述。颅内组织起源的肿瘤称为原发性颅内肿瘤；从身体远隔部位转移或由邻近部位延伸生长至颅内的肿瘤称为继发性颅内肿瘤。根据生物行为学的不同，颅内肿瘤又分为良性颅内肿瘤和恶性颅内肿瘤。

一、流行病学

原发性中枢神经系统恶性肿瘤既影响成人，也影响儿童；绝大多数（>90%）发生在大脑，其余发生在脑膜、脊髓和颅神经。2016 年《五大洲癌症发病率》指出，全球原发性中枢神经系统恶性肿瘤年龄标准化发病率为 4.63/10 万人，年龄标准化死亡率为 3.24/10 万人。新发病例数与死亡数量较多的 3 个国家分别是中国、美国和印度。原发性中枢神经系统恶性肿瘤占全身各部位肿瘤的 1.4%，在恶性肿瘤导致死亡中占 2.4%。

2020 年《中国肿瘤登记年报》报告，原发性中枢神经系统恶性肿瘤占全身恶性肿瘤的 2.7% ，居第 9 位；中国人口标准化发病率为 7.72/10 万人口，在全身恶性肿瘤造成的死亡中，原发性中枢神经系统恶性肿瘤排在第 8 位。

颅内肿瘤男性患者多于女性患者，男女之比为 1.89∶1。某些颅内肿瘤以女性多见，如脑膜瘤、垂体腺瘤。从病种构成来看，神经上皮组织肿瘤最常见，其次为脑膜瘤、垂体腺瘤、施万细胞瘤、神经纤维瘤、先天性肿瘤、转移性肿瘤。小儿颅内肿瘤以星形细胞瘤、髓母细胞瘤、室管膜瘤、颅咽管瘤多见；青年人以室管膜瘤、垂体腺瘤、颅咽管瘤等多见；中年人以星形细胞瘤、脑膜瘤、施万细胞瘤多见；老年人则以胶质母细胞瘤、转移瘤多见。成人颅内肿瘤中，幕上肿瘤约占 71%，幕下肿瘤约占 29% ；而儿童以幕下及中线部位肿瘤多见，其中髓母细胞瘤为最常见的儿童幕下恶性肿瘤。

据美国脑肿瘤登记资料，2004—2008 年原发性中枢神经系统肿瘤构成比中，神经上皮肿瘤为 31.9%，脑膜瘤为 34.7% ，垂体瘤为 13.5%，神经鞘肿瘤为 8.5%，淋巴瘤为 2.3%，颅咽管瘤为 0.9%，生殖细胞瘤为 0.5%；在胶质细胞肿瘤发病的构成比中，胶质母细胞瘤占 53.9%，胶质母细胞瘤及其他星形细胞瘤约占全部胶质细胞肿瘤的 3/4。在原发性中枢神经系统肿瘤中，43%的病例为男性，57%为女性；肿瘤的年龄别率随年龄的增长而持续增高，75～84 岁达到高峰。对于这些流行病学变化，我们进行如下分析：脑膜瘤跃居发病率首位的原因可能与非侵袭性影像诊断技术的广泛应用促进了亚临床病灶的发现有关；脑膜瘤的发病率升高提高了女性颅内肿瘤的患病比例；人类寿命延长及医学诊疗水平的提高推动了年龄别率的持续增高；当然，也并不完全排除有新的致病因素出现。中国的肿瘤登记工作经过 40 余年的摸索已取得进步，但仍与社会经济发展水平不相适应。

二、WHO 分级

在 WHO 中枢神经系统肿瘤分类中，用 WHOⅠ～Ⅳ级来表示中枢神经系统肿瘤的生物学行为和肿瘤恶性程度。

WHOⅠ级为增殖能力低，手术可能治愈的肿瘤。

WHOⅡ级为浸润肿瘤，增殖活性虽低，但常复发，并具有进展为更高级别肿瘤的倾向，如低级别浸润性星形细胞瘤可以转化为间变性星形细胞瘤和胶质母细胞瘤，类似的转化也存在于少突胶质细胞瘤和少突星形细胞瘤中。

WHO Ⅲ级肿瘤具有恶性肿瘤的组织学证据，包括细胞核间变、有丝分裂活跃，多数 WHO Ⅲ级肿瘤患者需接受辅助性放射治疗(简称放疗)和(或)化疗。

WHO Ⅳ级肿瘤具有恶性细胞学表现，有丝分裂活跃，有坏死倾向，肿瘤术前及术后进展快，具有致死性临床结局，如胶质母细胞瘤、多数胚胎性肿瘤及肉瘤。向周围组织广泛浸润和脑、脊髓播散是一些 WHO Ⅳ级肿瘤的特点。

三、临床表现

颅内肿瘤的临床表现主要包括颅内压增高的症状和体征及局灶性症状和体征。

(一) 颅内压增高的症状和体征

1. 头痛 在50%～60%原发性颅内肿瘤和35%～50%颅内转移瘤患者中，由于颅内高压或肿瘤本身压迫、牵拉颅内痛敏结构，会引起头痛，表现为发作性头痛，清晨或睡眠时重，用力、打喷嚏、咳嗽、低头及排便时加重。头痛部位一般无定位意义，但幕上肿瘤的患者常感觉额颞部疼痛，可能病变侧相对较重；幕下肿瘤患者枕颈部疼痛显著，偶尔出现头顶或眶后疼痛。疼痛程度随着病情的加重而加重。

2. 呕吐 颅内肿瘤导致呕吐的原因如下：颅内高压降低了大脑皮质兴奋性，进而降低了对下丘脑自主神经中枢的抑制作用；颅内高压引起迷路水肿；脑积水牵张或肿瘤直接刺激第四脑室底的呕吐中枢。呕吐常出现于剧烈头痛时，易在早晨发生；颅后窝肿瘤常较早出现呕吐，并可因直接压迫呕吐中枢而呈喷射性。

3. 视乳头水肿和视力减退 视乳头水肿早期往往无视力减退或仅为一过性视力下降。当视乳头水肿持续存在数周或数月以上，可发生继发性视乳头萎缩，视野向心性缩小，甚至失明。中线部位及幕下肿瘤视乳头水肿出现早，幕上良性肿瘤出现较晚。

4. 其他 除上述症状和体征外，还可出现癫痫、头晕、复视、精神症状、意识障碍、猝倒、大小便失禁、前囟膨隆、脉搏徐缓及血压增高等症状。症状常呈进行性加重。当脑肿瘤囊性变或瘤卒中时，可出现急性颅内压增高症状。

(二) 局灶性症状和体征

1. 大脑半球肿瘤

(1) 精神症状：常见于额叶肿瘤，表现为痴呆或者个性改变；颞叶肿瘤主要表现为急躁、攻击性等。

(2) 癫痫发作：额叶肿瘤较易出现，其次为颞叶、顶叶肿瘤。

(3) 感觉障碍：为顶叶肿瘤的特点，表现为两点分辨觉、实体觉及对侧肢体的位置觉障碍。

(4) 运动障碍：表现为肿瘤对侧肢体肌力减弱或呈上运动神经元完全性瘫痪。

(5) 失语症：见于优势大脑半球肿瘤，可分为运动性失语、感觉性失语、混合性失语和命名性失语等。

(6) 视野损害：枕叶及颞叶深部肿瘤因累及视辐射，从而引起对侧同象限性视野缺损或对侧同向性偏盲，但黄斑回避。

(7) 其他：当肿瘤累及岛叶时，可出现胸部、上腹部及内脏绞痛、烧灼感或刺痛，以及流涎、出汗及呼吸心跳改变等自主神经症状，并可为癫痫发作的先兆症状。

2. 鞍区肿瘤 表现为内分泌功能紊乱及视力、视野改变，颅内压增高症状较少见。分泌性垂体腺瘤表现为相应激素分泌过多而致的临床综合征，如催乳素(PRL)分泌过多，女性以停经、泌乳和不孕为主要表现，男性则出现性功能减退；生长激素(GH)分泌过多，在成人表现为肢端肥大症，在儿童和青少年表现为巨人症；促肾上腺皮质激素(ACTH)分泌过多可导致库欣综合征。非分泌性垂体腺瘤或其他蝶鞍区肿瘤可造成垂体功能低下。当肿瘤向蝶鞍上延伸压迫视交叉时，出现视力减退、原发性视神经萎缩及视野缺损。

3. 脑室内肿瘤　早期出现颅内压增高。第三脑室肿瘤可影响视神经、视交叉、下丘脑而引起相应症状；第四脑室肿瘤在变换体位时可由于肿瘤漂移阻塞第四脑室出口，引起颅内压增高。

4. 颅后窝肿瘤

（1）小脑半球肿瘤：以患侧肢体共济失调为主，以及出现爆破性言语、眼球震颤等。

（2）小脑蚓部肿瘤：以躯干性共济失调为主，肿瘤易阻塞第四脑室，早期即出现脑积水及颅内压增高表现。

（3）脑桥小脑角肿瘤：主要表现为眩晕、患侧耳鸣及听力逐渐减退，以后出现面部感觉障碍、周围性面瘫、小脑损害体征。晚期有Ⅸ、Ⅹ、Ⅺ等后组颅神经麻痹及颅内压增高症状。

5. 脑干肿瘤　一侧脑干髓内肿瘤可引起病灶侧颅神经损害及对侧肢体感觉和运动长传导束损害的体征，即交叉性麻痹；肿瘤位于中脑者常引起两眼运动障碍、发作性意识障碍等；脑桥肿瘤常有单侧或双侧展神经麻痹、周围性面瘫、面部感觉障碍，并有对侧或双侧长传导束受损的体征；当肿瘤累及小脑脚时则出现小脑症状；延髓肿瘤可出现声音嘶哑、进食易呛、咽反射消失及双侧长传导束受损的体征；脑干肿瘤可引起不自主发笑、排尿困难和易出汗，尤其多见于脑桥、中脑肿瘤。

6. 松果体区肿瘤　位于中脑导水管附近，易引起脑脊液循环障碍，故颅内压增高出现早，肿瘤向周围扩张压迫四叠体、中脑、小脑及丘脑，从而出现相应局灶性体征，如眼球上视困难等。松果体区肿瘤发生在儿童期可出现性早熟现象。

四、辅助检查

（一）影像学检查

1. 计算机断层扫描(computed tomography，CT)　CT是目前应用最广的无损伤脑成像技术，可以发现位于颅内的肿瘤。目前CT常被当作颅内肿瘤的筛查工具。

2. 磁共振成像(magnetic resonance imaging，MRI)　磁共振成像是目前进行颅内肿瘤诊断较常用的工具。磁共振血管成像（MRA）因可清楚显示颅内血管血流情况，已部分取代数字减影血管造影检查。

3. 数字减影血管造影(digital subtraction angiography，DSA)　DSA可明确肿瘤与重要血管或静脉窦的关系，减少术中出血或者避免损伤重要的血管。

4. 正电子发射断层成像(positron emission tomography，PET)　常用来筛查脑转移癌患者原发病灶或辨别肿瘤复发、放射性损伤。

（二）活检术

立体定向活检术及开放活检术是颅内肿瘤常用的活检技术，要求从不同部位获取多个标本进行一系列活检。应用功能影像指导活检取材，有助于选择肿瘤的典型部位，提高活检诊断的准确性。

（三）其他

1. 腰椎穿刺及脑脊液检查　一般只用于鉴别诊断，对颅内压增高及颅后窝肿瘤患者要慎重。

2. 听觉或视觉诱发电位　根据波幅和波间潜伏期变化辅助诊断前庭神经施万细胞瘤或前视路受压。

3. 常规脑电图、动态脑电图、视频脑电图　主要用于颅内肿瘤所引起的致痫灶的定位及肿瘤周围重要功能区的定位；脑电诱发电位，给予被检查者特定刺激，同时记录其脑相应区的电信号。

4. 实验室检查　用于少部分肿瘤的临床诊断与监测：①甲胎蛋白（AFP）与β-人绒毛膜促性腺激素（β-HCG）是诊断和监测颅内生殖细胞起源肿瘤最具特征性的标志物，但血浆值正常并不能完全排除诊断，检测脑脊液值为临床诊断与监测的标准方法；②放射免疫超微测量法可直接测定垂体和下丘脑分泌的多种激素以及用于垂体功能试验，对垂体腺瘤的早期诊断和疗效评估，以及蝶鞍区肿瘤的鉴别诊断起重要作用。

五、治疗原则

颅内肿瘤的基本治疗原则是以手术治疗为主、以放疗和化疗为辅的综合治疗。近年，在颅内肿瘤患者的诊疗中强调规范化和个体化的临床处理，即不仅要遵循不同颅内肿瘤的诊疗规范，还要根据肿瘤患者各自的临床特点，以及肿瘤本身生物学行为和基因遗传学背景的不同，进行个体化的治疗决策和预后判定。

（一）手术治疗

手术治疗可分为两大类：一类是直接手术切除；另一类是姑息性手术，包括内减压术、外减压术、脑脊液分流术，目的仅为暂时降低颅内压，缓解病情。直接手术切除是颅内肿瘤最基本、最有效的治疗方法。手术治疗的原则是尽可能多地切除肿瘤，同时尽量保护周围脑组织结构与功能的完整性。对于良性颅内肿瘤，手术切除几乎是唯一有效的治疗方法。对于恶性肿瘤，也要最大限度地切除。

（二）放疗

放疗是颅内肿瘤治疗重要的补充，应用范围包括：颅内肿瘤切除术后防止肿瘤复发或右中枢神经系统内播散，以及未能全切的肿瘤；脑深部或累及重要结构、估计手术不能切除或手术可使原有症状加重的肿瘤。目前包括常规放疗、三维适形放疗、强调放疗、螺旋断层放疗及立体定向放疗。

（三）化疗

传统的化疗主要是应用各类细胞毒性制剂，对多数恶性颅内肿瘤来说，能够延长患者的无进展生存期及总生存期。多数观点认为，联合化疗效果好于单药治疗，尤其是在出现肿瘤耐药时。选择联合化疗方案应当保证药物之间具有协同作用且无交叉毒性。

（四）其他辅助治疗

其他辅助治疗包括分子靶向治疗、免疫治疗、基因治疗、加热治疗、光动力学治疗和中医治疗。

六、护理

（一）术前护理

1. 术前评估

（1）评估肿瘤的部位、性质和大小，确定护理观察重点，做好预见性护理。

（2）评估肌力、感觉功能、视力、视野、听力等，做好安全护理。

（3）评估有无颅内压增高的症状和体征。

（4）既往史：了解患者既往疾病情况、用药情况、有无其他转移症状。

（5）一般情况：了解患者有无吸烟史，评估患者全身营养状况。

（6）结合各项检查结果，了解患者的肺部功能及对手术的耐受程度。

（7）及时和患者沟通，了解患者心理状况。

2. 术前护理措施

（1）症状护理：观察患者有无头痛、意识障碍、肢体乏力、失语、癫痫等症状，并做好安全护理。可抬高床头 15°～30°以缓解头痛，及时清除呕吐物，防止吸入气管，必要时遵医嘱应用止痛、镇吐药物或脱水剂；肢体乏力或偏瘫者给予生活护理，防止坠床及跌倒，预防压力性损伤的发生；眼球不能上视及共济失调者，床头桌上不宜放置暖水瓶或热水杯等，防止患者烫伤。

（2）并发症的预防：

①脑疝：观察患者有无意识障碍或意识障碍加重，或者出现小便失禁、嗜睡、鼾声呼吸等表现，观察瞳孔大小及瞳孔对光反射。遵医嘱按时使用脱水剂，告知患者勿用力排便。

②癫痫：嘱患者按时按量服药，预防癫痫的发生，避免随意停药或更改药物剂量后癫痫的发生。癫痫发作指导：让患者就地迅速躺下，不要垫枕头或者其他物品，移开可能给患者造成伤害的物品；松开患者

衣领，将患者头偏向一侧，使口腔分泌物自行流出，防止口水误入气道引起误吸或窒息，同时托起下颌，防止舌头后坠堵塞气管；在患者四肢抽动时，禁止过度纠正患者扭动的躯体及四肢，以免造成骨折；及时就诊，给予患者氧气吸入，改善缺氧状态。

（3）术前健康宣教：

①吸烟者，术前1～2周戒烟，以减轻对呼吸道的刺激，减少呼吸道分泌物。

②肠道准备：术前一晚或当天早上排便一次，可减轻术后腹胀。

③排尿排便练习：术后需床上大小便者，术前3日开始练习床上大小便，以防术后因习惯改变所致的大小便排出不畅，对于尿失禁患者留置导尿管，并做好护理。

④对有肢体活动障碍、感觉障碍的患者，指导预防压力性损伤、跌倒、烫伤等意外伤害。

⑤心理护理：不适症状可使患者生活自理能力受限，感到痛苦、恐慌；由于缺乏疾病相关知识，手术对生命的威胁等患者易焦虑、缺乏安全感，应耐心细致地与患者沟通，详细介绍疾病预后，鼓励患者树立战胜疾病的信心，使患者安心接受手术，家属积极配合并做好充分准备。

⑥术前告知手术方式、体位、预计入手术室时间，以及返回病房的注意事项等，避免不必要的紧张，加重病情。对术后需进行重症观察的患者，提前告知相关注意事项。

⑦常规术前准备：遵医嘱完成配血、皮试、禁食水、备皮等术前准备。生活方式改变的演练：术后患者需短期卧床，需要护士在进食姿势、身体清洁、如厕方式、预防下肢深静脉血栓形成等方面进行讲解并进行演练，使患者获得初步的感受。

（二）术后护理

1. 术后评估

（1）评估患者生命体征、瞳孔、意识状态、肌力。根据肿瘤特点进行针对性专科评估，如垂体瘤术后评估视力变化等。

（2）评估伤口渗出情况，引流管是否通畅，引流液的颜色、性质、量。

（3）评估患者症状改善情况。

（4）评估患者的生活自理能力、跌倒风险、压力性损伤风险。

（5）在监护室监护期间评估患者有无谵妄。

2. 术后护理措施

（1）全麻术后常规护理：

①掌握手术方式、麻醉方式、术中情况、伤口及引流部位。

②持续24小时心电监护，严密观察患者生命体征、意识状态、瞳孔变化，如有异常及时报告医生。

③伤口及疼痛护理：术后常规在枕部垫干净的治疗巾，避免伤口长期受压；观察伤口敷料及伤口愈合情况，有无血液和脑脊液漏；伤口感染者，协助做好分泌物培养，做好环境管理和手卫生；术后10～14日伤口愈合良好者给予拆线，拆线后仍需注意观察有无脑脊液漏；有效控制疼痛，保证足够的睡眠，禁忌使用吗啡、哌替啶等抑制呼吸的药物。

④保证患者安全，防止坠床，保持环境安静，减少刺激。

⑤饮食：麻醉清醒及恶心、呕吐反应消失后，可根据医嘱给予流质饮食，以后逐渐过渡到普食，指导并鼓励患者摄入高蛋白、高热量、高维生素的食物，以利于伤口愈合及术后康复；昏迷或吞咽困难者，术后给予管饲饮食，暂时不能进食者或摄入量不足者，遵医嘱给予肠外营养，保证患者的营养供给。

⑥活动：术后鼓励清醒患者早期进行床上活动，病情许可者，协助其下床活动，可先扶其坐椅子，床边移步，上卫生间；体力允许者扶其在病区走动；若出现头晕、心悸、出冷汗等应立即停止，以后逐渐增加活动量；对于肢体活动障碍者，在病情许可的情况下，应尽早进行康复功能锻炼，进行被动运动及主动运动。

（2）专科护理：

①体位：血流动力学稳定者抬高床头15°～30°，避免头颈过伸或过屈，头部偏向健侧，减轻患侧伤口压迫。体积较大的肿瘤切除后，因颅腔留有较大空隙，24小时内手术伤口部位应保持在头部上方，以免

脑和脑干突然移位，引起大脑上静脉的断裂出血或脑干功能衰竭。

②气道护理：常规给予吸氧，中枢性呼吸功能障碍者行气管插管或气管切开，保持呼吸道通畅，做好气道湿化，观察呼吸的频率、节律、深度及血氧饱和度。

③病情观察：观察患者生命体征、瞳孔、意识状态。观察言语反应、肢体运动反应。如额叶手术注意观察有无精神症状，颞叶手术注意观察有无癫痫的发生，颅后窝肿瘤注意观察有无呼吸抑制及吞咽障碍等。

(3) 安全护理：额颞部肿瘤术后精神障碍发生率明显高于其他部位，症状多样且严重，持续时间长。术后早期的精神障碍一般与麻醉药物的应用、大脑皮质受到手术刺激、患者的意识状态水平不高等有关；而术后中长期的精神障碍往往与术后的脑水肿、额颞叶皮质功能障碍、继发性脑出血等因素有关。

①额部肿瘤术后患者易出现谵妄、躁狂的表现。

②颞部肿瘤术后患者易出现偏执和幻觉表现，表现为敏感多疑，逐渐发展成妄想。当患者出现躁动、激惹时，容易自行拔出气管插管、各种引流管、输液管、导尿管等，此时宜应用约束带进行约束，但要注意约束带松紧适宜，以能伸进1～2指为宜。同时重视患者情绪波动，观察有无记忆缺损，有无怀疑别人或敌视，有无幻觉和错觉。发现异常后，即使很轻微也要做好记录，加强观察，并尽量避免家属探视造成的刺激，必要时报告医生，以便决定是否应用镇静剂。

③躁动的处理：颅内压增高、术后精神症状、脑缺氧、尿潴留等不适均可造成患者躁动。当患者出现躁动时，护士需判断引起躁动的原因，切忌盲目进行保护性约束处理，以免颅内压增高症状进一步加重。排除不适原因后，再次观察患者的躁动情况。若因疾病原因导致躁动，需与医生进行沟通，给予镇静药物。

(4) 心理护理：术后麻醉反应、伤口疼痛、对预后的担忧，可使患者产生焦虑、无助的心理反应，应理解、同情患者的感受，通过护理减轻患者的焦虑、无助感。

(5) 康复训练：

①对于肢体功能障碍的患者，尽量保持患侧肢体处于功能位置：肩关节稍外展，肘关节微屈，避免关节内收；患肢的手指关节应伸展并屈曲，可将海绵团放置于患者手中；为防止足部下垂，应使踝关节背屈；为防止下肢外旋，应在患肢外侧放沙袋或其他支撑物。偏瘫患者进行瘫痪肢体活动时应循序渐进地进行精细动作的训练，如手指对粗、细、大、小、方、圆等不同规格、不同形状物体的抓握，防止肢体挛缩和畸形。间断进行肢体按摩、被动活动及坐起、站立、步行锻炼等。

②失语患者：许尔失语症刺激疗法是目前应用最广泛的训练方法；另外可应用强制性诱导失语症治疗(constraint-induced aphasia therapy，CIAT)、旋律语调法、代偿手段、基于镜像神经元理论的失语症训练法、脑调控技术等早日开展言语训练。

3. 术后并发症的预防和护理

(1) 颅内出血：密切观察患者的意识状态、瞳孔和生命体征及肢体活动的变化，观察伤口局部有无血肿、渗液、渗血等。若患者出现血压升高、心率减慢、呼吸不规则、一侧瞳孔散大、对侧肢体功能障碍、意识障碍进行性加重等颅内出血的征兆时应及时报告医生。

(2) 伤口感染：监测体温，保持环境整洁，严格无菌操作，做好高热相应护理。

(3) 应激性溃疡：术后常规给予抑制胃酸分泌的药物；密切观察患者有无消化道出血症状，如恶心、呕吐、腹胀等，若呕吐物及大便为咖啡色或鲜血样应立即报告医生；遵医嘱给予止血药物。

(4) 癫痫：遵医嘱服用药物，观察用药效果及不良反应，癫痫发作参考术前护理部分。

(5) 下肢深静脉血栓形成：术后评估下肢深静脉血栓形成风险，给患者使用抗血栓压力带，同时使用气压式血液循环驱动器，指导踝泵运动。观察双下肢尤其是左侧下肢有无肿胀、疼痛，测量腿围，做好记录。

(6) 特殊并发症护理：

①尿崩症：蝶鞍区肿瘤术后要注意记录尿量。

②角膜溃疡与面瘫：听神经瘤患者眼睑闭合不全及面瘫，遵医嘱滴眼药水、涂药膏、戴眼罩，并及早进行康复训练。

③误吸：有后组颅神经损伤者防止因呛食引起误吸，必要时给予鼻饲饮食。

④脑脊液漏：注意观察脑脊液的颜色、性质及量；患者要绝对卧床休息；头部要垫无菌巾，并随时更换；做好宣教；有脑脊液鼻漏者禁止鼻饲、鼻内滴药和鼻腔吸痰等操作，以免引起颅内感染。

⑤顽固性呃逆：可用手指压两侧眶上神经或针刺足三里、内关；也可口服利多卡因，或用胃复安、托烷司琼治疗。

4. 术后健康指导

(1) 自我观察：患者如出现头痛、恶心、喷射性呕吐、吞咽困难、肌力下降、构音障碍等症状加重的现象应及时报告医生，避免延误病情。

(2) 自我照顾：指导带鼻饲管出院患者家属鼻饲的方法以及选择营养丰富、高蛋白、高维生素的鼻饲食物，如牛奶、鸡汤、鱼汤、新鲜的果汁等。

(3) 功能锻炼：指导患者及早开始功能锻炼，如言语训练、肢体功能锻炼等。

(4) 安全指导：功能锻炼期间家属做好安全保护，以防止患者摔倒等意外的发生。如有癫痫发作应教会患者及家属癫痫发作的处理方法。

(5) 放疗护理：术后放疗的患者，一般在出院后 2 周或 1 个月进行。放疗期间定时监测血常规。放疗中出现全身不适、食欲不振等症状，停药后可自行缓解。

(6) 心理指导：出院时首先要祝贺患者疾病得到了很好的治疗且能够顺利出院，同时指导并鼓励患者保持健康的心态，学会利用各种方式调整自己的精神、情绪，积极进行康复锻炼，逐步增强生活自理能力，提高生活质量。

(7) 出院指导：遵医嘱定时服药，不可擅自停药、改药，以免加重原有症状；伤口完全愈合后可以洗头，洗头水温以 40～43 ℃为宜，勿挠抓伤口，若发现伤口有红肿热痛，应及时就诊；遵医嘱术后 3～6 个月到医院进行复查，若有不适随时到医院就诊。

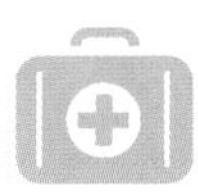

知识拓展

(一) 病理分类发展历程

世界卫生组织(WHO)一直致力于建立一套可以被全球接受和使用的中枢神经系统肿瘤分类和分级系统，并于 1979 年、1993 年、2000 年、2007 年和 2016 年相继发布了五版中枢神经系统(CNS)肿瘤分类。前两版(1979 年、1993 年)仅描述 CNS 肿瘤的组织学；第三版(2000 年)、第四版(2007 年)不仅描述 CNS 肿瘤的组织学，还附加肿瘤临床、分子生物学和分子遗传学等信息，并开始使用国际肿瘤性疾病编码和分级法标识肿瘤；2016 年 5 月发布的第四版(修订)首次推出整合了组织学表型和基因表型的 CNS 肿瘤分类；2021 年 6 月发布的 WHO 中枢神经系统第五版指南试图以尽可能谨慎但渐进的方式在分类中引入新的知识，包括新确认的肿瘤实体、逐步淘汰表面上过时的肿瘤类型以及调整肿瘤分类学结构。

(二) 快速康复外科理念在颅内肿瘤中的应用

快速康复外科理念是一种以循证医学为依据的围手术期优化处理模式，其将手术、营养、麻醉和护理等多领域新观念、新技术与围手术期促康复方法有效结合，目的是减少患者应激反应和并发症，加快康复进程，先由心内科提出，后推广应用。近年来其被用于颅内肿瘤围手术期的护理，可缩短术前术后禁食水时间，降低患者术后并发症发生率，使患者术后能尽早下床，缩短病程，减轻患者的经济负担，有效改善患者的预后。但神经外科目前尚缺乏规范的颅内肿瘤快速康复流程，需要进一步探讨。

(范艳竹　典慧娟)

第二节 大脑半球肿瘤的护理

大脑半球肿瘤包括脑膜瘤、胶质瘤等类型。脑膜瘤一般从脑膜向脑表面生长，并非脑内肿瘤。根据压迫部位不同，可产生不同的临床症状，如压迫额叶可以出现表情淡漠、嗜睡、精神萎靡；压迫中央前回、中央后回可以出现对侧肢体无力、麻木或言语障碍。临床最常见类型为胶质瘤，性质偏向恶性，生长迅速，易侵犯周围组织。

一、病因

大脑半球肿瘤的病因尚不明确。病因可能如下：脑胚胎组织发育异常；遗传因素，近年来认为胶质瘤有遗传倾向；化学因素，近年来认为致癌物甲基亚硝脲、乙基亚硝脲口服或静脉注射都可致胶质瘤；病毒因素，国外一些学者用某些病毒在多种动物身上诱发了胶质瘤，但在人身上未能证实。

二、分类及分型

（1）根据肿瘤生长部位，大脑半球肿瘤可分为额叶肿瘤、颞叶肿瘤、枕叶肿瘤、顶叶肿瘤、岛叶肿瘤。

（2）根据肿瘤的病理性质，大脑半球肿瘤可分为脑膜瘤、神经上皮组织来源的胶质瘤、转移瘤等。

三、临床表现

（一）颅内压增高

主要表现为头痛、呕吐与视乳头水肿“三主征”。头痛主要分为两种，一是急性颅内压增高时突然出现的头痛，二是慢性颅内压增高时出现的头痛，发展比较缓慢，逐渐加重，多为跳痛、胀痛等，用力咳嗽、排便时头痛加重。呕吐多在剧烈头痛的时候出现，一般呈喷射性，和进食没有明显关系，呕吐后头痛可以缓解。颅内压的增高可以导致视网膜静脉扩张，视乳头充血，边缘模糊，生理凹陷消失，静脉淤血严重，严重时视乳头隆起完全消失，使视乳头周边或视网膜上出现片状出血，从而引起视乳头不同程度的水肿。

（二）局灶性症状与体征

大脑半球发生肿瘤的概率最高，中央区肿瘤常引起癫痫发作和运动、感觉障碍；额叶肿瘤主要表现为精神症状；颞叶肿瘤可产生视野缺损和颞叶癫痫；顶叶肿瘤则以感觉障碍为主，出现失用、失语、失写等；枕叶肿瘤可出现对侧同向性偏盲或幻视等。

1. 癫痫 包括大发作和局限性发作。大发作：额叶肿瘤常以癫痫为首发症状，发生率约为33.3%，多伴有意识丧失，头与眼转向病灶的对侧，病灶对侧上下肢抽动，上肢明显，仅少数患者发作至此为止，而多数患者继之发展为全身性大发作。颞叶肿瘤以精神运动性发作和钩回发作多见；顶叶肿瘤以局限性感觉性癫痫的发生率较高。

2. 精神症状 额叶肿瘤所致的精神症状更为突出且出现较早，发生率也较高，尤其是当两侧额叶受损时更为明显。额叶肿瘤的精神症状主要表现为记忆力障碍和人格改变，尤其是近期记忆力的减退明显，而远期记忆力保存。

3. 失语 右侧优势半球的肿瘤侵及左侧额下回后部Broca区时，可致运动性失语。如优势半球的肿瘤损害颞上回41区、42区时，可致感觉性失语；损害颞叶后部时，可致命名性失语，这是诊断颞叶肿瘤最可靠的症状。

4. 视野改变 视野改变常为颞叶肿瘤和枕叶肿瘤的早期症状之一，有定位意义。肿瘤位于颞叶深部时，可出现偏盲。枕叶肿瘤刺激性病灶可引起发作性视野中出现闪光、白点、颜色等视幻觉，或突然发亮后转而失明。

5. 感觉障碍 顶叶肿瘤所致的痛、温觉障碍多不明显，即使出现，也都发生在肢体远端，呈非常轻微的手套或袜子型的感觉障碍。皮层感觉障碍主要表现为病变对侧肢体位置觉、两点分辨觉、触觉定位及图形觉的障碍。

6. 偏瘫或单瘫 顶叶肿瘤患者常出现对侧肢体的偏瘫或单瘫。瘫痪并非顶叶肿瘤本身的症状，是肿瘤向前侵及运动区所致。瘫痪症状出现的同时，可以见到深层反射亢进，但肌张力增高不明显。

四、辅助检查

1. 头颅 CT 头颅 CT 可清晰显示脑室和脑池系统、灰质和白质结构以及病变组织，故对颅内肿瘤有很大的诊断价值。

2. 头颅 MRI 头颅 MRI 对不同神经组织和结构的细微分辨能力远胜于 CT，是有重要价值的神经系统影像学检查手段，在颅内肿瘤诊断中具有不可替代的作用。

3. CT 血管造影(CTA) 某些颅内肿瘤普通头颅 CT 扫描时密度对比不显著，静脉注射造影剂后病变区密度显著增强，如脑膜瘤静脉注射造影剂后病灶密度显著增强。

五、治疗

(一) 药物治疗

1. 脱水剂的应用 如 20%甘露醇、甘油果糖、呋塞米等。20%甘露醇和甘油果糖为渗透性脱水剂，可使血液渗透压增高，从而造成水分由脑组织向血管内转移，达到组织脱水的目的；呋塞米为利尿性脱水剂，可促进水分由体内向体外排泄，使血液浓缩，因而增强从组织间隙吸收水分的能力，达到脱水目的。

2. 激素类药物 地塞米松、甲强龙等。肾上腺皮质激素可调节血-脑屏障、改善脑血管通透性、抑制垂体后叶抗利尿激素的释放、减少储钠和排钾以及促进细胞代谢、增强机体的应激能力等，因而可起到防治脑水肿的作用。

3. 止痛镇静药 可以降低脑组织的代谢率，从而提高颅神经细胞对缺氧的耐受力，改善脑血管及神经细胞膜的通透性，减少脑水肿的发生。

4. 抗癫痫药 苯巴比妥钠、丙戊酸钠、左乙拉西坦等。

(二) 外科治疗

1. 传统开颅手术治疗 一旦明确诊断，应尽早手术治疗。良性肿瘤要尽可能全切除肿瘤，减少后遗症。恶性肿瘤应在尽量保留功能的同时最大范围切除肿瘤。对于淋巴瘤或诊断不明确的占位可行立体定向活检术。

2. 微侵袭神经外科技术 根据病变部位及性质，选取显微外科技术、立体定向技术、神经导航技术以及神经内窥镜技术等微侵袭神经外科技术，以尽可能减少对正常组织的损伤，达到治疗的目的。

3. 立体定向放疗 如伽玛刀、射波刀等。

(三) 放疗及化疗

恶性肿瘤(胶质瘤、转移瘤等)应常规放疗。高度恶性肿瘤可辅以化疗。

六、护理

(一) 术前护理

1. 术前评估

(1) 监测患者血常规及生化指标等。

(2) 评估有无颅内压增高。

(3) 评估患者既往史，有无阳性体征，如运动、认知、感觉障碍，以及失语，视力、视野改变。

(4) 评估患者有无癫痫发作及发作类型、是否有精神症状、服药情况及合作程度。

(5) 评估患者生活自理能力、跌倒风险等，并及时给予帮助。

2. 术前护理措施

(1) 观察患者症状变化，如头痛、意识障碍、肢体乏力、失语、癫痫等。做好个性化指导。

（2）倾听并重视患者不适主诉，必要时报告医生处理；加强术前与患者的沟通，以了解患者心理需求及变化，做好心理护理。

（3）颅内压增高患者应卧床休息，抬高床头15°～30°，翻身等操作时动作宜慢。

（4）肢体运动障碍患者应注意安全，戴预防跌倒安全提示牌。

（5）保持情绪稳定，避免各类不良刺激，避免血压波动。

（6）有精神症状者预防意外伤害发生，及时给予药物处理，并做好交班工作。

（7）做好药物指导，遵医嘱按时给药，服药到口。

（8）患者不能单独外出，如需做特殊检查（如CT、脑电图、超声波及各种造影），可由工作人员或家属陪同前往。

（9）术晨根据手术需要剃光头或部分剃头，注意患者的情绪波动，予以心理安慰。如病情许可，给予适量的镇静药或安眠药，便秘者可用开塞露通便。

（10）生活不能自理者，协助满足其需求。

3. 术前健康指导

（1）术前告知手术方式、体位、预计手术时间及返回监护室的注意事项等，减少不必要的紧张，以免加重病情。

（2）告知患者术后可能出现的不适症状，避免不必要的猜测，增强患者对手术的信心。

（3）术前指导患者进行床上排尿训练，术后做好预防下肢深静脉血栓形成的相关宣教。

（二）术后护理

1. 术后评估

（1）评估患者生命体征、瞳孔、意识状态、疼痛、言语、肢体活动变化。

（2）评估伤口渗出情况，引流管是否通畅，引流量有无突然改变。

（3）评估患者术前症状是否改善或加重以及肌力变化。

（4）评估患者生活自理能力、跌倒风险、压力性损伤风险、窒息和误吸风险等。

2. 术后护理措施

（1）严密观察患者意识状态、瞳孔、生命体征以及精神、言语、运动、感觉、视力、视野的变化，发现异常及时通知医生处理。

（2）观察患者头痛的性质、程度、持续时间，有无恶心、呕吐等颅内压增高的症状，遵医嘱按时给予脱水剂，术后病情允许时抬高床头30°，以利于减轻脑水肿及术后头痛。

（3）及时查看化验结果及其他异常检查结果，及时报告医生给予处理。关注患者营养状况，及时做好饮食的调整。

（4）防止跌倒、坠床，防止烫伤，防止管道滑脱，防止压力性损伤，防止下肢深静脉血栓形成等，使用床头提示卡予以警示，佩戴预防跌倒安全提示牌。

（5）有癫痫病史的患者注意观察癫痫发作的先兆症状，遵医嘱按时按量给予抗癫痫药，并做好癫痫相关宣教，避免癫痫诱发因素，如声光刺激等。

（6）观察患者有无失语及失语的类型、程度，生命体征平稳后早期进行言语训练，如进行一对一口腔操、发音练习、听音乐等。

（7）对有精神症状、幻听、幻视的患者，加强巡视，家属告知到位，必要时给予保护性约束及贴膜保护皮肤。

（8）对运动障碍患者，观察并记录肌力变化，注意皮肤保护，加强康复宣教，教会患者及家属锻炼的具体方法，及早进行康复训练。

（9）对疑有精神症状者进行谵妄评分，必要时遵医嘱应用药物治疗。

3. 术后并发症的预防和护理

（1）颅内出血：注意观察患者意识状态及生命体征变化，观察伤口敷料以及引流量有无突然改变。

注意倾听患者的主诉，如有无剧烈头痛。保持大便通畅，避免颅内压增高的因素。

（2）癫痫：遵医嘱按时给予患者抗癫痫药，观察药物不良反应。

（3）伤口感染：关注患者伤口，如发现红、肿、皮下积液等异常情况及时通知医生，监测体温，保持环境整洁，严格无菌操作，做好高热相应护理。

4. 术后健康指导

（1）额、颞叶肿瘤切除手术后患者多数会出现精神症状，做好家属的安全告知及心理疏导，同时指导家属做好患者安全防护，防止意外发生。

（2）指导患者遵医嘱按时服用抗癫痫药，不可漏服，不可自行减量、停药或改药；普及癫痫疾病知识，学会自我保护。

（3）指导患者摄入营养丰富、清淡、易消化的食物。

（4）指导偏瘫或单瘫患者肢体功能锻炼的具体方法，并给予动作示范，保持患肢功能位。主要包括关节活动训练、肌力训练等。可以对肢体进行按摩、热敷或理疗，治疗时注意保暖。尽早进行康复锻炼，循序渐进，逐渐增加运动量。

（5）对失语患者进行早期干预，如练习口腔操、发音、看图识字等，可采取综合训练，注重口语。因人施法，循序渐进，要适合患者文化水平及兴趣，先易后难，由浅入深，由少到多，逐步增加刺激量，配合心理治疗方式灵活多样。当治疗取得进展时，要及时鼓励患者，使其坚定信心。患者精神身体情况允许时，可适当增加难度。建议患者到专业科室进行专业的康复锻炼，同时做好家庭指导和言语环境调整，使其配合治疗，获得更佳效果。

（6）做好出院后用药指导，对于特殊药物请专业医生进行讲解。

（7）出院后遵医嘱进行下一步治疗，如放疗和化疗，并定期复查。若有不适，及时就诊。

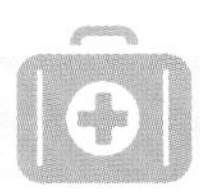

知识拓展

岛叶位于外侧裂的深面，外形似金字塔，覆着岛盖，分别以前环岛沟区分出额眶盖、下环岛沟区分出额顶盖、后环岛沟区分出颞盖。岛叶以岛中央沟为界分为额岛和颞岛两个叶，额岛又分为岛横回、岛附回和三个岛短回。岛叶的功能较复杂，其主要接收人体的生理信号，并对所接收到的信号产生主观感受，促使人体做出相应的反应，从而维持内平衡。岛叶控制内脏运动、内脏感觉、躯体感觉、味觉、自主神经和其他情感，以及心血管功能。其还在维持体内平衡、情绪形成、食欲调控、疼痛感觉的处理、学习记忆等方面发挥重要的作用。Ostrowsky 等通过电刺激岛叶皮质后发现，刺激岛叶后部时可出现躯体感觉反应，刺激前部皮质能引起内脏运动和内脏感觉，提示岛叶后部主要负责躯体感觉，而岛叶前部主要负责内脏运动及内脏感觉。

岛叶肿瘤切除手术后可能会出现暂时的运动障碍、一侧肢体无力等现象。适当地利用病房内的条件进行活动性训练，对患者的早期康复十分重要。如鼓励并指导患者在卧位或半卧位时，从简单的抬腿、抬手动作做起，不断重复，逐渐到精细运动的锻炼，如用勺或筷子吃饭、写字。下肢受累患者的步行训练十分重要（需要有家属保护），步行距离逐渐加长。护理干预过程中要求掌握患者肌力评价的方法，关注其肌力的恢复过程。

术后可以利用波士顿言语诊断分级表评估患者的言语功能，对出现失语的患者，在其生命体征平稳后根据评估分级，超早期进行有针对性的言语锻炼，包括言语训练、复述词句、阅读练习、心理干预、延续性护理干预，帮助患者恢复言语功能，鼓励患者之间进行交流。通过言语及肢体康复的训练及干预，最大限度恢复患者社会功能。

（黄娜）

第三节 蝶鞍区肿瘤的护理

蝶鞍区肿瘤是发生在蝶鞍区的肿瘤，可分为鞍内、鞍上、鞍旁、鞍后及鞍下肿瘤，包括垂体腺瘤、颅咽管瘤等。

一、常见蝶鞍区肿瘤

（一）垂体腺瘤

垂体腺瘤是一组主要起源于垂体前叶的肿瘤。临床上有明显症状者约占颅内肿瘤的10%。男性略多于女性，在任何年龄都可以发病，常常会影响患者的生长发育、生育功能、学习和工作能力。临床表现为激素分泌异常、垂体周围组织压迫症候群、垂体卒中和其他垂体前叶功能减退。此组肿瘤以前叶的腺瘤占大多数，来自后叶者少见。据不完全统计，其中催乳素瘤最常见，占50%～55%；其次为生长激素(GH)瘤(占20%～23%)、促肾上腺皮质激素腺瘤(占5%～8%)，促甲状腺激素(TSH)瘤与促性腺激素(FSH、LH)腺瘤较少见。无功能垂体腺瘤占20%～25%。恶性垂体腺瘤很罕见。

1. 病因

(1) 下丘脑调节功能失常。

(2) 垂体细胞自身缺陷学说。

2. 分类

(1) 按肿瘤大小分类：肿瘤的直径<10 mm为微腺瘤，肿瘤直径10～30 mm为大腺瘤，肿瘤直径>30 mm为巨腺瘤。

(2) 按功能分类：①非分泌(无功能)细胞瘤，用常规的方法测定血清激素，浓度不增加。②有分泌功能的垂体腺瘤，激素分泌型肿瘤可以单独发生，也可以是两种以上激素分泌增多的混合性肿瘤，临床表现也有相应的混合症状。

(3) 按细胞嗜色性分类：可分为嗜酸性细胞瘤、嗜碱性细胞瘤和嫌色细胞瘤。

3. 临床表现 垂体腺瘤可有一种或几种垂体激素分泌亢进的临床表现。除此之外，还可能有因肿瘤周围的正常垂体组织受压和被破坏引起的不同程度的腺垂体功能减退的表现，以及肿瘤向鞍外扩展压迫邻近组织结构的表现，这类症状最为多见，往往为患者就医的主要原因。

(1) 激素分泌过多：

①催乳素瘤：女性多见，典型表现为闭经、溢乳、不孕。男性则表现为性欲减退、阳痿、乳腺发育、不育等。

②生长激素瘤：未成年患者可表现为生长过速、巨人症。成年患者表现为肢端肥大。

③促肾上腺皮质激素腺瘤：临床表现为向心性肥胖、满月脸、水牛背、多血质、皮肤紫纹、毳毛增多等。重者闭经、性欲减退、全身乏力，有的患者合并有高血压、糖尿病、骨质疏松、骨折等。

④促甲状腺激素瘤：少见，垂体促甲状腺激素分泌过盛，引起甲亢症状。

⑤促性腺激素腺瘤：非常少见，有性功能减退、闭经、不育、精子数目减少等症状。

(2) 激素分泌减少：某种激素分泌过多干扰了其他激素的分泌，或肿瘤压迫正常垂体组织而使激素分泌减少，表现为继发性性腺功能减退(最为常见)、甲状腺功能减退(次之)、肾上腺皮质功能减退。

(3) 垂体周围组织压迫症候群：

①头痛。

②视力减退、视野缺损。

③海绵窦综合征：肿瘤向侧方发展，压迫第Ⅲ、Ⅳ、Ⅵ对颅神经，引起上睑下垂、眼外肌麻痹和复视。

④下丘脑综合征：肿瘤向上方发展，影响下丘脑功能可导致尿崩症、睡眠异常、体温调节障碍、饮食异常、性格改变。

⑤肿瘤破坏鞍底可导致脑脊液鼻漏。

⑥垂体卒中：起病急骤，剧烈头痛，并迅速出现不同程度的视力减退，严重者可在数小时内双目失明，常伴眼外肌麻痹，可出现意识模糊、定向力障碍、颈项强直甚至突然昏迷。

（二）颅咽管瘤

颅咽管瘤起源于原始口腔外胚层形成的颅咽管残余上皮细胞，占全部颅脑肿瘤的2.5%～4%，是常见的颅内先天性肿瘤。各年龄均可发病，但5～10岁好发，是儿童最常见的鞍区肿瘤。

1. 病因　本病为先天性疾病，生长缓慢。正常胚胎发育时，Rathke囊与原始口腔相连接的细长管道即颅咽管，此管随胚胎发育而逐渐消失。颅咽管瘤可起源于Rathke囊前壁的残余部分、前叶结节部、退化的颅咽管的残存鳞状上皮细胞。因此颅咽管瘤可发生于咽部、蝶窦、鞍内、鞍上及第三脑室，有的可侵入颅后窝。

2. 分类

(1) 根据肿瘤组织形态：可分为牙釉质型和鳞形乳头型两种。

(2) 根据肿瘤位置：大多数颅咽管瘤起源于颅咽管靠近漏斗部的残余鳞状上皮细胞，故肿瘤位于鞍上，形成所谓“鞍上型”颅咽管瘤；少数肿瘤起源于中间部的残余细胞，故肿瘤位于鞍内，形成所谓“鞍内型”颅咽管瘤；部分颅咽管瘤在鞍上和鞍内都有，故肿瘤呈哑铃形。

3. 临床表现　大多数颅咽管瘤呈间歇性生长，故总体上看肿瘤生长较慢，其症状发展也较慢；少数颅咽管瘤生长快速，其病情进展亦较快。临床表现主要有以下5个方面。

(1) 颅内压增高症状：颅内压增高症状在儿童多见，较常见的表现为头痛，可轻可重，多于清晨发生，伴有呕吐、耳鸣、眩晕、畏光、视乳头水肿、展神经麻痹等，也可有发热、颜面潮红、出汗等自主神经功能紊乱的表现。头痛多位于眶后，也可为弥漫性并向后颈、背部放射。在儿童骨缝未闭前可见骨缝分开、头围增大，叩击呈破罐声，头皮静脉怒张等。

(2) 视神经受压表现：表现为视力、视野改变及眼底变化等。

(3) 下丘脑症状：颅咽管瘤压迫下丘脑及垂体还可引起多种内分泌代谢紊乱和下丘脑功能障碍。肿瘤破坏视上核或神经垂体，可引起尿崩症，其发生率约为20%；肿瘤侵及下丘脑口渴中枢可引起患者烦渴多饮或口渴感丧失等。

(4) 垂体功能障碍症状：腺垂体功能减退较垂体功能亢进常见，尤以LH/FSH和GH缺乏较多见。儿童患者约50%有生长延迟，约10%的儿童患者出现明显的矮小症伴性发育不全。成年患者GH缺乏的表现不突出，但有性功能减退的在30%以上。

(5) 邻近结构受累症状：肿瘤可向四周生长，如向两侧生长，侵入颞叶，可引起颞叶癫痫。肿瘤向下扩展，侵及脑脚，可产生痉挛性偏瘫，甚至出现去大脑强直状态。

（三）鞍结节脑膜瘤

鞍结节脑膜瘤于1899年由Stewart首次介绍，Cushing等于1929年将其称为“鞍上脑膜瘤”。包括起源于鞍结节、前床突、鞍膈和蝶骨平台的脑膜瘤。因上述解剖结构范围不超过3 cm，临床上对上述区域脑膜瘤习惯统称为鞍结节脑膜瘤。发病率占颅内肿瘤的4%～10%。女性发病较多，男女之比为1∶2.06，可发生于任何年龄，但以30～40岁中年人较多见。

1. 病因　鞍结节脑膜瘤的发生原因尚不清楚。有人认为与内环境改变和基因变异有关，但并非单一因素所致。颅脑损伤、放射性照射、病毒感染等使细胞染色体突变或细胞分裂速度增快可能与鞍结节脑膜瘤的发生有关。分子生物学研究已经证实，鞍结节脑膜瘤最常见的是22对染色体上缺乏一个基因片段。

2. 临床表现

(1) 视力、视野障碍为鞍结节脑膜瘤最常见症状。几乎所有患者都有视力、视野的改变，80%以上的患者为首发症状。视力障碍多为缓慢、进行性减退，可持续数月或数年。

(2) 头痛为早期常见症状。多以额部、颞部、眼眶等间歇性疼痛为主，不剧烈。颅内压增高时，头痛加剧，伴有呕吐，常在晚间和清晨发作。

（3）肿瘤长大后压迫垂体时，也可发生垂体功能减退的症状，如性欲减退、阳痿或闭经；丘脑下部受累时，也可出现多饮、多尿、肥胖及嗜睡等表现。

（4）邻近结构受累影响嗅束时，可引起一侧或两侧嗅觉减退或消失；累及额叶时，可产生嗜睡、记忆力减退、焦虑等精神症状；压迫海绵窦时，可引起动眼神经麻痹及突眼等。

（5）颅内压增高症状。

（6）少数患者以癫痫为主诉就诊，有的患者可出现锥体束征。

（四）其他鞍区肿瘤

1. 原发性空蝶鞍 好发于中年女性，80%的患者为肥胖者，有的患者伴有高血压，有的合并有良性颅内压增高。多数患者常主诉头痛，其部位、程度和间隔时间不一，有的有视力、视野异常，视力减退和视野异常可能没有规律。眼底常有原发性视神经萎缩。伴有良性颅内压增高者可能有视乳头水肿。多数患者没有垂体内分泌功能障碍，如有也较轻微。部分患者合并有脑脊液鼻漏。

2. 视交叉部胶质瘤 占颅内肿瘤的0.2%，占颅内胶质瘤的0.4%，可发生于任何年龄段，但症状多开始于青年，性别差异不大，恶性程度较高。临床表现为视力、视野改变，头痛，内分泌紊乱等。

3. 脊索瘤 少见，多发生在成人。常位于颅底中央部，如斜坡，向鞍区侵犯，有多发颅神经麻痹症状，如头痛，视力减退，双颞侧偏盲，原发性视神经萎缩。没有激素分泌过多症状，X线检查颅底相可见骨质破坏，垂体激素测定多为正常或低下。

二、辅助检查

（一）神经系统影像学检查

1. 头颅CT 尤其是冠状位和骨窗位CT扫描，可同时显示鞍区、鞍旁肿瘤和颅底骨质的特征性变化，以及两者之间的病理影像学关系，可以为肿瘤的定位、定性提供重要的参考依据。头颅CTA可显示肿瘤与动脉之间的关系，而3D-CT则从三维角度描述肿瘤与骨质及血管的毗邻关系。

2. 头颅MRI MRI对于鞍区和鞍旁肿瘤的性质、部位及与邻近的脑组织、神经和血管等解剖结构的描述远胜于CT，对于肿瘤的定位、定性和指导手术入路有重要意义。MRI可以显示颈内动脉及其分支受压移位或侵犯包绕的程度。

3. DSA 术前了解鞍区和鞍旁肿瘤血供、颈内动脉及其分支的病理变化，并可作为鉴别诊断依据的一部分。肿瘤血供异常丰富者，可行术前肿瘤供血动脉栓塞。

4. 视觉诱发电位(VEP)检查 协助判断视路的损害情况。

（二）内分泌检查

所有蝶鞍区肿瘤患者均应行内分泌检查，内分泌检查可提示肿瘤类型、术前需补充的激素种类，并可作为治疗前后对比的基础值。对疑为促肾上腺皮质激素（ACTH）腺瘤的患者，需检测血浆皮质醇、24小时尿游离皮质醇（UFC）以及行地塞米松抑制试验和ACTH刺激试验。地塞米松抑制试验是通过地塞米松对垂体、下丘脑分泌的ACTH和促肾上腺皮质激素释放激素（CRH）的抑制作用，及由此引起肾上腺皮质激素分泌减少的程度，来了解下丘脑-垂体-肾上腺轴功能是否高于正常，其可能的病变在哪个器官。ACTH刺激试验是通过应用ACTH兴奋肾上腺皮质，促使肾上腺皮质释放皮质醇，以测定血或尿中皮质醇的浓度。根据其变化，了解肾上腺储备皮质醇的功能状况，从而诊断某些疾病。

（三）视力及视野检查

使用切线屏、Goldman或Humphrey视野检查法进行正规的视野检查。当垂体瘤压迫视交叉时，典型的视野改变为双颞侧偏盲。

三、治疗

(一) 外科手术治疗

(1) 经蝶入路常为首选入路，创伤小，手术时间短。适用于肿瘤位于鞍内，向下(蝶窦)发展，或向鞍上生长伴鞍膈孔明显扩大，未向蝶鞍两侧发展者，尤其是微腺瘤。

(2) 开颅手术。

(二) 放疗

主要采用立体定向放疗，如伽玛刀治疗。

(三) 药物治疗

(1) 多巴胺受体激动剂：溴隐亭(治疗催乳素瘤)。

(2) 长效拟生长激素类药物：善宁(治疗肢端肥大)。

(3) 5-羟色胺受体拮抗剂：赛庚啶(治疗库欣综合征)。

(4) 可的松抑制剂：美替拉酮、酮康唑、米托坦。

(5) 抑制水肿的药物：糖皮质激素、甲泼尼龙或地塞米松。

四、护理

(一) 术前护理

1. 术前评估

(1) 评估患者意识状态、瞳孔、肌力、辅助检查结果。

(2) 评估患者有无头痛等颅内压增高的表现。

(3) 评估患者有无视力及视野障碍。

(4) 评估患者有无闭经、溢乳、不育、巨人症、面容改变、向心性肥胖、满月脸、饥饿、多食、多汗、畏寒、性欲减退等。

(5) 评估患者有无其他神经和脑损害的表现，如尿崩症、高热、癫痫及嗅觉障碍等。

(6) 评估患者心理及社会支持情况。

(7) 评估患者身体状况，包括年龄、职业、民族、饮食营养、大小便、睡眠、既往史、过敏史、家族史等。

2. 术前护理措施

(1) 开颅手术常规术前准备：遵医嘱完成配血、皮试、禁食水、剃头等术前准备。

(2) 经鼻入路的手术，了解患者鼻腔情况，如鼻腔有无感染、蝶窦炎，鼻中隔手术史等；术前 1 日剃鼻毛，指导患者张口呼吸锻炼。

(3) 视力障碍、视野缺损者，给予生活照顾，防止患者跌倒、坠床的发生，外出时有人陪同以保障患者安全。

(4) 为改善垂体功能，术前常常给予激素治疗，观察激素治疗的效果和患者的反应。

(5) 对于尿崩症患者，护士严格记录患者单位时间内尿量，每小时尿量≥300 mL 时全面评估患者出入量并及时报告医生给予对症处理。

(6) 癫痫患者密切观察有无癫痫发作，并记录癫痫发作的临床表现；遵医嘱按时按量服用抗癫痫药；床边放开口器、牙垫等，防止患者癫痫发作时咬伤舌；拉起床栏，防止患者坠床，做好安全护理，患者癫痫发作时做好急救处理。

(7) 给予患者心理支持。

3. 术前健康指导

(1) 术前告知手术方式、体位、预计入手术室时间及返回监护室的注意事项等，避免不必要的紧张加重病情。

（2）告知视觉障碍患者，注意安全，随时呼叫护士帮助。

（二）术后护理

1. 术后评估

（1）评估患者生命体征、瞳孔、意识状态。

（2）评估伤口渗出情况、引流管是否通畅以及引流量。

（3）评估患者症状改善情况，如视力、视野改善情况。

（4）评估患者生活自理能力、跌倒风险、压力性损伤风险等。

2. 术后护理措施

（1）全麻未醒的患者，去枕平卧，头偏向一侧。意识清醒后，抬高床头15°～30°，以利于颅内静脉回流，如病情许可，鼓励并协助患者离床活动。

（2）观察患者生命体征、瞳孔、意识状态。

（3）观察患者有无水、电解质紊乱，脑脊液漏及视力、视野障碍等并发症。

（4）伤口疼痛的护理：麻醉作用消失后，耐心倾听患者的主诉，安慰和鼓励患者，消除其对疼痛的恐惧；遵医嘱适当应用止痛药，缓解疼痛。

（5）营养：麻醉清醒及恶心、呕吐反应消失后，可根据医嘱给予流质饮食，以后逐渐过渡到软食、普食。

3. 术后并发症的预防和护理

（1）颅内出血：术后24～48小时内易发生颅内出血，患者出现意识障碍、瞳孔及生命体征变化，视物不清、视野缺损等提示有颅内出血的可能，应及时报告医生。

（2）尿崩症：由于手术对垂体后叶及垂体柄的影响，术后一过性尿崩症发生率较高，需监测每小时尿量，在每小时尿量≥300 mL时，全面评估患者出入量，及时报告医生给予对症处理。准确记录出入量，合理经口、静脉补液，观察液体出入量是否平衡以及体重变化，并观察尿色、尿比重、电解质、血浆渗透压等；观察患者是否出现脱水症状，如头痛、恶心、呕吐、胸闷、虚脱、昏迷，一旦发现要及时报告医生给予药物控制、及早补液。尿液大量排出，可造成水、电解质紊乱，临床上每日进行血生化检查，监测电解质的结果并及时给予补充。

（3）水、电解质紊乱的观察和护理：鞍区肿瘤最易发生血钠紊乱。发生低钠血症时，患者常会出现头痛、恶心、呕吐、困倦疲乏、烦躁不安、肌无力或痉挛、癫痫发作，甚至昏迷等一系列表现；高钠血症早期主要表现为口渴和尿量减少，晚期会出现一些精神和神经系统改变，甚至昏迷。血钠、电解质紊乱处理原则如下：①早期高钠血症：主要处理原则包括截流，减少水分的丢失；开源，补充水分摄入。②中期低钠血症：临床上执行“补钠限液”原则，限制水入量(800～1000 mL/d)，补钠、利尿，补充皮质醇替代激素，同时鉴别及排除少数情况下的脑耗盐综合征(CSWS)。③后期交替性血钠异常：应密切观察血电解质的变化，根据血电解质数值动态调整治疗方案。此外，针对水、电解质紊乱应做好以下工作：记录每小时尿量、性质、色泽；密切观察患者意识状态、生命体征；遵医嘱及时监测血生化结果；记录24小时出入量；观察患者皮肤弹性及早期发现脱水体征；禁止摄入高糖食物，以免血糖增高，产生渗透性利尿，使尿量增加。

（4）脑脊液鼻漏：密切观察脑脊液鼻漏的量、颜色、性质，及时报告医生处理；绝对卧床休息，不可堵塞鼻孔，及时使用清洁纸巾擦洗鼻腔外血迹、污垢，防止液体逆流。遵医嘱抬高床头15°～30°。若脑脊液鼻漏经保守处理仍不愈合，需行脑脊液漏修补手术。

（5）垂体功能低下：由于机体不适应激素的变化而引起。患者可出现头晕、恶心、呕吐、血压下降、精神障碍等症状。遵医嘱补充激素进行激素替代治疗，尽量选择在早晨补充激素，使激素水平的波动符合生理周期。

（6）中枢性高热：下丘脑损伤可引起中枢性体温调节异常，患者表现为高热。护士应该严密监测体温，及时采取物理降温或遵医嘱行药物降温。

4. 术后健康指导

（1）心理指导：对有因肿瘤引起形象改变的患者，委婉地告诉患者通过药物治疗、理疗有可能改善症状，鼓励患者正视现实，树立信心。

（2）摄入高蛋白、高维生素、高热量的食物，摄入适量的水果、粗纤维，保持大便通畅，避免用力排便。

（3）准确记录出入量，严格遵医嘱服药，不得擅自停药、减药，遵医嘱调节药物剂量，尤其是激素类药物，避免出现反跳现象。

（4）按时进行康复锻炼，尽快恢复功能，提高生活质量。

（5）如出现原有症状或原有症状加重，及时就诊。

（6）嘱患者术后3～6个月门诊复查。定期随访，行激素水平检查和头部MRI检查。

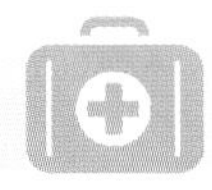

知识拓展

垂体腺瘤为颅内常见的良性肿瘤，多数表现为良性肿瘤的膨胀性生长，大部分肿瘤通过手术或药物即可获得治愈。然而，少部分垂体腺瘤对常规手术、放疗及药物治疗均不敏感，肿瘤继续增大，此部分肿瘤被称为难治性垂体腺瘤。如进一步出现蛛网膜下腔转移或远处转移，即为垂体腺癌。无论是难治性垂体腺瘤还是垂体腺癌，其诊断、治疗均十分困难，肿瘤严重影响患者生活质量，甚至危及生命，预后极差。2018年1月欧洲内分泌学会颁布了《难治性垂体腺瘤和垂体腺癌诊治指南》，旨在为难治性垂体腺瘤和垂体腺癌的诊断、治疗和随访提供规范的临床指导。指南提供了如下的重要建议，包括：①难治性垂体腺瘤和垂体腺癌患者的诊治应该由多学科协作(MDT)小组负责；②肿瘤标本需要进行组织病理学分析，包括垂体激素和增殖标志物，必要时对转录因子进行染色，用于正确的肿瘤分类；③替莫唑胺单药治疗是难治性垂体腺瘤和垂体腺癌的一线治疗方法，3个周期后可进行疗效评价；④对替莫唑胺敏感的患者，建议持续治疗至少6个月。

（赵蕊　陆朋玮）

第四节　下丘脑肿瘤的护理

下丘脑位于丘脑沟以下，形成第三脑室下部的侧壁和底部。下丘脑的重量仅4 g，占全脑的0.3%左右，是自主神经的皮质下最高级中枢，边缘系统、网状结构的重要联系点，垂体内分泌系统的激发处。主要包括乳头体、结节部和视上部。下丘脑是负责内分泌功能的重要脑组织，也是神经-内分泌高级调节中枢，它的变化直接影响垂体及靶器官功能。下丘脑若存在肿瘤势必会导致下丘脑受损，对人的意识状态、肢体、神经功能、内分泌功能有不同程度的影响。下丘脑肿瘤包括下丘脑错构瘤、脑膜瘤、神经胶质瘤、星形细胞瘤等。

一、病因

尚不明确。下丘脑肿瘤可能是由于脑胚胎组织发育异常、遗传因素、化学因素、病毒所致下丘脑功能损伤的一组疾病，主要特点是内分泌功能紊乱与自主神经功能失调。

二、分类及分型

根据肿瘤的病理性质，下丘脑肿瘤可分为以下几类。

(1) 神经元肿瘤:神经节细胞瘤、中枢神经细胞瘤。
(2) 神经胶质肿瘤:星形细胞瘤、少突胶质细胞瘤等。
(3) 神经间质肿瘤:神经鞘瘤、脑膜瘤等。
(4) 其他间质肿瘤:淋巴瘤、生殖细胞瘤、血管和间叶细胞的肿瘤。
(5) 浸润性肿瘤:生殖细胞瘤(如畸胎瘤)、转移瘤等。

三、临床表现

(一) 颅内压增高症状

下丘脑肿瘤患者早期症状多以颅内压增高为主,如头痛及呕吐,严重时出现视力下降。

(二) 肥胖性生殖器退化症

下丘脑内侧核受损时可出现此症状,表现为肥胖、生殖器发育迟缓、第二性征不明显等。

(三) 厌食与消瘦

当腹外侧核饮食中枢受损后,可致厌食和消瘦,严重者呈恶病质,肌肉无力,毛发脱落。重症还可伴发垂体前叶功能减退。

(四) 肥胖

患者由于腹内侧核的饱食中枢失去功能,以致食欲增加而肥胖。肥胖可以是本病突出和唯一的表现,过度肥胖者其体重往往可持续增加,引起这种现象的原因不甚清楚。

(五) 视力、视野的改变

当病变累及视神经、视交叉或视束时可产生视力障碍或视野缺损。

(六) 中枢性体温调节障碍

见于前内侧区和后外侧区功能障碍。低体温较高体温多见,下丘脑性低体温程度多取决于环境湿度的影响,高体温对退热药无效。

(七) 睡眠异常

发作性睡病最为常见,每次发作持续数分钟至数小时不等,难以抗拒。

(八) 水平衡的调节障碍

视上核受损可致尿崩症。如果下丘脑的口渴中枢受累,可引起液体摄入量减少,导致脱水和血清钠、氯的升高,可通过补足液体和抗利尿激素纠正。

(九) 行为异常

下丘脑腹侧核及视前区病变时可产生行为与精神异常,患者多有行为动作减少,甚至终日静坐不动,常伴有定向力障碍、喜怒无常、幻觉等。

四、辅助检查

(一) 头颅 CT

明确颅内病变的部位、大小、范围和数量。CT 表现为低密度,偶可见囊变,肿瘤体积较大影响脑脊液循环者可表现为幕上脑积水。

(二) 头颅 MRI

表现为长 T1、T2 信号,下丘脑肿瘤以低级别胶质瘤为主,故大多数强化不明显。

五、治疗

（一）药物治疗

（1）脱水剂的应用：如20%甘露醇、甘油果糖等。

（2）激素类：地塞米松、甲强龙等。

（3）止痛镇静或冬眠药的应用。

（二）外科治疗

1. 传统开颅手术治疗　一旦明确诊断，应尽早手术治疗。良性肿瘤要尽可能全地切除肿瘤，减少后遗症。恶行肿瘤应在尽量保留功能的同时最大范围切除肿瘤。

2. 微侵袭神经外科技术　根据病变部位及性质，选择显微外科技术、立体定向技术、神经导航技术以及神经内窥镜技术等微侵袭神经外科技术，以尽可能减少对正常组织的损伤，达到治疗的目的。

3. 立体定向放疗　如伽玛刀、射波刀等。

4. 放疗　恶性肿瘤（胶质瘤、转移瘤、松果体生殖细胞瘤等）应常规放疗。

5. 化疗　根据病理性质给予静脉或口服的化疗药物。

六、护理

（一）术前护理

1. 术前评估

（1）心理评估：研究表明，下丘脑与认知、情绪、心理相关，可通过下丘脑-垂体-肾上腺轴来控制患者的精神状态，因此在下丘脑肿瘤患者围手术期，要特别关注患者情绪、心理、认知的变化，警惕抑郁状态的出现。

（2）评估患者有无头痛、呕吐等颅内压增高症状。

（3）评估患者是否出现视力、视野障碍。

（4）评估患者的用药效果及不良反应。

（5）评估患者激素水平、电解质的情况。

（6）评估患者的精神状态及配合程度。

（7）评估患者有无多饮、多尿。

2. 术前护理措施

（1）严密观察患者病情，做好疼痛评分，及时发现颅内压增高症状并报告医生。

（2）加强安全护理，视力、视野障碍患者应特别注意防止跌倒、坠床、烫伤。跌倒风险高的患者佩戴预防跌倒安全提示牌，暖壶、热水杯等物品应放在远离患者的地方。

（3）关注患者心理变化，进行针对性的心理疏导。

（4）对伴有精神症状的患者给予恰当的安全保护措施，遵医嘱给予药物治疗，各班做好交接班。

（5）患者多饮多尿时，遵医嘱记录24小时出入量。

（6）患者不能单独外出，如需做特殊检查（如CT、超声波及各种造影）可由家属或工作人员陪同前往。

（7）术晨根据手术需要剃光头或部分剃头，保持头部清洁，避免头部皮肤的各种抓伤及划伤，观察患者情绪，予以心理安慰。如病情许可，给予适量的镇静药或安眠药，便秘者可用开塞露通便。

3. 术前健康指导

（1）术前告知手术方式、体位、预计手术时间及返回监护室的注意事项等，避免不必要的紧张加重病情。

（2）告知多数伴有头痛的患者在术后头痛症状会有所缓解，增强患者手术信心。

（3）术前指导患者床上排尿，宣教下肢深静脉血栓形成的预防知识，提高患者对术后并发症的认知和健康指导的依从性。

（二）术后护理

1. 术后评估

（1）评估患者生命体征、瞳孔、意识状态、肢体活动情况，尤其注意体温及电解质变化。

（2）评估患者尿液的颜色、性质及量。

（3）评估伤口渗出情况，引流管是否通畅，引流液的颜色、性质和量。

（4）评估患者术前症状术后改善情况。

（5）评估患者有无误吸、窒息、疼痛，跌倒风险、压力性损伤风险、生活自理能力等。

（6）心理评估，及时发现患者抑郁状态。

2. 术后护理措施

（1）观察患者意识状态、瞳孔、视力、视野变化。

（2）观察患者有无头痛、呕吐等颅内压增高症状，有异常及时报告医生，给予处理。

（3）准确记录 24 小时出入量，观察尿液的颜色、性质和量。

（4）动态监测血生化指标，及时遵医嘱纠正高钠血症、低钠血症、低钾血症等电解质异常。

（5）遵医嘱及时补充液体，并注意观察用药后反应。

（6）视力、视野障碍患者加强生活护理，防止意外受伤。知晓安全措施，及时满足患者生活需求。

（7）术后无引流管的患者抬高床头 30°，有引流管的患者遵医嘱按需抬高床头。

（8）保持呼吸道通畅，观察血氧饱和度，有异常及时通知医生。

（9）观察有无下丘脑功能受损症状，如视力、内分泌改变，遵医嘱监测激素水平，并按时按量给予患者激素治疗。

（10）监测体温，体温调节中枢受损引起中枢性高热可给予冰袋、冰毯等物理降温。

（11）观察伤口有无渗血、渗液，保持敷料清洁干燥。

（12）术后发生精神症状患者，遵医嘱给予药物治疗，采取保护性约束，注意约束带的松紧度适宜，观察局部皮肤及血液循环情况，并告知家属相关注意事项。

（13）关注患者营养状况，及时调整饮食，意识障碍患者给予鼻饲饮食。

（14）若患者出现抑郁症状，应及时通知医生，护士严密交接班，做好安全管理。

3. 术后并发症的预防和护理

（1）颅内出血：观察伤口敷料，引流液的颜色、性质和量，以及意识状态、瞳孔、肌力变化，避免颅内压增高因素，保持大便通畅。

（2）尿崩症：尿崩症是由于肿瘤等原因损伤垂体后叶、垂体柄及下丘脑后，致抗利尿激素分泌减少，尿量增多（>4000 mL/d）。准确记录 24 小时出入量，必要时记录每小时尿量，出现尿崩症（在没有使用脱水剂的情况下每小时尿量 300～500 mL）时遵医嘱口服醋酸去氨加压素，使用中关注有无少尿、无尿及低钠血症出现。做好患者的心理护理，加强健康宣教。

（3）高钠血症：血钠>150 mmol/L 诊断为高钠血症，表现为口渴、厌食、乏力甚至昏迷。密切关注患者电解质的变化，出现异常及时报告医生，血糖正常者遵医嘱给予 5% 葡萄糖静脉滴注，及经口饮温开水。

（4）低钠血症：血钠<135 mmol/L 诊断为低钠血症，临床表现为头晕、头痛、软弱无力，严重者可出现癫痫。出现异常应立即报告医生，遵医嘱给予静脉补钠，摄入高钠食物，如咸菜、火腿等。

（5）体温调节异常：中枢性高热表现为高热持续不退，对药物降温效果不理想，可遵医嘱使用冰袋、冰毯等物理降温；部分患者表现为体温不升，应警惕，做好保暖（防烫伤）并调节环境温度，严密观察患者生命体征。

4. 术后健康指导

(1) 告知患者及家属遵医嘱定时监测血生化指标的意义。

(2) 指导患者及家属记录 24 小时出入量的方法。

(3) 告知患者及家属引流管的重要性,床上活动时防止管道滑脱。

(4) 告知患者在引流管处于开放状态时需严格卧床,不要坐起或站立,不可随意调整引流管的位置、开关等,出现异常及时告知医生或护士。

(5) 嘱患者不可用手抓、挠伤口,预防管道滑脱或伤口感染。

(6) 使用醋酸去氨加压素治疗尿崩症时,应该注意患者是否出现疲劳、头痛、恶心、胃痛、一过性血压降低且伴有反射性心动过速及面部潮红、眩晕等,必须在医生指导下服药,不可自行随意服药,服药后密切观察尿量,评估是否出现少尿。

(7) 根据患者情况遵医嘱给予高蛋白、高热量、高维生素、低脂、易消化饮食,避免辛辣刺激的食物。尿崩症患者,应避免高糖水果,少量多餐。

(8) 告知患者遵医嘱按时服药的重要性,并注意观察用药后的反应。

(9) 告知患者及家属,密切观察体温的变化,出现高热及时就诊。

(10) 出院后遵医嘱定期复查。若有不适,及时就近就诊。尽量少去人多的地方,避免交叉感染。

(黄娜)

第五节　第三脑室后部肿瘤的护理

第三脑室后部为双侧丘脑之间的区域,上方为胼胝体压部,下方为中脑四叠体,前部为下丘脑,后部为松果体区,是脑解剖中很重要的深部组织。第三脑室后部肿瘤是位于第三脑室后部脑组织内的肿瘤,包括松果体细胞瘤、生殖细胞瘤、中枢神经细胞瘤、表皮样囊肿等,占颅内肿瘤的 1.2%,易阻塞脑脊液循环通路造成脑积水,手术难度大,为神经外科中的难治部位肿瘤,具有病情重、死亡率高的特点。

一、常见第三脑室后部肿瘤

(一) 松果体细胞瘤

松果体细胞瘤是发生于松果体实质细胞的肿瘤,成人多为松果体细胞瘤,儿童多为松果体母细胞瘤。肿瘤可突入第三脑室内生长。松果体细胞瘤通常病程较短,病变可向下压迫四叠体出现 Parinaud 综合征,松果体功能障碍可表现为性征发育停滞或不发育。松果体细胞瘤对放疗的敏感性欠佳。

1. 病因　肿瘤的病因尚未完全清楚,目前认为主要与以下因素有关。

(1) 基因及遗传因素。

(2) 电离辐射与非电离辐射。

(3) 职业暴露。

(4) 饮食、吸烟及饮酒等不良生活习惯。

(5) 既往史(脑外伤、病毒感染)。

2. 分类

(1) 松果体细胞瘤。

(2) 松果体母细胞瘤。

3. 临床表现　松果体细胞瘤的病程长短不一,取决于肿瘤的组织类型、位置和体积大小。一般病程较短,多在 1 年以内。其临床表现主要是由于肿瘤压迫中脑导水管、四叠体、小脑等邻近结构引起的占位效应,以及肿瘤本身分泌激素导致的内分泌症状。

(1) 颅内压增高:肿瘤生长引起中脑导水管狭窄或闭锁,导致发生梗阻性脑积水而引起头痛、呕吐、视力减退、视乳头水肿等颅内压增高症状。

（2）邻近结构受压征：

①眼征：肿瘤压迫四叠体上丘可引起Parinaud综合征，表现为眼球向上运动障碍、瞳孔散大或不等大。

②听力障碍：肿瘤体积较大时压迫四叠体下丘及内侧膝状体，可出现双侧耳鸣和听力减退。

③小脑征：肿瘤向后下发展压迫小脑上脚和小脑上蚓部，可引起躯干性共济失调及眼球震颤。

④丘脑下部损害：肿瘤可直接侵犯或播散性种植到丘脑下部，亦可使中脑导水管梗阻，进而影响视丘下部出现丘脑下部损害症状，表现为尿崩症、嗜睡和向心性肥胖等。

（3）内分泌紊乱：主要表现为性征发育紊乱，儿童以性早熟居多。

（4）其他症状：由于颅内压增高和肿瘤直接压迫中脑，部分患者可出现癫痫发作、单侧锥体束征、双侧锥体束征甚至意识障碍等症状。

（二）生殖细胞瘤

位于第三脑室后部的生殖细胞瘤很常见，占全部颅内生殖细胞瘤的40%～50%。生殖细胞瘤好发于儿童及青少年，男性发病率明显高于女性。临床常表现为Parinaud综合征、性早熟等。

1. 病因 尚未完全清楚，目前认为主要与以下因素有关。

（1）遗传因素。

（2）环境因素。

2. 分类 根据肿瘤生长的部位，将生殖细胞瘤分为三种类型。

（1）发生在松果体本身的生殖细胞瘤。

（2）发生在松果体区的生殖细胞瘤，即肿瘤发生在松果体区，将松果体挤向一侧，而松果体本身不受破坏。

（3）异位松果体瘤，指发生于非松果体区的肿瘤。

3. 临床表现

（1）颅内压增高：肿瘤突向第三脑室后部阻塞中脑导水管上口，表现为头痛、呕吐及视乳头水肿，亦可出现展神经麻痹、复视等；小儿可有头围增大等。

（2）局部定位体征：

①Parinaud综合征：肿瘤压迫中脑四叠体，引起Parinaud综合征，其中部分患者同时合并下视不能，这是生殖细胞瘤的重要体征。

②小脑症状：肿瘤压迫小脑上蚓部和小脑上脚，引起躯干性共济失调以及眼球震颤，表现为步态不稳、协调运动迟缓、闭目难立征阳性等。

③听力障碍：肿瘤压迫下丘脑及内侧膝状体，引起双侧耳鸣及听力下降。

④下丘脑损害：表现为尿崩症、嗜睡、肥胖、发音障碍等。

⑤内分泌症状：性早熟是本病突出的内分泌症状，具有较大的诊断价值。

⑥肿瘤转移引起的症状：生殖细胞瘤组织松散，易于脱落，有种植性转移倾向，肿瘤沿蛛网膜下腔向基底池、脑室系统、脑膜和脊髓转移可引起相应的临床症状。

（三）中枢神经细胞瘤

中枢神经细胞瘤常位于侧脑室，但也可发生于第三脑室，压迫第三脑室后部。中青年发病者多见，男女比例无明显差异。中枢神经细胞瘤对放射线非常敏感，但全切除并行放疗仍有复发风险。

1. 病因 尚不清楚，目前认为主要与以下因素有关。

（1）遗传畸变。

（2）神经干细胞异常增殖。

2. 临床表现 当肿瘤生长阻塞室间孔或进入第三脑室阻塞中脑导水管时，患者可有持续性头痛、恶心、频繁呕吐，伴有视物不清甚至失明等颅内压增高及继发性梗阻性脑积水相关症状。症状轻重以及持续时长与肿瘤的恶性程度无直接关联。

（四）表皮样囊肿

发生于第三脑室后部的表皮样囊肿在临床上较少见。表皮样囊肿为异位胚胎残余组织良性肿瘤，由薄层纤维结缔组织包绕内层的表皮细胞组成。病变可阻塞第三脑室或中脑导水管引起脑积水。

1. 病因　肿瘤起源于异位胚胎残余组织的外胚层组织，是胚胎晚期在继发性脑细胞形成时，将表皮带入的结果。1954 年 Choremis 等注意到腰椎穿刺后可产生表皮样囊肿，从而支持了外伤起因的学说。

2. 临床表现　第三脑室后部的表皮样囊肿较少见，初期很少有症状，一般多见于侧脑室三角区及颞角，体积可较大，甚至充满脑室，阻塞脑脊液循环而产生颅内压增高症状，表现为头痛、恶心、呕吐等，少数患者由于脑积水而出现精神症状。

二、辅助检查

（一）头颅 CT

头颅 CT 可发现第三脑室后部、胼胝体压部下方的异常密度影，生殖细胞瘤及中枢神经细胞瘤可出现钙化。合并脑积水时常出现幕上脑室扩大。

（二）头颅 MRI

头颅 MRI 可协助鉴别肿瘤性质，矢状位的头颅 MRI 有助于了解肿瘤的生长方向以及中脑受压的程度。

（三）肿瘤标志物

对怀疑生殖细胞瘤者，需行人绒毛膜促性腺激素（HCG ）和甲胎蛋白（AFP）检测。HCG 升高者常提示生殖细胞瘤，但 HCG 未升高者不能排除生殖细胞瘤的诊断。

（四）腰椎穿刺行脑脊液脱落细胞学检查

腰椎穿刺行脑脊液脱落细胞学检查对诊断生殖细胞瘤及松果体母细胞瘤最有价值，这是因为这两种肿瘤细胞易脱落，并可沿蛛网膜下腔发生播散种植，如在脑脊液细胞学检查中若发现肿瘤细胞即可明确诊断。但此项检查的前提是患者颅内压正常，否则有发生脑疝的危险。

三、治疗

大多数情况下应积极手术，根据不同患者的临床特点制订个体化的治疗方案，其中包括手术（直接切除肿瘤或分流）治疗、放疗和化疗。治疗方案的具体选择依赖于患者身体条件、肿瘤部位、大小和病理性质等诸多因素。

（一）一般处理

一般处理包括脱水降颅内压、止痛、补液等处理，术前或术后出现眼征者可在眼科行适度矫正。

（二）放疗

中枢神经细胞瘤对放疗十分敏感，而松果体细胞瘤对放疗的敏感性欠佳。若首选放疗，只有在威胁生命或接受放疗过程中脑积水加重的情况下，才主动处理脑积水，大部分生殖细胞瘤经放疗后肿瘤缩小，脑积水得到缓解，可避免进行内镜或分流手术。

（三）化疗

第三脑室后部生殖细胞瘤对化疗较为敏感，常用的化疗药物包括替莫唑胺、长春新碱、甲氨蝶呤、铂类等。

（四）手术治疗

(1) 对于大部分身体条件允许且术前评估手术风险可接受的患者，建议积极行手术切除肿瘤。手术较立体定向活检可取得更准确的病理结果，可指导后续的综合治疗。

（2）第三脑室后部肿瘤常合并脑积水，对于并未产生威胁生命的术前脑积水，可以不急于处理。因为多数情况下脑积水在肿瘤切除、脑室通路打通后会自行缓解。

（3）对于严重梗阻性脑积水者可行侧脑室-腹腔分流术、脑室脑池造瘘术等。

（4）手术切除入路包括额部经侧脑室入路、顶枕部经胼胝体入路、侧脑室三角区入路、幕下小脑上入路等。

四、护理

（一）术前护理

1. 术前评估

（1）评估患者的生命体征、意识状态、瞳孔、GCS评分、神经系统症状及体征。

（2）评估患者有无脑积水及有无导致颅内压急剧增高的相关因素，如有无呼吸道梗阻、便秘、剧烈咳嗽、癫痫等。

（3）评估患者有无贫血、低蛋白血症。评估患者的进食情况，不能进食的患者有无其他营养支持。

（4）评估患者身体状况，包括年龄、职业、民族、大小便、睡眠、既往史、过敏史、家族史等。

2. 术前护理措施

（1）有颅内压增高的患者遵医嘱按时使用脱水剂，抬高床头15°～30°，密切观察患者意识状态、瞳孔、生命体征的变化并及时记录。梗阻性脑积水患者做好脑疝的预见性观察，有视物障碍者提供生活协助，并做好跌倒的预防。避免颅内压急剧增高的因素，如情绪激动等。

（2）倾听患者的主诉症状，根据患者相应症状给予对症处理。

（3）常规术前准备：遵医嘱完成配血、皮试、禁食水、剃头等术前准备。

（4）心理护理。因肿瘤部位深在、肿瘤性质不确定等因素，患者及家属面临生命安全的威胁，会出现焦虑、恐惧等心理。护士应耐心倾听患者及家属的诉求，给予心理安慰和生活帮助。

3. 术前健康指导

（1）术前告知手术方式、体位、预计入手术室时间及返回监护室的注意事项等，避免不必要的紧张加重病情。

（2）吸烟者，术前1～2周要戒烟，以减轻对呼吸道的刺激，减少呼吸道分泌物。

（3）肠道准备：术前一晚或当天早上排便一次，可减轻术后腹胀。

（4）排尿排便练习：术后需床上大小便者，术前开始练习床上大小便，以防术后因习惯改变所致的大小便排出不畅，对于尿失禁患者留置导尿管，并做好护理。

（二）术后护理

1. 术后评估

（1）评估患者的生命体征、瞳孔、意识状态。

（2）评估伤口渗出情况，引流管是否通畅，引流液的颜色、性质和量。

（3）评估患者症状改善情况。

（4）评估患者生活自理能力、跌倒风险、压力性损伤风险等。

2. 术后护理措施

（1）术后病情允许时需抬高床头15°～30°。有感觉障碍、运动障碍的患者，应加强安全护理，做好交接班工作。病情允许后，尽早下床活动。

（2）观察患者意识状态、瞳孔及生命体征变化。

（3）疼痛的护理：麻醉作用消失后，耐心倾听患者的主诉，安慰和鼓励患者，消除其对疼痛的恐惧；了解疼痛的部位、性质、程度和持续时间，分辨是颅内压增高引起的疼痛还是伤口疼痛，遵医嘱适当应用止痛药，缓解疼痛。

(4) 营养:麻醉清醒及恶心、呕吐反应消失后,可遵医嘱给予流质饮食,以后逐渐过渡到软食、普食。

(5) 管道的护理:各种管道放置于正确的位置,并妥善固定,防止受压、扭曲或脱管。伤口引流液颜色转变成鲜红色时,警惕颅内出血,在止血处理的同时,行急诊 CT 检查,以排除或确诊颅内出血,血肿量多时,需再次开颅清除血肿,积极做好清除血肿的术前准备。

(6) 肢体活动障碍的护理。

①向患者解释肢体活动障碍是由肿瘤压迫及手术过程中不可避免的牵拉所致,以取得理解和配合。

②开导患者尽管其肢体活动受影响,但生命得以挽救,应面对现实,尽快适应新的生活方式。

③指导并协助患者做被动运动,加强肢体功能锻炼,防止失用性萎缩和足下垂。

(7) 心理指导:对生活不能自理者,应劝告其正视现实,克服依赖心理,指导家属耐心教会患者最大限度地自我护理。

3. 术后并发症的预防和护理

(1) 颅内出血:术后 24～48 小时内易发生颅内出血。嘱患者不要用力咳嗽和用力排便。一旦发现患者意识改变、头痛、呕吐、烦躁不安、血压升高、脉搏及呼吸减慢等征象,立即报告医生,做好再次手术的准备。观察伤口局部有无血肿、渗液、渗血等。

(2) 脑水肿:术后 3～5 天为脑水肿发病的高峰期,注意观察患者意识状态、瞳孔、肢体活动及生命体征,立即报告医生进行处理。

(3) 应激性溃疡:术后常规给予抑制胃酸分泌的药物;密切观察消化道症状,如患者出现恶心、呕吐、腹胀,甚至呕吐物及大便为咖啡色或鲜血样,应立即报告医生,遵医嘱给予止血药物。

(4) 感染:加强口腔护理、皮肤护理、尿道口护理,尽早拔出导尿管,预防肺部感染及泌尿系统感染。

(5) 下肢深静脉血栓形成:指导患者卧床期间行踝泵运动,每次 20～30 组,每天 3～4 次。在病情允许的情况下,鼓励患者多饮水,避免血液浓缩;避免在下肢静脉穿刺。观察患者下肢有无疼痛、肿胀、皮温升高等表现,如有,应行下肢静脉 B 超排查或诊断,并给予相应护理。

4. 术后健康指导

(1) 体位指导:健侧卧位,避免压迫伤口。翻身时动作宜缓慢,避免过度扭曲颈部。

(2) 饮食指导:摄入高蛋白、高维生素、高热量的食物。

(3) 功能锻炼:有肢体功能障碍者,应加强锻炼,以提高生活自理能力。告知并演示踝泵运动、直腿抬高等预防下肢深静脉血栓形成的方法。

(4) 出院指导:嘱患者术后 3～6 个月门诊复查。如术后原有症状消失后再次出现或原有症状加重,及时就诊。

(赵蕊 陆朋玮)

第六节 脑干肿瘤的护理

脑干肿瘤在原发性中枢神经系统肿瘤中所占的比例为 1.5%,约占成人原发性颅内肿瘤的 2%,占儿童原发性颅内肿瘤的 15%～20%。儿童及青少年的脑干肿瘤约占所有脑干肿瘤的 75%。在 14 岁以下儿童中,脑干肿瘤占原发性中枢神经系统肿瘤的 13.3%,随着年龄增长,占比呈现逐渐下降趋势,15～19 岁人群为 5.3%,19～39 岁人群则降至 2.5%。

一、病因

其病因尚不清楚,目前认为与基因突变、化学因素、放射因素等有关。

二、病理及影像分型

（一）病理类型

脑干肿瘤的常见病理类型包括胶质瘤、室管膜瘤、血管网状细胞瘤、混合性胶质-神经元肿瘤、海绵状血管瘤、转移瘤。

（二）影像分型

目前脑干胶质瘤应用比较广泛的影像分型是Choux等于2000年提出的，该分型根据部位及生长方式将脑干胶质瘤分为4种类型：弥散型、局限内生型、局限外生型和延颈型，其中弥散型最常见。

三、临床表现

（一）颅神经损害症状

复视、眼睑下垂等动眼神经麻痹症状；面瘫、面部麻木或三叉神经受累症状；后组颅神经功能障碍，如吞咽呛咳、声音嘶哑等。

（二）肢体运动、感觉障碍

主要表现为交叉性瘫痪和偏身感觉障碍。

（三）小脑症状

主要表现为步态不稳、闭目难立征阳性、眼球震颤及共济运动失调等。

（四）颅内压增高

表现为头痛、呕吐、视乳头水肿。颅内压增高症状在中脑肿瘤中出现较早，脑桥肿瘤的颅内压增高症状出现较晚。

四、辅助检查

（一）MRI

MRI是目前诊断脑干肿瘤最好的检查方法，通常表现为长T1和T2信号。MRI对于脑干肿瘤的定位、定性诊断，明显优于CT。

（二）数字减影血管造影(DSA)

常用于富含血管性肿瘤的诊断，不仅能为判断肿瘤性质提供重要依据，而且还能显示肿瘤血供的具体细节，包括肿瘤血管和肿瘤染色的具体范围、供血动脉来源和引流静脉，为制订手术计划提供详细依据。

（三）CT

表现为脑干增粗，占位效应明显。病灶可呈低密度、等密度、高密度以及混杂密度，偶可有出血及坏死。

（四）发射型计算机断层成像(ECT)

PET(正电子发射断层成像)/SPECT(单光子发射计算机断层成像)可显示脑干代谢情况，提供定性定量信息，重建三维图像，并且可以对任何角度的剖面进行影像重建。

（五）术中神经电生理监测

传统的神经电生理监测躯体感觉诱发电位(somatosensory evoked potential，SEP)、运动诱发电位(motor evoked potential，MEP)，是脑干手术监测的基础方案。脑干神经核团电位和经颅电刺激运动诱发电位是脑干手术监测的标配。脑干神经核团电位可用于识别脑干内的神经核团、皮质脊髓束和皮质核束的走行，寻找进入脑干的安全区域，而MEP可实时评估神经传导通路的完整性，为脑干手术保驾护航。

五、治疗

（一）一般治疗

加强支持和对症治疗，维持内环境稳定。对有延髓麻痹、吞咽困难和呼吸衰竭者，应采用鼻饲、气管切开、人工辅助呼吸等。有颅内压增高者，应给予脱水剂，并加用皮质类固醇药物，以改善神经症状。

（二）手术治疗

病变局限、部位浅表、临床症状与体征呈进行性加重者可手术治疗，而浸润性生长、波及范围较广的肿瘤，目前暂不建议手术治疗。

（三）放疗及化疗

放疗是脑干胶质瘤的主要治疗手段之一，通常能够缓解临床症状。术后正规的放疗能够抑制残存肿瘤细胞的生长。化疗的方案比较多，但对于脑干胶质瘤没有一种化疗方案证实有确切效果。放疗联合化疗是脑干胶质瘤术后治疗的主要方式，包括同步放疗和化疗、放疗前化疗和放疗后化疗，其中以同步放疗和化疗应用最多且效果确切。

六、护理

（一）术前护理

1. 术前评估

（1）一般情况的评估：患者的年龄、生命体征、意识状态、瞳孔、皮肤、家族史、服药史、手术史、外伤史、过敏史、慢性病病史，了解患者的饮食、睡眠、排泄等情况。尤其注意评估呼吸的频率及节律。

（2）神经功能的评估：有无颅神经损害、小脑功能障碍、颅内压增高等症状，评估肢体运动、感觉、吞咽等功能。

（3）辅助检查结果的评估：血生化检查结果，肝功能、凝血功能，CT 或 MRI 显示病变的部位。

（4）患者心理及社会支持情况的评估：反复长期的头痛、呕吐等不适可引起患者失眠、焦虑等心理反应。了解患者及家属对疾病的认知及适应情况。

2. 术前护理措施

（1）严密观察生命体征：特别是意识状态、瞳孔的变化。

（2）观察有无颅内压增高症状：若患者突发头痛、呕吐频繁、躁动不安则提示颅内压增高，应立即报告医生给予相应的处理。

（3）观察患者呼吸功能的变化：包括呼吸的频率、节律、幅度、血氧饱和度的情况。发现异常及时报告医生，必要时给予人工气道辅助通气。

（4）营养管理：对于出现后组颅神经症状，如声音嘶哑、吞咽困难、进食呛咳的患者，入院后评估患者进食能力及全身营养状况，对于存在吞咽障碍的患者可通过洼田饮水试验或标准吞咽功能评估量表（SSA）评估患者的吞咽功能。患者存在吞咽障碍时，行容积-黏度吞咽测试（V-VST）（图 3-1），根据测试结果选择食物的种类和进食的一口量，并进行吞咽功能训练，遵医嘱给予静脉高营养支持治疗，必要时给予鼻饲饮食，保证患者的营养摄入。

（5）安全管理：延髓肿瘤患者可出现小脑症状，脑桥肿瘤患者可出现肢体无力，易发生跌倒等安全隐患。入院时应告知患者防范跌倒等安全隐患的相关知识，并在床头放置安全提示标识，做好交接班。

（6）心理护理：脑干肿瘤手术复杂，该部位肿瘤的致残率及致死率高，术后并发症多，恢复慢。护士应为患者讲解疾病相关知识、术后并发症的预防和护理知识，介绍成功的案例，增强患者的信心，以更好地配合治疗。

3. 术前健康指导　指导患者做深呼吸、有效咳嗽排痰、吞咽、轴位翻身以及床上排便练习。

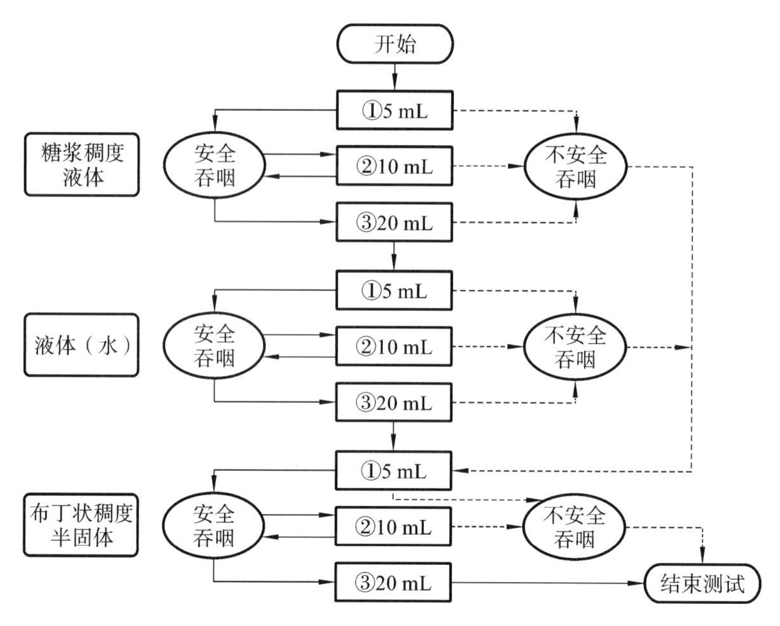

图 3-1　容积-黏度吞咽测试

（二）术后护理

1. 术后评估

（1）评估患者生命体征、瞳孔、意识状态、肢体活动。

（2）评估患者的呼吸功能，包括呼吸的频率、节律、幅度、血氧饱和度。

（3）评估各管道情况，特别是人工气道及引流管。

（4）评估患者术前症状及后组颅神经功能障碍改善情况。

（5）评估患者生活自理能力、跌倒风险、压力性损伤风险。

2. 术后护理措施

（1）术后全麻未醒时，取去枕平卧位，头偏向一侧。严密观察意识状态、瞳孔、生命体征的变化，每30分钟监测患者生命体征、意识状态及瞳孔一次，至麻醉期结束。同时床头抬高15°～30°，并注意观察患者神经功能有无改变，如肌力下降、言语障碍等。

（2）观察呼吸的频率、节律、幅度及血氧饱和度，遵医嘱给予氧气吸入及进行血气分析检查，监测血氧分压。观察患者口唇、甲床及皮肤黏膜的颜色及意识变化，发现异常立即报告医生。关注患者有无主诉喘憋、胸闷、意识障碍等症状，防止二氧化碳蓄积和出现低氧血症。如血氧饱和度低于90%应及时报告医生，必要时协助医生行气管插管或气管切开术，连接呼吸机辅助呼吸。气管插管患者全麻未醒阶段，为减轻气管插管对咽后壁的压迫，防止气道阻塞，应将患者头部处于正中位略后仰，维持插管位置。

（3）保持呼吸道通畅，湿化气道，及时清理呼吸道分泌物，定时翻身、叩背，以促进痰液的排出，雾化吸入，定期留取痰液进行培养化验。对主动、被动咳嗽无力者，应考虑行气管切开。备好气管切开包，以备抢救时使用。

（4）气管插管、气管切开的患者，应妥善固定人工气道，气管插管患者应注意置入深度，并定时监测气囊压力，保持气管插管气囊压力维持在25～30 cm H_2O。

（5）体温调节障碍的护理：丘脑下部受损导致体温调节中枢功能障碍而出现高热，当患者体温在38.5 ℃以下时，给予物理降温，如给予温水擦浴、腋下放置冰袋等。当患者体温超过38.5 ℃应根据医嘱给予药物降温，效果不显著者使用冰毯控制体温。物理降温的过程中要观察患者皮肤，避免发生冻伤。

（6）观察有无胃肠道出血症状，观察患者呕吐物及大便的颜色、量，发现异常及时留取标本进行培养化验，必要时遵医嘱给予患者禁食、胃肠减压及止血药物等治疗。

（7）通过洼田饮水试验、标准吞咽功能评估量表（SSA）、容积-黏度吞咽测试（V-VST）等方法评估患者吞咽功能，对于出现明显吞咽障碍、洼田饮水试验3级以上的患者遵医嘱留置胃管，确保营养的摄入。

（8）注意观察伤口有无渗血、渗液，对于伤口位于后正中位的患者，应加强伤口观察及管理，可将患者的头置于软枕或U形枕上，避免伤口受压。

（9）术后长期卧床患者，加强翻身、叩背及肢体活动。

3. 术后并发症的观察和处理

（1）呼吸功能障碍：术后最严重的并发症，应严密观察，及时处理，必要时给予呼吸机辅助呼吸。

（2）后组颅神经功能障碍：表现为吞咽障碍、声音嘶哑，舌下神经受累时还会出现伸舌不能。

①术后在拔出气管插管前应观察患者的生命体征、意识状态、主动咳嗽反射、被动咳嗽反射、主动伸舌情况、口腔分泌物及血气分析结果。对术后患者存在意识不清、口腔分泌物增多、主动及被动咳嗽反射差、伸舌无力或不对称、血气分析示CO_2潴留等情况，应及时报告医生慎重拔管，谨防窒息或误吸的发生。

②存在吞咽障碍、洼田饮水试验3级以上的患者应遵医嘱给予留置胃管，鼻饲饮食。为防止鼻饲操作不当造成食物反流引起误吸，鼻饲前应抬高床头30°，检验胃管是否在胃中，注意鼻饲速度，不可过快，避免呛咳、误吸。根据容积-黏度吞咽测试（V-VST）的结果，调整食物的种类和进食的一口量，逐步训练吞咽功能，并根据吞咽功能恢复的程度，逐渐恢复到正常饮食。

（3）应激性溃疡及消化道出血：脑干区域手术可直接或间接导致自主神经功能紊乱，导致胃酸分泌增加，胃蠕动增加，血管痉挛，胃肠黏膜缺氧溃烂和出血，同时糖皮质激素的应用可诱发上消化道出血。因此要及时观察患者呕吐物和大便的颜色、量，发现异常及时留取标本化验，必要时遵医嘱给予患者禁食、胃肠减压及止血药物治疗，并监测生命体征的变化。术后患者可摄入适量的米汤，其中含有丰富的B族维生素，可以防止脱水、促进肠道黏膜修复和消化功能恢复。遵医嘱给予抑酸药物，如奥美拉唑、泮托拉唑等。

（4）神经源性肺水肿：脑干肿瘤术后早期常见的并发症。严重者表现为呼吸窘迫，一旦出现，应给予呼吸机正压通气。

（5）脑积水：表现为手术数日后突然出现头痛、意识障碍。CT检查可发现脑室扩大，必要时可行脑室-腹腔分流手术。

4. 术后健康指导

（1）患者应保证睡眠充足，避免劳累。

（2）指导患者根据医嘱按时按量服药，预防并发症，促进神经功能恢复。

（3）加强营养，制订合理饮食计划，增强机体抵抗力。对于吞咽功能较差的患者，根据吞咽功能级别选择食物，防止呛咳而造成误吸。洼田饮水试验是目前应用最为广泛的吞咽障碍筛查方式。具体方法如下：患者取端坐位，将30 mL水如往常一样喝下，观察所需时间和呛咳情况（见第一章第一节“吞咽功能的评估”）。神经外科患者还可选择标准吞咽功能评估量表（SSA），根据评估结果和容积-黏度吞咽测试结果，选择食物的种类和进食的一口量，保证营养摄入，同时避免呛咳、误咽和误吸。

（4）保持大便通畅，防止因用力排便引起颅内压增高，发生意外。可多摄入蔬菜、水果、蜂蜜等，必要时可适量服用缓泻药物。

（5）对于肢体活动障碍者，应继续进行肢体功能锻炼，指导每2小时给患者翻身1次，并将肢体各关节保持功能位摆放。采用正确的肢体功能锻炼模式，在床上对患者进行关节被动运动。关节被动运动顺序是由大关节到小关节，以主动训练为主，家属协助为辅。双手交叉握，利用健侧上肢的伸展带动患侧上肢伸展，进行肩关节锻炼。手部锻炼包括指关节、掌关节、腕关节的旋转、屈伸、抓捏及对掌训练。下肢训练可以采取“双桥训练”“单桥训练”。每次锻炼时间为20～30分钟，每日2次，运动量的增加应循序渐进。还可适当辅以针灸、按摩、理疗、高压氧治疗等，防止发生废用综合征。

（6）吞咽功能锻炼：

①发声练习：训练患者张口发“啊”、闭嘴发“呜”的声音，并指导患者做缩唇吹口哨的动作，诱导发音。

②舌的运动：

a. 被动训练：用纱布或手绢包住患者舌头，向前后、左右、上下各个方向进行牵拉运动。

b. 主动运动：指导患者用舌尖舔上下唇及左右嘴角。

c. 抵抗运动：指导患者手持压舌板或勺子、小镜子，嘱患者伸舌用力抵住压舌板或勺子、小镜子，两者相互用力做抵抗运动。

③空吞咽练习：指导患者向前伸舌，之后尽量后缩舌根或尽量鼓腮后吞咽。

④咽部冷刺激：使用冰冻的棉棒沾少许水，轻轻刺激软腭、舌根及咽后壁。

(7) 对于出院时留置气管切开套管、胃管、导尿管、PICC 等各类管道的患者，应告知更换及维护时间和方法，积极进行家庭护理。

(8) 预防下肢深静脉血栓形成，如直腿抬高训练、踝泵运动等。

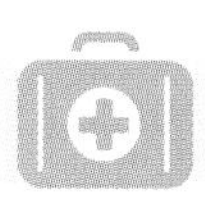

知识拓展

2017 版《脑干胶质瘤综合诊疗中国专家共识》，由中华医学会神经外科学分会肿瘤学组及《脑干胶质瘤综合诊疗中国专家共识》编写委员会指导编写。脑干胶质瘤(brain stem glioma，BSG)是一组起源于中脑、脑桥和延髓的胶质瘤的总称。随着显微神经外科手术技术、神经影像技术、神经导航技术和神经电生理技术的发展，BSG 的手术安全性和切除程度已取得了显著进步，但是脑干仍是中枢神经系统中手术风险最高的部位，而且脑干内不同部位、不同生长方式的肿瘤在手术方案的选择、手术并发症及围手术期护理方面具有各自的特点。

(贺欣)

第七节　颅后窝肿瘤的护理

颅后窝肿瘤是指小脑幕以下、枕骨大孔以上的肿瘤。颅后窝肿瘤包括桥小脑角区肿瘤、第四脑室肿瘤、小脑肿瘤、斜坡肿瘤、脑干肿瘤等。

一、病因

颅后窝肿瘤的发病原因目前并不明确，主要包括环境因素和遗传因素两类。可疑的环境因素包括化学致癌物、离子射线、致肿瘤病毒感染、女性孕期经期激素异常等，遗传因素主要包括一些遗传性基因突变，如 NF1 及 NF2 基因突变与神经纤维瘤病相关，VHL 基因突变与 Von Hippel-Lindau 综合征引起的颅后窝血管瘤相关，PTEN 基因突变与 Cowden 综合征引起的小脑发育不良性神经节细胞瘤相关等。遗传及环境因素共同作用，使原癌基因激活、抑癌基因失活，最终导致肿瘤发生。

二、分类

颅后窝肿瘤的分类见表 3-1。

表 3-1　颅后窝肿瘤的分类

部位	疾病分类
桥小脑角区	听神经鞘瘤、胆脂瘤、脑膜瘤等
小脑及第四脑室	星形细胞瘤、髓母细胞瘤、室管膜瘤、血管网状细胞瘤、转移瘤、幕下脑膜瘤等
斜坡	脊索瘤、骨软骨瘤、脑膜瘤、垂体腺瘤、鼻咽癌等
脑干	胶质瘤、血管网状细胞瘤、海绵状血管瘤等

三、临床表现

（一）桥小脑角区肿瘤

（1）耳鸣或者听力减退：高频耳鸣通常为听神经鞘瘤的首发症状，继而出现一侧听力隐匿性、进行性减退，进而失聪。

（2）相邻颅神经受损：三叉神经受损可出现面部麻木或疼痛，角膜反射减退和同侧咀嚼肌无力、萎缩；动眼神经受损可出现同侧部分眼外肌麻痹，瞳孔散大，瞳孔对光反射消失；外展神经受损可出现眼球内收、复视；面神经受损可有不同程度的周围性面瘫；后组颅神经受损可出现进食呛咳、咽反射消失、声音嘶哑。

（3）小脑受压症状：眼球水平震颤，患侧注视更为明显，肢体肌张力降低、共济失调、辨距不良，小脑性构音障碍等。

（4）锥体束征：肢体无力，反射亢进和病理征阳性。

（5）颅内压增高：头痛、呕吐和视乳头水肿。

（二）小脑肿瘤

（1）颅内压增高：头痛、呕吐、视乳头水肿。

（2）肢体共济失调：患侧各组肌肉运动时不协调，易向患侧倾倒，精细动作不能。

（3）锥体束征：肢体无力，反射亢进和病理征阳性。

（4）眼球震颤：眼球水平震颤多见。

（三）第四脑室肿瘤

（1）颅内压增高：头痛、呕吐、视乳头水肿。

（2）小脑损害的症状和体征：躯干性共济失调、闭目难立征阳性等。

（3）其他症状和体征：双眼内斜、复视、咽反射消失、强迫头位、头围增大、破壶音、锥体束征等。

（四）斜坡肿瘤

（1）上斜坡：内分泌功能障碍、视觉障碍、海绵窦综合征。

（2）中斜坡：复视、外展神经麻痹、三叉神经障碍、锥体束征、桥小脑角综合征、脑积水。

（3）下斜坡：伸舌偏/舌肌萎缩、声音嘶哑、呛咳、锥体束征、颈项痛、脑积水。

（五）脑干肿瘤

在本章第六节内容中单独讲述。

四、辅助检查

（一）头颅 MRI

头颅 MRI 具有优良的软组织分辨力，多平面成像使病变定位更准确，血管流空效应及多种成像方法与脉冲序列技术促进了颅内肿瘤的定性诊断。对比增强扫描可提高肿瘤的显著性，发现头颅 MRI 平扫阴性或者易被忽视的病变。

（二）头颅 CT

头颅 CT 密度分辨率高，成像时间短，易于显示颅内肿瘤中含有的钙斑、骨骼、脂肪和液性成分。术前行高分辨率的薄层 CT 扫描可以评价乳突气化程度、颈静脉球与内听道的位置关系，测定内听道后缘到后半规管的距离，为术中操作提供指导。

（三）听力检测及耳科学

听力检测常可显示感觉性听力丧失、言语辨识力下降、言语感受阈值高。脑干听觉诱发电位检查有助于早期发现前庭神经鞘瘤。电测听检查可鉴别前庭神经鞘瘤与其他神经性耳聋和耳蜗病变。

(四) 术中神经电生理监测

术中神经电生理监测可以在不影响手术操作的基础上连续监测手术过程，评估神经传导通路的完整性，指导术者识别术野中的靶神经或者功能区，从而有效避免医源性损伤，降低患者术后神经功能障碍或者缺失的发生率。通常术中需要监测躯体感觉诱发电位(somatosensory evoked potential，SEP)、运动诱发电位(motor evoked potential，MEP)、肌电图(electromyogram，EMG)。根据具体手术入路及手术部位选择监测不同的神经，如听神经瘤、颅底后外侧肿瘤通常累及面、听神经和后组颅神经，因此，需要在术中监测上述神经的 EMG 和 MEP。

五、治疗

(一) 手术治疗

手术治疗是目前颅后窝肿瘤最有效的治疗方法。外科手术是颅后窝肿瘤的首选治疗方案或综合治疗的核心手段，手术标本是获得精确病理诊断、制订下一步治疗策略的基础。

(二) 放疗

放疗是颅底肿瘤治疗中的重要手段。颅底区域由于与视神经、垂体和脑干关系密切，因此放疗时要注意进行保护，利用 CT 和 MRI 融合三维影像技术设计放疗方案，同时尽可能避免损伤肿瘤周围的重要神经结构。

(三) 化疗

目前胶质瘤化疗手段比较单一，一线药物仅有替莫唑胺，以替莫唑胺为基础的化疗方案已经广泛应用于各类胶质瘤的治疗。但脑胶质瘤对替莫唑胺容易出现耐药性，一旦肿瘤复发，就可能发展到无药可用的地步。因此新的辅助治疗亟待开发和完善。

(四) 其他治疗

溶瘤病毒治疗，细胞免疫治疗诸如 CAR-T 治疗、硼中子治疗等已经进入临床试验阶段，在不久的将来会应用于临床。

六、护理

(一) 术前护理

1. 术前评估

(1) 一般情况的评估：患者的年龄、生命体征、意识状态、瞳孔、皮肤、家族史、服药史、手术史、外伤史、过敏史、慢性病病史，了解患者的饮食、睡眠、排泄、吞咽功能等。

(2) 颅神经功能的评估：患者面神经、三叉神经、听神经、舌咽神经功能，是否存在面瘫、角膜溃疡、耳鸣、听力障碍、眩晕、声音嘶哑、咽反射消失、共济失调、眼球震颤等情况。

(3) 颅内压增高症状的评估：是否有恶心、呕吐等。评估有无头痛及疼痛的部位、持续时间。

(4) 辅助检查结果的评估：血生化、凝血功能检查是否正常，头颅 CT 或 MRI 显示病变的部位及性质，有无脑积水。

(5) 患者心理及社会支持情况的评估：反复长期的头痛、呕吐等不适可引起患者失眠、焦虑等心理反应。了解患者及家属对疾病的认知及适应情况并给予适当干预。

2. 术前护理措施

(1) 观察患者有无颅内压增高症状，如头痛、恶心、呕吐，甚至意识障碍，若有应及时处理。

①严密观察意识状态、瞳孔及生命体征的变化，尤其观察有无后颈部疼痛、僵直及呼吸改变。

②若患者突发头痛、呕吐频繁、躁动不安，则提示颅内压增高，应立即报告医生给予处理。对第四脑室肿瘤患者，常规准备脑室穿刺术用品。

（2）营养管理：通过洼田饮水试验或标准吞咽功能评估量表（SSA）等评估患者吞咽功能，根据吞咽情况和容积-黏度吞咽测试（V-VST）结果，遵医嘱给予患者流食、半流食、普食，少量多餐，保证营养。对于出现明显吞咽障碍、洼田饮水试验 3 级以上的患者，遵医嘱给予留置胃管，鼻饲饮食，必要时给予静脉高营养支持治疗，保证患者的营养摄入。

（3）安全管理：运动障碍、视觉和听觉障碍、眩晕、晕厥史的患者，易发生跌倒等隐患，入院时向患者及家属讲解预防跌倒的相关知识，并掌握防止跌倒的措施，在床头放置安全提示标识，做好交接班。活动或外出时专人陪伴，协助患者完成日常生活护理。病区布局合理，物品摆放整齐。三叉神经麻痹患者面部感觉减退或丧失，故应注意饮食、饮水、洗脸水的温度，以免造成烫伤。

3. 术前健康指导

（1）指导患者做深呼吸、有效咳嗽排痰、吞咽训练、轴位翻身以及床上排便练习。

（2）对于术后可能出现面瘫的患者，可指导其早期掌握面肌功能训练的方法（表 3-2、表 3-3）。

表 3-2 面肌功能训练方法——主动运动

序号	项目	操作
1	抬眉	上提眉目、前额部做出吃惊及惊恐样动作
2	皱眉	两眉向眉心集中，用力至最大限度，若皱眉困难，眉内侧角可加力帮助
3	闭眼	用力闭眼十次，轻闭眼十次，用力闭眼和轻闭眼交替进行，如无法闭合可用手指在上睑处加力闭合
4	皱鼻（耸鼻）	尽力向上牵拉鼻部皮肤，扩大鼻孔
5	微笑	引导口角向外上方运动，可用手指协调，尽量使两侧对称
6	示齿（龇牙）	引导口角向上方及两侧运动，显露上牙龈，加深鼻唇沟，尽量避免习惯性的单侧用力，必要时可用手指辅助
7	噘嘴	嘴唇用力向前翘起
8	牵拉嘴角	闭嘴上下齿咬合后，引导口角向后运动，使颊部紧贴牙齿
9	降下唇，降口角	运动下唇，引导口角向下运动

注：每组动作进行十次。

表 3-3 面肌功能训练方法——被动运动

序号	项目	操作
1	额肌	用拇指或食指先从眉弓向头顶按摩，再从头顶向眉弓反方向按摩，按摩时可以拖拉或缓慢揉搓
2	眼轮匝肌	闭眼后用食指沿上下眼睑或眼眶下缘间的凹陷处，先从内向外再从外向内轻轻推拉
3	提上唇肌及颧肌	用食指和中指从患侧的口角上向颧部推拉，手指到达颧骨后可特别按摩颧部
4	口轮匝肌	上口轮匝肌：用食指和中指先从患侧口角向人中沟方向推拉，再从人中沟方向向患侧口角方向推拉 下口轮匝肌：用食指和中指先从患侧口角向中心方向推拉，再从中心方向向患侧口角方向推拉
5	下唇各肌	用拇指从口角下方向内侧及下方按摩推拉

注：每组动作进行十次。

（二）术后护理

1. 术后评估

（1）评估患者生命体征、瞳孔、意识状态。

（2）评估患者的呼吸功能，包括呼吸的频率、节律、幅度、血氧饱和度。

（3）评估各类管道的情况，特别是人工气道及引流管。

（4）评估患者术前阳性症状改善情况。

（5）评估患者是否出现面神经、听神经、三叉神经及后组颅神经受损。

（6）评估患者生活自理能力、跌倒风险、压力性损伤风险、营养风险、吞咽功能等。

2. 术后护理措施

（1）病情观察：严密观察患者意识状态、瞳孔、生命体征的变化，术后全麻未醒时，取去枕平卧位，头偏向一侧。每30分钟监测患者生命体征、意识及瞳孔一次，至麻醉期结束。同时抬高床头15°～30°，并注意观察患者神经功能有无改变，如肢体运动、言语功能等。

（2）呼吸的观察及护理：小脑蚓部及第四脑室肿瘤因邻近脑干，故术后要严密观察呼吸的频率、节律、幅度及血氧饱和度，遵医嘱给予氧气吸入及进行血气分析检查，监测血氧分压。观察患者口唇、甲床及皮肤黏膜的颜色及意识变化。保持呼吸道通畅，及时清理呼吸道分泌物，定时翻身叩背，雾化吸入，促进痰液的排出。

（3）颅神经损伤的护理：

①后组颅神经麻痹：参见第三章第六节相关内容。

②面神经受损：面瘫患者注意面部保暖，使用温水洗脸，避免冷风直接吹袭面部，并指导患者每日进行面肌功能训练；注意进食量、进食体位管理，给予偏瘫患者喂食时，患者偏瘫侧肩部放软枕垫，不能坐起者取躯干抬高30°的仰卧位，头前屈，膝下放一枕头。喂食者站立于患者健侧，使用勺子喂食。食物经由健侧口角入口，送入时尽量靠近舌根部。患者进食时头转向麻痹一侧，使健侧咽部扩大，便于食物进入，也可做点头样吞咽，颈部后屈将食物残渣挤出，再颈部前屈，形似点头，同时做空咽运动。喂食后让患者张口，检查患者口腔内无食物残留后，方可进行第二次送食。吞咽功能正常的患者，喂食量约一口20 mL，吞咽障碍患者评估其吞咽功能并行容积-黏度吞咽测试（V-VST）；眼睑闭合不全的患者，遵医嘱滴入眼药水及涂抹眼药膏，贴医用眼贴，佩戴角膜绷带镜等，必要时给予眼睑缝合，保护眼角膜。

③三叉神经受损：患者面部感觉减退或丧失，饮食、饮水、洗脸水温度应适宜，防止烫伤。

（4）小脑缄默症的护理：通常小脑缄默症患者表情冷漠、无反应、对周围事物漠不关心、懒言、不讲话，并伴有烦躁、焦虑不安情绪。应根据不同的年龄阶段做相应的护理。对患儿进行护理时，可选择患儿喜欢的游戏、玩具、音乐来培养患儿的认知能力和操作能力，缓解精神症状，促进情感障碍的恢复，使其可以配合临床治疗。由于患儿对声音及光线变化敏感，所以应保持病室内安静、光线柔和，集中治疗和护理的时间，减少不必要的人员走动。对于成人患者，护士应以愉快的表情、温柔的眼神耐心主动地与其交谈，鼓励其发音、说话。询问患者的需求，给予全面的生活照顾。

（5）引流管的护理：保持引流管通畅，防止扭曲、堵塞、脱落，并详细记录引流液的颜色、量、性质。观察伤口有无渗血、渗液，一旦发现异常及时报告医生。

3. 术后并发症的预防和护理

（1）颅内感染：

①卧床时床头抬高15°～30°。做好引流管护理，更换引流袋时严格无菌操作，避免引流液逆流，导致逆行感染。

②保持病室环境舒适，加强探视管理，合理安排探视时间及探视人数，减少不必要的人员流动。

③保持伤口敷料清洁干燥，头部引流患者头枕无菌治疗巾，每日更换，有污渍、血渍污染时，随时更换。如发现敷料渗血、渗液，立即查明原因，同时观察伤口有无脑脊液渗漏、有无红肿及皮下积液，以便及时予以相应处理。枕后部伤口者避免伤口长期受压，定时更换卧位并观察伤口及皮肤。

④高热患者以物理降温为主，注意观察热型及伴随症状，给予相应的处理。鼓励患者多饮水。

（2）颅后窝血肿：

①严密观察呼吸变化，包括呼吸的频率、节律、幅度、血氧饱和度。颅后窝发生血肿易形成枕大孔疝，造成患者呼吸衰竭，自主呼吸停止，发现异常立即报告医生。

②密切观察患者意识状态及伴随症状，随着血肿的增大，患者可表现出烦躁不安、鼾声呼吸、意识障碍发生或加重。

③密切观察患者瞳孔变化，枕大孔疝早期患者双侧瞳孔可一过性缩小或忽大忽小，该临床过程很短。

④密切观察患者生命体征的变化，如发现血压升高、高热，及时报告医生处理。

⑤患者出现头痛、呕吐、颈后部疼痛、癫痫、肢体功能障碍、失语等症状，立即报告医生。

4. 术后健康指导

(1) 患者应保持情绪稳定、睡眠充足，避免劳累。

(2) 可采用深呼吸、腹式呼吸等方式预防坠积性肺炎；做好会阴部清洁，预防泌尿系统感染；遵医嘱使用营养神经药物，促进颅神经功能恢复。

(3) 加强营养，制订合理的饮食计划，增强机体抵抗力。根据吞咽功能评定结果，合理选择食物的性状及喂食量、速度及进食体位，防止呛咳，造成误吸。

(4) 保持大便通畅，防止因用力排便引起颅内压增高，发生意外。可多摄入蔬菜、水果、蜂蜜等，必要时可适量服用缓泻药物。

(5) 中枢神经损伤的训练：对于肢体活动障碍的患者，应继续进行肢体功能锻炼，采用正确的运动模式，以主动训练为主，家属协助为辅，逐渐加大运动量，还可适当辅以针灸、按摩、理疗、高压氧治疗等，防止发生废用综合征。面瘫患者每日进行面肌功能训练，指导面瘫护理。吞咽障碍患者可进行吞咽功能训练，具体可参见本章第六节相关内容。

(6) 对出院时留置气管切开套管、胃管、导尿管、PICC 等各类管道的患者，应告知更换及维护时间与方法，积极进行家庭护理。

（贺欣）

第八节　颅内外沟通肿瘤的护理

颅内外沟通肿瘤是指起源于颅底结构如骨组织、脑膜、神经、血管组织或起源于颅内组织、颜面或五官组织，同时侵及颅内外结构的肿瘤。

一、病因

具体病因尚不明确。鼻腔鼻窦与前中颅底相毗邻，涉及颅脑、眼、鼻等重要部位，局部重要器官多，鼻腔、鼻窦、眼眶、头皮、颅骨的肿瘤均可侵犯颅底，肿瘤进一步扩展可形成跨颅底的肿瘤，导致颅内外相通。

二、分类

颅内外沟通肿瘤主要是根据肿瘤的原发位置进行分类，可分为以下三类。

(1) 起源于颅骨、骨或软骨，如脊索瘤、软骨瘤、软骨肉瘤。

(2) 起源于颅内结构，如脑膜瘤、神经鞘瘤、神经纤维瘤。

(3) 起源于颅外结构，如鼻腔、上颌窦、腭部、鼻咽部、颊部、上颌骨、颧骨及眶周组织，包括造釉细胞瘤、神经鞘瘤、神经纤维瘤。

三、临床表现

(一) 起源于颅骨的颅内外沟通肿瘤的临床表现

肿瘤生长缓慢，早期易被忽略，病程多较长，有的可自行停止生长。因肿瘤起源部位不同而有不同的临床表现。

(1) 起源于内板的肿瘤向颅内生长时，可引起颅内压增高及相应的神经系统压迫症状。

(2) 位于颅顶部的骨瘤呈突出于颅顶外板的圆形或圆锥状隆起,直径从数毫米至数厘米不等,与头皮无粘连、无压痛,多无不适感,除引起容貌改变外,一般不引起特殊症状。

(3) 起源于前颅底的肿瘤较大,突入鼻旁窦时可引起相应的症状,如头痛、呕吐、鼻塞、嗅觉下降、容貌改变等。肿瘤增大阻塞鼻旁窦出口是其成为鼻旁窦黏液囊肿的原因之一,也可引起反复的鼻旁窦炎,甚至穿破硬脑膜而引起脑脊液鼻漏及颅内感染。颅-眶沟通肿瘤突入眼眶可引起突眼及视力障碍。

(4) 颅中窝底内外沟通肿瘤因位置深在、生长空间相对较大而且隐匿,早期常无明显的临床症状和体征。当肿瘤逐渐增大,肿瘤生长的部位及生长方向不同而有不同的临床表现。肿瘤主体部分位于颅中窝者,侵及三叉神经时,可出现患侧面部麻木或疼痛等;肿瘤侵及海绵窦、视神经、动眼神经、滑车神经及展神经时,可出现视力、视野障碍,眼球活动异常等;肿瘤体积巨大引起颅内压增高时,可出现头痛、头晕、呕吐等症状;肿瘤侵犯颞叶时,可出现癫痫;肿瘤压迫耳咽管时,可出现患侧听力下降等。而肿瘤在颅内外体积均较大时,上述所有症状都可能出现。

(二) 起源于颅内结构的颅内外沟通肿瘤的临床表现

肿瘤压迫颅内不同部位组织可出现面部麻木、复视、面瘫、听力丧失和声音嘶哑等;当肿瘤引起颅内压增高时,可表现出颅内压增高的症状。肿瘤侵犯颅外的不同部位,可引起不同部位出现相应的症状,如脊索瘤侵犯鼻腔时可见鼻腔肿物,引起鼻塞。

(三) 起源于颅外结构的颅内外沟通肿瘤的临床表现

(1) 肿瘤起源于鼻腔鼻窦时,早期症状不明显,随着肿瘤的增大,可累及颅底、脑等重要结构,表现为张口困难、内眦处肿物、颞部隆起、头痛、耳鸣等。肿瘤累及眼眶可引起眼球移位、视力下降等表现。

(2) 肿瘤主体位于颞下窝、翼腭窝时,可出现面部肿物、胀痛,眼眶部症状和咀嚼困难等症状。

(3) 肿瘤起源于眼眶时,可出现突眼、眼球运动障碍、视力减退。肿瘤发展的晚期,可引起球结膜水肿、视乳头水肿,继发视神经萎缩,甚至失明。肿瘤侵犯眶上裂时,患者可出现眶上裂综合征,即Ⅲ、Ⅳ、Ⅴ颅神经进行性麻痹,同时伴有患侧额部痛。肿瘤深入眶深处时,患者可出现眶尖综合征,表现为眶压增高、眶内出血、视力丧失等。

四、辅助检查

颅内外沟通肿瘤的诊断需进行眼眶 X 线检查、CT、MRI 等。

(1) 眼眶 X 线检查、CT:起源于颅外结构的颅内外沟通肿瘤可做眼眶 X 线检查、CT,眼眶内脑膜瘤可见视神经周围的骨质增生或破坏,视神经孔扩大或缩小,眼眶扩大,眶尖、眶顶和蝶骨嵴有骨质增生或破坏。

(2) 脑血管造影:可明确肿瘤供血血管、脑组织侧支循环等。例如,可见眼动脉增粗、迂曲、分支增多,部分病例可出现肿瘤的病理染色。颅源性眶内肿瘤患者颅内大脑前动脉向后上方轻度弧形移位,大脑中动脉起始部向后推移,眶源性颅内血管正常。

(3) CT 和 MRI:常规 CT 平扫可以显示肿瘤形状、部位及生长方向,对骨组织显示较为清晰,薄层颅底 CT 可以很好地显示瘤内有无钙化及颅底骨质的改变。MRI 可较清晰地显示肿瘤的性质、位置、形态、大小、质地、与周边重要组织结构的关系等,是诊断此类疾病、判断肿瘤分型、选择手术入路的重要依据。MRI 甚至可以显示视神经的走行,但需增强扫描后方能显示清楚。在增强 CT 上,视神经的增强不如眼外肌明显,但视神经周围的脑膜明显增强,借此可与球后脂肪相鉴别。

五、治疗

颅内外沟通肿瘤治疗可采取手术治疗、放疗、化疗等,具体治疗方式要依据肿瘤的起源部位和肿瘤的病理性质进行选择。

(1) 颅骨骨瘤:建议手术切除,肿瘤切除后根据情况行颅骨成形术。其中颅骨巨细胞瘤术后再辅以放疗为宜;颅骨肉瘤建议在手术切除后再加以化疗与放疗;颅骨嗜酸性细胞肉芽肿术后应常规进行放疗。

（2）起源于颅内结构的颅内外沟通肿瘤：手术目的是在最大限度保留神经功能的前提下切除肿瘤，对不能全切的肿瘤，术后可采取立体定向放疗，或根据肿瘤病理性质进行放疗和化疗。

（3）眼眶及颅眶沟通脑膜瘤：手术治疗的目的主要是保存视力、控制肿瘤生长和改善容貌。可采用经颅或经侧眶壁入路的方法切除肿瘤。对于不能全切的肿瘤，术后可辅以立体定向放疗。

六、护理

（一）术前护理

1. 术前评估

（1）评估患者起病情况，视力、视野，家属及患者的配合度。

（2）评估患者有无头痛及疼痛的部位、持续时间、程度，是否有颅内压增高症状。

（3）评估患者生活自理能力、心理状况。

2. 术前护理措施

（1）术前警惕颅内压增高：严密观察生命体征，特别是意识状态、瞳孔的变化，出现异常及时报告医生；患者头部置一软枕，床头抬高15°～30°，以利于颈内静脉回流，减轻脑水肿，若患者呕吐严重，应保持侧卧位，防止剧烈呕吐造成误吸，并保持呼吸道通畅；卧床休息，尽量减少不必要的活动，给予生活照顾，保持病房安静；进行颅内压变化的动态观察，若患者突发剧烈头痛、呕吐频繁、躁动不安则提示颅内压增高，应立即报告医生给予相应处理，同时注意药物治疗的护理。

（2）术前安全的管理：对突眼、眼球运动障碍或视力、视野改变的患者加强保护措施，活动或外出时有专人陪伴，协助患者完成日常生活护理；病区内布局合理，物品摆放整齐，无障碍物，将呼叫铃放在患者手边，保持病房地面干燥、清洁，向患者及家属讲解并让其掌握防止外伤的措施；对于有视物障碍的患者，要把患者常用的生活用品放在其触手可及的地方，嘱患者下床活动时需有人陪同。

（3）术前针对性护理：术眼加盖保护眼罩，防止碰撞；训练患者按要求向各方向转动眼球，以利于术中或术后的病情观察和治疗；指导患者抑制咳嗽、打喷嚏的方法，即用舌尖顶压上腭，以免术后因突然振动，引起前房积血或伤口裂开；鼻部手术特殊准备，术前氯霉素滴液滴鼻、滴眼，术前1日剪鼻毛、剃胡须。如行鼻侧切开，须准备面部皮肤护理，必要时剃除术侧眉毛；饮食调理，鼓励患者摄入营养丰富、易消化的高蛋白、高热量食物，对食欲差或进食困难者，静脉补充营养，改善营养状况；训练床上排便的习惯。

（4）心理护理：向患者及家属讲解手术的必要性、手术方式、注意事项，取得其配合，做好心理护理。

3. 术前健康指导

（1）术前告知患者手术方式、体位、术前准备及术后注意事项。

（2）指导患者术前行呼吸功能训练，如深呼吸、腹式呼吸、缩唇式呼吸，指导患者戒烟。

（3）术前指导并训练经鼻手术的患者张口呼吸。

（二）术后护理

1. 术后评估

（1）评估患者生命体征、瞳孔、意识状态及视力、视野的变化，肢体活动和感觉。

（2）评估伤口渗出情况和引流液的颜色、性质、量。

（3）评估患者疼痛的部位、性质、持续时间，评估有无颅内压增高症状。

（4）评估患者生活自理能力、跌倒风险、压力性损伤风险、血栓风险等。

2. 术后护理措施

（1）病情观察：密切观察患者生命体征及精神状态，如为眶颅、鼻颅沟通肿瘤，还应观察有无头痛、呕吐等颅内压增高的症状。

（2）体位护理：全麻未醒者取去枕平卧位，头偏向一侧，及时清除口咽部分泌物，保持呼吸道通畅，防止发生窒息。全麻清醒后，生命体征平稳者取半坐卧位，目的是减轻充血，有利于引流及排出分泌物。

（3）保持呼吸道通畅：密切观察患者呼吸频率、节律，有无发绀、躁动等异常情况，持续给予低流量（1

～2 L/min)吸氧，雾化吸入。对于张口呼吸患者，可用湿纱布覆盖口部，以减少水分的丢失。

(4) 伤口护理：

①眼部护理：术眼加盖保护眼罩，防止碰撞。注意观察局部伤口的渗血情况，眼垫、绷带有无松脱。

②术区皮肤护理：如做皮肤移植者，若绷带包扎处有异常分泌物或异味，要及时解开，观察皮片生长情况，并及时向医生报告，以便采取措施；不做皮肤移植者，若敷料渗湿要及时更换，有新鲜血液渗出时要及时报告医生。嘱患者在术后 2 周内不要做摇头、挤眼等动作。

③鼻部伤口护理：早期(1～7 日)密切观察填塞纱条有无松动或脱出。纱条拔出后密切观察有无大量新鲜血液或清水样的液体流出，嘱患者不可擤鼻涕。

(5) 引流管的护理：创腔引流术后引流袋置于床旁，保证创腔有一定的压力。硬膜下引流术后引流袋低于创腔 30 cm，以利于排空硬膜下的血液。严密观察引流液的性质、量、颜色。保持引流通畅，护理操作及翻身时避免牵拉引流管，更换引流袋时严格执行无菌操作。

(6) 脑脊液漏的观察：护士应注意观察鼻腔有无液体渗出，若渗出液为血性，轻者可不做处理，重者重新加压填塞；若鼻腔渗出液为无色透明液体，可将渗出液收集起来做生化定性检查；若鼻腔渗出液为血性液体，可将液体滴在纱布上，除观察纱布上血迹外还要观察有无淡黄色浸渍圈，以判断有无脑脊液鼻漏。同时嘱患者保持头高位，以利于分泌物的引流，促进修补创缘的愈合；避免咳嗽、打喷嚏、擤鼻涕、用力排便等，做好健康宣教。

(7) 预防颅内感染：颅面手术的入路与鼻腔、鼻窦、眼眶相通，因此应警惕发生颅内感染。严密观察患者有无头痛、呕吐，有无颈项强直等脑膜刺激征表现；观察鼻腔、眼眶有无脓性分泌物，密切观察体温的变化。

(8) 口腔护理：防止口腔感染，用朵贝尔含漱液或生理盐水漱口，2 次/日，以免食物残渣引起口腔感染，口唇干裂者用石蜡油涂擦。

3. 术后健康指导

(1) 饮食指导：经上颌或下颌入路进行手术的患者，术中需要重建颅底，因早期经口腔进食时咀嚼动作牵拉硬膜，可导致尚未完全修复好的硬膜撕裂，引起脑脊液漏，容易引起颅内感染。为避免术后感染，术后避免早期经口腔进食。为保证患者营养需要，可给予患者胃肠外营养或者留置胃肠管。

(2) 用眼卫生：避免用手揉擦眼部，使用干净的毛巾。突眼、角膜充血时，可用眼药水滴眼或眼膏涂抹，保持角膜干燥。

(3) 安全指导：患者术后存在面部肿胀、突眼等情况，指导患者下床活动时动作应缓慢，家属在一旁陪同，避免发生跌倒、烫伤等意外事件。

(4) 康复训练：由于神经功能恢复需要较长时间，部分患者出院时依然存在部分神经缺失。因此，在出院时指导患者加强功能锻炼，促进神经功能恢复。

4. 出院指导

(1) 保护好伤口，避免污染、潮湿，不可抓、挠伤口。

(2) 多摄入高蛋白食物，保证良好的营养。勿食用刺激性食物(如辣椒、芥末、胡椒等)，戒烟戒酒。

(3) 保持口腔、鼻腔卫生。若鼻腔突然流出淡黄色液体，应警惕脑脊液漏，及时到医院就诊。

(4) 按时复查头颅 CT 或 MRI，如有剧烈头痛，频繁呕吐，意识障碍，视力、视野改变等及时就诊。

(李京连)

参考文献

[1] 蔡卫新，贾金秀. 神经外科护理学[M]. 北京：人民卫生出版社，2019.

[2] 陈孝平，汪建平，赵继宗. 外科学[M]. 9 版. 北京：人民卫生出版社，2018.

[3] 陈亦豪，魏俊吉，文俊贤，等. 鞍区肿瘤术后高钠血症的转归及其严重程度的危险因素分析[J]. 中

华神经外科杂志,2020,36(8):775-779.

[4] 陈园园,王国蓉,卢秀英,等.3 例颅内外沟通性肿瘤切除及头皮修复的围手术期护理[J]. 中华护理杂志,2017,52(6):720-723.

[5] 付升旗,游言文,汪永锋.系统解剖学[M].北京:中国医药科技出版社,2017.

[6] 郭文龙,周东,方丹,等.神经内镜对第三脑室后部肿瘤的诊疗价值[J]. 中国微侵袭神经外科杂志,2019,24(8):341-344.

[7] 韩松,路宁,刘宁,等.三脑室后部肿瘤的治疗分析[J]. 中国医药导报,2017,14(5):99-102.

[8] 郝继萍.74 例幕上肿瘤病人的围术期护理[J]. 全科护理,2012,10(3):646-647.

[9] 赫捷,李进,马军,等.中国临床肿瘤学会(CSCO)常见恶性肿瘤诊疗指南 2020[M].北京:人民卫生出版社,2020.

[10] 黄海龙,张新定,杨宝慧,等.以发作性痴笑为表现的下丘脑错构瘤 1 例[J]. 中国临床神经外科杂志,2021,26(8):650.

[11] 黄伟,赵革灵.显微手术治疗大脑半球中央回区脑胶质瘤的临床研究[J]. 国际医药卫生导报,2008,14(16):14-18.

[12] 江涛,晋强,张忠,等.1828 例成人初发大脑半球胶质瘤患者的预后影响因素分析及术后长期随访研究[J].中华神经外科杂志,2020,36(7):706-711.

[13] 李乐之,路潜.外科护理学[M].6 版.北京:人民卫生出版社,2017.

[14] 李雪玲,李京连,付小雪,等.自创面肌操在听神经鞘瘤术后患者面瘫护理中的应用[J]. 中华现代护理杂志,2019,25(30):3873-3876.

[15] 刘水源.新诊大脑半球胶质瘤瘤周水肿磁共振影像特征的临床应用研究[D]. 福州:福建医科大学,2014.

[16] 刘小海,代从新,王任直. 2018 年欧洲内分泌协会难治性垂体腺瘤和垂体腺癌诊治指南[J]. 中华医学杂志,2018,98(20):1561-1564.

[17] 刘玉霞,王胜文,钟美浓,等.容积-黏度吞咽测试在桥小脑角肿瘤患者术后护理中的应用[J]. 护士进修杂志,2020,35(23):2168-2171.

[18] 孙涛.岛叶癫痫[J]. 中华神经外科杂志,2014,30(10):976-978.

[19] 王春生,曾熙媛,顾美仪.中华当代护理大全[M].南昌:江西科学技术出版社,2015.

[20] 王建设,张涛,李向阳,等.大脑胶质瘤病诊断和治疗的探讨[J]. 中国癌症杂志, 2007,17(12):955-959.

[21] 王晶,牟淑玲.颅内肿瘤患者围手术期临床护理分析[J].中国现代药物应用,2012,6(4):120-121.

[22] 王清,张敏,汪梦月.神经系统疾病伴吞咽困难患者基于容积黏度吞咽试验的喂养管理[J]. 护理学杂志,2019,34(9):21-24.

[23] 王晓静,张艳蓉.目标性护理干预对改善髓母细胞瘤患儿术后小脑缄默症的效果[J]. 当代护士(下旬刊),2021,28(1):4-6.

[24] 吴航.鞍区肿瘤术后水钠代谢紊乱的研究进展[D].大连:大连医科大学,2018.

[25] 吴景梅.额叶胶质瘤并发癫痫发作的护理[J]. 护士进修杂志,2010,25(7):651-652.

[26] 杨树源,张建宁.神经外科学[M].2 版.北京:人民卫生出版社,2015.

[27] 杨学军,江涛.解读《世界卫生组织中枢神经系统肿瘤分类(2016 年)》[J].中国神经精神疾病杂志,2016,42(6):321-329.

[28] 张力伟.脑干胶质瘤张力伟 2020 观点[M].北京:科学技术文献出版社,2019.

[29] 张亚卓,李储忠.内镜神经外科的创新发展[J]. 中国微侵袭神经外科杂志,2020,25(6):241-242.

[30] 张衍,张辉,岳四海.大脑半球高级别胶质瘤患者外科治疗后无进展生存期的影响因素分析[J].中国实用神经疾病杂志,2017,20(7):104-105.

[31] 赵继宗,周定标.神经外科学[M].3 版.北京:人民卫生出版社,2014.
[32] 赵继宗.神经外科手术精要与并发症[M].2 版.北京:北京大学医学出版社,2017.
[33] 赵继宗.神经外科学[M].北京:人民卫生出版社,2019.
[34] 郑荣寿,孙可欣,张思维,等.2015 年中国恶性肿瘤流行情况分析[J].中华肿瘤杂志,2019,41(1):19-28.
[35] 中华医学会神经外科学分会肿瘤学组,《脑干胶质瘤综合诊疗中国专家共识》编写委员会.脑干胶质瘤综合诊疗中国专家共识[J].中华医学杂志,2017,97(13):964-975.
[36] 周锦玲,李群香,陈映荷.米汤预防颅脑损伤患者肠内营养并发腹泻的效果观察[J].中国实用护理杂志,2009,25(9):33-34.
[37] 周良辅.现代神经外科学[M].2 版.上海:复旦大学出版社,2015.
[38] Aronow M E,Wiley H E,Gaudric A,et al. Von Hippel-Lindau Disease:update on pathogenesis and systemic aspects[J]. Retina,2019,39(12):2243-2253.
[39] Garcia-Larrea L,Perchet C,Creac'h C,et al. Operculo-insular pain (parasylvian pain): a distinct central pain syndrome[J]. Brain,2010,133(9): 2528-2539.
[40] GBD 2016 Brain and Other CNS Cancer Collaborators. Global,regional,and national burden of brain and other CNS cancer, 1990—2016:a systematic analysis for the Global Burden of Disease Study 2016[J]. Lancet Neurol,2019,18(4):376-393.
[41] Kang E,Kim Y M,Seo G H,et al. Phenotype categorization of neurofibromatosis type Ⅰ and correlation to NF1 mutation types[J]. J Hum Genet,2020,65(2):79-89.
[42] Ostrowsky K,Magnin M, Ryvlin P,et al. Representation of pain and somatic sensation in the human insula: a study of responses to direct electrical cortical stimulation[J]. Cereb cortex,2002,12(4): 376-385.
[43] Pilarski R,Burt R,Kohlman W,et al. Cowden syndrome and the PTEN hamartoma tumor syndrome: systematic review and revised diagnostic criteria[J]. J Natl Cancer Inst,2013,105(21):1607-1616.

第四章　脊柱脊髓疾病的护理

第一节　脊柱脊髓疾病的概述

一、解剖

（一）脊髓的位置和形态

脊髓位于椎管内，呈前后略扁的圆柱状。上端于枕骨大孔处与延髓相连，成人脊髓下端平第1腰椎体的下缘，全长42～45 cm，新生儿脊髓下端可平第3腰椎。脊髓末端逐渐变细呈锥状，称脊髓圆锥，脊髓圆锥向下延为一条细丝，称为终丝。终丝末端止于尾骨的背面，围绕在终丝周围的脊神经前后根称为马尾。

脊髓全长粗细不等，有两处膨大，分别为颈膨大和腰骶膨大。脊髓表面有6条纵行的沟。前正中裂，位于脊髓前面正中，较深，裂内有脊髓前动脉通过。后正中沟，位于脊髓后面中央，较浅。两条前外侧沟，位于前正中裂的两侧，脊神经前根由此穿出。两条后外侧沟，位于后正中沟的两侧，脊神经后根由此进入脊髓。脊髓的形态见图4-1。

脊髓前外侧沟连接由脊髓发出的31对脊神经的运动前根，后外侧沟连接进入脊髓的31对脊神经的感觉后根，每条脊神经的后根均有一个膨大的神经节，称为脊神经节。同一脊髓节段同侧的前、后根在椎间孔融合成一条脊神经，从相应的椎间孔发出。脊髓结构示意图见图4-2。每对脊神经根所在的脊髓部分称为一个脊髓节段，脊髓可分为相应的31个节段，即8个颈节、12个胸节、5个腰节、5个骶节和1个尾节。

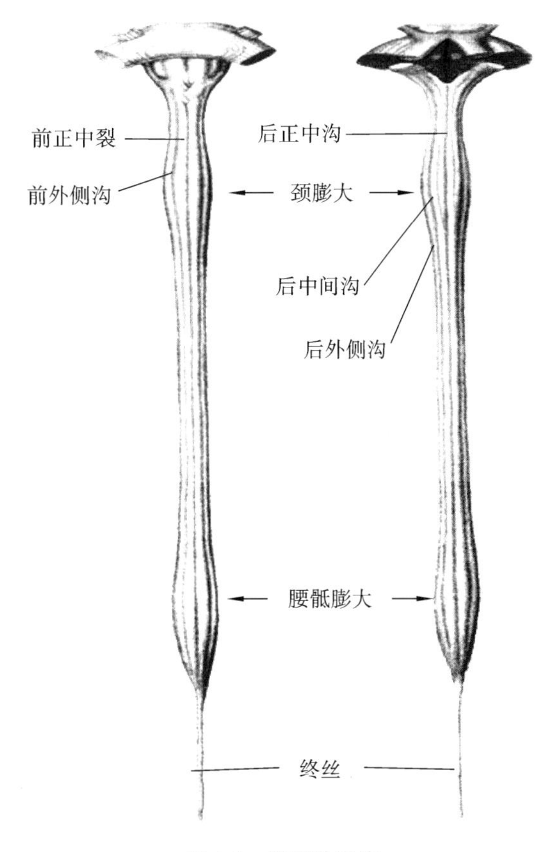

图4-1　脊髓的形态

（二）脊髓的内部结构

脊髓由灰质和白质构成。在灰质的中央有贯穿脊髓全长的纵行小管，称为中央管。灰质集中在内部，主要包括神经元的胞体和树突。白质分布在灰质的外侧，主要为神经纤维。

1. 灰质　灰质前部的突起称为前角（柱），主要由支配骨骼肌运动的大型细胞α神经元和调节肌张力的小型细胞γ神经元组成。灰质后部的突起称为后角（柱），接受脊髓后根传来的感觉性冲动，发出轴突进入白质组成上行传导束或与前角细胞联络。侧角（柱）仅见于 $T_1 \sim L_3$ 节段，是交感神经的低级中枢。在 $S_1 \sim S_4$ 节段，虽无侧角，但在相当于侧角位置的部位由副交感神经元组成的团核称

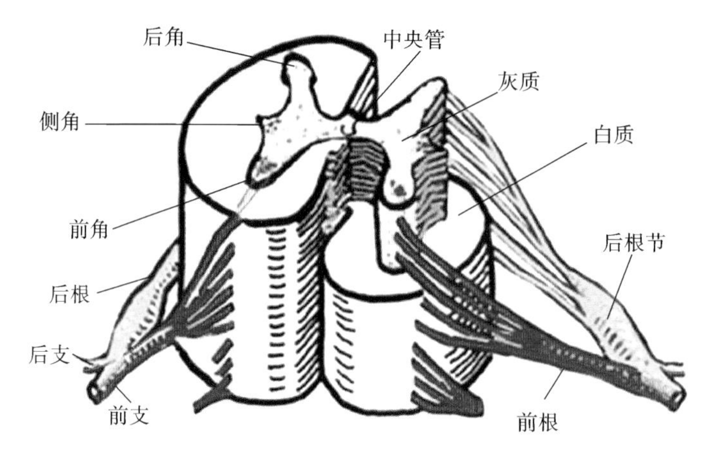

图 4-2 脊髓结构示意图

为骶副交感核，是副交感神经在脊髓的中枢。

2. 白质 根据脊髓表面纵长的沟、裂，与脊髓前、后根的位置关系，可将白质分为3个索。脊髓白质由上、下走行的纤维束组成。在白质中向上传递神经冲动的传导束称为上行（感觉）纤维束，向下传递神经冲动的传导束称为下行（运动）纤维束。脊髓横断面示意图见图4-3。

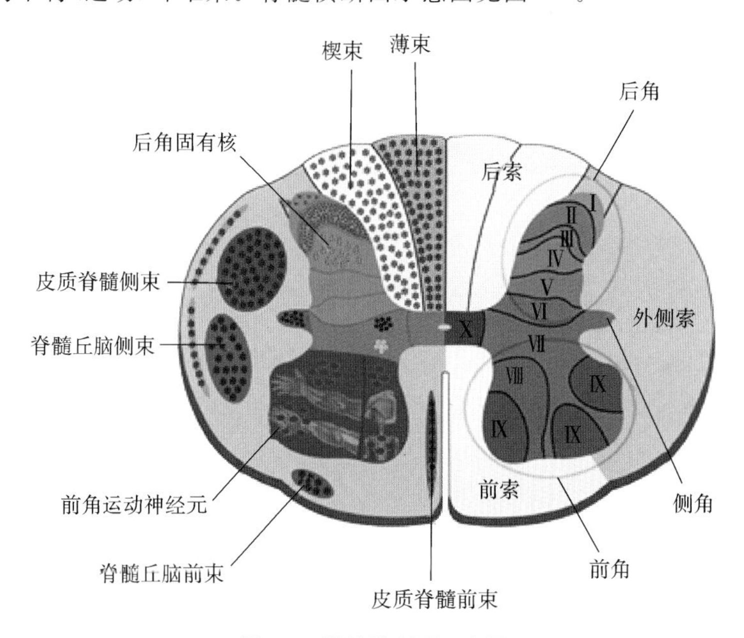

图 4-3 脊髓横断面示意图

（三）脊柱

脊柱由7块颈椎、12块胸椎、5块腰椎、1块骶骨、1块尾骨及其间的连接构成，其中在幼儿时期骶骨为5块，尾骨为4块，成年后均骨化为1块。见图4-4。椎骨由椎体和椎弓构成，两者之间围成椎孔，椎体间借助椎间盘、前纵韧带和后纵韧带相连，所有椎孔相连形成椎管，椎管内容纳脊髓，各部椎骨的特征相异。

1. 颈椎 第1颈椎又称寰椎，呈环状，无椎体。第2颈椎又称枢椎，椎体向上，有指状突起，称齿突，与寰椎的齿突凹相关节。一般颈椎的椎体较小，近似长方形；上、下关节突的关节面几乎呈水平位；椎孔大，呈三角形。横突根部生有横突孔，这是颈椎最显著的特点。横突孔内有椎动脉和椎静脉穿行。第7颈椎棘突长而水平，容易扪到，是临床上计数椎骨序数和针灸取穴的标志。

2. 胸椎 胸椎有椎体肋凹和横突肋凹，棘突较长且向后下方倾斜，呈叠瓦状。

3. 腰椎 椎体最大，棘突宽短呈板状，呈矢状水平后伸，腰椎棘突间隙较宽，临床常选第3～4腰椎

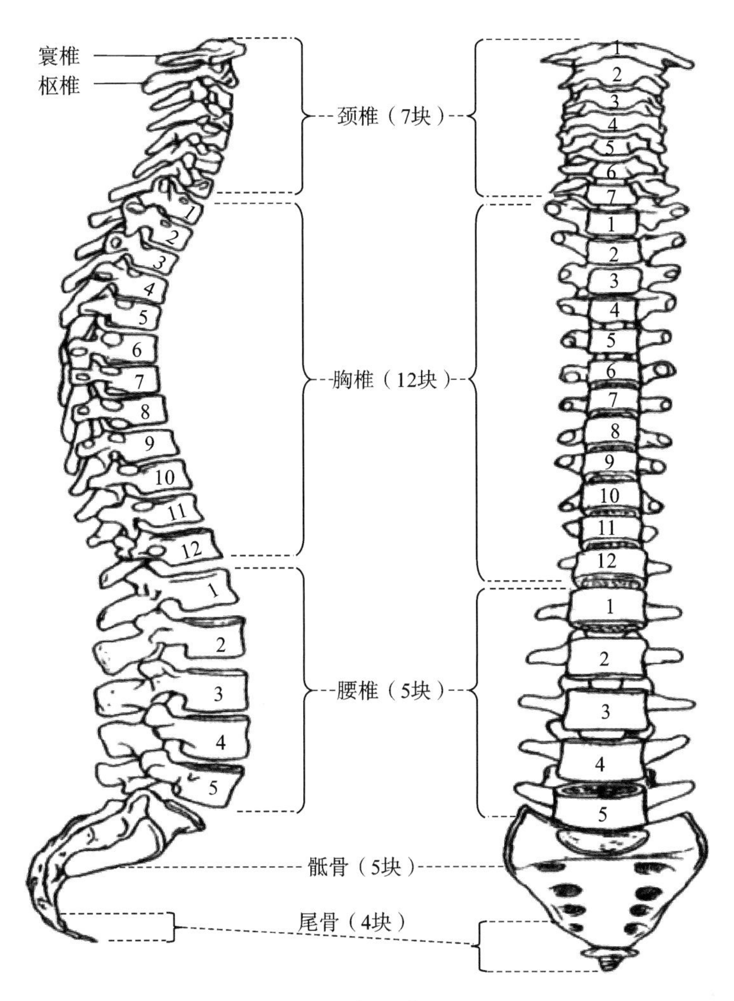

图 4-4　脊柱示意图

或第 4～5 腰椎间隙做腰椎穿刺。

二、分类

根据病因可将脊柱脊髓疾病分为以下五大类。

（一）脊髓损伤

暴力直接或间接作用于脊柱导致骨折或脱位而引起的闭合性脊髓损伤，如高空坠落、车祸、建筑物倒塌等；或者枪弹、尖锐锋利的器械造成的开放性脊髓损伤。

（二）脊髓肿瘤

脊髓肿瘤分为良性肿瘤、恶性肿瘤；也可根据肿瘤的相对位置分为硬膜外的肿瘤、硬膜下髓外的肿瘤和脊髓髓内的肿瘤；也可按部位分为颈髓的肿瘤、胸髓的肿瘤和腰髓的肿瘤。

（三）脊髓血管病

如脊髓血管畸形。

（四）脊椎退行性病变

主要有腰椎间盘突出症、颈椎病。

（五）脊髓先天性畸形

如隐性脊柱裂、脊髓拴系综合征、脊柱裂、脊髓空洞症等。

三、临床表现

（一）脊髓损伤的临床表现

1. 闭合性脊髓损伤 伤后立刻出现损伤水平以下运动、感觉和括约肌功能障碍。

2. 开放性脊髓损伤 脊髓火器伤多呈完全或不完全、进行性或非进行性运动和感觉及括约肌功能障碍，伤口处有脑脊液漏，常伴合并伤。

（二）脊髓肿瘤的临床表现

早期由于脊髓刺激，患者表现为神经根疼痛、异常感觉；随着肿瘤的增大，脊髓受压，患者出现病变平面以下的感觉、运动功能下降甚至完全丧失，自主神经功能障碍如出现大小便失禁。

（三）脊髓血管病的临床表现

1. 血管肿瘤型 海绵状血管瘤表现为运动、感觉障碍，进行性的脊髓功能障碍。

2. 动脉瘤型 未破裂动脉瘤多数没有明显的临床表现，破裂的动脉瘤出血量少可伴有轻度头痛、无意识障碍，出血量大时可有头痛、呕吐、颈项强直、克氏征阳性等表现，出血量在蛛网膜下腔大于 1 cm 厚度时，可能出现意识障碍。

3. 动静脉型 动静脉瘘可表现为神经功能缺损、脑出血或痴呆等；动静脉畸形患者可无症状而终身隐匿，其余大多在癫痫或出血之后发现，或有头痛、局灶性神经功能障碍等。

（四）脊椎退行性病变的临床表现

根据脊椎退行性病变的部位和程度，可表现为肩颈痛或腰腿痛、放射性疼痛、肢体麻木、无力、走路不稳等。

（五）脊髓先天性畸形的临床表现

1. 隐性脊柱裂 大部分患者终身不出现症状，周围皮肤可有毛发增多、色素沉着、不规则毛细血管瘤等。出现临床症状者与神经受压和损害程度相关。

2. 脊髓拴系综合征 儿童表现为遗尿、尿失禁、下肢肌力弱、足畸形等，大部分患儿出现皮肤异常，如血管瘤、皮下肿块、窦道、多毛症等。部分患儿感觉疼痛但定位不清晰。还有部分患儿不出现临床症状，到青春期或成年后才发病。成人多以疼痛、下肢感觉运动障碍、膀胱直肠功能障碍为主。

3. 脊柱裂 背部囊性突出和神经系统体征，如下肢运动感觉障碍、弛缓性瘫痪、足畸形、大小便失禁等。

4. 脊髓空洞 根据空洞的部位和范围主要表现为感觉障碍、运动障碍、自主神经损害。

四、辅助检查

（一）X 线检查

X 线检查主要了解脊柱发育、形态及骨质变化。

（二）CT

CT 可显示脊柱脊髓的解剖结构，但不如磁共振成像（MRI）清晰。

（三）MRI

MRI 可准确地显示脊柱脊髓解剖结构及各种病理变化，能直接显示出脊髓内病变。

（四）脊髓血管造影

脊髓血管造影可显示动静脉畸形、动脉瘤、脊髓良性肿瘤和脊髓恶性肿瘤、外伤后脊髓血管损伤及脊髓内血肿、椎管肿瘤等。

（五）脊髓造影

脊髓造影可显示椎管内占位性病变、创伤所致椎管形态改变以及与脊髓的关系，适用于腰段椎管占位性病变、腰椎间盘突出症、椎管狭窄症、椎管畸形、脊椎退行性病变等。

（六）压颈试验

压颈试验对判断椎管内有无椎管梗阻有一定的意义。

五、治疗原则

（一）非手术治疗

（1）药物治疗。

（2）颅骨牵引、手法整复、姿势复位及颈胸支架。

（3）放疗。

（4）物理治疗。

（5）高压氧治疗和局部低温疗法。

（二）手术治疗

（1）脊髓损伤：脊髓前方减压术、切开复位和固定，椎板切除术。

（2）椎管内肿瘤：椎管内肿瘤切除术。

（3）脊髓血管病：根治性治疗，切除病变血管；姑息治疗，如栓塞治疗、手术夹闭、伽玛刀治疗或者联合治疗等。

（4）脊椎退行性病变：颈椎间盘摘除术、颈椎半椎板切除减压术或颈椎全椎板切除减压术、椎管成形术、椎间盘镜下椎间盘摘除术、经皮内镜下腰椎间盘摘除术等。

（5）脊髓先天性畸形：脊髓拴系综合征松解术、脊膜膨出修补术、颅后窝减压术。

六、护理

（一）术前护理

1. 术前护理评估

（1）健康史和相关因素：

①患者的一般情况：年龄、身高、体重、职业、婚姻、文化程度、爱好、民族、日常饮食结构。

②了解患者受伤的原因、部位和时间，受伤时的体位和环境，外力作用的方式、方向与性质，伤后患者功能障碍及伤情发展情况，急救处理经过等。

③既往史：手术史、家族史、遗传病史和女性患者有无生育史，有无高血压、糖尿病及心脏病等。

④过敏史和用药史：近期有无服用对手术有影响的药物，如抗凝药阿司匹林、华法林等易导致术中出血，降压药利血平易导致术中血压不升。

（2）身体状况：

①主要症状：疼痛的部位、性质、持续时间、诱因等。

②肌力与肌张力评估。

③感觉评估。

④排泄能力：了解患者大小便情况，有无便秘、大便失禁、尿潴留、排尿困难、小便失禁等。

⑤查体：检查背部、腰骶部及双下肢皮肤有无异常，肢体有无畸形。

（3）辅助检查：血常规检查中血小板是否减少；白细胞计数及中性粒细胞比例是否正常；血生化检查中肝功能、肾功能有无异常，有无电解质紊乱等；凝血酶原时间有无延长；心、肺功能有无异常；查看 CT、MRI、脊髓造影、脊髓血管造影等检查结果。

（4）心理和社会支持状况：患者及家属对疾病的认识、心理状态、有无焦虑及焦虑的原因；家庭及社会对患者的支持程度。

2. 术前护理措施

(1) 解释手术的必要性、手术方式、注意事项,鼓励患者表达自我感受,教会患者自我放松的方法,鼓励患者家属和朋友给予其关心和支持。

(2) 脊髓损伤患者应睡硬板床,翻身时应用轴线翻身法,即保持脊柱呈一条直线,防止脊髓再次损伤。

(3) 指导患者摄入高蛋白、高热量、高维生素、低脂、易消化的食物;昏迷者,遵医嘱静脉补充营养液等,早期肠内营养以保证营养供给。

(4) 教会疼痛患者分散注意力,必要时口服止痛药或使用止痛针,并评估用药后效果。

(5) 术前指导患者练习床上大小便,有便秘者嘱多饮水,多摄入蔬菜、水果,尽量下床活动,必要时使用缓泻剂;有尿失禁或尿潴留者给予导尿;保持肛周皮肤清洁干燥。

(6) 有糖尿病、高血压的患者需要待血糖、血压稳定后再手术;有感染的患者在病情允许的情况下,将感染控制住才能进行手术;血小板低的患者,应在血小板正常以后再进行手术。

(7) 要严密观察患者的意识状态、瞳孔、肢体活动、感觉、疼痛和生命体征等;瘫痪者加强基础护理,预防压力性损伤等。

(8) 完善相关术前检查:心电图、CT、MRI、脊髓血管造影、脊髓造影、血常规、肝肾功能、血型、输血全套、凝血功能等。

(9) 术前准备。

①遵医嘱行抗生素皮试,以备术中、术后用药,备血。

②手术部位皮肤使用专用消毒液清洁消毒。

③术前 8～12 小时禁食,行快速康复患者术前 2 小时可饮用术前专用营养粉,之后禁饮。

④术前睡眠差及心理紧张者,遵医嘱给予镇静催眠药。

⑤术晨遵医嘱测生命体征,更换清洁病员服,取下身上佩戴的首饰及活动义齿,准备好术中用药、病历、CT 片、MRI 片等并将其带入手术室,填好术前护理评估单并与手术室人员进行患者、药物核对后进入手术室。

3. 术前健康指导

(1) 安全宣教:有肢体活动、感觉障碍者,告知家属予以床档保护,协助大小便,保持地面清洁干燥,防止跌倒、坠床。感觉障碍者,告知家属禁止使用热水袋,避免烫伤。肢体瘫痪者,勤翻身,保持皮肤清洁干燥,加强营养,适当按摩受压部位,预防压力性损伤。

(2) 疾病知识宣教:向患者及家属介绍疾病的病因、表现,术前有关检查项目及注意事项,麻醉知识,术后并发症的预防。

(3) 饮食宣教:高血压患者摄入低盐低脂的食物,糖尿病患者摄入低糖的食物,告知患者术前 8～12 小时禁食,行快速康复患者术前 2 小时可饮用术前专用营养粉,之后禁饮。

(4) 生活健康指导:告知抽烟酗酒者戒烟戒酒,可练习吹气球,增加肺活量,指导床上练习大小便,翻身训练,咳嗽训练,鼓励病情允许者在床上或下床活动。放松心情,保证充足的睡眠,为手术做好充足的准备。

(二) 术后护理

1. 术后护理评估

(1) 一般资料:包括麻醉方式、手术种类、术中出血量、尿量、输液量、术后生命体征、伤口、引流管、其他管道等。

(2) 评估患者肢体活动、肌力与肌张力、大小便情况、生活自理能力、疼痛、跌倒坠床风险、压力性损伤风险、非计划拔管风险等。

(3) 并发症:评估有无术后出血、术后感染、呼吸暂停、血管痉挛、上消化道出血、坠积性肺炎、深静脉血栓形成、腹胀、肌肉萎缩、废用综合征等并发症及相关因素。

(4) 心理和社会支持状况：了解患者术后的心理感受，有无焦虑、紧张、悲观、恐惧、猜疑等心理反应。了解心理变化的原因，并帮助解决困惑，放松心情，积极配合治疗。

2. 术后护理措施

(1) 全麻术后护理常规：了解麻醉和手术方式、术中情况、伤口和引流情况；持续低流量吸氧及心电监护；严密监测生命体征。

(2) 肌力的观察：观察患者肢体的活动及感觉，若出现肢体麻木、疼痛、感觉平面下降或者肌力下降，应警惕术区出血或水肿压迫脊髓，应立即通知医生。

(3) 伤口观察及护理：观察伤口有无渗血、渗液，若有及时更换伤口敷料，必要时进行缝合。

(4) 引流管护理：

①高度：创腔引流术后的 24～48 小时内引流袋应与创腔位置一致，48 小时后可将引流袋逐渐放低，以充分引流创腔内的液体，若与蛛网膜下腔相通，则可以适当提高引流袋 10～15 cm。

②通畅：勿折叠、扭曲、压迫引流管，每日倾倒引流液。

③固定：妥善固定引流管，二次固定，确保牢固；引流管长度合适，保证患者有适当的活动空间；进行翻身等护理操作时先妥善固定引流管，避免意外牵拉脱落；告知患者及家属引流管的重要性，预防非计划性拔管。

④观察：观察引流液性质、颜色、量，一般手术当日引流液的颜色为暗红色，24 小时后颜色逐渐变浅，若 24 小时后仍有新鲜血液流出，应通知医生，给予止血药，复查 CT，必要时再次手术止血。

⑤拔管：手术 2 日后即可拔管，拔管后密切观察伤口敷料。

(5) 呼吸道管理：保持呼吸道通畅，排痰不畅者予以翻身叩背，指导患者有效咳嗽排痰，必要时进行雾化吸入，吸痰，置口咽通气管或气管插管的患者应注意呼吸频率和幅度、血氧饱和度，若呼吸困难及时使用呼吸机辅助呼吸。

(6) 其他管道护理：输液管保持通畅，留置针妥善固定，注意观察穿刺部位皮肤；早晚行导尿管护理，保持尿道口的清洁；一般清醒患者排尿功能恢复后方可拔出导尿管，拔管后注意观察患者自行排尿情况。

(7) 体位护理：术后全麻清醒者取去枕平卧位，睡硬板床，翻身时保持脊柱呈一条直线，高位颈段手术不能过伸过屈颈部，卧位时保持肢体功能位。

(8) 疼痛护理：评估患者疼痛情况，遵医嘱给予镇痛药，并观察用药效果；采取舒适卧位；提供舒适安静的环境。

(9) 基础护理：做好口腔护理、导尿管护理、雾化吸入、患者清洁等。

(10) 饮食护理：术后 2 小时清醒患者可少量多次饮水及摄入术后专用营养粉；术后 6 小时可摄入流质饮食，如稀饭、鸡蛋羹等；术后 1～2 日可摄入清淡、易消化、高蛋白软食等。

(11) 皮肤护理：截瘫患者皮肤失去感觉，血液循环差，容易发生压力性损伤，协助患者至少每 2 小时翻身一次，避免皮肤长期受压，对于消瘦的患者在骨隆突等受压部位给予泡沫敷贴保护，使用气垫床预防压力性损伤；给予患者营养支持，增加蛋白质、维生素摄入；加强交接班管理，班班交接皮肤。

(12) 大小便护理：清醒、肢体活动正常患者，一般术后第 1 日可拔出导尿管，拔出导尿管后应关注患者自行排尿的情况。排尿功能障碍者，留置导尿管一般不宜超过 2 周，若患者排尿功能仍未恢复，则可选择间歇性导尿的方式。留置导尿管期间，每日用温水清洁尿道口，保持饮水量达 1500～2000 mL。有便秘者嘱多饮水，多摄入蔬菜、水果，尽早在床上或下床活动，必要时使用缓泻剂或灌肠。

(13) 功能康复锻炼：协助康复师制订肢体功能锻炼计划，教会家属学会瘫痪肢体被动运动方法；卧位时保持肢体功能位，预防关节畸形，防止肌肉萎缩。

(14) 感知障碍护理：训练感觉和知觉，如用冷水、温水刺激温度觉，用棉签刺激触觉，用针尖刺激痛觉。

(15) 心理护理：肢体瘫痪者，鼓励其表达自身感受，解释功能恢复的各种可能性，增加患者疾病恢复的信心，告知家属多给予患者安慰和鼓励。

3. 术后并发症的预防与处理

(1) 呼吸衰竭：密切观察呼吸的幅度、频率、血氧饱和度，鼓励患者深呼吸，指导患者有效咳嗽。痰不易排出者，可行雾化治疗，对严重呼吸困难者，可行气管插管或气管切开术和给予呼吸机辅助呼吸。

(2) 肺部感染：定时开窗通风，保持室内空气清新。指导患者做深呼吸、扩胸运动，促进肺康复。翻身叩背，促进痰液排出。密切观察体温，痰液的量、颜色、性质，复查胸部 CT、血常规，进行痰细菌培养，必要时遵医嘱使用抗生素。

(3) 尿路感染：导尿时严格执行无菌操作，密切观察尿的颜色、性质、量，保持会阴部清洁。鼓励患者多饮水，增加尿量，减少细菌滋生。根据病情，尽早拔出导尿管；密切观察体温，进行小便常规检查，必要时遵医嘱使用抗生素。

(4) 下肢深静脉血栓形成：手术后行下肢深静脉血栓形成风险评估，中高风险者告知患者及家属进行主动及被动运动如踝泵运动，以促进血液循环。规范各类操作，避免下肢及瘫痪侧肢体静脉输液。告知患者摄入低盐、低脂、易消化的食物，多饮水保持大小便通畅。双下肢截瘫或肌力下降的患者建议术后穿弹力袜或使用间歇性压力充气泵。观察患肢有无肿胀、皮温改变、疼痛等，若发生下肢静脉血栓，应抬高并制动患肢，高出心脏 20～30 cm，禁止按摩、挤压、热敷患肢，避免血栓脱落，遵医嘱使用抗凝药，并观察有无其他部位的出血，防止发生脑出血。

(5) 压力性损伤：截瘫患者皮肤失去感觉，血液循环差，容易发生压力性损伤，协助患者至少每 2 小时翻身一次，避免皮肤长期受压，对于消瘦的患者在骨隆突等受压部位给予泡沫敷贴保护，还可以使用气垫床预防压力性损伤。给予患者营养支持，增加蛋白质、维生素摄入。加强交接班管理，班班交接皮肤，若发生压力性损伤，根据分期对症处理。

(6) 废用综合征：协助康复师制订肢体功能锻炼计划，教会家属瘫痪侧肢体被动运动的方法。卧位时保持肢体功能位，使用保护性矫正支具，预防关节畸形。肌力减退者进行肢体被动运动，防止肌肉萎缩。

4. 术后健康指导

(1) 饮食：少食多餐，饮食规律，摄入容易消化、营养丰富的食物；忌易胀气食物，忌烟酒，忌刺激性食物，忌坚硬食物。

(2) 活动：下床活动前应遵医嘱佩戴颈托、胸围、腰围，保护脊柱的稳定性。指导患者进行肢体功能锻炼，主动运动与被动运动相结合，鼓励患者用健侧肢体辅助瘫痪侧肢体做被动运动，也可由家属帮助按摩瘫痪侧肢体，协助患者做被动运动，注意劳逸结合。

(3) 安全指导：肌力下降者预防跌倒、坠床；瘫痪者预防压力性损伤，按时翻身；感觉障碍者防止烫伤、冻伤。

(4) 复查：术后定期门诊随访，每 3 个月复查一次，半年后每半年复查一次，至少复查 5 年。

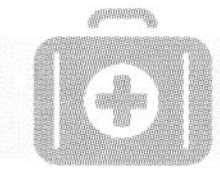

知识拓展

Magladery 和 Mc dougal 早在 1950 年就第一次在足部肌肉记录并描述了 F 波的存在。现已证实，F 波是周围神经接受一个强刺激后，神经冲动沿着运动神经逆向脊髓传导，兴奋前角细胞后返回的电位。F 波产生的机制是运动纤维逆向冲动兴奋脊髓前角细胞引起放电。由于 F 波特殊的回返生理特性，故其现在被用于监测脊髓运动神经元和运动神经通路的完整性。

通过监测 F 波的潜伏期能反映脊髓运动神经元活性和整个运动神经通路的状况，在动物实验中已证明 F 波的幅度能够反映脊髓缺血的损伤程度，预测脊髓的功能，可以作为测量运动神经元总体兴奋性的指标。F 波的时间离散度延长提示脊髓疾病，F 波的出现率下降提示运动神经元兴奋性下降、前角细胞和运动轴索病变。

F 波可以协助诊断脊髓急性损伤疾病、脊髓缺血性疾病、颈椎和腰椎退行性疾病等。在手术中F波的实时监测可以准确定位正常组织与肿瘤的边界，缩短手术时间，避免脊髓、神经的误伤，降低术后神经传导功能障碍的发生率，有利于患者早日康复。总之，F波在脊髓疾病的诊断、监测、评估中扮演了重要的角色，是临床诊治脊柱脊髓疾病的可靠方法。

（向翠　陈茂君）

第二节　椎管内肿瘤的护理

一、病因

椎管内肿瘤可发生于任何年龄，发病年龄高峰为20～50岁。除脊膜瘤外，椎管内肿瘤男性的发病率较女性略高。椎管内肿瘤约15%起源于脊髓内的神经细胞，约60%是脊膜瘤和神经鞘瘤，少部分起源于结缔组织，包括胶质瘤和肉瘤；另外髓外硬膜外肿瘤约占椎管肿瘤的25%，是起源于乳腺、前列腺、肺、肾、甲状腺的恶性肿瘤转移至脊髓内、血管内，淋巴瘤也可以扩展到脊髓。

二、分类

椎管内肿瘤按发生部位可以分为髓内肿瘤、髓外硬膜内肿瘤、髓外硬膜外肿瘤。椎管内肿瘤按病理可以分为：神经鞘瘤（包括施万细胞瘤和神经纤维瘤）、脊膜瘤、星形细胞瘤、室管膜瘤、节细胞性神经瘤、血管瘤、浆细胞瘤、单纯性囊肿、脂肪瘤、错构瘤、硬脊膜囊肿、肠源性囊肿、间叶瘤、恶性神经鞘瘤和恶性血管内皮细胞瘤。脊膜瘤、神经纤维瘤、胶质细胞瘤（包括星形细胞瘤和室管膜瘤）为较常见的病理类型。

三、临床表现

髓内肿瘤临床特点多样，且大多数进展慢，首发症状以疼痛多见，伴或不伴有肢体运动障碍、肢体麻木、束带感、尿潴留或尿失禁、便秘、不同程度的截瘫、肌肉萎缩等。

髓外硬膜内肿瘤病程较长，典型症状为神经根痛，其次为感觉异常和运动障碍，随着症状的进展可出现膀胱和直肠功能障碍。

髓外硬膜外肿瘤病程进展较快，疼痛是最常见的首发症状，很快出现严重的脊髓压迫症状。淋巴瘤常累及胸椎、腰椎，主要表现为脊髓和神经根受压症状，以局部疼痛最为多见，逐渐出现下肢运动障碍、感觉障碍和括约肌功能紊乱。

脊髓各节段肿瘤的临床表现见表4-1。

表4-1　脊髓各节段肿瘤的临床表现

节段	临床表现
C_2～C_4	枕颈区放射性疼痛，四肢痉挛性瘫痪，躯干、四肢感觉障碍，膈神经受损者可有膈肌麻痹、呼吸困难，肿瘤在C_2以上可有枕骨大孔区症状
C_5～T_1	肩部和上肢放射性疼痛，上肢弛缓性瘫痪，下肢痉挛性瘫痪，病灶以下感觉障碍，伴Horner综合征，部分患者可出现括约肌功能障碍
T_2～T_{12}	胸腹部放射性疼痛和束带感，下肢痉挛性瘫痪伴感觉障碍，括约肌功能障碍多见
L_1～S_2	下肢放射性疼痛、弛缓性瘫痪及感觉障碍，会阴部感觉障碍，括约肌功能障碍明显
脊髓圆锥	神经根痛不明显，可有感觉分离，自主神经功能障碍发生较早
马尾	神经根疼痛剧烈，肌肉萎缩明显，单侧下肢受累，各种感觉障碍、反射消失，自主神经功能障碍发生晚

四、辅助检查

（一）实验室检查

脑脊液检查示蛋白质含量增加，在 5 g/L 以上，但细胞数正常，是诊断椎管内肿瘤的重要依据。

（二）影像学检查

MRI 检查是目前最有价值的辅助检查方法，CT、X 线检查脊椎平片、脊髓造影也可协助诊断。

五、治疗原则

（一）手术治疗

手术切除椎管内肿瘤是唯一有效的治疗手段，尤其是髓外硬膜内肿瘤属于良性肿瘤，尽早切除，多数患者能恢复健康。

（二）放疗

椎管内恶性肿瘤手术后均可以进行放疗，可使病情得到一定程度的缓解。

六、护理

（一）术前护理

1. 术前护理评估

（1）健康史和相关因素：了解患者的一般情况，如身高、体重、过敏史、手术史、家族史、遗传病史和女性患者有无生育史，有无高血压、糖尿病及心脏病等。了解患者用药史及就医经过。

（2）身体状况：了解疼痛的部位、性质、持续时间、诱因，评估四肢肌力、有无感觉障碍及障碍类型，患者有无便秘、大便失禁、尿潴留、排尿困难、小便失禁等。

（3）辅助检查：查看血液检查结果有无异常，查看 CT 和 MRI 结果，了解肿瘤的位置及大小。

（4）心理和社会支持状况：患者及家属对疾病的认知、家庭经济状况及心理承受能力。

2. 术前护理措施

（1）心理护理：以理解和宽容的心态和患者交谈，讲解手术的必要性、手术方式、注意事项、增强患者战胜疾病的信心。鼓励患者表达自身感受，评估患者心理问题的来源及程度，教会患者自我放松的方法，鼓励患者家属和朋友给予患者关心，以取得患者的理解和信任。

（2）营养：给予高蛋白、高热量、高维生素、低脂、易消化食物。

（3）病情观察及护理：观察并记录患者病变局部及肢体活动情况。瘫痪患者注意观察皮肤状况并加强基础护理。

（4）术前训练：指导患者做咳嗽训练、排尿训练、翻身训练等，椎管内肿瘤术前训练见表 4-2。

表 4-2 椎管内肿瘤术前训练

训练项目	训练方法
咳嗽训练	指导患者取坐位，先进行 5～6 次深而慢的呼吸，深吸气至膈肌完全下降，屏气 3～5 秒，身体前倾，从胸腔进行 2～3 次短促有力的咳嗽，咳嗽时收缩腹肌，或用手按压上腹部，帮助痰液咳出，促进排痰。有效咳嗽，能增加肺通气量，预防术后坠积性肺炎的发生
排尿训练	让患者放松会阴部及腹部，听流水声或用温热毛巾敷下腹部，温开水清洗会阴部等，多次练习，直至能躺在床上自然排尿，防止术后发生尿潴留等

续表

训练项目	训练方法
翻身训练	教会患者轴线翻身的方法：让患者平卧，护士A站在患者所需卧位一侧，俯身，左手放于患者颈下，右手放于患者外侧肩部，让患者双手分别放于护士A颈后和一侧腋后，护士B站在患者背后，双手分别托着患者臀部及大腿，两人一起缓慢沿患者脊柱轴线用力，将患者缓缓放于侧卧位，翻身角度不大于60°，再帮患者按摩受压处

（5）术前准备：

①协助完善相关术前检查：心电图、胸部X线检查或CT、血液检查等。

②必要时遵医嘱行抗生素皮试，准备好术中用药、术中用血等。

③术前2日用氯己定消毒术区皮肤。椎管内肿瘤术前备皮范围见表4-3。

表4-3　椎管内肿瘤术前备皮范围

手术类型	备皮范围
高位颈段手术	枕骨粗隆至双肩水平的皮肤
胸腰段手术	以病变为中心上下5个椎体的皮肤
腰骶段手术	病变腰椎以上5个椎体至坐骨结节处

④术前8～12小时禁食，行快速康复患者术前2小时可饮用术前专用营养粉，之后禁饮。

⑤手术前一晚疼痛或入睡困难者，遵医嘱给予止痛药或安眠药。

⑥术晨遵医嘱测生命体征，更换清洁病员服，取下身上佩戴的首饰及活动义齿，准备好术中用药、病历、CT片、MRI片等并将其带入手术室，填好术前护理评估单，与手术室人员进行患者、药物核对后进入手术室。

3. 术前健康指导　以通俗易懂的言语向患者及家属讲解疾病病因，术前有关检查项目及注意事项，麻醉知识、术后并发症的预防等，如神经根痛、运动障碍、感觉障碍、自主神经功能障碍是此类疾病的主要特征。有的患者会出现疼痛难忍、下肢冰冷、下肢麻木或蚁走感，这些征象都是肿瘤压迫脊神经根所致。术前应做好预防跌倒、压力性损伤、烫伤和其他意外的安全健康教育。

（二）术后护理

1. 术后护理评估

（1）评估患者一般情况，包括麻醉方式、手术种类、术中情况、术后生命体征、伤口、引流管类型、其他管道等。

（2）评估患者肢体活动、感觉、肌力与肌张力、大小便情况、生活自理能力、疼痛、跌倒坠床风险、压力性损伤风险、非计划拔管风险等。

2. 术后护理措施

（1）术后护理常规同本章第一节“脊柱脊髓疾病的概述”。

（2）脊髓各节段观察要点见表4-4。

表4-4　脊髓各节段观察要点

手术部位	观察要点
颈椎手术	麻醉清醒后严密观察四肢感觉、运动、肌力等，并与术前进行对比 术后应特别注意观察呼吸，观察伤口周围有无肿胀，患者有无胸闷气急、呼吸困难，以防因血肿压迫颈部而影响呼吸功能 术后可能出现颈交感神经节受损，患侧瞳孔收缩、上眼睑下垂、眼球内陷、受累侧无汗等

续表

手术部位	观察要点
胸椎手术	术后观察下肢活动情况,术后可能出现腹胀,摄入顺气食物,避免摄入豆类产气食物,顺时针按摩腹部,小茴香热敷,遵医嘱使用促进胃肠蠕动的药物,必要时使用肛门排气、胃肠减压排气
腰骶部手术	观察下肢肌力、肢体活动度及肛周皮肤感觉,如发现感觉障碍平面上升或肢体活动度减退,应考虑脊髓水肿或出血,应立即通知医生,对症处理

3. 术后并发症的预防和护理

(1) 椎管内血肿:密切观察患者肢体运动、感觉情况,若肢体运动、感觉障碍进行性加重,引流管内持续有新鲜血液流出,应立即通知医生处理。

(2) 呼吸衰竭:高位颈椎手术患者给予轴线翻身,下床活动时应佩戴颈托。密切观察患者呼吸的频率、幅度、血氧饱和度,有痰不易排出者,可行雾化吸入,以促进痰液排出。严重呼吸困难者,可行气管切开术或呼吸机辅助呼吸。

(3) 肺部感染:保持室内空气清新,定时开窗通风。指导患者做深呼吸及扩胸运动,以利于肺康复。协助患者翻身叩背。

(4) 腹胀:密切观察并询问患者有无腹胀,指导患者避免摄入豆类产气食物,多饮水,摄入蔬菜、水果,保持大便通畅,顺时针按摩腹部,尽早在床上或下床活动。出现腹胀时可用小茴香热敷,遵医嘱使用促进胃肠蠕动的药物,必要时使用肛门排气、胃肠减压排气。

(5) 下肢深静脉血栓形成:早期活动,摄入低盐、低脂食物,多摄入蔬菜,多饮水,保持大小便通畅。肢体活动障碍者,可早期使用弹力袜。必要时适当抬高患肢。

(6) 废用综合征:早期进行肢体被动运动,根据病情制订合适的肢体功能锻炼计划等。

4. 术后健康指导

(1) 养成良好的生活习惯,加强营养,摄入高蛋白、高热量、高维生素、高纤维素、易消化食物,多食蔬菜、水果等,忌辛辣、浓茶、咖啡等。

(2) 下床活动时应遵医嘱佩戴颈托、胸围、腰围,以保护脊柱。

(3) 感觉麻木或感觉障碍患者禁用热水袋、冰袋,防止烫伤、冻伤。

(4) 瘫痪肢体要保持功能位,做好皮肤护理,预防关节畸形和压力性损伤。

(5) 制订康复计划,教会患者主动运动与被动运动,促进肢体恢复。

(6) 术后 3 个月复查,若有不适,及时就诊。

(向翠　陈茂君)

第三节　颈椎病的护理

一、病因

颈椎病的发病机制现有机械压迫学说、血液循环障碍学说、颈椎不稳学说,但尚无定论。颈椎病的基本病理变化是颈椎间盘的退行性病变。颈椎间盘在承重的情况下频繁活动,容易因过多的劳损和细微创伤而发病,同时还可受先天畸形、颈椎管狭窄症、炎症等多方面影响。也有研究表明,颈椎间盘退行性病变和颈部肌肉失衡形成的恶性循环加速了颈型颈椎病的发展。

二、分类

(一) 颈型颈椎病

颈型颈椎病是指颈椎节退行性病变,是最常见、最早期的颈椎病。

（二）神经根型颈椎病

神经根型颈椎病占颈椎病的50%～60%，是由于椎间盘向后外侧突出，钩椎关节或椎间关节增生、肥大，压迫或刺激单侧或双侧神经根所致。

（三）脊髓型颈椎病

脊髓型颈椎病占颈椎病的10%～15%，是由于椎体后缘的骨赘、髓核、肥厚的黄韧带及钙化的后纵韧带压迫脊髓所致。

（四）椎动脉型颈椎病

椎动脉型颈椎病是各种机械性与动力性因素致使椎动脉受刺激或压迫，造成椎-基底动脉供血不足所致。

（五）交感神经型颈椎病

交感神经型颈椎病是由于颈椎各种结构病变的刺激或压迫颈椎旁的交感神经后纤维所致。

二、临床表现

（一）颈型颈椎病

枕部、颈部、肩部疼痛等异常感觉，可伴有相应的压痛点。

（二）神经根型颈椎病

先有颈部疼痛、僵硬，后可放射至肩部及上肢，上肢有沉重感，上肢握力和肌力减退。皮肤可有麻木感。查体示颈肩部压痛，颈部及肩关节有不同程度活动受限，上肢牵拉试验及压痛试验为阳性。

（三）脊髓型颈椎病

手部发麻，无法做精细动作，握力减退，下肢乏力，步态不稳，有踩棉花的感觉，易跌倒，严重者会出现大小便失禁和瘫痪。

（四）椎动脉型颈椎病

主要有椎动脉缺血的表现，如眩晕、恶心、呕吐、耳鸣、耳聋、偏头痛、视物模糊或重影等；颈部有压痛、活动受限。

（五）交感神经型颈椎病

（1）出现头痛、眩晕、恶心、呕吐的症状，在颈部活动时症状会明显加重。
（2）出现失眠、多梦、记忆力减退、注意力不集中的情况。
（3）出现心慌、胸闷、心律失常、血压增高或血压降低的情况。
（4）引起听力和视力改变，导致耳鸣、耳聋以及视物模糊。

三、辅助检查

（一）X线检查

脊髓型和神经根型颈椎病患者，X线检查正侧位可显示颈椎生理前凹减小或消失，椎间隙变窄、骨质增生、钩椎关节增生，过伸过屈位摄片可见颈椎不稳等征象；左右斜位片可见椎间孔变形、缩小。

（二）CT、MRI、脊髓造影

CT、MRI、脊髓造影可显示脊髓受压情况。

（三）脑脊液动力学试验

脑脊液动力学试验可显示脊髓型颈椎病椎骨内有无梗阻现象。

四、治疗原则

（一）非手术治疗

非手术治疗是颈型、神经根型颈椎病以及其他型颈椎病的首选和基本疗法。生活和工作中应避免高枕、长时间低头等不良习惯。非手术治疗的基本疗法和应用原则如下。

（1）头牵引：以安全、有效为前提，强调小重量、长时间、缓慢、持续的原则。牵引重量为患者体重的1/14～1/12。可在牵引下进行颈背部肌肉锻炼。

（2）物理治疗：颈托制动、热疗、电疗等方法，可能有助于改善症状。

（3）运动疗法：适度运动有利于颈椎康复，不提倡颈椎过度活动。

（4）药物治疗：非甾体抗炎药、营养神经药及骨骼肌松弛药（简称肌松药）有助于缓解症状。

（5）传统医学：可以适度按摩，但应谨慎操作，手法治疗（尤其是旋转手法）颈椎病有造成脊髓损伤的风险，应谨慎应用。脊髓型颈椎病不宜采用此法。

（二）手术治疗

主要适用于诊断明确，经非手术治疗无效和反复发作，脊髓型颈椎病压迫症状进行性加重，症状严重影响生活者。常用的术式有颈椎间盘摘除术、前路侧方减压术、颈椎半椎板切除减压术或颈椎全椎板切除减压术、椎管成形术、植骨融合术。全身情况不耐受手术患者、颈椎病晚期患者不宜手术治疗。

五、护理

（一）术前护理

1. 术前护理评估

（1）评估患者的一般情况，如职业、年龄、爱好等。

（2）了解此次发病有无诱因，疼痛的部位、性质和持续时间，是否向其他部位放射，患者四肢的活动、感觉和反射情况。

（3）了解患者有无头痛、视物模糊、耳鸣、耳聋、恶心、呕吐等，有无导致症状加重或减轻的因素。

（4）评估患者的生命体征、意识状态、生活自理能力，有无大小便失禁。

（5）了解患者用药史及就医经过。了解患者有无高血压、糖尿病及心脏病等。

（6）查看患者的 X 线检查、CT、MRI、脊髓造影等检查结果，以判断病情、可能采取的治疗和护理措施。

（7）了解患者及家属对疾病的认知程度，家属对患者的态度，患者的家庭和经济承受能力。

2. 术前护理措施

（1）气管推移训练：术前 3～5 日开始对经前路手术的颈椎病患者行气管推移训练，指导患者将右手大拇指指腹置于甲状软骨右缘，轻柔、缓慢、逐步地将甲状软骨从右侧推向左侧，这一步骤可使气管食管鞘周围的软组织松弛，待气管食管鞘周围的软组织松弛后，即可进行气管推移训练，将甲状软骨从右侧推向左侧，并超过颈部中线 1 cm，3 次/日，15～20 分/次，逐渐增加至 4 次/日，20～30 分/次，术前一日停止训练，避免反应性水肿。

（2）呼吸功能训练：告知吸烟患者术前 1 周戒烟，教会患者有效咳嗽、咳痰，腹式呼吸，冬季注意保暖，预防感冒。

（3）体位训练：

①前路手术：患者取仰卧位，肩胛部垫 1 个枕头，使颈部稍后伸，但不要过度后伸，以免加重症状，开始时 10～30 分/次，2～3 次/日，之后逐渐增加时间直至每次坚持 1～2 小时。

②后路手术：枕头放于床中间，患者俯卧其上，头颈前倾，双上肢自然后伸；小腿下方垫枕，保持膝关节适当屈曲以缓解肌肉紧张。开始时 10～30 分/次，2～3 次/日，逐渐增加时间直至每次坚持 2～4 小时。

（4）口腔准备：对于经口咽入路的手术，术前请口腔科会诊，及时处理口腔疾病及咽峡炎；术前一周给予庆大霉素联合地塞米松雾化吸入，3 次/日；术前一周晨起及三餐后给予 0.05%氯己定漱口液含漱；入院后禁止摄入坚硬食物，使用软毛牙刷。

（5）安全管理：肌力下降或视物模糊者，注意预防跌倒和坠床；感觉异常者，防止冻伤、烫伤；吞咽困难者，指导进食应慢，少量多次，以流质或软食为主。

（6）术前准备同本章第一节“脊柱脊髓疾病的概述”。

3. 术前健康指导 解释颈椎手术的必要性、手术方式、注意事项、麻醉方式，缓解患者心理的恐惧，增加患者治疗信心，教会患者自我放松的方法，鼓励患者家属和朋友给予患者关心和鼓励。

（二）术后护理

1. 术后护理评估

（1）评估患者的一般资料，包括麻醉方式、手术种类、术中情况、伤口、引流管类型、其他管道等。

（2）评估患者的生命体征，尤其是呼吸，经前路手术最危急的并发症是呼吸困难，多与伤口内出血压迫气管，喉头水肿，术中损伤脊髓或移植骨块松动、脱落后压迫气管等相关。

（3）评估患者肢体活动、感觉、肌力与肌张力同术前症状相比有无减轻，评估患者大小便情况，生活自理能力，疼痛程度、跌倒坠床风险、压力性损伤风险、非计划拔管风险等。

2. 术后护理措施

（1）严密观察患者呼吸频率、节律、深度、血氧饱和度，鼓励患者深呼吸，有痰及时咳出，常规雾化吸入，患者自诉胸闷气急、稍有烦躁时应立即通知医生。

（2）观察伤口有无渗血、渗液，若有及时更换敷料，经口咽入路手术，每班使用手电筒检查咽喉壁伤口情况，注意口腔护理；观察引流液的颜色、性质、量，如果引流液为鲜红色且量大，应判断有无活动性出血；如果引流量多且为淡血性，判断有无脑脊液漏。

（3）观察患者有无声音嘶哑、饮水呛咳，若患者出现饮水呛咳，应行吞咽功能评估，根据评估结果指导患者缓慢、少量多次饮水，摄入糊状、泥状食物。

（4）评估患者四肢的运动及感觉功能、大小便情况，并与术前比较。

（5）评估患者疼痛情况，遵医嘱给予镇痛药，有镇痛泵患者，指导其使用镇痛泵，维持管道通畅，评价镇痛效果。

（6）翻身时应轴线翻身，保持头、颈、躯干在一条直线上，在搬运过程中保持颈部中立位，避免扭转、过屈、过伸，可使用沙袋固定在颈部两侧以维持颈部的稳定性。坐起或下床时应根据手术方式遵医嘱佩戴颈托。

（7）后路手术患者麻醉清醒 6 小时后可以开始进食，由流质饮食过渡到半流质饮食，吞咽速度不宜过快，可摄入高蛋白、高维生素、适量纤维素的食物，促进机体恢复，预防便秘；经口咽入路手术患者术中留置胃管，术后 1 日开始经胃管进食，术后 1 周视情况拔出胃管。

（8）康复锻炼见表 4-5。

表 4-5 康复锻炼

时间	活动方式
手术当日	颈部制动，双下肢踝关节背伸跖屈训练
术后 1～3 日	上肢恢复性训练：拇指对指、握拳；用力伸指训练、伸腕屈腕等上肢肌肉力量训练 下肢肌肉力量训练：踝泵运动、直腿抬高训练、股四头肌等长收缩训练
术后第 4 日	上肢带肌（三角肌、冈上肌、冈下肌、小圆肌、大圆肌、肩胛下肌）及肩胛部活动范围锻炼，抱腿屈膝训练

3. 术后并发症的预防与处理

（1）喉头水肿：由于术中气管受牵拉或麻醉插管刺激所致，患者自感有痰不易咳出、呼吸困难、发绀，术后给予雾化吸入治疗，协助翻身、叩背，保持呼吸道通畅，必要时行气管切开术。

（2）血肿压迫：由于伤口渗血多，引流不畅，或者结扎线脱落引起血肿所致，患者颈部出现肿胀、肌张力增加、伤口引流管引流液较少，气管偏移，应及时通知医生并协助处理。

（3）神经损伤：伤及喉返神经时，患者可有声音嘶哑、憋气、伤侧声带麻痹等症状；伤及喉上神经时，患者出现饮水呛咳，一般术后1～2日逐渐好转或消失，护理时要加强观察。

（4）食管瘘：前路手术患者出现颈部伤口肿胀、疼痛、咽痛、发热等症状时，口服亚甲蓝，或行食管镜检查、食管钡餐检查等可确诊。出现食管瘘者，应禁饮禁食，给予静脉营养支持。

4. 术后健康指导

（1）改善长期低头工作的习惯，枕头高度的选择应以头部下压后与自己拳头的高度相等或略低；休息时避免头颈过伸、过屈、过度倾斜，避免颈部受压。

（2）积极预防和治疗咽喉炎及呼吸道感染，重视颈部外伤的治疗和保健。

（3）教会患者或家属自行佩戴颈托，讲解颈托佩戴的目的、意义、注意事项等。

（4）患者术后恢复期可学习八段锦，改善颈椎功能，锻炼颈部肌群，增加颈部肌肉力量，增加颈椎内外源性稳定性。

（5）定期门诊随访，如有不适随时就诊。

（陈茂君）

第四节　腰椎间盘突出症的护理

一、病因

腰椎间盘突出症是指因椎间盘变性、纤维环破裂、髓核突出而刺激或压迫神经根、马尾神经所表现出的一种综合病症，也是日常生活中腰腿痛常见的原因之一。

腰椎间盘突出症的发生主要和椎间盘退行性病变（简称退变）、损伤、妊娠、遗传、发育异常等因素密切相关，而腰部外伤、姿势不当也能引起腰椎间盘突出症。

腰椎间盘突出症好发于青壮年，多见于男性，且男女的发病比例约为10∶1；过于肥胖或者过于瘦弱的人容易发生腰椎间盘突出症；工作姿势不良者，如驾驶员长期处于坐位和颠簸状态或者长期从事伏案工作、长期弯腰用力的人更容易发生腰椎间盘突出症；孕妇和更年期女性容易发生腰椎间盘突出症。

二、分类

（一）根据髓核突出部位和方向分

可以分为两大类：椎体型腰椎间盘突出症和椎管型腰椎间盘突出症。

1. 椎体型腰椎间盘突出症　包括：①前缘型；②正中型。

2. 椎管型腰椎间盘突出症　包括：①中央型；②中央旁型；③侧型；④外侧型；⑤最外侧型。

（二）根据病理、CT、MRI分型

1. 膨隆型腰椎间盘突出症　纤维环部分破裂，但表面完整。髓核因压力而向椎管局部隆起，表面光滑。这种类型的突出经保守治疗大多可好转。

2. 突出型腰椎间盘突出症　移位的髓核限于较少层的纤维环内，切开纤维自行突出，纤维环完全破裂，髓核突向椎管，但后纵韧带仍然完整。此型常需手术治疗。

3. 脱出型腰椎间盘突出症　髓核穿破后纵韧带形同菜花状，但其根部仍然在椎间隙内，需手术治疗。

4. 游离型腰椎间盘突出症　椎间盘破裂，椎间盘碎块进入椎管内或者完全游离。这种类型的腰椎

间盘突出，首选手术治疗。

5. Schmorl 结节及经骨突出型腰椎间盘突出症 前者是指髓核经上下软骨板的发育性或后天性裂隙突入椎体松质骨内；后者是髓核沿椎体软骨终板和椎体之间的血管通道向前纵韧带方向突出形成椎体前缘的游离骨块。这两种形式的腰椎间盘突出，在临床上仅可引起腰痛，但不引起神经根症状，往往不需要手术治疗。

三、临床表现

（一）症状

1. 腰腿痛 为腰椎间盘突出症患者的主要症状，以腰背部钝痛、下肢麻痛多见。

2. 神经根压迫症状 神经根所支配的肌肉出现不同程度的麻痹。

3. 马尾神经受压综合征 会阴部麻木、有刺痛感、排便和排尿功能障碍，严重时可出现大小便失禁、性功能障碍、双下肢不全瘫痪。

4. 间歇性跛行 直立或行走时，下肢有逐渐加重的疼痛、麻木、乏力、沉重感等不同的感觉，休息片刻后症状可减轻或消失，继续行走或站立则症状再次出现，患者被迫再次休息。

（二）体征

1. 压痛 在病变椎体间隙棘突旁侧 1 cm 处有叩痛、深压痛，并可引起下肢放射痛。

2. 脊柱变形和活动受限 约 60%的患者脊柱正常生理弯曲消失，出现腰椎前凹、侧凹或后凹，腰部各方向活动受限，以前屈最为明显。

3. 肌力、感觉和腱反射改变 神经根受压时，受压神经所支配的相应部位出现肌力减退或感觉异常、麻木，部分患者表现为跟腱反射、膝反射减弱或消失。

4. 直腿抬高试验及加强试验 阳性。

四、辅助检查

（一）X 线检查

X 线检查作为常规检查，能直接显示腰部有无侧突、椎体退行性病变和椎间隙有无狭窄。

（二）CT

CT 能更好地显示脊柱骨性结构的细节，能观察椎间小关节和黄韧带的情况，可用于鉴别有无椎间盘突出或突出方向。

（三）MRI

MRI 能清楚地显示椎管的形态，可以全面观察各椎间盘退行性病变的情况，了解髓核突出的程度和位置、神经根和脊髓的受压情况，对于腰椎间盘突出症的诊断有极大帮助。

（四）脊髓造影

脊髓造影可直接显示有无椎间盘突出及其程度，此方法为有创操作，存在并发症，技术复杂，在临床应用较少，一般的诊断方法不能明确时才慎重使用。

（五）肌电图

肌电图可协助确定神经受损范围及程度。

五、治疗原则

（一）非手术治疗

1. 卧床休息 急性期让患者绝对卧硬板床休息。一般需卧床 2～6 周或至症状缓解，起床活动时佩戴腰围。3 个月内，不做弯腰持物动作。

2. 持续牵引 常用的牵引式有手法牵引、骨盆牵引等。牵引的目的是减轻椎间盘的压力，促使髓核不同程度回纳；牵引可解除腰椎后关节的负载，同时可以解除肌肉痉挛。

3. 理疗推拿和按摩 可以减轻椎间盘的压力，促进血液循环，缓解肌肉痉挛，但中央型腰椎间盘突出症者不宜推拿。

4. 经皮电神经刺激疗法 将电极放在疼痛部位的皮肤表面，将特定的低频脉冲电流输入人体，通过刺激神经减轻疼痛。

5. 药物治疗

（1）非甾体消炎镇痛药：用于镇痛，如布洛芬缓释胶囊、阿司匹林等。

（2）肌松药：伴有肌肉痉挛者可以使用肌松药，如氯唑沙宗、替扎尼定等。

（3）脱水剂：如果存在神经性水肿，可使用甘露醇等脱水剂。

（4）糖皮质激素类药物：在无禁忌证时可短期使用糖皮质激素类药物，有效缓解炎症反应性疼痛。

（二）手术治疗

对诊断明确、症状严重、反复发作、经半年以上非手术治疗无效，或中央型腰椎间盘突出症合并马尾神经综合征、括约肌功能障碍者以及有明显的神经受累表现者，应考虑手术治疗。可根据椎间盘的位置和脊柱的稳定性选择手术类型。

1. 常规开放手术 包括全椎板切除减压术、半椎板切除减压术、椎间盘摘除术、椎体融合术等，目的是直接切除病变的腰椎间盘髓核，解除神经压迫。

2. 微创手术 包括后路椎间盘镜下椎间盘摘除术、经皮内镜下腰椎间盘摘除术、经皮椎间盘内臭氧气体注射术、经皮化学髓核溶解术、等离子消融髓核成形术、椎间盘电热疗法等。微创手术避免了常规开放手术损伤大的问题，可减少手术风险和并发症的发生。

六、护理

（一）术前护理

1. 术前护理评估

（1）患者的一般情况，如年龄、身高、职业和患者的运动爱好等。

（2）评估患者有无急性腰扭伤或损伤史；有无长期腰部劳损和其他疾病史，如经常弯腰、慢性腰损伤和搬运重物；是否经常处于不良姿势或不锻炼；有无腰椎退行性病变、骨关节炎及肥胖等。

（3）评估患者腰痛或放射性疼痛的部位和范围，局部有无压痛和肿胀，腰部活动情况，有无侧突和畸形。

（4）评估患者的生命体征，下肢的运动、感觉和反射情况，走路姿势和步态，大小便情况。

（5）查看患者 X 线检查、CT、MRI 等检查结果。

（6）评估患者的心理状态，对疾病的认知，对治疗和护理的期望。

2. 术前护理措施

（1）术前训练：指导患者床上使用便盆；指导患者进行功能锻炼，如床上踢腿锻炼；指导患者佩戴合适的腰围。

（2）疼痛护理：急性期患者睡硬板床，卧床休息，听喜欢的音乐、看电视，教会患者调整呼吸以转移注意力、缓解疼痛，必要时遵医嘱给予止痛药。

（3）饮食护理：无特别饮食禁忌者，根据患者饮食习惯给予高热量、高蛋白、高纤维素饮食，增强机体抵抗力，多食新鲜水果、蔬菜，鼓励多饮水，忌辛辣饮食，预防便秘。

（4）术前准备：同本章第一节“脊柱脊髓疾病的概述”。

3. 术前健康指导 腰椎间盘突出症属于慢性病，对于疼痛、感觉、运动异常的患者要进行预防跌倒坠床、烫伤、压力性损伤等健康宣教。对于知识缺乏、焦虑的患者，讲解手术的目的、必要性和预后，讲解手术过程、麻醉方式，解除患者的疑惑和顾虑。强调早期功能锻炼的意义，使患者以积极的态度参与治疗。

（二）术后护理

1. 术后护理评估

（1）一般资料：包括麻醉方式、手术种类、术中情况、术后生命体征、伤口、引流管类型、其他管道等。

（2）肢体的感觉和运动功能：评估患者下肢感觉和运动功能的改善情况。

（3）疼痛：评估患者疼痛情况，与术前相比有无缓解。

（4）括约肌功能：评估患者有无排尿困难和尿潴留，有无便秘等。

2. 术后护理措施

（1）病情观察：密切观察患者生命体征；观察伤口有无红肿、渗血、渗液；观察引流液的颜色、性质、量，引流管是否通畅，固定是否稳妥；观察有无腹痛、腹胀等。

（2）疼痛护理：评估患者疼痛评分，遵医嘱给予镇痛药，评价镇痛效果，提供安静舒适的环境。

（3）体位护理：术后患者取平卧位以减轻伤口疼痛和减少术后出血，每 2 小时协助患者轴线翻身，保持脊柱呈一条直线，避免脊柱扭曲。

（4）基础护理：做好生活护理、皮肤护理、导尿管护理等。

（5）腰椎间盘突出症术后功能锻炼见表 4-6。

表 4-6　腰椎间盘突出症术后功能锻炼

时间	锻炼项目	方法
术后 1 周内	踝泵运动 直腿抬高锻炼	踝关节的屈曲和背伸运动，预防静脉血栓 双下肢直腿抬高超过 30°，每分钟两次，逐渐增加抬腿幅度，避免术后神经管粘连
术后 1～8 周	腰背肌功能锻炼	指导患者锻炼腰背肌，以增加腰背肌肌力，预防肌肉萎缩和增强脊柱稳定性，一般术后七日开始，先用飞燕式，然后用五点支撑法，1～2 周后改为三点支撑法（图 4-5），每日 3～4 次，每次 50 下，循序渐进，逐渐增加次数，但腰椎有感染性疾病、内固定植入物、破坏性改变、年老体弱及心肺功能障碍的患者不宜进行腰背肌功能锻炼 抱膝触胸：仰卧位双膝屈曲，手抱膝使其尽量靠近胸后放下，上下运动
术后 2～9 周	行走训练	制订活动计划，指导患者按时下床活动 先穿戴好腰背支具，摇高床头，再将患者两腿放到床边 保持正确的站立姿势、挺胸收腹，避免扭转身体 遵医嘱行保护性屈伸脊柱训练 行走步态缓慢平稳，从平路行走过渡到上下坡行走 逐渐增加活动量直至正常活动

3. 术后并发症的预防与处理

（1）伤口脑脊液漏：密切观察引流液的颜色、性质和量，观察有无头痛、恶心、呕吐等，若有及时通知医生；指导患者取平卧位，多饮水，必要时缝合和修补硬脊膜。

（2）神经损伤：观察患者双下肢的感觉功能是否异常，如痛觉过敏或痛觉减退，指导患者卧床休息，对症治疗。

（3）感染：监测体温，观察手术伤口局部有无红肿、渗出、压痛、脓性分泌物，及时更换敷料，注意无菌操作，高热时做好物理降温，遵医嘱使用抗生素。

（4）尿潴留：记录出入量，排尿困难者可协助其床上排尿，如热敷、听流水声，以促使排尿。明显排尿困难者遵医嘱给予清洁间歇性导尿，必要时留置导尿管，加强对尿道口的护理，避免继发尿路感染。

（5）下肢深静脉血栓形成：禁止下肢静脉输液，早期进行主动运动和被动运动如踝泵运动，密切观察患者的皮肤、皮温。发生下肢深静脉血栓形成者应抬高并制动患肢，高出心脏 20～30 cm，禁止按摩、挤压、热敷患肢，避免血栓脱落，遵医嘱使用抗凝药，并观察有无其他部位的出血，防止发生脑出血。

（1）五点支撑法
（4）头、上肢及背部后伸
（2）三点支撑法
（5）下肢及腰部后伸
（3）四点支撑法
（6）整个身体后伸

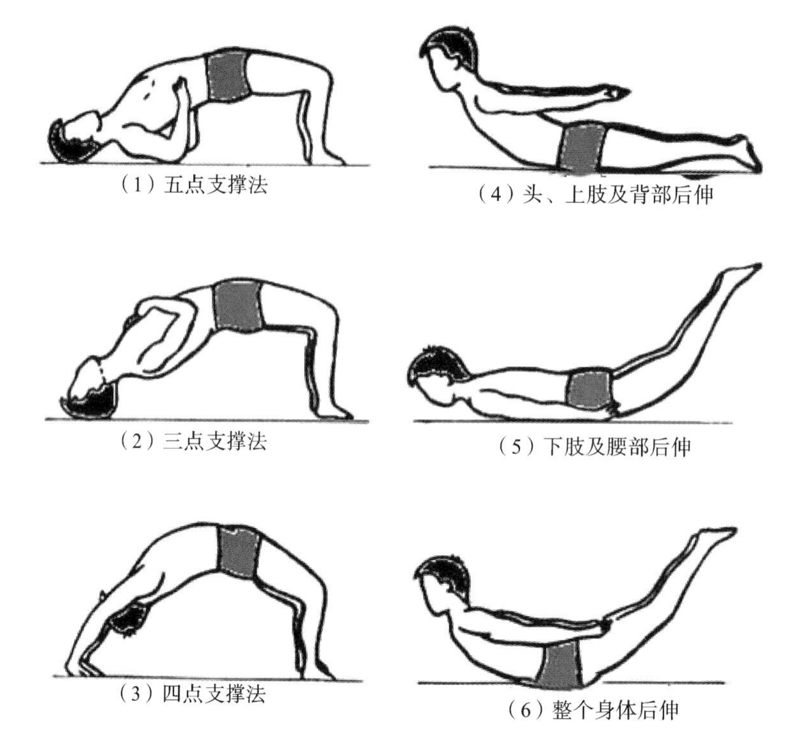

图 4-5　腰背肌锻炼方法

4. 术后健康指导

（1）指导患者出院后选择软硬适中的床垫睡觉，3 个月内多卧床休息，不进行重体力或负重运动。

（2）注意腰部的保暖、防寒，避免腰部长时间处于一种姿势，造成腰部劳损，卧位休息时枕头的高度应适宜，膝下可垫一小枕头，减轻腰背紧张度。

（3）保持正确的坐、走、站、下蹲及举物的姿势，穿平底鞋，避免穿高跟鞋。

（4）增加腰肌、腹肌练习，增加腰椎的稳定性，防止腰椎退行性病变，超重或肥胖者应适当控制体重，减轻腰部负荷。

（5）指导患者学习八段锦，其能有效减轻腰椎术后疼痛程度，改善腰椎功能，缓解抑郁。

（6）补充营养，促进机体恢复，摄入高纤维素食物，预防便秘。

（7）讲解腰围佩戴的目的、使用方法、时间等。

（8）定期门诊复查，如有不适随时就诊。

（陈茂君）

第五节　椎管狭窄症的护理

椎管狭窄症是指各种原因引起椎管各径线缩短，硬膜囊、脊髓或神经根受压，从而导致疼痛、麻木、肢体无力、跛行、排尿障碍、排便障碍等神经功能障碍的一类疾病。椎管狭窄症从狭窄部位上可分为颈椎管狭窄症（图 4-6）、胸椎管狭窄症、腰椎管狭窄症及骶管狭窄症。

一、病因

1. 先天性椎管狭窄症　先天发育过程中，椎弓根短而致椎管中央矢状径短小。椎管的前后径明显小于左右径，俗称扁平椎管，好发生于东亚人群。

2. 后天性椎管狭窄症

（1）退变性椎管狭窄症：临床上最为多见，系脊椎退变的结果，随年龄增长而发生。椎间盘突出，韧

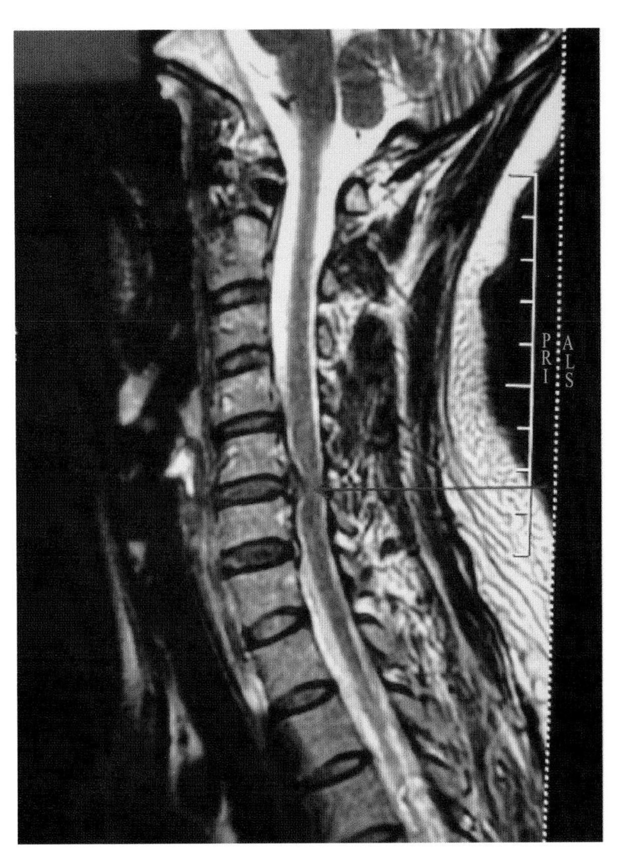

图 4-6　颈椎管狭窄症

带肥厚钙化，椎板及关节增生、肥大，使椎管有效面积减小，或者椎管骨质增生、骨赘形成后进入椎管，引起相应的椎管狭窄。

（2）创伤性椎管狭窄症：急性外伤性椎间盘突出和脊柱外伤均可导致创伤性椎管狭窄症。

（3）医源性椎管狭窄症：例如全椎板切除之后，形成瘢痕，使椎管狭窄，或椎板融合之后，椎板相对增厚，导致局部椎管狭窄。此种情况少见。

（4）其他：脊柱结核、肿瘤等疾病均可导致椎管狭窄症。

二、临床分型

1. 根据狭窄的程度分　1975—1977 年 Verbiest 根据椎管中央矢状径（m-s 径）和椎管横径将椎管狭窄分为三型，见表 4-7。

表 4-7　椎管狭窄程度

程度	椎管中央矢状径（m-s 径）
相对狭窄	12～14 mm
狭窄	10～12 mm
绝对狭窄	≤10 mm

椎管中央矢状径：正常≥14 mm，头尾正常时 m-s 径之比小于 1。

椎管横径：椎弓根最大距离，平均值为 23 mm。其正常值下限为 13 mm（X 线片为 15 mm）。

2. 根据狭窄的部位分

（1）中央型：大椎管狭窄，硬膜囊受压。

（2）侧方型：侧隐窝型椎管狭窄。

（3）混合型：既有中央型，也有侧方型，称为混合型。

三、临床表现

椎管狭窄症好发于40～50岁的男性，L_4～L_5 和 L_5～S_1 多见，其次为颈椎。患者主要表现为感觉障碍、运动障碍、排便障碍、排尿障碍，不同脊柱节段受累具有不同表现。

（一）颈椎管狭窄症

（1）感觉障碍：主要表现为四肢麻木、过敏或疼痛。主要是脊髓丘脑束及其他感觉神经纤维束受累所致，四肢可同时发病，也可一侧肢体先出现症状，但大多数患者的感觉障碍先从上肢开始，尤以手臂部多发。躯干部症状有第2肋或第4肋以下感觉障碍，胸、腹或骨盆区发紧，严重者可出现呼吸困难。

（2）运动障碍：多在感觉障碍之后出现，表现为锥体束征，四肢无力、僵硬。大多数患者先出现下肢无力、沉重、脚落地似踩棉花，重者站立步态不稳，易跪地，需扶墙或持双拐行走，随着症状的加重逐渐出现四肢瘫痪。

（3）排便、排尿障碍：一般出现较晚。早期为大小便无力，以尿频、尿急及便秘多见。晚期可出现尿潴留、大小便失禁。

（二）胸椎管狭窄症

（1）下肢感觉障碍：本病发展缓慢，起初多表现为下肢麻木、无力、发凉、僵硬及不灵活。

（2）下肢肌力异常：下肢无力，行走困难，下肢肌张力增高，出现肌紧张、折刀样痉挛。

（3）神经根刺激症状：患者胸腹部有束紧感或束带感，表现为胸闷、腹胀。半数患者有腰背痛，有的时间长达数年，但仅有1/4的患者伴腿痛，且疼痛多不严重。

（4）脊髓、马尾功能障碍：约半数患者有间歇性跛行，行走一段距离后症状加重，需弯腰或蹲下休息片刻方能再走。较重者站立及步态不稳，需持双拐或扶墙行走。还可出现排便、排尿障碍，出现较晚，表现为大小便无力。

（三）腰椎管狭窄症

（1）一侧或双侧下肢沉、僵、无力、步态不稳。

（2）一侧或双侧下肢广泛性麻木和（或）疼痛。

（3）脊髓源性间歇性跛行。

（4）排便、排尿障碍或性功能障碍。

四、辅助检查

（一）X线检查

常规X线检查正侧位、双斜位以及动力位摄片，可显示椎体排列及曲度、椎体稳定性、椎间孔有无狭窄、椎体后缘有无骨赘。X线检查侧位片可清晰地显示椎管中央矢状径，以此判断患者有无椎管狭窄。

（二）CT

CT可清晰地显示椎管中央矢状径的大小、形态及其与脊髓受压的关系。CT薄层扫描同时行三维重建，能更清晰地显示椎管狭窄的程度、椎体后缘骨赘、后纵韧带骨化、椎间孔形态及小关节的排列位置等。

（三）MRI

MRI检查对脊髓软组织的显像较为清晰，可显示脊髓受压的部位及程度，有利于治疗方案的选择。

（四）脊髓造影

脊髓造影是诊断本病较可靠的方法，正位片可清楚显示硬脊膜腔的大小，如出现条纹状或根须状阴影，表示马尾神经根有受压现象；如影柱呈节段性狭窄或中断，表示脊髓有多发性梗阻。

（五）神经电生理检查

神经电生理检查通过诱发电位刺激中枢神经的电活动，引起周围神经元的电活动，有助于了解脊髓受压情况。

五、治疗

（一）非手术治疗

对于症状较轻（目前尚无量化标准）、不典型的病例首先应采用非手术治疗，同时应避免受凉与过劳。建议短期试行保守治疗，密切随访。具体保守治疗措施包括以下几个方面。

（1）药物治疗：非甾体抗炎药、营养神经药物。

（2）物理治疗：卧床休息、牵引、按摩、理疗等。

（二）手术治疗

绝大多数临床研究显示，保守治疗对椎管狭窄症无效，手术是唯一有效治疗椎管狭窄症的手段。经非手术治疗无效的典型病例，应考虑手术治疗。

根据患者CT或MRI显示的脊髓受压情况（包括脊髓受压节段、脊髓受压程度、MRI T1WI和T2WI髓内信号改变等），结合临床症状和体征综合分析后确定减压节段。对于硬膜囊受压变形而脊髓尚未受压的节段可暂不手术，定期随访。

六、护理

（一）术前护理

1. 术前护理评估

（1）评估肢体疼痛程度及肌力、感觉功能受损程度。

（2）评估患者跌倒风险。

（3）评估大小便情况及会阴部皮肤。

（4）评估慢性病病史，尤其是血压控制情况、用药史。

2. 术前护理措施

（1）观察患者生命体征的变化，对于颈段椎管狭窄者，关注患者有无呼吸困难。

（2）术前3日开始训练患者在床上大小便，指导患者便盆的使用方法，并督促患者练习床上大小便。大小便失禁患者做好会阴部皮肤护理，预防失禁性皮炎。

（3）术前指导正确的卧位：嘱患者卧于软硬适中的床上休息，抬高床头20°，膝关节微屈曲，放松背部肌肉，指导患者床上锻炼腰背肌及进行直腿抬高功能锻炼。

（4）指导患者做深呼吸、咳嗽及扩胸运动，以锻炼肺功能，预防坠积性肺炎。

（5）心理护理：保持情绪稳定，避免各类不良刺激，避免血压波动。

（6）做好安全护理，预防跌倒。

3. 术前健康指导

（1）有下肢感觉障碍者，应控制洗脚水或泡脚水的温度，避免烫伤。

（2）椎管狭窄段连续累及≥3个椎体，医生告知可能术中要内固定者，术前做好不同部位的支具，便于术后康复时佩戴，防止因活动或承重造成椎管不稳定进而导致再次发生椎管狭窄。并告知患者短期内佩戴支具的必要性，取得其配合。

（3）术前告知手术方式、体位、预计入手术室时间及返回病室的注意事项等，避免不必要的紧张加重病情。

（二）术后护理

1. 术后护理评估

（1）生命体征：颈椎部位手术尤其要观察患者呼吸频率、节律、深浅度有无异常，以评估有无呼吸功能受损；同时评估咳嗽反射是否良好、气道是否存在分泌物。

（2）伤口渗出情况：术后24小时内有明显渗血，应立即通知医生检查伤口。

（3）引流情况：①颈椎管狭窄症行颈前入路手术患者，观察患者发音、呼吸，及时发现患者继发术腔出血压迫气管引发患者窒息等危险征象。②评估引流液颜色及量，若色鲜红且短时间内引流量较多，应警惕术腔内出血发生。③若24小时引流量超过300 mL，引流液呈洗肉水样，警惕脑脊液漏的发生，应及时报告医生处理。

（4）评估四肢麻木及活动障碍与术前相比有无减轻，以判断脊髓受压是否改善。

（5）评估排尿、排便是否正常：尤其是腰骶部位手术，术后有无尿潴留、尿失禁等。

2. 术后护理措施

（1）呼吸道管理：保持呼吸道通畅，鼓励和指导患者深呼吸、咳嗽、咳痰。痰液黏稠不易咳出者，遵医嘱予以雾化吸入，指导多饮水，以促进痰液排出。

（2）体位护理：嘱患者卧硬板床休息，抬高床头20°，膝关节微屈曲，放松背部肌肉。术后平卧4～6小时，以减轻伤口疼痛和术后出血。之后每2小时轴线翻身一次，两人动作协调一致，避免脊柱过度扭曲造成术后伤口出血。

（3）排便、排尿反射及功能受损者：①对于尿液排不出者：诱导排尿，仍无法排尿者，进行导尿处理；对于尿失禁者，长期留置导尿管易引发尿路感染，定期开放导尿管，规律排尿，同时指导患者做提肛运动，促进括约肌功能恢复。②对于排便无力、排出困难者：顺时针环形按摩腹部，同时往左下腹推送，必要时使用润滑剂通便，适当增加富含纤维素食物的摄入。③对于大便失禁者：注意保护肛周皮肤，防止失禁性皮炎发生，同时适当减少富含纤维素食物的摄入。

（4）饮食护理：给予高蛋白、高维生素饮食，以及摄入足够水分。

（5）心理护理与功能锻炼：术后明确诊断，消除思想顾虑。讲述术后康复及神经功能恢复知识，强调功能锻炼的重要性，根据患者耐受力，指导患者逐渐加大训练强度，增加肌肉力量及提升神经系统协调能力，提高患者耐受力及适应力，鼓励患者坚持锻炼，最终回到工作岗位。

（6）支具佩戴注意事项：一般而言，术中行连续3个脊柱节段内固定者，术后需佩戴硬质支具4～6周，以预防原发性损伤和术后即刻对脊柱稳定性的影响或因过早承重而导致再次椎管狭窄的危险；佩戴支具有利于早期下床活动，减少相关并发症的发生。颈椎段佩戴颈托，胸腰段则可佩戴高分子塑材胸腰围。起床前先佩戴好再起床，卧床后再脱下。支具佩戴时间与手术方式、内固定材料、患者年龄及自身骨质情况等都有关系，故应根据医生指导及复查结果，个性化使用。

3. 术后并发症的预防和护理

（1）神经根刺激症状：术后有肢体或局部疼痛、麻木、皮肤感觉过敏等，尤其是痛觉过敏，应及时报告医生对症处理。

（2）术腔出血：尤其是颈前入路手术患者，术后24小时内，严密观察患者发音、呼吸、意识状态、伤口渗血情况，必要时床旁备吸痰装置和气管切开包。如出现发音低沉、沙哑、引流管无引流液，并伴有意识水平下降，要引起高度重视，可能为术腔血肿压迫气管所致，严重者将导致窒息，应立即报告医生检查伤口情况，必要时再次手术清除血肿。

（3）伤口脑脊液漏：术腔引流液呈洗肉水样，每日引流量超过300 mL时，应报告医生，判断是否有脑脊液外漏，配合医生处理；必要时再次手术行硬脊膜修补术。

（3）伤口感染：观察伤口有无红肿剧痛或分泌物。监测体温，是否在吸收热后仍有体温升高，注意保持环境整洁，严格无菌操作，做好高热相应护理。

4. 术后健康指导

（1）术后3～4个月可以适当做一些体育运动，但尽量不要弯腰搬运、肩挑手提重物，还应避免剧烈运动和弯腰弓背等不良姿势。

（2）对于比较年轻且未生育的女性来说，建议在手术完全恢复一段时间后或术后一年再考虑生育，否则可能会导致术前症状复发，甚至加重。

（3）保持大便通畅。

（4）支具佩戴必须按要求执行：起床前先戴好支具再起床，卧床后再脱下支具。按要求佩戴3个月，之后返院复查恢复情况再决定是否停用。

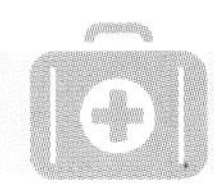

知识拓展

2015版《胸椎管狭窄症诊疗指南》由中华医学会骨科学分会脊柱外科学组于2015年制定。该指南包括胸椎管狭窄症的病理生理、影像学、临床表现、治疗与康复等疾病全过程全范围的规范临床管理，为椎管狭窄症的临床管理工作提供良好的指导，值得深入学习。

（陈超丽）

第六节　脊髓拴系综合征的护理

脊髓拴系综合征（tethered cord syndrome，TCS）是指各种原因造成的脊髓纵向牵拉、脊髓圆锥低位、脊髓发生病理改变而引起的神经损害症候群，包括下肢感觉、运动障碍，畸形，排便、排尿障碍等。传统上认为TCS是因脊髓圆锥末端受牵拉所致，最近，其概念被扩展，包括颈段和胸段脊髓被牵拉，以及脊髓圆锥末端持续的高张力而脊髓圆锥位置正常。TCS被认为与许多疾病有关，包括脊柱畸形、脂肪瘤、感染及肿瘤。

一、病因

1. 先天发育异常　常伴有腰骶部脊柱裂，出现终丝增粗变短、硬膜内脂肪瘤、纤维束带、椎管内肿瘤（如皮样囊肿）等，造成脊髓圆锥低位固定，又称原发性脊髓拴系综合征。小儿脊髓拴系综合征以先天发育异常多见。

2. 后天性因素　多为腰骶部脊柱裂修补术后或椎管硬膜内手术后，该部位鞘内成分粘连、出现瘢痕，脂肪组织与脊髓和马尾紧密粘连，瘢痕收缩造成对脊髓的牵拉而引发症状。

二、临床表现

1. 疼痛　为成人TCS最常见的症状，疼痛或不适，可放射但无皮肤节段分布。范围至直肠肛门部、腰背臀部、会阴区和下肢。下肢疼痛区域广泛，直腿抬高试验阳性，易与腰椎间盘突出症混淆。常因久坐、身体过度屈曲等引发，较少有咳嗽或扭伤后加重。

2. 运动障碍　为上或下运动神经元损害所致。前者表现为下肢痉挛性瘫痪，肌张力增高，腱反射亢进等；后者表现为下肢软瘫，肌张力降低，肌肉萎缩，腱反射减弱甚至消失。患者常主诉进行性下肢无力和步行困难。

3. 感觉障碍　下肢、背部感觉麻木或感觉减退。TCS的损害主要发生于灰质，白质功能完整，故TCS患者很少有明显的感觉障碍平面。

4. 膀胱和直肠功能障碍　脊髓圆锥受牵拉时受伤，膀胱和直肠功能障碍常同时出现，大小便失禁较运动、感觉障碍发生早。膀胱功能障碍包括遗尿、尿频、尿急、尿失禁和尿潴留，直肠功能障碍包括便秘和大便失禁。

5. 神经源性膀胱（neurogenic bladder，NB）　尿失禁严重影响TCS患儿生活质量，可以致患儿抑郁症，还可因 NB 合并肾功能损害危及生命。

6. 血管瘤和多毛症 有 1/3 的患儿皮下脂肪偏侧生长，另一侧为脊膜膨出。腰骶部可见肿块、血管瘤及局部多毛，可因美观问题引起家长重视。个别患儿骶部可有皮赘，形成尾巴。上述皮肤改变成人较小儿少见。有些患者骶尾部可见皮毛窦。

7. 肌肉骨骼畸形 包括脊柱侧弯、脊柱过度前凸、高弓足、锤状趾。

三、辅助检查

(一) MRI

MRI 可清楚显示脊髓的位置和形态，发现脂肪瘤和增粗的终丝，明确脊髓圆锥位置，还可发现脊髓空洞症、脊髓纵裂及其他畸形，对 TCS 的诊断有极大帮助，多数医生认为 MRI 是诊断 TCS 的首选方法。

(二) B 超

低龄患儿椎管后部结构尚未完全成熟和骨化，B 超可显示脊髓圆锥。

(三) CT 及 X 线检查

MRI 已成为本病的主要诊断方法，CT 及 X 线检查现已较少应用。目前 X 线检查仅用于了解有无脊柱侧弯畸形和术前椎体定位。

(四) 膀胱功能检测

膀胱功能检测可客观反映神经源性膀胱患者膀胱功能障碍的类型、性质、病变程度，预测上尿路的损害，为临床提供客观依据，已成为判断手术疗效的客观指标。

四、治疗

(一) 保守治疗

TCS 的保守治疗仅限于对症治疗，包括功能锻炼、使用肌松药和止痛药等。成人患者应避免剧烈运动、腰骶段脊柱的反复屈伸及负重等，以避免脊髓进一步受到牵拉。

(二) 手术治疗

手术治疗的根本目的在于预防病情继续进展，使部分患者的下肢运动和感觉功能，甚至大小便情况因此获得改善。目前，大部分 TCS 手术以显微手术为主，显微松解术是当前 TCS 手术的“金标准”。

手术常见方式如下。

(1) 单纯终丝变形增粗者，可予以分离切断，使脊髓末端回缩。

(2) 伴发脂肪瘤和囊肿者，可予以仔细分离显露并切除瘤体和囊肿。

(3) 脊膜膨出者，分离膨出囊内壁粘连的脊髓末端、脊髓终丝或马尾神经，切除多余囊壁，修整缝合皮肤。

五、护理

(一) 术前护理

1. 术前护理评估

(1) 评估患者病变部位的大小以及皮肤有无破损。

(2) 评估患者肢体运动、感觉功能，有无肢体畸形。

(3) 评估患者大小便情况及会阴部、肛周皮肤。

(4) 了解辅助检查的结果。

(5) 评估患者及家属心理状态和对治疗效果的期望值。

2. 术前护理措施

(1) 皮肤护理：①观察患者腰骶部有无肿物及皮毛窦，对合并脊髓脊膜膨出的患者，观察局部有无包膜破溃及感染征象；术前备皮时，特别注意对皮毛窦区皮肤的处理，防止皮肤破损；穿宽松棉质的衣服，减少对脊膜膨出部位皮肤的摩擦，避免破溃；给患者翻身时避免拖、拉、推等动作，以免引起膨出部位出血、感染。②保持会阴部清洁干燥，预防皮肤湿疹的发生。

（2）体位训练：脊髓拴系综合征松解术大多采取后方入路，术中、术后需俯卧位，术后伤口压盐袋。术前1～2日，指导患者俯卧位训练，练习时间循序增加，以不出现身体不适为宜。根据患者情况在胸前、骨隆突处等地方垫软垫、毛巾，既能增加患者的舒适度，又能预防压力性损伤。

（3）肢体功能锻炼：对存在下肢功能障碍如肌力下降、肌肉萎缩的患者，在术前指导或协助患者进行皮肤按摩，进行主动及被动运动，如踝泵运动。患者肢体功能锻炼同样以不出现身体不适为宜，循序增加。

（4）盆底肌锻炼：对于有排尿、排便障碍的患者，指导患者进行盆底肌锻炼。包括以下内容。

①逼尿肌练习：指导患者定时屏气，使腹部加压，以利于排尿。

②Credé手法：指导患者手掌放在膀胱区，触摸到膀胱充盈至耻骨联合上两横指时，由膀胱底部向体部循环按摩，按摩2分钟后，双手叠放在膀胱上，缓缓向耻骨联合下方挤压膀胱，以促进尿液排出。注意按摩及挤压的手法由轻至重，重复进行，直至尿液排净。

③提肛肌训练（缩肛法）：患者卧床时取仰卧位，臀部略提高，离开床面，全身放松，注意力集中在肛门处，收缩腹部、臀部及盆底肌，随呼吸一紧一松、一提一放，吸气时提肛3秒，呼气时放松，每次做10～30下，3～4次/日，有利于改善肛部的血液循环，改善肛门括约肌的功能，预防肛门松弛，有利于患者排便功能的恢复；下地活动时，指导患者提臀、脚跟抬离地面、深呼吸（腹肌注意收缩），进行提肛肌训练，每次做10～20下，3～5次/日。对于儿童患者，除进行上述训练外，也可指导其定时、定量饮水，定时排尿、排便。

3. 术前健康指导

（1）饮食指导：增加蛋白质的摄入，多摄入水果与蔬菜，保证摄入充足的水分以促进肠道蠕动，促进排便。增强机体抵抗力，以适应手术。

（2）安全指导：将开水瓶放在小儿不能够取之处，避免烫伤；下肢畸形或行走不便者，家属24小时留陪并搀扶，预防跌倒。

（二）术后护理

1. 术后护理评估

①评估生命体征；②评估运动、感觉功能；③评估大小便情况；④评估伤口及敷料。

2. 术后护理措施

（1）术后体位护理及生命体征观察：

①体位护理：指导患者去枕平卧，清醒后改俯卧位或侧卧位，伤口压盐袋，必要时采取头低脚高位，防止脑脊液漏的发生。俯卧位一般需5～7日。定时协助患者翻身，最长每2小时为患者翻身一次，预防皮肤压力性损伤的发生。

②观察生命体征：多参数心电监测，密切观察患者的呼吸、血压、脉搏、体温及血氧的变化，出现异常及时查明原因，报告医生并及时处理。

（2）肢体功能评估与护理：

①密切观察患者双下肢感觉、运动及肢端血运情况，观察足趾和踝关节屈伸功能，与术前进行对比，了解神经功能的变化。

②患者长期卧床，极易发生肌肉萎缩、关节僵硬、神经根的再粘连和脊髓拴系综合征等并发症。为避免并发症发生，术后第一日即可指导患者在床上进行肢体主动及被动运动，如踝泵运动、膝关节的屈曲运动等。

（3）排尿、排便训练：对存在排尿、排便障碍的患者，指导患者进行盆底肌锻炼，以促进排尿、排便。

①排尿训练：术后主要锻炼患者的逼尿肌及膀胱功能。术后第一日开始夹闭导尿管，患者有尿意时开放或每2～4小时开放一次，开放的同时督促患者有意识地做排尿动作，使膀胱有节律地充盈与排空，

促进膀胱反射形成；制订饮水计划，每日饮水 1500～2000 mL，按时饮水，间歇开放导尿管；必要时辅助物理治疗如超短波等，有利于患者早期拔出导尿管。

②排便训练：对于便秘患者，予以高纤维素、易消化饮食，嘱患者多饮水，顺时针环形按摩腹部，以促进肠道蠕动，必要时使用缓泻剂，促进排便；对于大便失禁者，继续指导患者进行盆底肌锻炼和提肛肌训练，方法与术前相同，提高肛门括约肌的控制能力，促进排便。

3. 术后并发症观察及处理

（1）伤口脑脊液漏：术后患者取俯卧位或侧卧位，必要时采取头低脚高位，以预防脑脊液漏的发生。保持伤口敷料的干燥、整洁，严密观察，若发现敷料有渗液，观察渗液的颜色、量、性质，并及时报告医生；此外，观察并倾听患者有无头痛、头晕、恶心、呕吐等症状，发现问题及时遵医嘱处理。

（2）伤口感染：部分患者术前存在皮毛窦，且伤口靠近会阴部，敷料容易被大小便污染，对于大便失禁者，术后伤口感染的概率更大。因此要保持会阴部清洁，若发现敷料污染应及时报告医生换药，同时遵医嘱行抗感染治疗。密切监测患者的体温变化，出现发热时应警惕伤口有无感染发生；观察患者伤口情况，局部出现红、肿、热、痛等表现时，可给予红外线灯照射，以促进局部血液循环，利于伤口愈合。

（3）尿路感染：有排尿障碍的患者，术后留置导尿管时间较长，较易发生尿路感染。每日 2 次用温水清洗会阴部，嘱患者多饮水，定时夹闭导尿管或按需开放，进行膀胱功能锻炼，争取早日拔出导尿管。一般情况下留置导尿管不宜超过 4 周，若患者排尿功能仍未恢复，则可选择间歇性导尿的方式。对于大便失禁者，加强会阴部皮肤护理，保持局部清洁干燥，预防尿路感染。

（4）压力性损伤及下肢深静脉血栓形成：做好体位护理，膝盖及骨隆突处垫毛巾或软垫，定时协助患者翻身，以预防压力性损伤的发生。患者下肢抬高，术后第 1 日嘱患者开始进行踝泵运动、小腿屈曲运动等肢体功能锻炼及肢体按摩等；尽量避免在下肢输液，根据患者病情尽早佩戴腰围下地活动，预防下肢深静脉血栓形成。

4. 术后健康指导

（1）对于排尿、排便及肢体功能障碍者，指导患者出院后继续坚持盆底肌锻炼及肢体功能锻炼，同时嘱患者遵医嘱按时、按量服用神经功能康复药物，定期复查，出现复发症状及时就诊。

（2）术后 1 个月避免剧烈活动，以防止伤口裂开。

（陈超丽）

第七节　小脑扁桃体下疝畸形的护理

小脑扁桃体下疝畸形（arnold-chiari malformation，ACM），又称 Chiari 畸形，是先天性小脑扁桃体延髓联合畸形，使小脑扁桃体下疝到椎管内或伴延髓和第四脑室延长下移，从而引起一系列症状，它也是引起脊髓空洞症的常见原因，56%患者常伴有脊髓空洞症。本病由奥地利病理学家 Hans Chiari 于 1891 年首次报道，故又称 Chiari 畸形。

一、病因

（一）发生机制

流体动力学说；颅内与椎管内压力分离学说；脑脊液脊髓实质渗透学说；与枕大孔区脑脊液流出道异常有关学说。

（二）病理特点及分型

颅后窝的发育畸形，致使小脑扁桃体下部疝入椎管内，脑桥、延髓和第四脑室延长扭曲，并向椎管内移位。依照畸形的形式和轻重程度，一般分为Ⅰ～Ⅳ型（表 4-8），Ⅰ型最多见。

表 4-8　Chiari 畸形的临床病理分型

病理分型	畸形部位	合并症
Ⅰ型	小脑扁桃体向下疝入枕骨大孔≥5 mm	常合并脊髓空洞症，轻度脑积水
Ⅱ型	Ⅰ型＋脑桥延髓下疝＋第四脑室延长，小脑后下动脉下疝	脊髓脊膜膨出几乎都合并脊髓空洞症和脑积水，还有其他合并症
Ⅲ型	小脑、延髓疝入枕部或膨出的上颈段脑膜之中	严重的神经发育障碍和颅神经损害
Ⅳ型	小脑发育不全，但不向下膨出	—

（三）流行病学

小脑扁桃体下疝畸形常见于成人和儿童，女性多于男性，以中年人居多，常发生于 13～68 岁。各型好发年龄见表 4-9。

表 4-9　各型好发年龄

分型	好发年龄
Ⅰ型	成人，青少年
Ⅱ型	合并脊膜膨出的患儿
Ⅲ型	新生儿，儿童
Ⅳ型	婴儿

二、临床表现

1. 脊髓空洞　表现为躯体麻木无力，节段性分离性感觉障碍，呈斗篷状分布，疼痛和温度觉丧失，但触压觉和位置觉保存。最早出现步态不稳或神经根性疼痛和(或)一侧上肢感觉迟钝，伴有麻木、无力，尤其是手部；下肢无力、痉挛、反射亢进和巴宾斯基征阳性。

2. 颅内压增高　下疝的小脑扁桃体等组织造成第四脑室正中孔阻塞，脑脊液循环通路受阻，引起颅内压增高。表现为头痛、恶心、呕吐、视乳头水肿及视力下降等临床症状。

3. 枕大孔区神经压迫　Chiari 畸形造成颅后窝狭窄继而引起枕大孔区神经压迫症状，主要包括颈神经根受损及脑膜刺激症状、枕大孔综合征、脊髓和小脑功能障碍。

(1) 颈神经根受损及脑膜刺激症状：表现为枕部和上颈部疼痛，疼痛可放射到肩背部和臂部。常在颈部运动时，或在咳嗽、大笑和打喷嚏时诱发疼痛，常伴有手指发麻。随着病情进展逐渐出现后枕部感觉减退，颈项强直，强迫头位，上肢肌肉萎缩等。婴幼儿疼痛因无法用言语表达，表现为烦躁不安或哭闹，颈部成拱形，躯体过伸。

(2) 枕大孔综合征：

①后组颅神经(Ⅸ、Ⅹ、Ⅺ、Ⅻ神经)损害：延髓麻痹发生率大约为 20%，表现为声音嘶哑，饮水呛咳，吞咽障碍；环咽肌失弛缓症，舌萎缩，睡眠呼吸暂停。

②延髓、上颈髓功能障碍：包括眼球震颤(上下跳动眼球震颤为主)，感觉、运动障碍，舌肌萎缩，面部感觉减退，三叉和舌咽神经痛等；还可表现为复视、耳鸣、听力下降、眩晕和呕吐等；锥体束征和脊髓丘脑束征阳性，晚期可出现呼吸窘迫。

(3) 脊髓和小脑功能障碍：小脑性言语障碍；步态不稳，意向性震颤等；可合并脊柱侧凸、强直状态等。

(4) 其他：上肢尤其是手掌部大小鱼际肌肌肉萎缩。

三、辅助检查

（一）X线检查

中间、前屈、后仰位摄片可见椎管扩大和寰枕区骨性畸形，脊髓阳性对比造影或气脑造影可显示小脑扁桃体下疝。

（二）CT

CT可见第四脑室扩大、脑积水和骨异常等，薄层CT更易发现颈脊柱、枕大孔和斜坡的寰枕区骨性畸形。

（三）MRI

MRI能清晰显示小脑扁桃体下疝及其程度、第四脑室位置、脑室大小、有无脑积水、有无脊髓空洞或积水等。

四、治疗

治疗原则是解除对脑干脊髓及神经根的压迫，维持或重建颅颈区的稳定性及恢复正常的脑脊液循环。

1. 无症状者 不主张预防性手术。

2. 有症状者 出现顽固性头痛、神经功能受损表现，应采取手术治疗。手术目的如下。

（1）消除枕骨大孔和上颈椎对小脑、延髓、第四脑室和脊髓等神经结构的压迫。

（2）重建枕大池，恢复蛛网膜下腔空间，解除脑积水，改善神经症状。

3. 手术方式 ①颅后窝减压术；②颅后窝减压合并枕大池重建术；③空洞-蛛网膜下腔分流术。

五、护理

（一）术前护理

1. 术前护理评估

（1）评估患者有无颈部胀痛、烧灼痛伴四肢乏力，有无放射痛；是否有手掌鱼际肌肌肉萎缩。

（2）评估患者肌力，有无肢体麻木和温觉减退。

（3）了解排便、排尿情况，评估有无排便、排尿障碍。

（4）评估有无头痛、呕吐等颅内压增高的症状。

2. 术前护理措施

（1）观察颅内压增高症状，及时发现患者Cushing反应，防止发生脑疝。若出现头痛、呕吐甚至意识障碍等颅内压增高的症状，及时通知医生，遵医嘱给予脱水降颅内压处理，并观察脱水的效果。

（2）冬季要注意保暖，使用热水时，注意水温，先用健侧测试，避免发生烫伤。

（3）观察患者疼痛的部位、性质、程度及有无放射痛。小脑扁桃体下疝入颈椎椎管内，直接压迫延髓和上脊髓，可能影响患者的呼吸功能，应严密观察患者呼吸的频率、节律和形态的变化。

（4）对存在肢体活动障碍、肌力下降或走路不稳的患者，指导其预防跌倒的措施。

3. 术前健康指导

（1）指导患者练习床上排尿排便。

（2）嘱脑积水患者保持情绪稳定，避免剧烈咳嗽、打喷嚏，勿用力排便，以免诱发颅内压增高而发生脑疝。

（3）术前应指导患者进行深呼吸及有效咳嗽的锻炼，以增加肺活量，促进痰液排出，预防术后发生坠积性肺炎。

（二）术后护理

1. 术后护理评估

（1）术后严密观察患者生命体征变化，尤其是观察呼吸的频率和节律，评估患者是否出现呼吸功能障碍。

（2）评估患者四肢感觉和肌力。如有感觉缺失、肌力下降等神经功能障碍，应立即报告医生。

（3）评估原有症状是否良性转归，如疼痛改善情况，肢体感觉、运动功能转归情况。

2. 术后护理措施

（1）体位护理：术后取平卧位，头部垫软枕，高度以一拳为宜，使颈部与躯干保持一条直线，以免过高引起颈部前屈，过低引起颈部向后过伸。患者侧卧位时在肩背部和腿部垫支持物，以维持侧卧姿势。术后翻身或搬动时，应保持患者头、颈、肩、躯干纵轴一致，避免旋转与振动。

（2）呼吸道护理：保持呼吸道通畅，鼓励患者主动咳嗽、排痰，对咳嗽反射迟钝和咳嗽无力者应协助其翻身、叩背，必要时给予吸痰。术后遵医嘱予以雾化吸入治疗，以湿化气道，稀释痰液，促进痰液的排出。

（3）饮食指导：鼓励患者多摄入高热量、高维生素、易消化的食物，以利于伤口愈合。

（4）颈托佩戴：手术导致脊柱稳定性下降，术后需佩戴颈托的患者，颈托必须个体化定制，防止因头颈部扭曲导致脊椎脱位压迫脊髓，引起脊髓功能障碍。

（5）功能锻炼指导：鼓励患者早期进行功能锻炼，可在麻醉清醒后进行上肢和下肢的轻度伸展，以不劳累为度。若病情允许尽早下床活动。训练时观察患者是否出现头晕、面色苍白等直立性低血压表现。

3. 术后并发症的预防和护理

（1）颅内出血：术后 24～48 小时内最易发生。表现为患者在麻醉清醒后又逐渐出现嗜睡、烦躁、反应迟钝甚至昏迷。术后应严密观察患者意识状态、GCS 评分、瞳孔、肢体活动的变化，如有异常应立即报告医生，行急诊 CT 检查甚至手术的准备。

（2）头皮下积液、伤口感染：观察伤口周围有无头皮下积液，伤口局部有无红、肿、热、痛等伤口感染征象。头皮下积液常常是术后继发颅内感染的主要原因之一，应及时报告医生。避免枕后部及颈部伤口长期受压，颈托大小合适，减少对伤口的压迫。

（3）颅内感染：体温升高的同时伴有脑膜刺激征阳性，脑脊液生化检查可以确诊。

（4）脑脊液漏：观察伤口敷料有无渗血、渗液，如有无色或淡红色渗出液，提示有脑脊液外漏的可能，应通知医生，必要时再次缝合硬脑膜，及时更换渗湿的敷料。遵医嘱使用抗生素预防感染，必要时行腰大池置管引流。保持床单位整洁干燥，病室开窗通风，观察有无头痛、高热、颈项强直等颅内感染的征象，及时处理。

4. 术后健康指导

（1）对行走不便者加强预防跌倒及坠床的宣教。鼓励患者保持乐观愉快的心情，寻找心理放松的方式和方法。

（2）对感觉障碍患者，应加强安全防范与相关知识宣教。指导患者每日自我检查感觉障碍区有无受伤，注意皮肤有无发红、水疱、淤血、抓伤等情况；在拿热的碗、盆、杯及金属勺子时应戴手套，以免烫伤。

（3）指导患者合理搭配饮食，宜食用高蛋白及富含维生素、钙、锌的食物，以提供神经细胞和骨骼肌细胞重建所必需的营养物质。

（4）佩戴颈托的患者，指导坚持戴颈托 1～3 个月，避免过度扭转、过屈及过伸等损伤颈椎的动作。

（5）建议患者在康复师指导下进行肢体功能锻炼并持之以恒，以促进功能恢复。

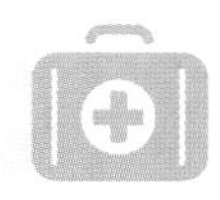

知识拓展

2016版《中国颅颈交界区畸形诊疗专家共识》由中华医学会神经外科学分会、中国医师协会神经外科医师分会共同编写。该专家共识从发病特点、临床表现及病理生理、影像学、治疗策略、并发症及随访、最后展望等全方位对颅颈交界区畸形进行诠释，对该类疾病的认识、临床管理、康复具有全方位的指导作用。

（陈超丽）

第八节　脊髓损伤的护理

脊髓损伤(spinal cord injury，SCI)是一种严重致残性创伤，是因外界直接或间接因素引起的脊髓结构、功能的损害，造成损伤平面以下不同程度的运动、感觉、括约肌及自主神经功能障碍。其预后与年龄、损伤平面的高低、有无髓内出血、现场急救及转运是否得当、院内是否正确处理各种并发症、早期有无进行合理的康复措施等因素有关。

一、病因

1. 直接暴力伤　暴力直接作用于脊椎，脊椎移位或碎骨片突入椎管内，致使脊髓直接受到冲击而损伤，多发生于交通事故、摔倒、外伤。

2. 间接暴力伤　间接暴力作用于身体其他部位，再传至脊柱，造成脊柱骨折或脱位，出现脊髓损伤。如高空坠落、交通事故、重物撞击腰背部等，引发间接损伤。

3. 诱发因素　①高龄人群即使摔倒等轻微外伤也可能诱发脊髓损伤。②当小儿脊柱活动量大时，过度屈曲或过度伸展，很容易诱发脊髓损伤。

二、脊髓损伤的分级与分类

(一) 分级

1. 脊髓损伤神经学分类标准　目前公认的评估标准是由美国脊髓损伤协会(American spinal injury association，ASIA)修订的脊髓损伤神经学分类标准，见表4-10。

表4-10　2011年ASIA修订的脊髓损伤神经学分类标准

级别	损伤程度与类别	运动感觉(脊髓损伤神经平面以下)
A级	完全性脊髓损伤	鞍区，包括 $S_4 \sim S_5$ 区无任何运动及感觉功能保留
B级	不完全性脊髓损伤	鞍区，包括 $S_4 \sim S_5$ 区无任何运动及功能保留但有感觉功能保留，且身体任何一侧运动平面以下无3个节段以上的运动功能保留
C级	不完全性脊髓损伤	有运动功能保留，且单个损伤平面以下至少半数以上的关键肌肌力＜Ⅲ级(0～Ⅱ级)
D级	不完全性脊髓损伤	有运动功能保留，且单个损伤平面以下至少半数以上的关键肌肌力≥Ⅲ级
E级	完全恢复	感觉和运动功能正常

注：在ASIA评分系统中，损伤平面定位标准：关键肌肌力≥Ⅲ级的最低平面，上肢关键肌群包括屈、伸肘肌群(C_5/C_7)，伸腕肌群(C_6)，指屈、收肌群(C_8/T_1)。下肢关键肌群包括屈髋、伸膝、踝背屈肌($L_2/L_3/L_4$)，指长伸肌(L_5)，踝跖屈肌(S_1)。

2. 按损伤程度分级　Frankel 脊髓损伤分级法见表 4-11。

表 4-11　Frankel 脊髓损伤分级法

等级	功能状况
A	损伤平面以下深浅感觉完全消失，肌肉运动功能完全消失
B	损伤平面以下运动功能完全消失，仅存某些包括骶区感觉
C	损伤平面以下仅有某些肌肉运动功能，无有用功能区存在
D	损伤平面以下肌肉功能不完全，可扶拐行走
E	深浅感觉、肌肉运动及大小便情况良好，可有病理反射

注：该表缺乏反射及括约肌判断，尤其对膀胱、直肠括约肌状况的表达不清晰，有一定的缺憾。

（二）分类

根据损伤的程度可将脊髓损伤分为完全性脊髓损伤和不完全性脊髓损伤。

1. 不完全性脊髓损伤　损伤平面以下保留任何感觉和（或）运动功能。

2. 完全性脊髓损伤　损伤平面以下感觉和运动功能均丧失，包括最低骶髓节段（S_4～S_5）感觉和运动功能丧失。脊髓损伤 48 小时后仍为脊髓休克表现，且鞍区无感觉和运动功能，按完全性脊髓损伤诊断。

三、临床表现

（一）根据脊髓损伤部位、程度、范围分

1. 脊髓震荡　损伤最轻。损伤后出现短暂的功能障碍，表现为弛缓性瘫痪，损伤平面以下的感觉、运动、反射及括约肌功能丧失，数分钟、数小时或稍长时间逐渐恢复，直至完全恢复，一般不留后遗症。

2. 脊髓挫伤和脊髓受压　损伤平面以下的感觉、运动、反射及括约肌功能部分或完全丧失，可为单侧，也可为双侧，双侧多在同一平面。颈段损伤表现为四肢瘫痪，上颈段损伤表现为四肢痉挛性瘫痪，下颈段损伤表现为上肢弛缓性瘫痪、下肢痉挛性瘫痪；胸段脊髓损伤表现为截瘫。一般 2 周后逐渐演变为痉挛性瘫痪，肌张力增高、腱反射亢进，出现锥体束征。预后取决于脊髓损伤程度、受压解除时间。

3. 脊髓半切征　损伤平面以下同侧肢体的运动和深感觉丧失，精细触觉障碍，对侧肢体的痛觉和温度觉丧失。

4. 脊髓断裂（脊髓实质完全性横贯性损伤）　损伤平面以下的感觉、运动、反射和括约肌功能完全丧失，表现如下：①颈段脊髓损伤表现为四肢瘫，胸段脊髓损伤表现为截瘫。②2 周后逐渐演变成痉挛性瘫痪，表现为肌张力增高、腱反射亢进，并出现锥体束征。③肛门周围感觉、肛门括约肌的收缩运动丧失，患者出现尿失禁或尿潴留，排便障碍。

5. 脊髓圆锥损伤　会阴部皮肤鞍状感觉消失、括约肌功能及性功能障碍，肛门反射、海绵体反射、跟腱反射消失，但双下肢的感觉和运动功能保持正常。

6. 马尾神经损伤　下肢、肛门会阴部有疼痛感，多为烧灼样疼痛，有些患者会出现排便、排尿障碍等症状。

（二）根据受损节段分

1. 颈段脊髓损伤　颈段脊髓损伤不同节段的临床表现见表 4-12。

表 4-12　颈段脊髓损伤不同节段的临床表现

受损节段	临床表现
C_1～C_2	通常有呼吸功能障碍，需机械辅助呼吸，死亡率高
C_3	膈肌功能障碍，出现明显的呼吸肌无力，自主呼吸困难
C_4	自主呼吸存在困难，部分患者经治疗后可有不同程度的恢复。肱二头肌和肩部肌肉明显无力，屈肘和耸肩困难，感觉平面位于锁骨

续表

受损节段	临床表现
C_5	屈肘和耸肩幅度减小;手和腕部运动功能完全丧失
C_6	腕部可活动,但幅度减小;手部运动功能完全丧失
C_7	手掌和手指的灵活性下降,常呈半握状态,但可完成屈肘动作
C_8～T_1	手掌、手指运动障碍,呈"爪形手";部分患者出现 Horner 综合征表现和自主神经功能紊乱,如血压波动、排汗异常和体温调节不良

2. 胸段脊髓损伤 完全性脊髓损伤通常导致截瘫,对应损伤平面以下感觉障碍和排便、排尿障碍,一般不影响呼吸、上肢和头颈部运动。损伤平面越高,症状越明显。T_6 水平以上常伴有自主神经功能紊乱。胸段脊髓损伤不同节段的临床表现见表 4-13。

3. 腰骶段脊髓损伤 主要表现为下肢、臀部肌肉的功能失调,肛门、尿道括约肌失控导致排便、排尿障碍,性功能丧失等,可出现一些特殊表现。具体见表 4-13。

表 4-13 胸、腰段脊髓损伤不同节段的临床表现

受损节段	临床表现
T_2～T_8	损伤平面以下的腹部、躯干肌肉完全无法控制
T_9～T_{12}	损伤平面以下的腹部、躯干肌肉运动功能部分丧失
L_3	腰段脊髓损伤可出现下肢外旋畸形,膝关节以下肢体瘫痪
L_4	勉强站起,但步态类似髋关节脱位患者的"鸭步",不能足外翻
L_5	髋关节呈屈曲内收畸形,可伴有脱位,摇摆步态,有足内翻表现

(三) 根据病程长短分

1. 早期损伤 脊髓损伤时间<2 周。

2. 中期损伤 脊髓损伤时间在 2 周至 2 年。

3. 晚期损伤 脊髓损伤时间>2 年。

四、辅助检查

(一) X 线检查

X 线检查可发现骨折、脱位、脊柱成角畸形、突入椎骨内的骨片、椎间隙变窄、脊椎附件骨折等。

(二) CT

CT 能显示脊柱损伤节段骨质结构变化,特别是椎体压缩的程度、椎弓骨折及碎骨片的位置、脊椎关节突交锁均可清楚显示。

(三) 脊柱 MRI

脊柱 MRI 是目前诊断脊髓损伤最理想的方法,可观察脊髓外形、脊髓信号强度、脊髓损伤的范围、脊椎骨质结构、周围韧带软组织包括椎间盘损伤情况等,可以从多方位准确、敏感、直观地判断脊髓损伤的程度和类型。

(四) 躯体感觉诱发电位(SEP)

测定脊髓传导功能是否正常,对脊髓病变的定位、脊髓损伤评估及脊髓功能预后有指导意义。

(五) 脊髓血管造影

对于颈椎闭合性损伤同时合并脊髓损伤或椎体半脱位的患者,可行磁共振血管造影以确诊椎动脉损伤。若进行血管介入治疗,则需要进行血管造影检查。

五、治疗

脊髓损伤患者必须把握治疗时机，早期正确精准的治疗方式直接关系到患者的生命安全和脊髓功能的恢复程度。

1. 急性期治疗　脊髓损伤后的 6 小时是关键期，24 小时内为急性期。对于脊椎骨折和错位，应根据具体情况采取颅骨牵引、手术减压复位内固定等。

2. 一般治疗　脊髓损伤的患者，应绝对卧床休息，轴线翻身。脊髓损伤的治疗方法、治疗时机及目的见表 4-14。

表 4-14　脊髓损伤的治疗方法、治疗时机及目的

治疗方法	治疗时机及目的
手术治疗	手术治疗以脊髓神经减压和稳定脊柱为主要目的，越早越好，尤其是脊髓受压伴进展性神经功能损伤者，应紧急手术；脊髓损伤应在 24 小时内进行手术，无条件时尽量在伤后 72 小时内进行手术
药物治疗	成年急性脊柱脊髓损伤患者伤后 8 小时内，给予大剂量甲基强的松龙，持续 24 小时但不超过 48 小时；甘露醇用于急性脊柱脊髓损伤的脱水治疗
神经干细胞治疗	神经干细胞是一种具有高度增殖和自我更新能力的细胞，是目前的研究热点
高压氧治疗	高压氧治疗越早越好。可以提高血氧分压，改善局部微循环，维持神经细胞的能量代谢，减轻脊髓水肿，保护缺血再灌注的脊髓组织，促进神经功能恢复
中药治疗	改善微循环，抑制细胞凋亡，拮抗自由基氧化作用，减轻兴奋性氨基酸毒性作用
康复治疗	目的是保持呼吸道通畅、维持关节活动度和瘫痪肌肉长度及紧张度、加强膈肌力量、增强肌力及关节活动度、提高生活自理能力，预防并发症。术后生命体征平稳后可行康复训练，伤后 2～4 周内开始系统的康复治疗

六、护理

（一）术前护理

1. 院前急救搬动转运和护理

（1）搬运工具应为硬板床或硬板担架，避免用软垫、床单、毛毯等，搬运时应保持患者头、颈、躯干在一条直线上，用力均匀，避免拖、拉等暴力动作，禁止单人背送。

（2）搬运过程中应严密观察患者生命体征和全身状况的变化，保持呼吸道通畅。若合并胸腹腔脏器损伤或创伤性休克，应立即建立静脉通路，处理紧急情况，抢救生命。同时严密观察伤口出血及局部疼痛和躯体感觉、运动功能的变化。运送过程中，注意保暖，避免热敷，以防烫伤。

（3）搬运颈椎损伤患者时至少三人一起搬运，其中一人固定头部，同时头部两侧置沙袋固定，最好用支具固定，避免用力托起或扭转头部，防止颈段脊髓损伤引起呼吸肌麻痹而突然窒息。

2. 术前护理评估

（1）评估患者生命体征和意识状态，尤其要评估颈段脊髓损伤患者呼吸的节律，是否存在呼吸功能障碍。

（2）评估患者脊髓损伤的原因，如交通事故、高空坠落、重物撞击等。

（3）评估患者是否有复合伤，如颅脑损伤、腹腔脏器损伤、肢体骨折等。

（4）评估患者感觉功能及肌力，评估感觉平面有无改变。

（5）评估疼痛的部位、性质、持续时间。

（6）评估患者的辅助检查结果，包括血尿常规、肝肾功能、血气分析等。

（7）评估患者的影像学检查结果，如 CT、MRI、腹部彩超等。

（8）评估患者的大小便情况，能否自主排便排尿。

（9）评估患者的心理状态。

3. 术前护理措施

（1）脊髓损伤患者应睡硬板床，睡硬板床期间，预防压力性损伤。

（2）应用轴线翻身法，即保持头、颈、躯干在一条直线上，不可扭曲颈部、脊柱，防止脊髓再次损伤。故应2～3人站在患者一侧，托起患者同时移动翻转。

（3）严密观察四肢活动，监测感觉平面是否有上升；观察意识状态、生命体征的变化，尤其是呼吸节律和血压的变化；及早发现脊髓休克等异常状况，血压低者给予升压药物，维持平均动脉压在80 mmHg以上。

（4）保持呼吸道通畅，尤其是高位颈段脊髓（C_1～C_4）损伤患者，若咳嗽、咳痰障碍，应遵医嘱湿化气道，按需吸痰。

（5）疼痛护理。脊髓损伤后的疼痛主要分为伤害性疼痛和病理性神经疼痛。无禁忌证时，针对引起疼痛的原因遵医嘱对症处理并观察止痛效果。

（6）脊髓损伤后，患者出现下肢甚至四肢瘫痪，严重丧失生活自理能力，心理会产生巨大的波动，甚至出现轻生念头。因此，护士要耐心倾听患者的诉求，尊重患者，取得患者的信任，适时给予心理干预，减轻患者绝望、轻生等不良情绪。鼓励家属及朋友多关心鼓励患者，使患者能随时感受到亲情的温暖，减少其后顾之忧，减轻其焦虑、孤独、被抛弃的顾虑，增加患者对临床诊疗、护理、功能训练的依从性。同时，移开水果刀等尖锐物品，加强巡视，严密交接班，以防意外事件发生。

4. 术前健康指导

（1）指导患者进行呼吸功能训练，如深呼吸训练、缩唇式腹式呼吸训练、主动咳嗽训练等。指导患者戒烟。

（2）指导患者进行膀胱功能训练和直肠功能训练。留置导尿管者，进行间歇性导尿，定时夹闭导尿管，每4～6小时开放1次；便秘患者，可以使用开塞露润滑肠道，刺激直肠功能的恢复。

（3）指导患者进行预防下肢深静脉血栓形成的训练。做踝泵运动及双下肢的主动、被动运动，预防血栓。

（二）术后护理

1. 术后护理评估

（1）评估患者的生命体征，尤其是呼吸、血压的变化。

（2）评估肌力。颈段脊髓损伤术后密切观察四肢的肌力变化，胸、腰段脊髓损伤术后密切观察双下肢肌力的变化。

（3）评估感觉功能及感觉缺失平面的变化。若双下肢感觉、运动功能进一步减退，应立即通知医生处理。

（4）评估伤口及敷料，有无脑脊液漏。

（5）评估患者大小便情况。

2. 术后护理措施

（1）生命体征的观察：严密观察患者的意识和生命体征，高位颈段脊髓（C_1～C_4）损伤术后尤其注意观察血压、呼吸以及血氧饱和度的变化，若呼吸困难应及时查明原因，必要时使用呼吸机辅助呼吸。脊髓损伤后体温调节障碍，患者可出现高热，体温达39 ℃以上，此时药物降温效果不理想，应给予物理降温。

（2）呼吸道管理：保持呼吸道通畅，有排痰障碍者，遵医嘱予以雾化吸收，湿化气道，按需吸痰。必要时早期行气管切开，做好气管切开的护理。

（3）伤口观察及护理：①若有渗血、渗液，应更换敷料。②保持伤口敷料清洁干燥，妥善固定。③发现敷料渗液明显，患者头部轻、中度钝痛或搏动性疼痛，头痛与体位有明显关系，坐位或站立位15分钟后头痛加重，还伴有恶心、呕吐、耳鸣、眩晕、后颈部僵硬等，但卧位时可减轻或消失，说明有脑脊液漏并引发低颅压性头痛。

（4）体位及功能康复：①睡硬板床。②头颈和脊柱的轴线始终保持一致。③卧位时保持肢体功能位，预防关节畸形。④取3个椎板以上者应戴颈托或腰围，至少3个月，以增加脊柱稳定性，肌力减退者给予肢体被动锻炼，防止肌肉萎缩。⑤根据病情，制订肢体康复训练计划。

（5）基础护理：做好口腔护理、导尿管护理、定时翻身、皮肤清洁等工作。

3. 术后并发症的观察及处理

1)呼吸系统并发症　脊髓损伤后常见的呼吸系统并发症包括肺部感染、肺不张、呼吸衰竭、胸腔积液等，其中肺部感染为最主要的并发症，也是脊髓损伤急性期患者死亡的主要原因之一。应指导患者进行呼吸功能训练，如吹气球、缩唇呼吸、深呼吸等，以增强肺功能，咳痰无力、排痰障碍者，可给予雾化吸入、气道湿化，及时吸痰，以保持呼吸道通畅。开放气道及呼吸机辅助呼吸的患者，注意无菌操作和手卫生，做好人工气道的护理，预防呼吸机相关性肺炎的发生。

2)压力性损伤　①定时翻身，避免皮肤长时间受压。②及时评估压力性损伤高风险因素，对高风险患者采取针对性皮肤护理保护措施，使用预防性敷料降低剪切力与摩擦力。

3)深静脉血栓形成　①给患者穿梯度压力弹力袜。②双下肢气压式血运仪治疗。③指导患者进行踝泵运动。④必要时遵医嘱应用预防血栓的药物。

4)自主神经反射异常(autonomic dysreflexia，AD)　这是发生在脊髓损伤尤其是损伤平面在 T_6 以上患者中的一种急性自主神经功能紊乱，是严重且需紧急处理、可能导致脑出血和死亡的并发症。

（1）主要症状和体征：①剧烈的头部跳痛，伴有视物不清、恶心、胸痛和呼吸困难。②突发性高血压，成人收缩压和(或)舒张压升高至基线以上 20～40 mmHg，青少年收缩压升高至基线以上 15～20 mmHg、儿童 15 mmHg 以上可能是 AD 发作征兆。③脉搏缓慢或变快，伴有面部潮红、多汗，有时出现皮疹。④消化道功能紊乱：腹胀、肠鸣音减弱或消失。

（2）诱因：主要诱因为尿潴留和便秘。其他诱因还有尿路感染、深静脉血栓形成、压力性损伤、疼痛刺激、灌肠、妊娠、分娩等，损伤平面以下有害刺激均可能诱发。

（3）预防和处理措施：①抬高床头或采取坐位，按需或定时更换体位。②监测生命体征。③消除诱因，便秘者予以腹部顺时针环形按摩及使用润滑剂协助患者通便，尿潴留者进行诱导排尿或导尿，帮助排空膀胱。④胃肠排空障碍者，给予胃肠动力药，必要时暂禁食，行胃肠减压处理。⑤血压高者若收缩压>150 mmHg，遵医嘱使用药物降压，协助患者直位坐起，床头抬高至少 45°。

5)泌尿系统并发症的观察与处理

（1）表现：患者出现发热及寒战，即使无明显尿频、尿痛，仍应考虑存在尿路感染，可完善尿常规及尿培养等检查以明确诊断。

（2）预防措施：

①留置导尿管护理：

保持引流通畅，每日早晚分别用温水清洁会阴部；及时倾倒引流袋内的尿液，引流袋应保持在患者耻骨联合以下位置，防止尿液逆流；使用抗反流引流袋，每周更换 1 次，硅胶导尿管每 4 周更换 1 次。应协助患者多饮水，每日饮水量在 2000 mL 以上。

②间歇性导尿护理：

a. 第一阶段　开始间歇性导尿的时机多选在脊髓损伤后的早期，即 1～2 周。首先使用膀胱容量测定仪测定膀胱容量，以指导间歇性导尿。

b. 第二阶段　制订饮水计划。每日液体摄入量应严格控制在 2000 mL 以内，为 1500～1800 mL。具体方案如下：早、中、晚入液量各为 400 mL。可在 10:00、16:00 和 20:00 分别饮水 200 mL，20:00 至次日 6:00 不再饮水。入液量包括所有的流质，如粥、汤、果汁等，不要饮利尿饮品。均匀摄入，避免短时间内大量饮水，以免膀胱因不能排尿而过度充盈，损伤其功能。

c. 第三阶段　严格执行饮水计划，遵循导尿时间表，每小时平均饮水 80 mL，每 4～6 小时导尿一次，每次导尿量最好不超过 400 mL；导尿时间宜安排在起床前、餐前、睡前，每次导尿前检查并确定膀胱最高点，可用四指向下轻压膀胱，起到刺激和压迫膀胱排尿的作用。

4. 术后健康指导　根据脊髓损伤的程度不同，制订切实可行的康复计划，指导患者定时、定量、循序渐进、持之以恒地进行功能锻炼。

（1）上肢功能锻炼：上肢做屈、伸等动作，或借助哑铃、拉力器以增加上肢的臂力，或练习俯卧撑，为练习坐、站、走打基础。

（2）下肢功能锻炼：仰卧时可将双下肢悬吊，借助滑轮的滚动，练习屈膝、屈髋动作。俯卧时练习屈、伸膝动作。

（3）腹部肌肉锻炼：床头拉绳练习起坐，次数与力度应由少到多、由小到大，循序渐进，进而练习自主仰卧起坐。

（4）坐位锻炼：开始锻炼时，后背靠的物品以第1层软第2层硬比较适宜，靠坐时的角度由小变大。锻炼时臀部可用软垫保护，注意左右平衡，由双手支撑到双手离床，床旁要有人保护以防止摔倒，每日进行2次。

（5）立位锻炼：可在斜板上进行直立训练，斜板的斜度由小到大，逐渐进行直立至完全直立练习。高位截瘫的患者要固定好髋、膝关节，防止双下肢久不支撑而造成骨质疏松。

（6）轮椅使用：对于截瘫患者，轮椅是很重要的代步工具，轮椅的尺寸大小要适合患者，教会患者轮椅的使用方法；在轮椅上久坐时应预防压力性损伤的发生，需每30～60分钟抬臀1次。

（7）出院后并发症的延伸护理及健康指导：

①异位骨化。异位骨化是指在软组织中形成骨组织，脊髓损伤后其发生率为16%～58%，发病原因不详，一般好发于髋关节，其次为膝、肩、肘关节及脊柱。常发生于伤后1～4个月，损伤平面以下部位。当患者出现全身不明原因的低热、局部炎症反应、关节活动受限等症状时应引起注意，及时就医。

②骨质疏松和病理性骨折。脊髓损伤后，骨结构被破坏，骨折危险性增加。骨痛是骨质疏松最常见的症状，骨折是骨质疏松最严重的后果。早期干预包括药物治疗和物理治疗，如被动站立训练及功能性电刺激、脉冲电磁场等，应定期检查骨密度，积极防治骨质疏松，预防病理性骨折。

③痉挛。主要表现为肢体僵硬，伴肢体不自主抽动或阵挛，受刺激后可诱发痉挛。严重痉挛可使患者夜间无法入睡，坐、卧困难，大小便时大腿紧夹，导致清洁护理困难。压力性损伤、尿路感染、尿路结石、骨折、脱位等外伤及异位骨化、痔疮等疾病，膀胱和（或）直肠充盈，穿紧而挤的衣服和鞋，气温的急剧变化，精神不安、过度紧张等均可加重痉挛。应注意消除相关诱发因素，必要时进行药物治疗、物理治疗等。

④疼痛。起源于脊髓本身的中枢性疼痛，表现为损伤平面以下呈扩散性的感觉异常性疼痛，常为烧灼痛、针刺痛、麻木或跳痛，一般为自发性，多与情绪改变有关。应指导患者保持心情舒畅，适当使用止痛药，也可用经皮神经电刺激予以缓解。

⑤水肿。常发生于上下肢小关节（上肢：手指间关节、掌指关节、腕关节。下肢：足的小关节、踝关节）。可抬高肢体，促进静脉回流；电刺激瘫痪肌肉、使用弹力袜（手套）、充气压力治疗等；进行关节的被动运动，注意动作轻柔，以免损伤关节。

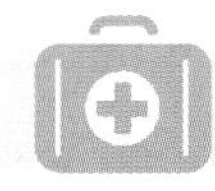

知识拓展

2019版《急性脊柱脊髓损伤围术期管理临床指南》由中华预防医学会脊柱疾病预防与控制专业委员会脊柱脊髓损伤疾病预防与控制学组和中国康复医学会脊柱脊髓专业委员会基础研究学组共同组织编写。该指南对急性脊柱脊髓损伤的临床围术期管理包括入院评估、术前合并症管理、手术和并发症管理、康复等方面进行了系统阐述，对脊柱脊髓损伤患者的围术期管理有重要的指导意义。

（陈超丽）

参考文献

[1] 蔡卫新,贾金秀.神经外科护理学[M].北京:人民卫生出版社,2019.
[2] 陈红梅,丁宇,朱旭,等.经皮椎间孔镜下椎间盘切除术治疗腰椎管狭窄症患者的围术期快速康复护理[J].解放军护理杂志,2019,36(2):81-84.
[3] 陈利,李光胜,吴晓琴.颈椎管狭窄症45例后路开门减压围术期的护理[J].四川医学,2015,36(4):570-571.
[4] 陈茂君,蒋艳,游潮.神经外科护理手册[M].2版.北京:科学出版社,2015.
[5] 刀丽,徐蕊.早期进行康复介入对于脊髓损伤并发症和功能恢复的影响[J].中国标准化,2022(2):155-157.
[6] 方文君.椎间孔镜治疗腰椎间盘突出症患者的护理[J].解放军护理杂志,2015,32(3):41-42,59.
[7] 付小兵,王正国,李建贤.中华创伤医学[M].北京:人民卫生出版社,2013.
[8] 郭建伟,仉建国,王升儒,等.脊髓栓系的诊断及合并脊柱侧凸的手术治疗进展[J].中国骨与关节外科,2013(z1):70-72.
[9] 金杰,李志伟.八段锦在术后康复的应用研究进展[J].按摩与康复医学,2021,12(3):79-80.
[10] 郎黎薇.神经外科亚专科护理[M].上海:复旦大学出版社,2016.
[11] 李飞,宋美璇,李显蓉.长期留置导尿患者成功拔除导尿管的最佳指南意见[J].护理学报,2018,25(5):1-5.
[12] 李建军,杨明亮,杨德刚,等."创伤性脊柱脊髓损伤评估、治疗与康复"专家共识[J].中国康复理论与实践,2017,23(3):274-287.
[13] 李琳,冀蓁,张小超,等.小儿脊髓栓系综合征围手术期的护理[J].护士进修杂志,2012,27(10):912-914.
[14] 李小金,谢文.常见脊柱疾病康复护理指引[M].广州:广东科技出版社,2014.
[15] 刘丹.脊髓损伤病人围手术期的心理护理[J].中国西部科技,2010,9(34):39-40,78.
[16] 刘福云,孙雁龄,杨阳,等.超声观察圆锥运动在脊髓栓系综合征诊断及随访中的意义[J].临床小儿外科杂志,2004,3(5):325-328.
[17] 刘赵鹤,李守臧.脊髓栓系综合征的研究进展[J].中国自然医学杂志,2008,10(2):157-160.
[18] 孟祥瑞,金京丽.腰椎间盘突出症手术治疗研究进展[J].养生保健指南,2019(16):261.
[19] 宁宁,朱红,刘晓艳.骨科护理手册[M].2版.北京:科学出版社,2015.
[20] 苏卢海.脊髓拴系综合征的外科治疗进展[J].中国临床神经外科杂志,2018,23(3):220-223.
[21] 王军.神经外科护理学与操作技术[M].北京:人民卫生出版社,2020.
[22] 王乙锠,张妙,何百祥.Chiari畸形的研究进展[J].西安交通大学学报(医学版),2021,42(4):491-496.
[23] 夏丽霞,顾则娟,王荣,等.脊髓损伤自主神经反射异常预防与管理证据总结[J].护理研究,2021,35(5):771-781.
[24] 谢鸿炜,张桦.颈型颈椎病诊断与发生机制的研究进展[J].脊柱外科杂志,2021,19(2):136-140.
[25] 熊巍,苏跃,张军卫,等.外科医生对脊髓损伤后自主神经反射异常的认识[J].中国康复理论与实践,2019,25(1):119-124.
[26] 胥少汀,葛宝丰,卢世璧.实用骨科学[M].4版.郑州:河南科学技术出版社,2019.
[27] 杨静,封秀萍,胡朝辉.脊髓栓系综合征患儿的围手术期观察[J].山东医药,2004,44(21):22.
[28] 张鸥.创伤性脊髓损伤康复治疗最佳介入时间窗观察[J].按摩与康复医学,2021,12(18):24-26.
[29] 张荣,张玉芳,张静,等.国内长期留置导尿管患者硅胶导尿管更换时间的Meta分析[J].现代临床护理,2014(12):6-10.

[30] 赵晓东,刘湘,陈浩森,等.床垫软硬度对腰椎生理曲度影响的影像学研究[J].广东医学,2018,39(z1):84-85,88.

[31] 曹烈虎,牛丰,张文财,等.创伤性脊柱脊髓损伤康复治疗专家共识(2020版)[J].中华创伤杂志,2020,36(5):385-392.

[32] 中国康复医学会康复护理专业委员会.神经源性膀胱护理实践指南(2017年版)[J].护理学杂志,2017,32(24):1-7.

[33] 中国医师协会骨科医师分会,中国医师协会骨科医师分会《成人急性下颈段脊柱脊髓损伤循证临床诊疗指南》编辑委员会.中国医师协会骨科医师分会骨科循证临床诊疗指南:成人急性下颈段脊柱脊髓损伤循证临床诊疗指南[J].中华外科杂志,2018,56(1):5-9.

[34] 中国医师协会骨科医师分会,中国医师协会骨科医师分会《成人急性胸腰段脊柱脊髓损伤循证临床诊疗指南》编辑委员会.中国医师协会骨科医师分会骨科循证临床诊疗指南:成人急性胸腰段脊柱脊髓损伤循证临床诊疗指南[J].中华外科杂志,2019,57(3):161-165.

[35] 中华预防医学会脊柱疾病预防与控制专业委员会脊柱脊髓损伤疾病预防与控制学组,中国康复医学会脊柱脊髓专业委员会基础研究学组.急性脊柱脊髓损伤围术期管理临床指南[J].中华创伤杂志,2019,35(7):577-587.

[36] 周冲,刘亮.Arnold - Chiari 畸形的研究进展[J].实用心脑肺血管病杂志,2015(4):9-12.

[37] 周良辅.现代神经外科学[M].2版.上海:复旦大学出版社,2015.

[38] 周云飞.F波在脊柱脊髓疾病中的应用进展[J].国际神经病学神经外科学杂志,2019,46(4):473-474.

[39] 周云凤.小儿脊髓栓系综合征围手术期护理[J].护理实践与研究,2008,5(20):39-40.

[40] 邹锦慧,刘树元.人体解剖学[M].3版.北京:科学出版社,2009.

[41] Ciaramitaro P, Massimi L, Bertuccio A, et al. Diagnosis and treatment of Chiari malformation and syringomyelia in adults: international consensus document[J]. Neurol Sci, 2022, 43(2): 1327-1342.

第五章　功能神经外科疾病的护理

1947 年，Spiegel 和 Wycis 首次将立体定向技术应用于临床，从而创立了立体定向功能神经外科。之后，随着科技的发展，传统的立体定向功能神经外科逐渐转变为现代的功能神经外科。我国现代的功能神经外科在 20 世纪 50 年代已经起步，并在近十年来得到了迅速发展。近年来，现代功能神经外科治疗领域不断扩大，其以无创或微创的电刺激治疗技术为特征，进行包括慢性疼痛、痉挛、心绞痛、尿潴留、糖尿病性周围神经系统疾病等的治疗，同时也涵盖了传统的显微血管减压术以及帕金森病等运动障碍性疾病、精神病、癫痫等的电刺激治疗。

第一节　颅神经疾病的概述

颅神经疾病主要包括三叉神经痛、舌咽神经痛等一类因相应颅神经过度兴奋引起的疾病。这些疾病不仅引起患者身体疼痛或者不适感，而且常常影响患者的心理和情绪。随着病程的进展，颅神经疾病的发作频率趋于频繁，严重者可丧失工作能力，生活质量也明显下降，出现焦虑、抑郁等心理疾病。颅神经疾病属于功能性疾病，虽然严重影响患者的工作与生活，但一般不会危及生命。

一、相关颅神经解剖

与临床护理工作密切相关的颅神经有三叉神经、面神经和舌咽神经；有关的动脉有小脑后下动脉、小脑前下动脉、内听动脉等，为相应区域的脑干、小脑及神经等供应血液，也与颅神经疾病的发病有关。

三叉神经包含眼神经（分布于额部的皮肤以及眼球、眼睑、泪囊、鼻腔前部的黏膜和鼻下部的皮肤）、上颌神经（分布于眼裂和口裂之间的皮肤、上颌牙齿以及鼻腔和口腔的黏膜）、下颌神经（感觉纤维分布于下颌牙齿及牙龈、口腔底、颊部的黏膜、舌的黏膜及口裂以下的面部皮肤，运动纤维主要分布于咀嚼肌）。一侧三叉神经完全性损伤后，损伤侧的面部皮肤、角膜、结膜、鼻腔、口腔黏膜和舌前 2/3 一般感觉均消失，角膜反射不能引出，损伤侧咬合无力，张口时下颌歪向损伤侧。

舌咽神经为混合神经，起自延髓，分布于舌及咽部，是舌及咽部的重要痛觉传入神经。舌咽神经损伤表现为舌后 1/3 味觉消失，舌根及咽峡区痛觉消失，咽肌收缩力弱，唾液分泌障碍。

面神经根据解剖部位由上而下，分为颞支（分布于额肌与眼轮匝肌）、颧支（分布于上、下睑的眼轮匝肌）、颊支（分布于颊肌、口轮匝肌、笑肌、上唇方肌等）、下颌缘支（分布于下唇诸肌）以及颈支（支配颈阔肌）。面神经受损后可引起同侧额纹消失、眼睑闭合不全、口角歪斜等临床症状。

二、分类

常见的颅神经疾病包括三叉神经痛、舌咽神经痛以及面肌痉挛。三叉神经痛是指三叉神经分布区内出现的反复发作的短暂性、阵发性剧痛，多见于中老年人，女性略多，右侧略多于左侧。三叉神经痛分为原发性三叉神经痛和继发性三叉神经痛。继发性三叉神经痛主要见于颅后窝占位，如肿瘤、肉芽肿等。功能性疾病主要涉及原发性三叉神经痛。舌咽神经痛是指舌咽神经分布区内出现的反复发作的剧烈疼痛。面肌痉挛是指一侧颜面部出现的阵发性、不自主的肌肉痉挛，其影响患者外貌，给日常生活和工作造成不便。女性多于男性，左侧更多见。

三、临床表现

1. 三叉神经痛　三叉神经痛表现为上唇、鼻翼、口角、牙齿或颊黏膜等处的阵发性剧痛，疼痛性质为时提高音量或在患者健侧交流，指导患者预防误吸，患者如有不适及时报告医生。

4. 术后健康指导

(1) 摄入高蛋白、高维生素、易消化食物，如鸡蛋、新鲜蔬菜等；避免摄入过冷、过热食物及刺激性食物；每日饮水 2000～2500 mL。

(2) 告知患者注意保暖，避免感冒，避免用过冷、过热的水洗脸，以免诱发疼痛；避免猛烈咀嚼、用力刷牙漱口、剔牙、大声说话等。

(3) 告知患者若鼻腔或外耳道有液体流出，勿抠、勿堵，避免脑脊液逆流；减少咳嗽、打喷嚏等动作。

(4) 告知患者注意休息，活动、作息要规律。

(5) 行经皮穿刺毁损术的患者术后会出现术侧面部麻木，咀嚼力量下降，可告知患者控制洗脸水、饮食的温度，避免烫伤。术后早期摄入易咀嚼的食物，从健侧口角喂入。

(6) 出院后遵医嘱 1～3 个月复查，若出现头晕、面部麻木、疼痛、鼻腔或外耳道有液体流出、面瘫等症状，及时就诊。

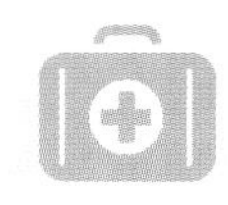

知识拓展

除了常见的三叉神经痛、舌咽神经痛以及面肌痉挛以外，近年来，也有通过显微血管减压术治疗其他疾病的探索。其中，对于神经源性高血压的研究最为丰富。神经源性高血压是一类以交感活性增强为特征的高血压。通常是由于异常的血管袢压迫延髓腹外侧头端（靠近舌咽、迷走神经根出脑干区）而引起的高血压。该手术方式的理论基础是血压调控的中枢主要位于延髓腹外侧。延髓腹外侧头端含有 C1 肾上腺素细胞群，其在调节心血管功能及血压方面起着重要作用。C1 肾上腺素细胞群发出纤维投射到脊髓的中间外侧柱，后者再发出纤维通过交感神经节支配肾上腺髓质、心脏和血管来调节心血管活动，最终影响血压。压迫血管的波动性刺激作用于延髓腹外侧头端 C1 肾上腺素细胞群可引起血管紧张，升高血压。而显微血管减压术可解除血管袢对延髓腹外侧的压迫，从而降低血压。

（李媛）

第二节 运动障碍性疾病的护理

运动障碍性疾病(movement disorders)又称锥体外系疾病(extrapyramidal diseases)，是一组常见的神经系统疾病，主要表现为随意运动调节功能障碍，而肌力、感觉和小脑功能不受影响。一般而言，黑质病变时出现运动减少、肌张力增高体征，代表性疾病为帕金森病；尾状核、壳核病变时出现运动增加、肌张力减低等症状，见于手足徐动症、扭转痉挛；丘脑病变时可出现特发性震颤；苍白球病变时可引起肌张力障碍。

一、基底核的解剖

基底核(或基底节)是位于近大脑半球底部的皮质下核团，与大脑皮质、丘脑、脑干等脑区紧密相连。基底核的功能涉及自主运动的控制、程序和习惯学习、认知以及情感等。

基底核由尾状核、豆状核、屏状核和杏仁核(或杏仁体)组成(图 5-1)，其中，豆状核又分为壳核与苍白球。尾状核与壳核合称为新纹状体，苍白球为旧纹状体。

新纹状体与苍白球是基底核中两个重要的中继核团，通过神经纤维与感觉运动皮层、丘脑、黑质等其

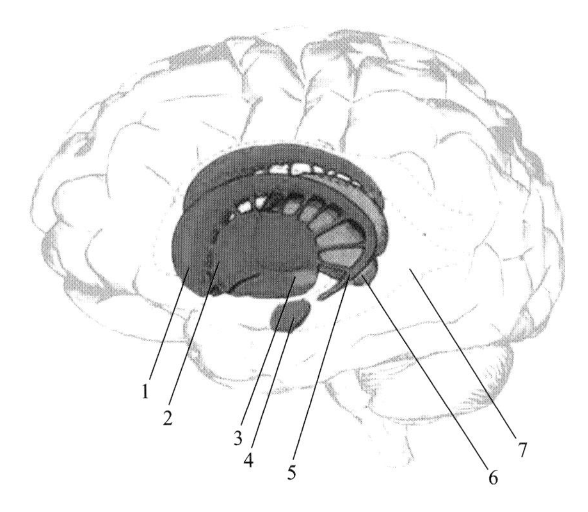

图 5-1　基底核侧面观

1.尾状核头;2.豆状核;3.丘脑底核;4.杏仁核;5.尾状核尾;6.丘脑;7.侧脑室

他脑区形成复杂的神经环路,对协调运动、情感、认知、学习、记忆等高级神经功能具有重要的作用。

二、定义

(一) 帕金森病

帕金森病(parkinson disease,PD)又称震颤麻痹(paralysis agitans),是一种常见的中老年神经系统退行性疾病,临床表现为震颤、肌强直、动作迟缓、姿势平衡障碍等。该病多见于中老年人,我国 65 岁以上人群患病率约为 1.7%,男性稍高于女性。

(二) 原发性震颤

原发性震颤(essential tremor,ET)也称特发性震颤,是一种常见的具有遗传倾向的运动障碍性疾病,震颤是本病唯一的临床表现。本病可见于任何年龄,但多见于中老年人,有家族史者发病年龄较早。

(三) 肌张力障碍

肌张力障碍(dystonia)是指由于主动肌和拮抗肌不协调收缩或过度收缩引起的、以异常动作和姿势性障碍为特征的运动障碍性疾病。发病率位列于帕金森病、原发性震颤之后,为第三大运动障碍性疾病。1984 年国际肌张力障碍医学研究基金会顾问委员会提出了"肌张力障碍"的定义,肌张力障碍为一种不自主、持续性肌肉收缩引起的扭曲、重复运动或姿势异常的综合征。

三、临床表现

(一) 帕金森病

1. 静止性震颤　静止性震颤即静止时出现的粗大节律的震颤,多数从手指开始,呈"搓丸样"动作,逐渐累及一侧肢体,并向对侧发展。早期于静止时出现,运动时减轻或消失,晚期在运动时也不消失。

2. 肌强直　患者肢体被动运动时呈均匀阻力,称铅管样强直,若合并震颤则为齿轮样强直。

3. 运动减少　患者上肢不能做精细工作,书写困难,字越写越小,称"小写症"。

4. 姿势步态异常　中晚期患者因平衡功能减退而出现姿势步态不稳,容易跌倒,甚至发生骨折。

5. 其他症状　除上述运动症状外,还有非运动症状,如精神方面有抑郁、焦虑、认知障碍、睡眠紊乱;自主神经功能症状有多汗、垂涎、便秘;感觉障碍有麻木、疼痛、痉挛、嗅觉障碍等。

(二) 原发性震颤

原发性震颤具有起病隐匿、进展缓慢等临床特点。震颤是本病唯一的症状,主要表现为姿势性震颤与动作性震颤,常见于一侧或双侧上肢,头部偶有受累,下肢受累少见。

（三）肌张力障碍

1. 扭转痉挛 扭转痉挛是指全身性扭转性肌张力障碍。起病时表现为局限性肌张力障碍，以后可波及全身。临床上以四肢、躯干甚至全身的剧烈而不随意的扭转运动和姿势异常为特征。

2. Meige(梅杰)综合征 Meige(梅杰)综合征的主要表现为眼睑痉挛和口-下颌肌张力障碍，可分为三型：①眼睑痉挛；②口-下颌肌张力障碍；③眼睑痉挛合并口-下颌肌张力障碍。

3. 痉挛性斜颈 因以胸锁乳突肌、斜方肌为主的颈部肌群阵发性不自主收缩，引起头向一侧扭转或阵挛性倾斜。

4. 手足徐动症 手足徐动症是指由纹状体变性引起的以肢体远端为主的缓慢弯曲的蠕动样不自主运动，掌指关节常过度伸展并扭转，呈“佛手”样姿势。

5. 书写痉挛 仅在书写时手和前臂出现的肌张力障碍和异常姿势。表现为手臂僵硬、握笔不自如、写字变形、手腕屈曲、肘部不自主地向外弓形抬起，患者常不得不用另一只手代替写字，而与书写无关的动作则表现正常。

四、辅助检查

1. 血、脑脊液检查 帕金森病患者的常规检查均无异常，脑脊液中的高香草酸(HVA)含量可降低；检查肝肾功能、电解质、血糖、甲状腺功能、血清铜蓝蛋白、药物、毒物等，以排除代谢、药物、毒物等因素引起的震颤；对疑患继发性肌张力障碍者进行血细胞涂片，以排除神经棘红细胞增多症、遗传性代谢疾病等。

2. 影像学检查 由于功能神经外科多无明确的病变，CT、MRI 主要用于排除颅内、脊髓继发性病变，立体定向头架安装后的定位以及术后随访。PET/SPECT 用于评估黑质纹状体多巴胺能通路的功能，排除帕金森病等多巴胺能神经元变性相关疾病。

3. 神经电生理监测 神经电生理监测是功能神经外科的重要检查方法。可通过各种神经电生理技术监测神经系统功能的完整性。术中神经电生理监测可避免手术操作对神经系统的损伤、协助手术医生辨别重要的功能结构以及判断手术进程。常用的包括躯体感觉诱发电位、运动诱发电位、脑干听觉诱发电位以及视觉诱发电位。肌电图可记录震颤的存在、测量震颤的频率并评估肌电暴发模式，在震颤的神经电生理评估中被广泛应用。

4. 脑电图 脑电图是将大脑神经元的生物电活动通过脑电描记器加以记录和描记，是从颅外头皮或颅内记录到的局部神经元电活动的总和。

五、治疗原则

（一）药物治疗

运动障碍性疾病早期多采用药物治疗。

1. 帕金森病 口服药物包括抗胆碱药如苯海索、金刚烷胺、复方左旋多巴等。

2. 原发性震颤 普萘洛尔和扑米酮是治疗原发性震颤的一线和基本用药，普萘洛尔和扑米酮对震颤症状的改善均有效且稳定，二者也可同时使用，对肢体震颤的疗效好于单药治疗，且不良反应无明显叠加。其他可能有效的药物包括阿普唑仑、阿替洛尔、加巴喷丁、索他洛尔、托吡酯等。

3. 肌张力障碍 根据治疗药物的种类主要分为抗胆碱药(如苯海索)、肌松药(如巴氯芬)和肉毒毒素，抗癫痫药(如苯二氮䓬类、卡马西平和苯妥英钠)和抗多巴胺药(如丁苯那嗪)也有少量应用。

（二）手术治疗

(1) 帕金森病的手术治疗方法主要有神经核团毁损术和脑深部电刺激术(deep brain stimulation，DBS)，DBS 靶点主要包括苍白球内侧部(GPi)和丘脑底核(STN)，目前认为这两个靶点对震颤、强直、运动迟缓均有显著疗效，但 STN-DBS 在显著减少抗帕金森病药物剂量上更具优势。

(2) 原发性震颤最常用的DBS靶点为丘脑腹中间核(VIM),也有后丘脑下区域(PSA)为DBS靶点的病例报道。除DBS外,射频丘脑切开术、伽玛刀丘脑切开术以及MRI引导下的聚焦超声丘脑切开术等术式也对原发性震颤有安全有效的治疗效果。

(3) 对于严重或保守治疗无效的肌张力障碍患者,随着医学界逐渐认识到GPi等神经核团在肌张力障碍性疾病发生和发展中的重要作用,GPi-DBS近年来不断地被用于肌张力障碍的外科治疗。

DBS是目前治疗运动障碍性疾病的前沿手段之一,该手术借助立体定向技术,向患者脑内特定神经核团或组织(靶点)置入电极,通过规律释放特定参数的电信号,刺激靶点处的神经核团,对该处电活动进行调控并沿神经通路下传,调节感觉运动功能,改善运动障碍性疾病患者的症状。DBS治疗的优势在于微创、可控、可逆,便于对患者进行个体化精准调控。然而DBS治疗也有不足之处,如价格相对昂贵,长期治疗过程中需更换电池以及存在手术感染、皮肤破溃、电极裸露、导线断裂等并发症风险。已经使用心脏起搏器的患者,禁忌行DBS。

(三) 多学科治疗模式

多学科治疗模式包括药物治疗、手术治疗、肉毒毒素治疗、运动疗法、心理干预、照料护理等。因此,组建神经内科、功能神经外科、神经心理、康复乃至社区全科医生等多学科医生团队,可以更有效地治疗和管理患者,更好地改善患者的症状和提高患者的生活质量。

六、护理

(一) 术前护理

1. 术前护理评估

(1) 一般评估:

①既往史、过敏史、用药史、家族史、月经史。

②生活自理能力、皮肤、饮食、睡眠、潜在护理风险及心理、社会状况等。

(2) 专科评估:

①有无外伤、颅脑手术史、颅脑病变。

②生命体征、意识状态、瞳孔、四肢肌力。

③患者跌倒风险、营养等状态。

④有无抑郁、焦虑、认知障碍、睡眠紊乱,有无感觉障碍如麻木、疼痛等。

2. 术前护理措施

(1) 完善术前准备:

①术前1日:通知禁食水。

②术晨:备皮(整个头部、胸部皮肤清洁)。留置导尿管,医生安装立体定向头架行头颅CT检查,将数据导入手术计划系统,采集图像,与入院做的头颅核磁进行图像重建,计算靶点。

(2) 术前心理护理:对患者进行全面的心理评估,主动与患者交谈,向其介绍手术的目的、方法,了解其心理状态,术前告知手术方式、体位、预计入手术室时间,鼓励患者树立战胜疾病的信心,消除其紧张、恐惧、焦虑的心理,同时要正确掌握患者的手术期望值,并告知术后可能发生的情况,在交流过程中适当降低患者的心理预期,为术后的护理及康复奠定基础。

(3) 对术前睡眠质量欠佳者,遵医嘱给予助眠药,保证充足的睡眠。

3. 术前健康指导

(1) 饮食指导:给予富含维生素、蛋白质的食物,保证每日摄入充足的热量。鼓励患者多饮水,嘱其多摄入水果及绿色蔬菜。对于帕金森病患者,合理给予高热量、高维生素、低盐低脂、适量优质的蛋白质的食物。因蛋白质中的一些氨基酸成分会影响左旋多巴进入脑部,故不宜盲目给予过多的蛋白质。

(2) 用药指导:告知患者及家属服用药物的重要性,督促患者按时服药。如服用左旋多巴,应服药半小时后进餐。若患者服药后不自主症状加重,可在进餐时服药,通过延缓药物吸收减轻症状。术前一天停药，以便术中观察效果。

（3）预防外伤：做好防止跌倒的安全提示与指导，协助患者洗漱、进食、沐浴、如厕。使用保护性床栏，患者下床时有专人陪护；保持病房地面干燥。

（4）肢体功能锻炼：早期患者注意保持身体和各关节的活动强度与最大活动范围，以预防肢体挛缩、关节僵直的发生。晚期患者告知家属给予患者被动关节活动、按摩四肢肌肉，以促进肢体的血液循环，注意动作轻柔。

（二）术后护理

1. 术后护理评估 生命体征、意识状态、瞳孔、四肢肌力、伤口情况、术前阳性体征的改善情况、生活自理能力、皮肤、管路、饮食、睡眠、排泄、潜在护理风险及心理、社会状况。

2. 术后护理措施

（1）体位护理：遵医嘱抬高床头 15°～30°，次日给予半坐卧位，以利于颅内静脉回流，减轻脑水肿。术后下床活动时按照“三步起床法”进行，注意安全，防止跌倒。

（2）伤口观察：测量脉冲发生器植入处周围皮肤隆起范围并标记，观察局部皮肤有无出血、红肿、渗液，如有异常及时报告医生。

（3）饮食护理：饮食宜清淡，注意摄入均衡营养，多食用鱼类等高蛋白食物和蔬菜瓜果等高纤维素食物以促进肠蠕动，防止便秘；避免摄入过冷、过热食物及刺激性食物。

（4）心理护理：加强与患者的沟通交流，态度和善，耐心倾听患者主诉，了解患者的生理和心理需求，评估患者心理状态，采取针对性心理疗法，强调理解和关心，帮助患者消除紧张、焦虑等不良情绪，以利于术后恢复。

3. 术后并发症的预防和护理 术后并发症有血肿、感染、癫痫等。

（1）观察有无意识障碍、一侧瞳孔散大、瞳孔对光反射减弱或消失、血压升高、呼吸深而慢、一侧肢体活动障碍等症状，一旦出现，提示颅内出血，应立即报告医生予以处理。

（2）观察脉冲发生器植入处周围皮肤有无出血、红肿、渗液，监测体温，如有异常及时报告医生。

（3）观察癫痫发作的先兆症状（如幻听、幻视、幻嗅、恐惧、急躁、出汗、恶心等）、类型、持续时间，遵医嘱吸氧，按时给予抗癫痫药，保持呼吸道通畅，注意患者安全，避免外伤。

4. 术后健康指导

（1）术后程控启动前仍需继续服药，不得随意增减药量。

（2）告知患者注意居室温度、湿度、通风及采光。注意保暖，预防感冒。

（3）鼓励患者进行肢体功能锻炼。防止卧床期间压力性损伤、深静脉血栓的发生。

（4）指导家属关注患者情绪波动，为患者创造良好的亲情氛围，使患者重新获得康复的信心。

（5）脑深部电刺激术后的特殊注意事项：

①仪器植入体内后，在左侧耳后及颈部皮下有电极连接线，左侧胸部皮下有脉冲发生器的电池。避免颈部大幅度活动，以免拉断电极连接线；避免参加对抗性较强或瞬间爆发的体育运动如打乒乓球、打羽毛球等，以避免电极脱落、移位和折断；避免撞击胸部电池植入处皮肤，以免损坏电池。

②术后体内植入的仪器处于关机状态，无治疗作用；一个月左右复诊，由医生调整刺激参数，此后医生定期通过网络远程调控随访，不需再次返院。

③告知携带脑深部刺激系统仪器患者：仪器开机状态下不能通过或接触电磁安检仪（如地铁、火车站或机场安检门）、手持式扫描仪；安检时可出示“患者识别卡”，请安检工作人员进行手检；植入体内的电极和脉冲发生器具有一定的抗磁性，不影响使用家用电器如微波炉、电冰箱、洗衣机。

④禁止接触高电场或磁场，尤其是头顶部、耳后及左侧胸部设备植入区域，避免电疗及热疗等理疗。

（6）定时门诊复查，动态了解肝肾功能、血常规等指标的变化。若患者出现外伤、骨折、运动障碍加重时及时就诊。

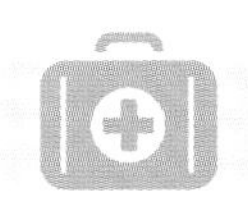

知识拓展

功能神经外科所治疗的疾病范畴在不断地变化和发展，肥胖、痴呆、抑郁、成瘾以及慢性疼痛、癫痫、运动障碍和痉挛等疾病都是其治疗对象。中华医学会神经病学分会帕金森病及运动障碍学组等制定的《肌张力障碍治疗中国专家共识》(2020版)对肌张力障碍的各种治疗方式进行梳理，在治疗适应证中采用新的分类，更加紧密地结合了当前的研究进展。本共识为医务人员对肌张力障碍的不同治疗方式的选择和治疗流程进行了详细全面的介绍。

（李媛）

第三节　药物难治性癫痫的护理

癫痫(epilepsy)是一组由不同病因引起的脑部神经元高度同步化，常由自限性的异常放电引起，以发作性、短暂性、重复性及通常为刻板性的中枢神经系统功能失常为特征的综合征。2005年，国际抗癫痫联盟提出了新的癫痫定义，认为“癫痫是一种脑部疾病，其特点是脑部持续存在易导致癫痫反复发作的易感因素，以及由于这种发作引起的神经生物、认知、心理和社会后果，癫痫的诊断要求至少有一次癫痫发作”。尽管目前多数癫痫患者的癫痫发作经药物治疗可得到控制，但抗癫痫药对一部分患者的治疗效果不佳，癫痫发作难以控制。2010年，国际抗癫痫联盟提出了药物难治性癫痫的定义，认为两种适当的抗癫痫药单用或联合应用失败者称为药物难治性癫痫。药物难治性癫痫患者占癫痫患者的20%～30%。

一、病因

药物难治性癫痫的病因复杂，大部分存在脑部病损，如海马硬化、肿瘤、结节性硬化、脑穿通畸形、脑外伤或有产伤史及先天性发育异常等。

二、临床表现

(一) 部分性发作

(1) 单纯部分性发作：部分运动性发作，即肢体局部抽搐；体觉性发作，即肢体麻木感或针刺感；自主神经发作，即面色潮红、多汗、呕吐等症状；精神性发作，遗忘症(临床表现为急性起病的短期记忆障碍，远期记忆保留，可以出现时间及空间定向障碍)。

(2) 复杂部分性发作：复杂部分性发作以意识障碍为主要特征。

(3) 部分性发作继发全面性强直-阵挛发作。

(二) 全身性发作

发作形式表现为肌痉挛、失神发作、阵挛发作、强直发作等。

三、辅助检查

1. 脑电图　脑电图可为癫痫的诊断治疗提供非常重要的信息，如明确癫痫发作类型、确定癫痫起源部位、有无外科适应证等。

2. 视频脑电图　视频脑电图是在长程脑电图监测的基础上增加1～2个摄像头，同步拍摄患者的临床情况，可通过录像观察发作时的临床表现，与同步脑电图记录进行对照分析，能更准确地判断发作性质和发作类型。

3. 影像学检查

(1) CT:可初步判断颅内是否有器质性病变及病变部位。

(2) MRI:MRI为癫痫的病因诊断提供了直观、清晰的解剖形态学图像,磁共振波谱对癫痫手术中言语和运动区的定位有很大帮助。

(3) 正电子发射断层成像(PET):癫痫病灶可以是高代谢灶也可以是低代谢灶,发作期或发作后早期多表现为高代谢灶,发作间期主要表现为低代谢灶。

(4) 单光子发射计算机断层成像(SPECT):主要反映局部脑组织的血流情况。脑血流在发作期表现为高灌注,发作间期表现为低灌注。

4. 血药浓度监测 治疗药物血药浓度监测可提高抗癫痫药的疗效和安全性。

四、治疗原则

1. 药物治疗 巴比妥类药物、卡马西平、丙戊酸钠等抗癫痫药。

2. 手术治疗 对于使用抗癫痫药治疗后症状无法缓解,或无法耐受药物副作用,癫痫频繁发作的患者,可考虑手术治疗。手术方式包括颞叶切除术、癫痫病灶切除术、胼胝体切开术、迷走神经电刺激术等。

五、护理

(一) 术前护理

1. 术前护理评估

(1) 询问患者发病时间,了解患者癫痫发作的频率、发作形式和持续时间。

(2) 询问患者有无头晕、心慌、疲惫等前驱症状。

(3) 了解发作时的伴随症状,如意识改变、尖叫、发绀、口吐白沫、大小便失禁及眼球转动等。

(4) 询问患者发病前后有何不适,了解发作期及发作后的精神、心理和躯体情况,如有无头痛、疲惫、恐惧、受伤等。

(5) 评估患者有无意识障碍及意识障碍程度。

(6) 询问患者既往身体情况,了解有无脑部疾病。

(7) 询问患者是否接受过药物治疗,了解患者的用药情况,是否遵医嘱用药,有无自行停药、减药或换药等。

2. 术前护理措施

(1) 一般护理:

①病房安静、整洁,避免声光刺激,床旁备压舌板。

②选择宽松、质地柔软的衣物。

③癫痫发作时,立即协助患者平卧,头下垫薄枕或者协助患者侧卧,松解腰带、领口。保持呼吸道通畅,同时给予氧气吸入。

④观察抗癫痫药的副作用,如过敏、皮疹、血氨升高等,及时通知医生处理。

(2) 病情观察及护理:

①观察癫痫发作的前驱症状,如易激惹、心神不宁、心情烦躁,思想、感情、精力等方面出现障碍。

②监测患者的生命体征和瞳孔的变化,保持呼吸道通畅。

③监测癫痫的发作频次、发作时的表现、发作持续时间、是否发生自伤或他伤行为以及发作后的恢复程度等,进行及时、准确、完整的记录,并及时通知医生。

(3) 视频脑电图监测的护理注意事项:

①监测前向患者及家属介绍视频脑电图监测的目的、检查方法,并向患者及家属解释此项检查没有痛苦、没有创伤,消除患者的恐惧心理。

②指导患者在监测期间遵医嘱停用抗癫痫药。

③监测中护士加强巡视，观察并满足患者生活所需，检查电极有无脱落、错位，胶布固定松紧是否适宜。监测过程中嘱患者按时进餐，以免空腹后血糖偏低对脑电图结果造成影响。

④备好抢救用品。监测过程中，如有癫痫发作，护士要迅速赶到患者床旁，观察并记录发作情况，保证患者发作的临床表现信息得到全面捕捉。如患者在进食时发作，护士应及时将患者口中的食物清理干净，协助患者平卧、头偏向一侧，以免误吸。癫痫发作中避免强行按压患者肢体，避免骨折发生。

⑤监测完毕，取下电极或电极帽，协助患者用温水浸湿头皮，用少量洗发水清洗头皮，对出现压痕及水疱的患者，通知医生，予以碘伏消毒，保持干燥，同时向患者及家属做好解释工作。

3. 术前健康指导

(1) 饮食指导：因高浓度的钠盐可致神经元过度放电，故饮食应清淡少盐，避免过饱。豆类和谷物类食物可补充癫痫患者锰的摄取不足。避免过量饮水造成膀胱过度充盈诱发神经元异常放电。

(2) 安全指导：易碎危险品放置在远离患者的位置，避免患者癫痫发作时触碰而受到伤害。指导患者在出现前驱症状时立即卧床或在安全的地方躺下，同时向身边的人呼救。

(3) 疾病知识指导：向患者介绍疾病知识、手术方案及注意事项，嘱患者按时服用抗癫痫药，做好充分的手术准备，保持轻松愉悦的心情，树立战胜疾病的信心。

(二) 术后护理

1. 术后护理评估

(1) 评估患者意识状态、瞳孔、生命体征及肌力变化。

(2) 评估患者癫痫症状是否有所好转。

(3) 评估术后是否存在管道、营养、压力性损伤及血栓等风险。

2. 术后护理措施

(1) 病情观察：术后密切观察患者意识状态、瞳孔、言语功能、生命体征及肌力变化。右侧颞叶切除术后更容易出现术后抑郁，应关注患者情绪变化，预防意外。言语障碍常在术后 2～4 日出现，1 周左右能恢复。

(2) 体位管理：将床头抬高 15°～30°，保持呼吸道通畅。

(3) 管道护理：保持引流管通畅，避免引流管弯折、扭曲、牵拉；观察并记录引流液的颜色、性质和量；注意无菌操作。

(4) 伤口护理：保持伤口敷料清洁干燥，如有渗液及时通知医生并更换，详细记录渗液量。

(5) 癫痫处理：对于术后即刻发生的癫痫，若为短暂的全身性发作可不必处理，其余情况遵医嘱给予适量的抗癫痫药。

3. 术后并发症的预防和护理

(1) 颅内出血：密切观察引流液的颜色、性质和量，如引流量多或颜色逐渐加深，常提示颅内出血，应立即报告医生。

(2) 伤口感染：密切监测体温，严格无菌操作，做好高热相应护理。

(3) 早期复发：术后早期癫痫复发，应做好安全防护，防止坠床；密切观察意识状态、瞳孔变化，给予吸氧及生命体征监护。

(4) 偏瘫：观察患者肌力，及时进行功能锻炼，预防失用性萎缩及下肢深静脉血栓形成。

(5) 其他：迷走神经电刺激术后除了早期可能并发伤口感染外，参数调整期还可出现电流刺激引起的声音嘶哑、喉咙胸部针刺麻木感等不适，一般在 1 周内症状可明显减轻或消失。

4. 术后健康指导

(1) 癫痫患者可遗留言语笨拙，鼓励患者进行言语训练，先锻炼单字发音，逐渐锻炼词语发音，最后为整句表达。指导家属可以通过聊天的方式恢复患者的言语功能，与患者沟通时要有耐心。

(2) 癫痫患者的用药要求严格，必须遵医嘱按时、按量服药，切忌漏服，提高服药依从性，自行调整剂量或忽然停药可诱发癫痫持续状态或药物难治性癫痫。

(3) 癫痫发作时协助患者平卧，防止跌伤或伤人。

(4) 术后 6～12 个月进行神经精神学评估。

(5) 行迷走神经电刺激术后至少 2 周才可启动脉冲发生器。避免剧烈活动，预防电极折断、移位或脉冲发生器功能障碍。

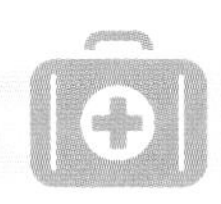

知识拓展

为推动我国临床医生对癫痫共患病的规范化诊治，中国抗癫痫协会共患病专业委员会组织多位专家，结合国内外现有的量表和研究证据，对癫痫共患病的早期筛查工具进行总结，制定了 2020 版《癫痫共患病筛查工具的中国专家共识》，内容包括成人癫痫共患抑郁、焦虑、偏头痛的筛查，儿童癫痫共患注意力缺陷多动障碍和孤独症谱系障碍的筛查等，以便于临床医生，尤其是广大基层医院对癫痫共患病进行早期筛查，提高癫痫共患病的诊断率。

（赵士宏）

第四节 面肌痉挛的护理

面肌痉挛(facial spasm)又称面肌抽搐(facial tic)或半侧颜面痉挛，是指一侧面肌肌肉出现阵发性、节律性的抽搐、痉挛或强直性发作。从一侧眼轮匝肌开始，逐步向下扩展到半侧面肌，波及口轮匝肌和面部表情肌，严重者引起面部疼痛，影响视觉、言语和睡眠。女性患者多见，通常在中年后出现。

一、病因

原发性面肌痉挛的病因未明，以往认为特发性面肌痉挛、少数双侧性面肌痉挛可为家族性；继发性面肌痉挛为继发于其他疾病，如 CPA 区占位、肉芽肿等。面肌痉挛的异常神经冲动可能是面神经上某些部位受到椎-基底动脉系统的动脉硬化性扩张或动脉瘤的压迫等病理性刺激的结果。

本节主要阐述原发性面肌痉挛。

二、临床表现

最初常影响一侧眶周(眼轮匝肌)，之后波及同侧面肌如皱眉肌、额肌、颧肌、笑肌、口轮匝肌，甚至面神经支配的颈阔肌。表现为眶周不规则痉挛，引起眼睑闭合，下部面肌痉挛牵扯颊部、下颌或抬高嘴角。随病程进展诱发，可出现联带运动，疲劳、焦虑、应激、阅读、驾驶等可诱发，一般在睡眠时消失，只有极少部分睡眠时可存在，偶与疼痛有关。慢性病例常出现单侧面肌无力。

三、辅助检查

1. 肌电图(EMG) 若为面肌痉挛，肌电图检查则有纤维震颤和肌束震颤异常改变。

2. 脑电图 脑电图显示有节律或频率的异常改变。

3. 影像学 CT/MRI 排除颅内病变，术前 TOF-MRA 影像学有助于判断责任血管。

4. 神经电生理 术中行神经电生理监测，可以判断三叉神经的完整性，或监测脑干听觉诱发电位以保护听力。

四、治疗原则

（一）药物治疗

卡马西平、苯妥英钠、巴氯芬及各种镇静类药物，对少数患者可减轻症状。

（二）理疗或针灸

应用钙离子透入疗法或平流电刺激，可减轻症状。

（三）肉毒毒素治疗

痉挛肌肉注射A型肉毒毒素的治疗机制是肉毒毒素可以阻断神经肌肉的传递，降低面肌痉挛的程度，但不影响正常的神经传导。

1. 注射部位　面神经在通过腮腺后分成末梢分支，呈扇形分布于面部表情肌。注射范围可根据面肌痉挛的部位选择。

2. 疗效　目前报道的随访时间较短，早期完全缓解者达80%～100%，一般12～16周肉毒毒素代谢后症状复发时需重复注射。

（四）手术治疗

对内科保守治疗疗效不佳的患者可采取手术治疗，显微血管减压术（MVD）是目前首选的外科治疗方式，治愈率高，复发率低。

五、护理

（一）术前护理

1. 术前护理评估

（1）病因及危险因素：患者的年龄、性别、工作性质，有无情绪紧张、过度疲劳等。

（2）既往史：如身体各系统伴随疾病、过敏史、外伤手术史等。

（3）局部症状：评估患者面部有无肌肉抽搐及抽搐的程度、部位和持续时间；是否伴有面部疼痛；有无肌肉瘫痪等症状。

（4）心理状况：评估患者有无焦虑、恐惧心理。

2. 术前护理措施

（1）心理护理：向患者介绍疾病知识、治疗方法及术后康复情况，缓解其紧张焦虑的情绪。

（2）术前一晚及术晨护理：保证良好的睡眠，入睡困难者可给予助眠药；术晨遵医嘱剃头（无须剃光头）；体温升高或女性患者月经来潮时，应延迟手术。

3. 术前健康指导

（1）预防跌倒：患者可能因不能持续睁眼而出现跌倒高风险，故应指导预防跌倒的方法。

（2）适应性训练：教会患者自行调整卧位和床上翻身的方法，教会患者正确深呼吸、咳嗽、咳痰的方法并进行训练。

（二）术后护理

1. 术后护理评估

（1）评估患者意识状态、瞳孔、肌力、生命体征。

（2）评估患者有无疼痛及疼痛的部位、性质、持续时间。

（3）评估患者面部肌肉抽搐较术前有无缓解。

（4）评估患者有无颅内低压症状。

2. 术后护理措施

（1）病情观察：密切观察患者生命体征、意识状态、瞳孔变化。观察有无继发性出血，了解有无头痛、恶心等不适症状。

(2) 体位护理：术后给予平卧位，以减轻颅内低压症状。出现恶心、呕吐时，协助患者取侧卧位。

(3) 伤口和引流管的护理：观察伤口及周围皮肤有无发红，观察伤口愈合情况，保持伤口敷料清洁干燥。如留置引流管，注意观察引流液的颜色、性质和量，保持引流通畅，及时记录。

(4) 脑脊液漏的护理：若患者耳鼻道流出淡黄色清水样液体，考虑为脑脊液漏，需进行相应护理。

(5) 后组颅神经受损的护理：观察有无面瘫、声音嘶哑、饮水呛咳等症状，对症护理。用洼田饮水试验或标准吞咽功能评估量表(SSA)进行吞咽功能筛查，洼田饮水试验或 SSA 评估 2 级以上进行容积-黏度吞咽测试，根据测试结果调整进食的一口量和食物性状，并进行吞咽功能训练，必要时可鼻饲饮食。

3. 术后并发症的预防和护理

(1) 颅内低压症状：根据病情去枕平卧 1～3 日。若血压偏低可适当加快补液速度，指导多饮水，症状严重时可饮淡盐水。

(2) 后组颅神经受累：不完全面瘫者应注意口腔和眼部卫生，遵医嘱使用营养神经药。

(3) 听力下降：避免使用损害听力的药物，保持病室安静；同情关心患者并给予细心的照顾，与其沟通时站在健侧。

(4) 脑脊液漏：指导患者勿用力咳嗽或用力排便，以免增加脑脊液漏及增高颅内压。避免挖耳抠鼻，头下枕无菌治疗巾，预防颅内感染。做好体温监测。

4. 术后健康指导

(1) 饮食指导：忌辛辣刺激性食物，忌烟酒。进食后漱口，以去除食物残渣，保持口腔清洁。

(2) 用药指导：术后遵医嘱服药，指导患者服药的时间、剂量，不可随意调整剂量和停药。

(3) 日常生活指导：迟发性面瘫可能在术后 1 个月之内出现，应注意面部保暖，注意季节冷暖变化，外出时避免面部受风。洗脸水不可过热，避免烫伤面部。

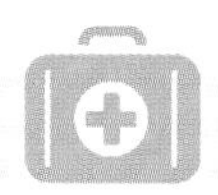

知识拓展

2014 版《面肌痉挛诊疗中国专家共识》是由上海交通大学颅神经疾病诊治中心组织 80 余名神经外科专家，结合国内外研究进展和我国的实际情况编写的。该专家共识具体介绍了面肌痉挛的诊断与鉴别诊断、术前评估、治疗(药物治疗、肉毒毒素注射、微血管减压)、疗效评价、术后管理及并发症防治等内容，为临床医生对面肌痉挛的诊疗提供了依据。该专家共识可用以规范和指导面肌痉挛治疗的临床实践，提高我国治疗面肌痉挛的整体水平。

(赵士宏)

第五节　精神疾病和癌性疼痛的护理

精神疾病主要是指精神活动即认知、情感、意志和行为等方面的异常，其具有以下特点：症状的出现不受患者意识的控制；症状一旦出现，难以通过转移令其消失；症状的内容与周围客观环境不相称；症状会给患者带来不同程度的社会功能损害。

癌性疼痛是因恶性肿瘤产生伤害性疼痛的总称，包括恶性肿瘤直接引起的疼痛和治疗过程中引起的疼痛。剧烈疼痛常伴有情绪反应，如恐惧、焦虑、紧张、不安、失眠，甚至产生自杀的倾向，控制疼痛有时甚至是患者迫在眉睫的唯一诉求。

以立体定向为特点的功能神经外科技术定位精确，毁损范围小，操作简便，并发症少，近年来在治疗精神疾病和癌性疼痛方面取得了一定的成果。有文献报道了脑深部电刺激术(DBS)应用于强迫症、抑郁症、抽动秽语综合征、冲动行为、物质成瘾和神经性厌食等疾病的治疗。目前在疼痛的外科治疗中,刺激性治疗的应用越来越广泛,鞘内药物输注系统植入术也成为治疗癌性疼痛的一种方式。

一、精神疾病的护理

(一) 精神疾病的病因

精神疾病是一类复杂的疾病,绝大多数病因不明,现有的研究提示该病的发生发展可能与遗传、神经发育异常、感染、脑和内脏器官疾病等因素有关,同时还受到社会、心理等环境因素的影响,是生物-心理-社会交互作用的结果。

(二) 精神疾病的临床表现

1. 认知和认知过程的障碍

(1) 感觉障碍:感觉过敏、感觉减退、感觉倒错、内感性不适或体感异常。

(2) 知觉障碍:错觉、幻觉和感知综合障碍,听幻觉、视幻觉和内脏性幻觉,视物变形、空间知觉障碍等。

(3) 思维障碍:思维联想过程障碍和思维内容障碍。

(4) 注意力和记忆障碍:记忆力增强、注意力减弱或注意力涣散。

(5) 智力障碍:智力低下和痴呆。

(6) 自知力障碍:无判断病情恶化、好转或痊愈的自知力。

(7) 定向力障碍:主要是对时间、地点、任务缺乏正确的判断能力。

2. 情感和情感过程的障碍 如躁狂症、抑郁症、焦虑症、恐惧症、易激惹、强制性哭笑、情感迟钝或淡漠、情感协调性障碍、情感退化等。

3. 意志和行为障碍 表现为兴奋状态、木僵状态、违拗症、被动性服从和刻板动作。

4. 意识障碍 意识水平下降和自我意识障碍。

(三) 辅助检查

(1) 头部CT、头部MRI、脑电图检查,以排除器质性精神障碍。

(2) 功能性磁共振成像(functional magnetic resonance imaging,fMRI)、单光子发射计算机断层成像(single-photon emission computed tomography,SPECT)、正电子发射断层成像(positron emission tomography,PET)有助于对脑组织的功能水平进行定性甚至定量分析,有助于我们进一步理解精神疾病的神经生理基础。

(3) 各种精神量表和神经心理量表。

(四) 治疗原则

1. 药物治疗 抗精神病药,如奥氮平、利培酮、喹硫平等。

2. 心理治疗 可综合运用认知疗法、支持性心理治疗、行为治疗等。

3. 手术治疗 手术患者必须诊断明确,符合国际疾病分类(international classification of diseases,ICD)第10版(ICD-10)或《中国精神障碍分类与诊断标准》第3版(CCMD-3)和(或)美国精神病学会诊断标准《诊断与统计手册:精神障碍》第4版(DSM-Ⅳ),病程较长,其他常用精神疾病治疗方法(心理、药物、电休克治疗等)未能奏效的难治性病例和靶症状。而且,手术审批必须有伦理委员会和机构审查委员会的参与,必须特别注意知情同意程序,避免治疗性误解。对于复杂病例,功能神经外科医生应与精神科团队成员一起寻求生物伦理学家的建议和帮助。

(1) 开放式手术:额叶基底部切除术、前扣带回切除术和杏仁核切除术。

(2) 立体定向毁损术。

(3) 立体定向放射治疗。

(4) 脑深部电刺激术(DBS)。

(5) 迷走神经刺激术(VNS)。

(五) 护理

1. 术前护理

(1) 术前护理评估：

①进行神经心理学评估，包括患者当前认知能力、精神状态、有无自杀倾向、人格和人际功能、手术目标和期望、治疗依从性以及家庭或其他社会心理支持水平。

②评估患者生活自理能力及配合能力；评估患者营养状况。

③评估患者的用药情况，如抗癫痫药及抗精神病药等。

(2) 术前护理措施：

①密切观察并记录患者的生命体征变化。

②做好安全护理。详细向患者及家属介绍医院制度，不私自外出。自我行为控制能力差的患者，远离开水瓶、热水器及水果刀等尖锐物品，防止意外伤害。

③保持情绪稳定，避免不良刺激。

④严密巡视有自杀倾向的患者，及时告知主管医生，做好交接班和记录。

(3) 术前健康指导：

①向患者及家属介绍疾病知识、治疗方法、手术方式及术前、术后的注意事项。

②告知患者及家属术前保持良好的心理状态，必要时可遵医嘱使用镇静药物，保持良好心情，树立战胜疾病的信心。

2. 术后护理

(1) 术后护理评估：

①生命体征：评估患者意识状态、瞳孔、生命体征及肢体活动、精神状态。

②伤口评估：了解伤口部位及敷料包扎情况，观察伤口有无渗血、渗液，引流管是否通畅。

③评估术后有无出血、感染等并发症及危险因素。

(2) 术后护理措施：

①观察患者生命体征、瞳孔、意识状态及精神状况。

②术后抬高床头 15°～30°，头偏向健侧。

③对疼痛者评估其疼痛的部位、性质及持续时间，予以对症处理。若头痛伴随呕吐、生命体征改变，警惕颅内压增高。

④用药指导：术后应继续遵医嘱服抗精神病药，且术后用药需请有丰富经验的精神科医生协助处理。口服药应看服到口。

⑤心理护理：向患者及家属讲述手术的过程，提供确切的临床信息，以减轻患者及家属焦虑情绪，询问患者术后的主观感受。

(3) 术后并发症的预防和护理：

①伤口感染：观察伤口有无红肿热痛，倾听患者的主诉症状，遵医嘱使用抗生素。

②出血：颅内出血或脉冲发生器植入部位皮下出血。严密观察患者意识状态，瞳孔、肌力变化，若出现意识水平下降、瞳孔不等大等颅内压增高及脑疝表现，考虑为颅内出血，立即通知医生处理。观察胸部脉冲发生器植入部位伤口敷料有无渗血、渗液或疼痛肿胀。

③癫痫：术后遵医嘱使用抗癫痫药。一旦癫痫发作，保持呼吸道通畅，紧急处理。

④扣带回综合征：毁损术后可能出现扣带回综合征，表现为高热、拒食、小便失禁、无动性缄默等。高热一般发生在术后 3～5 日，体温最高可达到 39～40 ℃。小便失禁一般在术后 7 日内可恢复，给予尿路护理，保持会阴部清洁干燥，及时更换衣物，预防尿路感染及失禁性皮炎。严重拒食的患者行鼻饲饮食。

⑤抑郁：表现为沮丧、悲观，对疾病的过度担忧。可服用小剂量抗抑郁药物，同时给予心理疏导。

⑥DBS术后还可能出现导线折断、皮下蜂窝组织炎等，当患者导线植入部位出现红肿等不适时，需仔细查看，辨别原因。

(4) 术后健康指导：

①疾病知识指导：向患者及家属介绍疾病的相关知识，告知患者保持良好心态，积极配合治疗及护理。

②用药指导：继续应用抗精神病药，依病情酌情减量。精神疾病立体定向手术一般采用多靶点组合毁损术，因此术后一般给予抗癫痫药治疗6个月。

③根据患者精神疾病的类型，于手术后2周、1个月、3个月、半年、1年随访，结合相应量表如抑郁量表、耶鲁-布朗强迫量表等结果，总结经验，提高疗效。

④ DBS术后的注意事项参见本章第二节"运动障碍性疾病的护理"中关于DBS术后的注意事项。

⑤疗效评定：精神外科术后疗效评定应由数名富有经验的精神科、精神外科和神经心理医生共同参与，评定过程应严肃、科学和认真负责。

我国精神外科协作组根据精神疾病相关评价量表，参照家属意见，建议术后至少1年方可评定疗效，分为总疗效评定和靶症状疗效评定。

a. 总疗效评定：结合精神功能评价量表(GAF)的评分结果，将每例患者疗效评价分为5级。

Ⅰ级(恢复)：症状完全消失，功能正常，能适应生活，不需任何治疗。

Ⅱ级(显著进步)：症状基本消失，功能基本正常，能适应生活，不需任何治疗，或在维持量药物(相当于氯丙嗪每日100 mg)治疗下达到Ⅰ级水平。

Ⅲ级(进步)：症状仅见减轻，功能有所缺陷，在生活适应方面还有各种问题或在较大量药物治疗下达到Ⅱ级水平。

Ⅳ级(无效)：症状无变化。

Ⅴ级(恶化)：症状恶化。

以上Ⅰ、Ⅱ、Ⅲ级为有效；Ⅳ、Ⅴ级为无效。

b. 靶症状疗效评定：可在总疗效评定外，重点评价靶症状变化，疗效评价分为5级。

Ⅰ级：不用药物或其他治疗，该症状完全消失。

Ⅱ级：该症状基本消失或在维持量药物治疗下症状完全消失。

Ⅲ级：该症状减轻或部分消失，或在维持量药物治疗下可以使症状消失。

Ⅳ级：症状无变化。

Ⅴ级：症状恶化。

二、癌性疼痛的护理

(一) 病因

癌性疼痛的原因可分三类：肿瘤直接引起的疼痛，约占88%；治疗引起的疼痛，约占11%；肿瘤间接引起的疼痛，约占1%。

1. 肿瘤直接引起的疼痛

(1) 组织毁坏：当肿瘤侵及胸膜、腹膜或神经，侵及骨膜或骨髓腔使其压力增高甚至发生病理性骨折时，患者可出现疼痛，如骨肿瘤所致的骨痛；肺癌侵及胸膜可致胸痛，肺尖部肿瘤侵及臂神经丛可出现肩臂疼痛等。

(2) 压迫：脑肿瘤可引起头痛及脑神经痛；鼻咽癌颈部转移可压迫臂神经丛或颈神经丛，引起肩臂疼痛、颈痛；腹膜后肿瘤压迫腰、腹神经丛，可引起腰、腹疼痛。神经组织受肿瘤压迫时常常被侵袭。

(3) 阻塞：空腔脏器被肿瘤阻塞时，可出现不适、痉挛，完全阻塞时可出现剧烈绞痛，如胃、肠及胰头癌等。另外，乳腺癌腋窝淋巴结转移时，可压迫腋窝淋巴及血管引起回流阻塞出现患肢手臂肿胀疼痛。

(4) 肿瘤溃烂经久不愈，发生感染可引起剧痛。

2. 治疗引起的疼痛 治疗引起的疼痛是癌症治疗的常见并发症，如放射性神经炎、口腔炎、皮肤炎；放射性骨坏死产生的疼痛；放疗、化疗后出现带状疱疹产生的疼痛；化疗药物外渗引起组织坏死产生的疼痛；化疗引起的血栓性静脉炎、中毒性周围神经炎（长春碱），乳腺癌根治术中损伤腋窝淋巴系统产生的手臂肿胀痛。术后伤口瘢痕、神经损伤等产生的疼痛。

3. 肿瘤间接引起的疼痛 前列腺癌、肺癌、乳腺癌、甲状腺癌等出现骨转移会引起剧烈的疼痛。

（二）临床表现

(1) 全方位疼痛：全方位疼痛是晚期癌症疼痛多方面因素的结果，包括躯体、心理、社会和精神因素。

(2) 势不可挡的疼痛：在数周或数月疼痛之后，特别是伴有失眠时，很难精确描述疼痛的部位或性质。

(3) 伴有强烈的自主神经功能紊乱：在大多数患者中，对持续疼痛的反应是自主神经性的。患者表现为焦虑，或焦虑与抑郁同时存在。在所有势不可挡的疼痛病例中，存在"失眠→疲乏→疼痛→失眠"的恶性循环。

(4) 伴有心理学异常：如焦虑、抑郁。

(5) 伴躯体化症状：癌性疼痛影响情绪和信心，有些患者通过躯体化症状表达出消极情绪。

(6) 社会性疼痛：癌症患者意识到自己将要因死亡而和家属离别时，可出现与预期或实际的分离或丢失有关的痛苦。

(7) 精神性疼痛。

（三）辅助检查

CT、B超、核素检查、MRI、X线检查等有助于确定肿瘤的部位及性质。对骨转移，核素检查可较早地提供明确诊断的依据。行鞘内药物输注系统植入术（IDDS）的患者还需行脊柱 MRI，以确定穿刺部位无肿瘤侵犯或椎体及附件破坏导致穿刺受限、椎管内无占位性病变、脑脊液回流通畅。

（四）治疗原则

癌性疼痛一般以药物治疗为主，手术治疗往往需要结合患者的全身状况及生存期。明确患者的疼痛原因并给予治疗后，必须对镇痛效果及疼痛缓解程度予以评价，优化治疗方案。

对于可能治愈的癌症患者，确切有效的止痛可以明显改善患者的一般情况，使其顺利完成临床放疗、化疗等抗肿瘤治疗计划，达到治愈的目的。对于难以治愈的患者，有效的止痛可以使其获得较为舒适的带瘤生存，提高其生存质量，并可能延长其生存期。

1. 癌性疼痛的药物治疗原则

(1) 尽量口服给药，便于长期用药，可以减少依赖性和成瘾性。

(2) 有规律按时给药。

(3) 按阶梯给药，根据 WHO 推荐的癌性疼痛"三阶梯疗法"给药。

(4) 用药应该个体化。

(5) 注意使用抗焦虑药、抗抑郁药和激素等辅助药物，可提高镇痛效果。

2. 癌性疼痛药物治疗的"三阶梯疗法"

(1) 第一阶梯：非阿片类镇痛药。用于轻度癌性疼痛患者，主要药物有阿司匹林、对乙酰氨基酚等，可酌情应用辅助药物。

(2) 第二阶梯：弱阿片类镇痛药。用于当非阿片类镇痛药不能满意止痛时或中度癌性疼痛患者，主要药物有可待因，一般建议与第一阶梯药物合用。因为两类药物作用机制不同，第一阶梯药物主要作用于周围神经系统，第二阶梯药物主要作用于中枢神经系统，二者合用可增强镇痛效果。根据需要也可以使用辅助药物。

(3) 第三阶梯：强阿片类镇痛药。用于治疗中度或重度癌性疼痛，当第一阶梯和第二阶梯药物疗效差时使用，主要药物为吗啡，也可酌情应用辅助药物。

3. 手术治疗

(1) 破坏性手术:主要有脊神经后根切断术、脊髓前外侧束切断术、脊髓前联合切断术、脊髓后正中点状切开术(PMM)、丘脑破坏术等。其中多数因副作用大,现已很少使用。

(2) 刺激性手术:包括脊髓电刺激术和脑深部电刺激术。

(3) 鞘内药物输注系统植入术(implantable drug delivery system,IDDS):手术方式为将鞘内药物输注系统的药物输注泵植入腹部皮下,连接输注导管在腰腹部皮下隧道潜行,导管末端在 $T_7 \sim T_8$ 胸椎水平椎管内。其优势在于鞘内注射镇痛药用量小,精准、持续、可控,且不良反应更小,可明显改善患者的生存质量。

①IDDS 适应证:①采用多模式治疗方法后癌性疼痛未得到充分控制者;②接受阿片类药物等治疗虽有效,但无法耐受其不良反应者;③自愿首选 IDDS 治疗的癌性疼痛患者。

②IDDS 禁忌证:①患者不愿意接受;②感染(穿刺部位、败血症等);③凝血功能异常;④脑脊液循环不通畅者、椎管内转移等为相对禁忌证。

(五) 护理

1. 术前护理

(1) 术前护理评估:

①评估患者的意识状态及精神状况、心理状态。

②评估患者的疼痛的程度、性质、部位、持续时间和药物使用情况。

③评估患者的凝血功能、营养状况、生活自理能力和血栓风险等。

④评估手术区域皮肤,有无硬结、破溃、感染。

⑤评估患者家庭成员支持情况。

(2) 术前护理措施:

①密切观察并记录患者的生命体征变化。

②保持患者情绪稳定,避免不良刺激。

③遵医嘱口服止痛药对症治疗,镇痛药应遵医嘱逐渐酌情递增,保持环境整洁安静舒适。

④放疗和化疗后护理:化疗药物可抑制骨髓,引起低血压,应在治疗前后监测血常规、凝血功能及血压。化疗药物容易出现胃肠道反应,应指导患者饭后服药,加强管理。放疗患者头皮放射性损伤可有头皮肿胀感,甚至疼痛难忍。护士应主动关心,严格无菌操作;伤口敷料保持干燥,包扎不宜过紧;合理使用抗生素。

⑤消瘦患者做好皮肤护理和基础护理,预防压力性损伤。

(3) 术前健康指导:

①饮食指导:指导患者多摄入营养丰富、高蛋白、高热量、易消化的食物,色香味符合患者口味。

②用药指导:继续使用止痛药,依病情酌情递增。

③呼吸训练:指导深呼吸、缩唇呼吸、腹式呼吸等,训练呼吸功能,预防术后坠积性肺炎。

2. 术后护理

(1) 术后护理评估:

①评估患者的意识状态、瞳孔、生命体征和肢体活动、感觉功能。

②评估患者的疼痛较之前有无缓解,疼痛的部位、性质、程度。

③评估患者的心理状态。

④评估患者营养风险、血栓、跌倒风险等。

(2) 术后护理措施:

①行 IDDS 术后保持伤口敷料干燥,观察伤口有无渗血。

②术后当日或第 1 日由医生开启皮下药物注射泵电源,观察药物镇痛的效果及副作用,若出现呼吸抑制或其他药物不良反应,应立即通知医生,调整药物剂量。

③衣着应宽松柔软，减少对腰腹部皮肤的刺激。

④指导患者进行肺部功能锻炼及下肢功能训练，预防坠积性肺炎和下肢深静脉血栓形成。病情允许时早期下床活动。

⑤做好心理疏导。倾听患者对疼痛治疗效果的感受，积极给予干预措施。

(3) 并发症的观察和处理：

①脊神经后根切断术的常见并发症有运动和感觉障碍，脑脊液漏、伤口感染等少见。术后应密切观察患者肢体活动和感觉功能，观察伤口敷料，有异常及时告知医生处理。

②行脑深部电刺激术后可能并发出血、癫痫、伤口感染等，做好观察及护理。

③IDDS 相关并发症：

a. 与手术操作相关的并发症，如皮下血肿、感染、脊神经损伤、脊髓损伤等。术后应密切观察植入处皮肤及伤口有无红肿疼痛、渗血、皮肤青紫等情况；观察患者下肢肌力，若出现肢体肌力下降或麻木，应立即通知医生。

b. 与药物相关的并发症，主要为呼吸抑制。应注意观察患者呼吸的频率和节律以及深度，观察血氧饱和度，有异常及时通知医生处理。

c. 与仪器相关的并发症，如导线折断、仪器故障等。应指导患者避免剧烈活动，避免碰撞仪器植入区域。

(4) 术后健康指导：

①饮食指导：指导患者摄入营养丰富、易消化、高热量的食物。当继续放疗和化疗引起呕吐、食欲不佳时，可遵医嘱对症使用止吐药，减缓不适症状。

②下肢深静脉血栓形成的预防：进行踝泵运动、直腿抬高锻炼，预防下肢深静脉血栓形成。适当多饮水，保持足够的液体入量。

③指导患者及家属植入泵后药物输注时长和电池使用期限。在药物即将输注完毕时，仪器会报警，报警后剩余药液仅能维持数日，患者需在药物输注完毕前及时到医院更换药液，避免药物用尽后突然停药引起的药物反跳现象。若在使用过程中，疼痛控制效果变差，需到医院在专门仪器下调节药物泵入速度。

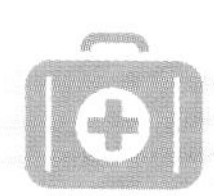

知识拓展

中国抗癌协会癌症康复与姑息治疗专业委员会难治性癌痛学组和中华医学会疼痛学分会癌痛学组牵头，组织国内相关领域专家经过多次研讨，借鉴国外相关指南、共识，并结合国内临床实践及治疗经验编写了《癌性爆发痛专家共识(2019 年版)》，旨在为国内癌性爆发痛的诊疗提供依据，对癌性爆发痛的诊断、评估、药物及非药物治疗等进行规范。

(赵士宏)

参考文献

[1] 蔡卫新，贾金秀. 神经外科护理学[M]. 北京：人民卫生出版社，2019.

[2] 常义. 精神外科的历史与现状[J]. 中华外科杂志，2007，45 (24)：1661-1662.

[3] 何永生，黄光富，章翔. 新编神经外科学[M]. 北京：人民卫生出版社，2014.

[4] 姜成荣，徐武，王晶，等. 显微血管减压术治疗原发性面肌痉挛合并原发性三叉神经痛的疗效分析[J]. 中国临床神经外科杂志，2021，26(8)：590-592.

[5] 井晓荣，王超，张伟，等. 长程视频脑电结合影像学在海绵状血管瘤伴发癫痫手术评估中的应用[J]. 立体定向和功能性神经外科杂志，2021，34(3)：135-140.
[6] 郎黎薇. 神经外科亚专科护理[M]. 上海：复旦大学出版社，2016.
[7] 李乐之，路潜. 外科护理学[M]. 6 版. 北京：人民卫生出版社，2017.
[8] 孙玉梅，张立力. 健康评估[M]. 4 版. 北京：人民卫生出版社，2017.
[9] 王芳，陈璐，沈雁蓉，等. 面肌痉挛行微血管减压术并发远隔部位出血患者的护理[J]. 护理学杂志，2021，36(14)：46-47，54.
[10] 王琳，万新华. 对《肌张力障碍诊断与治疗指南》的解读[J]. 中国现代神经疾病杂志，2009，9(3)：216-220.
[11] 王起，温宏峰，王凌霄，等. 12 例短暂性全面遗忘症临床分析及发病机制探讨[J]. 临床神经病学杂志，2019，32(3)：228-230.
[12] 王忠诚. 王忠诚神经外科学[M]. 2 版. 武汉：湖北科学技术出版社，2015.
[13] 吴江. 神经病学[M]. 2 版. 北京：人民卫生出版社，2010.
[14] 许珮玮，江开达，徐一峰，等. 精神外科：从毁损术到神经调控技术[J]. 上海交通大学学报(医学版)，2017，37(2)：245-248.
[15] 杨树源，张建宁. 神经外科学[M]. 2 版. 北京：人民卫生出版社，2015.
[16] 于炎冰. 显微血管减压术[M]. 北京：人民卫生出版社，2015.
[17] 曾凡，胡娟. 疼痛管理小组对肺癌化疗病人生存质量、癌性疲乏及疼痛结局的影响[J]. 全科护理，2021，19(24)：3344-3347.
[18] 周良辅. 现代神经外科学[M]. 2 版. 上海：复旦大学出版社，2015.

第六章　脑脊髓血管病的护理

第一节　脑脊髓血管病的概述

一、解剖

（一）脑的血管

1. 脑的动脉　脑的动脉系统主要包括成对的颈内动脉系统和椎-基底动脉系统。

（1）颈内动脉系统自颈总动脉发出后，沿颈部上升，沿途发出 5 个主要分支：眼动脉、后交通动脉、脉络膜前动脉、大脑前动脉和大脑中动脉，主要供应大脑半球前 2/3 和部分间脑（图 6-1）。

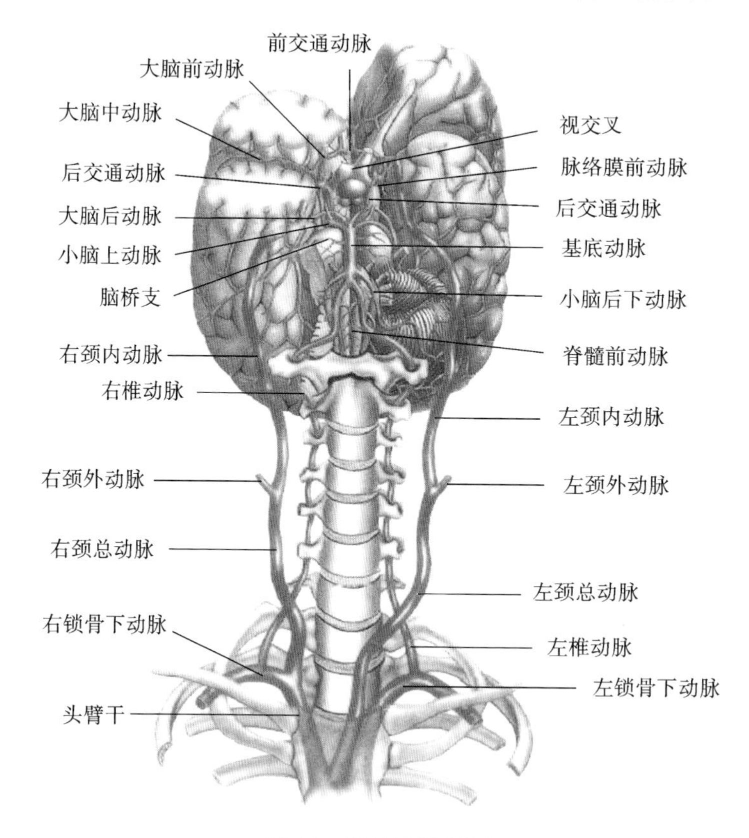

图 6-1　脑动脉解剖图

（2）椎-基底动脉系统的主要分支有小脑后下动脉、小脑前下动脉、迷路动脉、脑桥动脉、小脑上动脉和大脑后动脉，主要供应大脑半球后 1/3 和部分间脑、脑干和小脑（图 6-1）。

（3）大脑动脉环（willis 环）：颈内动脉系统与椎-基底动脉系统在大脑底部吻合，形成一个动脉环，称为 Willis 环，由左右大脑后动脉、后交通动脉、颈内动脉、大脑前动脉及一条前交通动脉组成。Willis 环是颅内动脉瘤的好发部位（图 6-2）。

2. 脑的静脉　脑的静脉分为浅静脉和深静脉（图 6-3）。浅静脉收集大脑半球皮质及皮质下髓质的静脉血，注入上矢状窦、海绵窦、横窦、岩上窦和岩下窦；深静脉收集大脑半球深部髓质、基底核、内囊、间

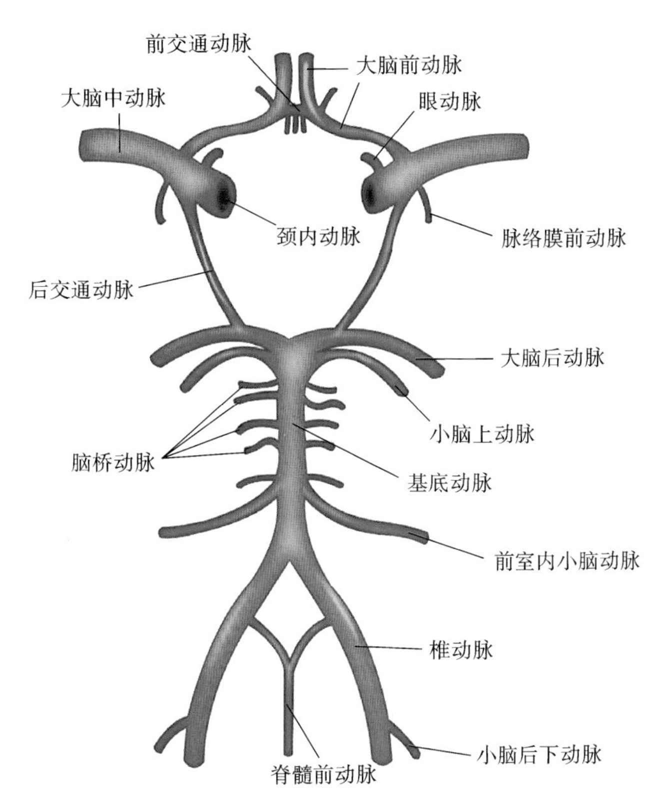

图 6-2　大脑动脉环(willis 环)

脑和脑室脉络丛的静脉血,注入直窦。

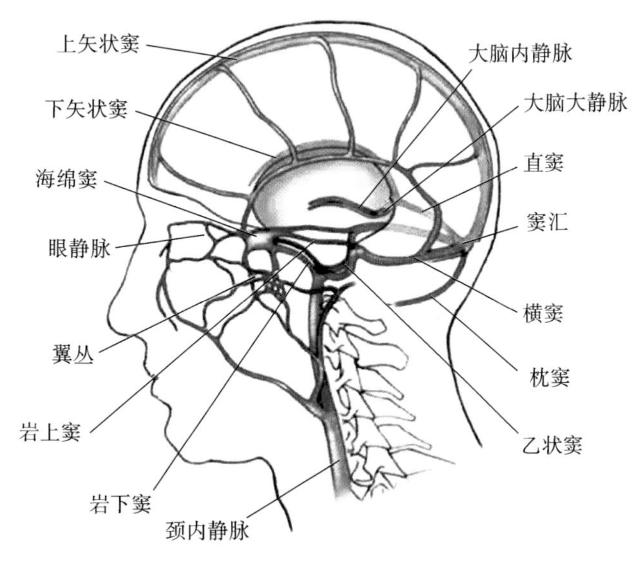

图 6-3　脑静脉解剖图

(二)脊髓的血管

脊髓的血供来自椎动脉、前根动脉和后根动脉。椎动脉发出一支脊髓前动脉和一对脊髓后动脉,分别沿脊髓前正中裂和后外侧沟下降,在下行途中同时得到根动脉的补充。根动脉穿出椎间孔后分为前根动脉和后根动脉,分别与脊髓前动脉和脊髓后动脉吻合构成脊髓的冠状动脉环。脊髓静脉与脊髓动脉伴行(图 6-4)。

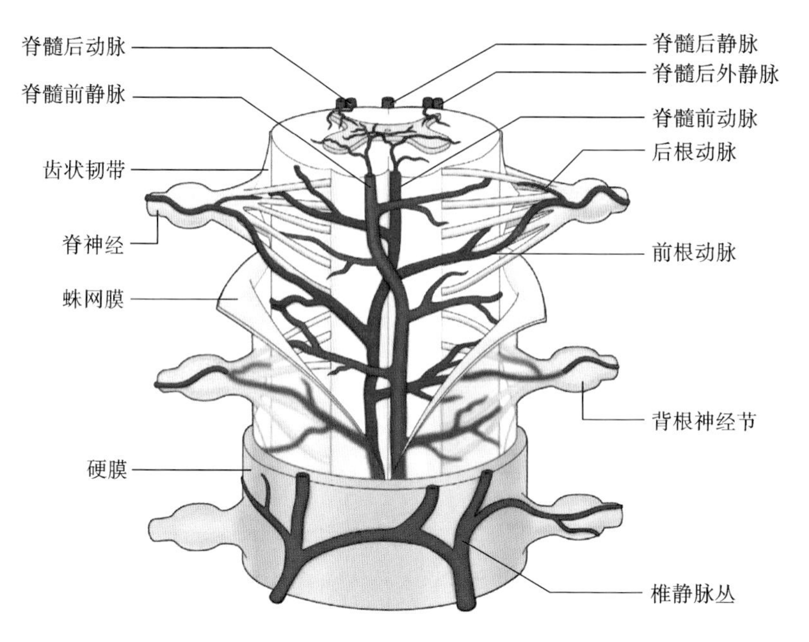

图 6-4 脊髓血管解剖图

二、流行病学

在 2008 年我国居民第 3 次死因回顾调查中，脑血管病已经跃居为第一死因。目前对于脑脊髓血管病的流行病学研究主要集中于脑卒中(简称卒中)的研究，卒中是指各种原因导致的脑出血或脑缺血所致脑梗死。中国是卒中发病和死亡的高风险国家，且发病率正以每年 8.7%的速度上升。中国 35～64 岁人群卒中男性标准化发病率为 247/10 万，女性标准化发病率为 175/10 万。我国卒中平均发病年龄约 66 岁，远低于西方国家的 74 岁。

5%～15%的卒中原因与动脉瘤破裂出血有关。动脉瘤的发生率为 0.4%～6%，男女比例为 1∶1.3。其中 10%～30%为多发性动脉瘤。80%～90%非外伤性蛛网膜下腔出血是由动脉瘤破裂引起的。

脑动静脉畸形是常见的脑血管畸形，男女发生比例为 1∶1.6。80%患者在 11～40 岁发病，多见于 20～30 岁的青年。脑动静脉畸形可发生于脑的任何部位，90%以上位于幕上，病灶在左右侧大脑半球的分布基本相同。

脑海绵状血管瘤占中枢神经系统血管畸形的 5%～13%，人群发生率为 0.02%～0.13%，见于各年龄，多见于 20～50 岁，男女发病率相似。48%～86%位于幕上，4%～35%位于脑干，5%～10%位于基底节。

烟雾病的病因尚不明确，目前发现与遗传因素、病毒和细菌感染有关。烟雾病在全球范围内均有发生，中国发病率约 0.43/10 万。烟雾病的发病年龄有两个高峰，一为 4 岁左右儿童，常以缺血性发作为主，二为 34 岁左右成人，主要以出血性症状起病。

硬脑膜动静脉瘘是一类较少见的血管性病变，占颅内动静脉畸形的 10%～15%，但随着诊断技术的提高，近来有增多趋势。25%～40%硬脑膜动静脉瘘的首发症状为颅内出血，男性、高龄、既往有出血史、神经功能障碍、皮质静脉或深部静脉反流是颅内出血的高危因素。

三、临床表现

(一) 脑血管病的临床表现

脑血管病包括脑血管畸形，如海绵状血管瘤、动静脉畸形、动静脉瘘、动脉瘤、烟雾病和卒中等。其临床表现因病变部位不同和是否发生缺血或出血而有所差异，但通常都具有以下几个症状。

1. 头痛 脑血管病多有不同程度的头痛症状，缺血性脑血管病因脑组织供血不足会引发头痛，出血性脑血管病会因血液刺激脑膜、脑血管痉挛或颅内压增高引发不同程度的头痛，其中以动脉瘤破裂头痛最为剧烈。

2. 癫痫 癫痫可见于各种脑血管病，特别是脑血管畸形患者，可表现为部分性发作或全身性大发作。

3. 意识障碍 脑血管病出血可引起意识障碍，表现为短暂意识模糊至深度昏迷。

4. 脑缺血症状 缺血性卒中、烟雾病等可出现脑缺血症状，表现为一过性黑矇、短暂性失明、偏瘫、面瘫、言语含糊不清、记忆力下降等。

5. 局灶性症状 脑血管性疾病可因瘤体本身或出血后血肿压迫周围结构引起局部神经功能症状，表现为颅神经功能缺陷、肢体功能障碍、言语障碍等。

（二）脊髓血管病的临床表现

脊髓血管病主要包括血管畸形和血管性肿瘤两大类，其主要临床表现为渐进性或间歇性脊髓功能障碍，如双下肢无力、感觉减退、大小便费力或失禁等。

四、辅助检查

（一）计算机断层扫描（computed tomography，CT）

CT 是怀疑脑脊髓血管病的首选影像学检查，它可发现绝大多数脑出血，可显示脑出血的量、部位、血肿的形态等。CT 也是诊断脑缺血的主要手段，可显示脑缺血的梗死灶。

（二）CT 血管造影（CT angiography，CTA）

CTA 需给患者静脉注射造影剂，可显示脑血管腔内、腔外和血管管壁病变，精细显像可及小血管小分支。CTA 为诊断动脉瘤和血管畸形的首选无创检查，目前广泛运用于脑脊髓血管病的诊断。CTA 有辐射性，且造影剂可存在肾毒性，重复性差，少部分患者会出现造影剂过敏的现象。

（三）磁共振血管成像（magnetic resonance angiography，MRA）

MRA 对脑脊髓血管病的诊断价值与 CTA 相似，MRA 无创且无辐射性，其安全性优于 CTA，且分辨力极佳，高场强 MRA 的成像质量可与 DSA 相似。

（四）高分辨率核磁共振成像（high-resolution magnetic resonance imaging，HR-MRI）

HR-MRI 为无创性的辅助检查，可以清晰显示动脉管壁的结构，已广泛应用于动脉粥样硬化、动脉夹层、烟雾病、动脉瘤及血管炎性反应等多种脑脊髓血管病的影像学诊断和评估。与传统的 MRA 技术相比，HR-MRI 更易观察到 MRA 观察不到的动脉粥样硬化斑块。

（五）数字减影血管造影（digital subtraction angiography，DSA）

DSA 被认为是诊断和评估脑脊髓血管异常的最佳工具。DSA 通过消除周围结构，使动脉可视化以明确诊断。可适用于动脉瘤、动静脉畸形、动静脉瘘等的评估和诊断，DSA 也可显示血管狭窄、闭塞或血管痉挛等。DSA 是诊断脑脊髓血管病的金标准，但其具有有创、放射线暴露和价格昂贵等缺点。DSA 检查同样需要注射造影剂，存在肾毒性和过敏反应的风险。

五、治疗原则

（一）保守治疗

部分仅有轻微症状或偶然发现的脑脊髓血管病，需平衡手术风险和疾病本身的风险，权衡利弊。对于危险性不高，患者年龄偏大或者病变位置较深、手术难度较大者，可行保守治疗，定期观察随访。

（二）手术治疗

根据疾病的性质和患者的个体情况，选择最佳手术方案，脑脊髓血管病的手术治疗方式常见的有以下几种。

(1)开颅病灶切除术。

(2)颈动脉内膜切除术。

(3)颅内血管重建术。

(4)动脉瘤夹闭术。

(5)动脉瘤孤立术。

(6)开颅血肿清除术或钻孔引流术。

(三)血管内介入治疗

血管内介入治疗广泛应用于脑脊髓血管病的治疗,常见的有以下几种。

(1)经皮动脉成形术。

(2)血管内支架植入术。

(3)血管内栓塞术。

(四)放疗

对于脑脊髓血管病的患者,手术是治疗的第一步,在多数情况下,仅靠手术治疗是不够的,还需要辅助治疗。放疗通常用于病灶无法切除或只能部分切除的患者。放疗还可以作为放射敏感性高或位于大脑功能区的病变的首选治疗方法。

六、护理

(一)术前护理

1. 术前护理评估

(1)病史:询问患者的疾病史和家族史,详细了解患者的发病经过和临床表现。

(2)生命体征监测:评估患者的心率、血压、呼吸频率和节律,准确进行疼痛评估。

(3)神经系统评估:

①评估患者的意识状态、瞳孔。

②根据疾病特征评估相应的神经功能情况,如评估视听觉、言语功能、吞咽功能、肢体功能和认知功能等有无障碍。

③了解患者既往或发病时有无癫痫发作和现有治疗措施等。

(4)心理和社会支持:脑血管病通常发病急,需了解患者及家属的心理状态,及他们对疾病的认知和期望等,做好解释宣教工作。

2. 术前护理措施

(1)患者出血急性期,应遵医嘱绝对卧床休息,抬高床头15°~30°,翻身等操作时动作宜慢,保护头部,以免加重脑出血。病室环境保持安静,避免喧闹。

(2)有癫痫史的患者,遵医嘱准确给药,观察患者有无癫痫发作的临床表现。癫痫发作时遵医嘱给予对症处理。

(3)病变累及后组颅神经的患者,术前进行吞咽功能评估,必要时给予鼻饲饮食,做好气道管理。

(4)躁动患者给予适当的保护性约束。

(5)肢体活动障碍的患者,协助翻身,肢体保持功能位,预防下肢深静脉血栓形成。

(6)注意患者安全,预防跌倒。

(7)保持情绪稳定,避免各类不良刺激,避免血压波动。

(8)做好饮食指导,保持大便通畅。

3. 术前健康指导

(1)术前告知手术方式、体位、预计入手术室时间、返回监护室的注意事项等,避免不必要的紧张加重病情。

（2）指导患者进行床上深呼吸、排便等练习。

（3）与患者分享治疗成功病例，增强患者手术信心。告知患者控制血压的重要性。

（二）术后护理

1. 术后护理评估

（1）生命体征监测：术后持续心电监护，评估患者心率、血压、呼吸频率和节律等，维持生命体征的稳定，特别是血压的稳定。

（2）神经系统评估：

①评估患者的意识状态、瞳孔。

②评估术后神经功能，如评估视听觉、言语功能、吞咽功能、肢体功能等有无改变。脊髓血管病术后还需准确评估四肢肌力以及时了解神经功能改变。

（3）液体和电解质的评估：

①脑脊髓血管病术后需保持有效灌注，准确记录液体出入量，保持液体出入量平衡。

②监测血容量：可结合生命体征、中心静脉压、血浆渗透压、尿比重和 24 小时液体出入量来评估患者术后血容量，合理使用脱水剂和扩容治疗。

③监测血钠和血钾水平，并报告异常值，维持电解质平衡。

2. 术后护理措施

（1）呼吸道管理：保持呼吸道通畅，给予吸氧，如果呼吸功能障碍，必要时给予气管插管，以维持气道通畅，保持正常血氧饱和度。颅后窝术后患者尤其需关注呼吸，包括呼吸形态、呼吸频率以及血氧饱和度等。

（2）血压管理：脑血管病对血压的控制要求严格，血压过低容易诱发缺血性脑损伤，血压过高可增加脑出血风险。因此，术后给予心电监护，严密监测血压，必要时给予药物治疗，输液泵持续静脉推注或滴注的方式更容易将血压持续控制在理想范围，如保持收缩压＜160 mmHg 和平均动脉压＞90 mmHg，或遵医嘱。

（3）伤口管理：术后伤口用无菌纱布覆盖，护士可观察伤口敷料有无渗血、渗液，必要时通知医生及时更换，警惕术后出血，并防止伤口感染。术后避免伤口长时间受压，促进伤口愈合，特别是枕后或颈后的伤口容易受压和受潮，鼓励患者取侧卧位。

（4）血管介入术后护理：血管介入术后患者除以上护理措施外，遵医嘱给予穿刺侧肢体制动，防止穿刺动脉出血。定时观察动脉穿刺点情况，触摸观察足背动脉搏动，观察足温和肢端皮肤颜色以确认肢端血运是否正常。

（5）血糖监测：监测血糖水平并遵医嘱给药，以维持血糖在目标水平，如空腹血糖＜10 mmol/L 或遵医嘱。

3. 术后并发症的预防和护理

（1）出血：脑脊髓血管病术后 48 小时内为出血的高发期，与疾病本身和手术操作及术后管理有关。术后需严密观察患者的意识状态、瞳孔、生命体征以及伤口敷料有无渗血、渗液和引流液的颜色、性质和量等，发生变化需立即报告医生。通常 CT 扫描能证实，紧急情况需急诊行血肿清除术，护士需做好术前准备工作。脊髓血管病术后肌力的改变更有临床意义，因此对于该类患者需准确监测四肢肌力。

（2）缺血：缺血性脑卒中的患者可出现缺血区域扩大，血管搭桥手术的患者可因血流不通畅而引起脑缺血。为防止脑缺血，需保证足够的血容量和适当的血压，以确保脑组织的有效灌注，可通过记录 24 小时液体出入量、监测中心静脉压、监测颅内压和监测血压来动态评估。脑缺血可表现为偏瘫、感觉障碍、言语障碍甚至意识障碍，术后需及时鉴别这些临床症状，发现异常及时报告医生。

（3）血管痉挛：大约一半的蛛网膜下腔出血的患者因血管痉挛造成迟发性、缺血性神经功能缺损，其临床表现与脑梗死过程类似，可出现偏瘫、感觉障碍、言语障碍甚至意识障碍，术后需及时鉴别这些临床症状。脑血管病患者术后常使用尼莫地平来防止血管痉挛，该药物同时具有降压的作用，在使用过程中需加强血压的观察，血压过低不利于保证充足的脑灌注。

(4) 癫痫：

①对于有癫痫史或术后有癫痫风险的患者，遵医嘱使用抗癫痫药，监测血药浓度。

②癫痫发作时，移除危险物品，确保患者安全，防止受伤。

③准确记录癫痫发作的类型、持续时间。

④癫痫大发作时，协助患者取侧卧位，防止误吸，给予吸氧，并遵医嘱使用抗癫痫药。

⑤注意抗癫痫药与食物或其他药物之间的相互作用。

(5) 外周血管并发症：包括出血、皮下血肿、假性动脉瘤等。

①体位：穿刺侧下肢平伸制动 6～12 小时或遵医嘱。

②观察：术后 24 小时是股动脉穿刺处发生渗血及血肿的高发期，加强对穿刺点的观察，有无出血、渗血、血肿及敷料情况等；观察穿刺肢体血运、穿刺侧足背动脉搏动及足部皮肤色泽、肢体温度、疼痛情况、活动能力及末梢循环等，并与健侧进行对比。

③凝血功能监测：严格监测患者凝血功能，注意抗凝药的用量，发现活动性出血征象及时报告医生。

4. 术后健康指导

(1) 手术伤口护理：术后伤口保持清洁干燥，有污染或渗出时及时通知医务人员。伤口拆线愈合后可清洗，动作应轻柔，避免刺激性洗护用品，可选用婴儿产品，避免抓破皮肤。胸椎手术患者，拆线前禁做含胸及拥抱动作。

(2) 药物指导：遵医嘱定时、定量服药，如降压药、抗凝药、抗癫痫药等，不可自行停药、减量。服用治疗高血压的药物的患者，指导其自我监测血压的方法；术后需继续抗凝治疗者应注意观察出血情况，并定期监测凝血功能，如有异常及时就医。

(3) 有癫痫史的患者：注意安全，注意观察癫痫发作的先兆症状。教会患者及家属癫痫发作时的处理方法。

(4) 饮食指导：摄入高蛋白、高维生素、高热量、高纤维素饮食，多摄入新鲜水果、蔬菜，禁止摄入辛辣食物，保持大便通畅。

(5) 安全指导：出院后适度锻炼，循序渐进，注意休息。不提重物，防止意外，行动不便者外出要有人陪伴，防止跌伤。头部有伤口的患者建议出门戴帽子，颈部及腰部手术患者必要时遵医嘱佩戴颈托或腰围。

(6) 定时门诊随访：遵医嘱复查 CT 或 CTA。如有头痛、呕吐、视力下降等症状应及时到医院就诊。

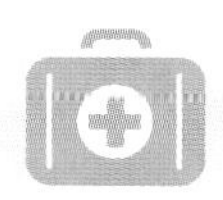

知 识 拓 展

2019 版《中国脑血管病临床管理指南》由中国卒中学会组织相关领域专家编写，该指南以专著的形式由人民卫生出版社于 2019 年 6 月正式出版，并在《中国卒中杂志》发布指南节选版。本指南包括脑血管病的预防、诊疗、康复、组织化管理和卒中医疗质量管理等全方位的临床管理指南。本指南包括 7 个主要部分：卒中组织化管理、脑血管病高危人群管理、缺血性脑血管病临床管理、脑出血临床管理、蛛网膜下腔出血临床管理、脑静脉系统血栓形成临床管理和卒中康复管理。该指南对临床工作具有非常强的指导意义，值得深入学习。

(徐燕　任学芳)

第二节　急性闭塞性脑血管病的护理

急性闭塞性脑血管病是指发生在6小时以内的闭塞性脑血管病，包括脑血栓和脑栓塞。脑血栓是脑血管在动脉粥样硬化等原因的基础上发生血栓性闭塞；脑栓塞时脑血管本身无明显病变，栓子来自脑外的循环系统，比脑血栓起病更急。

一、病因

急性闭塞性脑血管病的发病基础主要是血栓形成和血栓栓塞，如因脑血管局部狭窄或阻塞，脑侧支循环不良，可引起急性脑梗死的发生。严重脑缺血可诱导相关区域神经细胞凋亡，最终造成不可逆的神经功能障碍甚至死亡。

闭塞性脑血管病的发病因素如下：①高血压、糖尿病、大动脉炎等引起的血管动脉壁病变，使血管动脉壁发生玻璃样变性、增厚、管腔狭窄；②血液成分的变化造成血液高凝固性，使血液黏稠度增加，导致血流缓慢；③低灌注使脑局部血流动力学发生改变。一旦血栓形成，在侧支循环尚未形成的前提下，脑组织因缺血、缺氧而坏死、软化、形成梗死灶。

二、临床表现

急性闭塞性脑血管病的临床表现与脑缺血的部位、程度、持续时间以及侧支循环的代偿能力相关。

（一）短暂性脑缺血发作（TIA）

因短暂性缺血引起脑、视网膜和耳蜗等功能障碍，少有意识改变，可出现短暂面瘫、手足乏力、单眼黑矇、头晕、短暂失语等。可在24小时内完全恢复，不留后遗症。

（二）可逆性缺血性神经功能缺失（RIND）

RIND的神经功能障碍表现持续超过24小时，但不超过3周。如超过3周，则属永久性脑缺血。

（三）脑梗死

TIA和RIND出现后短期内是脑梗死的高发期，9%～20%的患者最终演变为脑梗死，其中约20%发生于1个月内，约50%发生于1年内。常突发起病。

（四）边缘型梗死

形成从额叶到枕叶的镰形缺血灶。

（五）腔隙性梗死

腔隙性梗死占脑梗死的12%～25%。可隐匿起病、无症状或表现为神经功能障碍。

（六）血管综合征

脑梗死引起相应血管供血区脑组织缺血表现。如单眼视力减退或失明，神经精神障碍，对侧偏瘫、偏身感觉障碍和偏盲，言语、感觉和运动障碍，认知功能改变等。

早期发现脑梗死症状，可采用FAST评估法（图6-5）。F：患者出现面部麻木、不对称和口角歪斜，尤其单侧。A：患者上肢麻木，双手无法平举，尤其单侧。S：患者言语含糊或困难。T：如出现上述任一症状或伴视野缺损、眩晕应立即就医。

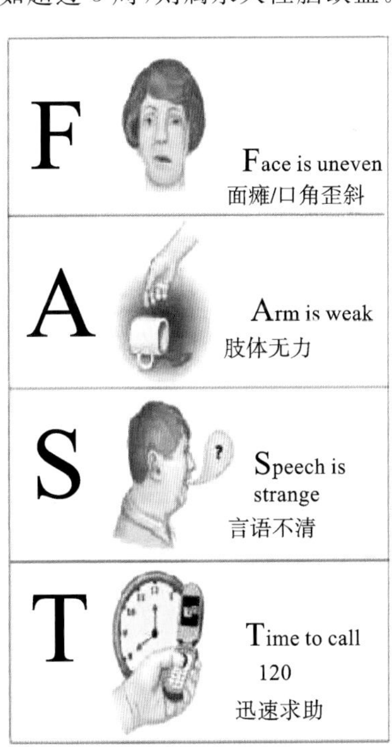

图6-5　FAST评估法

三、辅助检查

(一) CT 和 MRI

CT 和 MRI 是目前诊断脑缺血的主要手段，可显示梗死灶。脑梗死后 24 小时至 4 周内 CT 上病变呈扇形低密度改变及脑回状不均匀强化灶。脑梗死后半小时 MRI 即可有异常发现。

(二) CT 血管造影(CTA)或磁共振血管成像(MRA)

CTA 及 MRA 在临床上的应用比较广泛，有助于对脑缺血原因进行分析。在诊断颅内动脉狭窄或闭塞性疾病时，CTA 比 MRA 具有更高的敏感性和特异性。

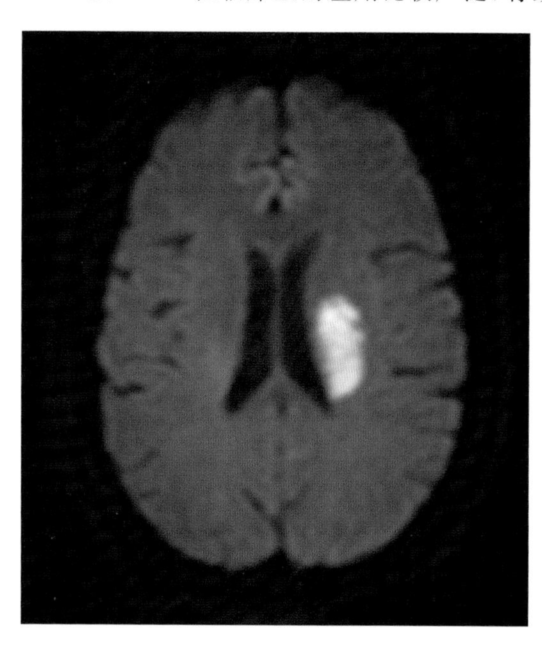

图 6-6　左侧侧脑室旁急性脑梗死

(三) 磁共振扩散加权成像

磁共振扩散加权成像(diffusion-weighted imaging，DWI)能早期诊断脑缺血，能够在超早期(起病半小时内)发现脑缺血灶；可鉴别新旧梗死灶，有助于预后的判断(图 6-6)。

(四) 超声成像

超声成像技术的发展，有助于对动脉斑块的形态和性质进行更精确的分析，指导临床治疗。

(五) 脑血管造影

脑血管造影可直接显示闭塞血管，了解血管狭窄情况、血管腔内血栓情况和侧支循环功能。

(六) 心脏超声检查

缺血性卒中患者后期的死亡通常由冠状动脉疾病或心肌梗死引起，心脏栓子可能来源于各种心脏病。

四、治疗

采用溶栓剂溶解血栓，使血管再通，从而达到恢复脑血流的目的，是治疗急性闭塞性脑血管病的最理想的措施。

(一) 静脉溶栓

发病 4.5 小时内给予重组组织型纤溶酶原激活剂(recombinant tissue plasminogen activator，rtPA)静脉溶栓。

(二) 动脉溶栓

动脉溶栓所需剂量相对较小，需正确地选择溶栓对象，确保治疗成功和避免出现并发症。

(三) 血管内介入治疗

可回收支架装置为机械取栓的首选。

五、护理

(一) 快速分诊

(1) 快速识别卒中的临床表现。

(2) 立即通知急性卒中小组(acute stroke team，AST)，AST 成员必须包括具有卒中治疗经验和专业知识的人员。AST 可为卒中患者争取时间，改善预后。

（二）溶栓前准备

（1）给予心电监护，测双上肢血压、指脉氧饱和度，测快速血糖、体重。

（2）建立两条静脉通路，原则上不使用葡萄糖溶液，除非低血糖患者。

（3）配合检查各项血液指标，如血常规、生化指标、凝血功能等。

（4）急诊影像学检查。

（5）治疗知情同意书签字。

（三）溶栓时护理

（1）rtPA的使用剂量根据体重计算，每千克体重0.9 mg，最大剂量90 mg。记录输注开始及结束时间，结束后给予生理盐水溶液冲管。

（2）输注过程中专人看护，注意观察药物不良反应，如过敏反应、神经功能恶化、意识障碍加重、持续血压升高＞185/110 mmHg、严重全身出血等。发现后需立即停药。

（3）溶栓后24小时内密切监测生命体征变化和神经功能状态，尤其注意血压变化。发现异常及时通知医生，复查CT。

（4）溶栓后最初24小时尽量避免静脉或动脉穿刺，避免留置鼻饲管。溶栓结束30分钟内避免留置导尿管。如有必要，则在溶栓前留置。

（5）绝对卧床休息，取头低位。戴冰帽降温以缩小梗死范围，避免脑血管再损伤。

（6）避免情绪激动。低氧血症患者给予持续低流量吸氧。

（四）溶栓后护理

（1）溶栓后严格卧床24小时，肢体处于功能位。之后取半卧位，协助翻身叩背排痰，防止坠积性肺炎发生。

（2）宜摄入高热量、高蛋白、高维生素、易消化的食物。不宜摄入过硬、过烫、刺激性强的食物，以防消化道出血。进行吞咽功能评估，以防误吸。

（3）护理操作时动作应轻柔，防止出血。拔针后局部压迫时间＞2分钟，采用留置针输液，减少穿刺次数。

（4）言语障碍患者，可进行唇舌运动、发音训练等言语康复锻炼。

（5）瘫痪肢体早期被动运动，抬高患肢，预防深静脉血栓形成。

（6）做好基础护理，防止压力性损伤。

（7）保护眼睛，闭合眼睑，预防眼部并发症。

（五）血管内介入治疗护理

（1）平卧位，穿刺侧肢体遵医嘱制动6～12小时，禁做屈髋屈膝动作。

（2）观察血压、意识状态、瞳孔，进行GCS评分，发现异常及时通知医生。

（3）观察穿刺点渗血、皮下血肿情况，测足背动脉搏动，防止压迫过度或不足。

（4）注意足部保暖，观察足温，避免末梢循环供血不足。

（5）密切观察言语、运动及感觉功能变化，及时发现异常，避免病情加重。

（六）并发症护理

1. 再灌注损伤　溶栓后血管再通，缺血脑组织会出现再灌注损伤，可加重脑水肿或引起出血性转变。严密观察患者病情变化，监测血压，如出现癫痫、肢体运动障碍、颅内压增高等表现，及时通知医生，避免医源性治疗延误。

2. 脑出血　脑出血是溶栓治疗中常见且最严重的并发症，表现为脑内血肿和出血性梗死。遵医嘱正确使用脱水剂，同时监测血压、血糖变化。

（七）健康指导

1. 治疗前

（1）患者入院时病情较重，宣教内容不宜过多，以精简为主。待疾病稳定后，再进行详细指导。

(2) 告知患者与疾病发作密切相关的病因、诱因，脑血管意外的治疗方法和转归，使患者情绪稳定。

2. 治疗后

(1) 避免做升高颅内压和血压的动作，如用力咳嗽、排便、打喷嚏等。

(2) 指导预防压力性损伤和便秘的方法。

(3) 指导服用抗血小板药的注意事项及观察药物不良反应，如注意黏膜出血点、消化性溃疡、黑便。服用他汀类降血脂药应注意肌痛、横纹肌溶解等不良反应，定期随访肝功能、心肌酶谱。

(4) 出院后注意预防卒中的可控危险因素，戒烟限酒，适度锻炼，控制体重，采取低盐低脂饮食等。

(5) 神经功能障碍患者进行康复锻炼。

(6) 自我监测血压、血糖，每年随访血脂变化，出现早期脑梗死表现，立即拨打120急诊就医。

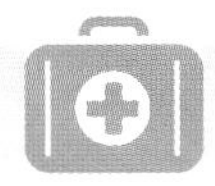

知识拓展

2018版《急性缺血性脑卒中早期管理指南》，由美国心脏学会（AHA）和美国卒中学会（ASA）在国际卒中会议上发布。指南共包括六大版块：卒中院前管理和诊治体系、急诊评估、一般支持治疗和急诊处理、院内管理、急性并发症的处理、院内二级预防和评估。指南最大的改变，就是扩大了筛选静脉溶栓治疗和机械取栓的标准。强调尽早实现血管再通，做到早诊断、早评估及迅速分流，推荐建立医院卒中团队。

（张艳蓉　任学芳）

第三节　颈动脉狭窄的护理

颅外段颈动脉狭窄性疾病指可引起卒中和短暂性脑缺血发作的颈总动脉和颈内动脉狭窄和（或）闭塞。颈动脉狭窄与脑缺血性疾病特别是卒中有着十分密切的关系。颈动脉狭窄是由于多种原因引起的颈动脉管腔狭窄导致颈动脉血流动力学改变而引起的一系列临床表现。

一、病因

颈动脉粥样硬化是颈动脉狭窄最常见的病因，颈总动脉分叉部形成粥样硬化性斑块，造成血管狭窄是缺血性卒中的重要病因。颈动脉纤维肌肉发育不良、外伤和自发原因发生颈动脉内膜剥离也可造成颈动脉狭窄。

二、危险因素

一般认为颈动脉狭窄属于老年疾病，高龄被认为是最主要的危险因素。颈动脉粥样硬化与高血压、高血脂、糖尿病、冠心病、吸烟、肥胖、久坐缺乏运动等有关。同时，研究发现颈动脉狭窄患者的血同型半胱氨酸（THCY）、C反应蛋白（CRP）、血小板聚集率、尿酸等实验室指标高于普通人群。

三、分级

北美症状性颈动脉内膜切除试验（NASCET）分级标准见表6-1。

表 6-1　北美症状性颈动脉内膜切除试验(NASCET)分级标准

分级	颈动脉管腔狭窄程度
轻度	颈动脉管腔狭窄<30%
中度	颈动脉管腔狭窄 30%～69%
重度	颈动脉管腔狭窄 70%～99%
闭塞前状态	颈动脉管腔狭窄>99%
完全闭塞	颈动脉完全闭塞，未见血流通过

四、临床表现

(一) 无症状颈动脉狭窄

根据血管阻塞程度以及侧支循环的情况，脑缺血表现程度不一。研究表明，颈动脉管腔狭窄<70%时，脑血流量可保持不变。当颈动脉管腔狭窄≥70%，颈动脉管腔横切面减少 90%时，可引起脑血流量显著减少。如有丰富的侧支循环，可不引起任何神经功能障碍表现。患者通常于无意中或体检时发现。

(二) 有症状颈动脉狭窄

短暂性脑缺血发作(TIA)可引起脑、视网膜和耳蜗等功能障碍。如一过性黑矇，短暂性言语障碍，肢体一过性麻木、无力等，多数患者数分钟后缓解，一般不超过 24 小时。可逆性缺血性神经功能缺失(RIND)的神经功能障碍持续超过 24 小时，但不超过 3 周。也可出现病变对侧偏瘫、偏身感觉障碍和对侧同向偏盲、言语障碍、感觉障碍、运动障碍、认知功能改变等相应供血区脑组织缺血的表现。

(三) 体征

部分患者颈动脉搏动减弱；可闻及血管杂音，但狭窄严重时可不闻及；突发血栓的患者，血管杂音可突然消失。

五、辅助检查

(一) 超声成像

颈动脉超声是颈动脉狭窄的首选检查。可采用彩色血流、能量多普勒和高分辨率 B 型超声准确评估颈动脉狭窄程度，测量血管壁直径，并对血管病灶进行三维重建，指导临床治疗。用于初筛、术中监测和术后随访。

(二) CT 血管造影(CTA)或磁共振血管成像(MRA)

CTA 及 MRA 在临床上的应用比较广泛，有助于对脑缺血原因进行分析。

(三) 脑血管造影

脑血管造影作为诊断的金标准，可直接显示闭塞血管，了解血管狭窄情况、血管腔内血栓形成情况和侧支循环功能(图 6-7)。

六、治疗

(一) 药物治疗

主要针对颅内动脉粥样硬化性疾病的基础治疗。对需进行血管内治疗且有症状的患者，应在治疗前 3 个月联合服用阿司匹林与氯吡格雷，同时纠正高血压，调节血脂，控制血糖以及戒烟。

(二) 外科治疗

1. 颈动脉内膜切除术(carotid endarterectomy，CEA)　不仅能够增加脑血流量，而且能消除潜在的脑血栓和栓塞的根源，可预防卒中发生。

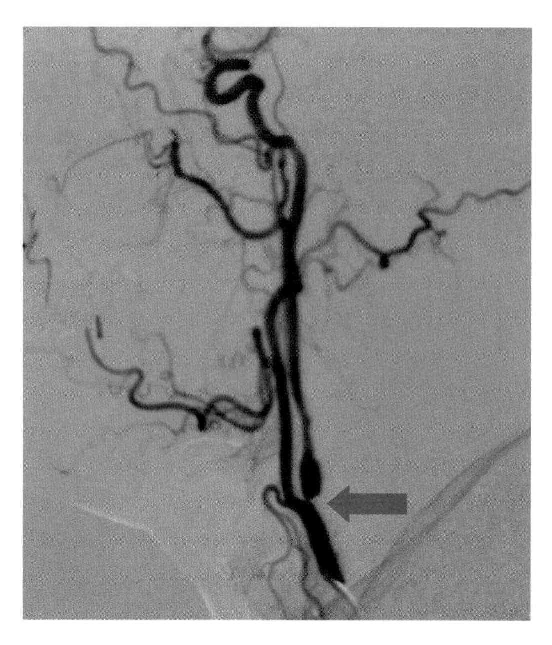

图 6-7 左侧颈内动脉起始部重度狭窄

2. 颈动脉狭窄血管内支架成形术(carotid angioplasty and stenting, CAS) 有微创、便捷、较少局部神经损伤等优势。

七、护理

(一)术前护理

1. 术前护理评估

(1) 评估患者视力、肢体功能、言语功能等情况。

(2) 了解患者起病时间、脑缺血症状持续时间和发作频率。

(3) 询问患者既往史,如高血压、心脏病、血液系统疾病、糖尿病等。

(4) 评估患者生命体征、高血压控制情况、感染症状、有无癫痫发作。

(5) 了解患者吸烟史、酗酒史、肥胖、服用避孕药等会诱发脑缺血的因素。

(6) 术前行抗血小板聚集和抗凝治疗者,询问过敏史及用药史。

2. 术前护理措施

(1) 观察患者生命体征、意识状态、瞳孔变化,关注言语功能与肢体功能变化。若症状加重、持续时间增加,警惕出现新的脑梗死。

(2) 观察患者症状变化情况,如视力下降、认知功能障碍等,及时通知医生确认是否为脑缺血灶扩大。

(3) 监测心率、血压、血糖变化,了解心功能相关指标,戒烟戒酒。

(4) 有跌倒风险患者注意安全,给予跌倒、坠床等相关预防措施及宣教。

(5) 使用抗凝药时,需监测凝血功能,密切观察患者皮肤、黏膜、牙龈、消化道等出血倾向,注射后适当延长按压针眼时间。

3. 术前健康指导

(1) 术前告知患者手术及麻醉方式、体位、预计入手术室时间,返回监护室的注意事项等,避免不必要的紧张情绪加重病情。

(2) 告知患者不论是短暂性脑缺血发作,还是完全性卒中,及时治疗可降低脑缺血或脑梗死的再发率,增强患者手术信心。

(二)术后护理

1. 术后护理评估

(1) 评估患者生命体征、瞳孔、意识状态,并注意观察神经功能,包括认知、言语功能、肢体活动。

(2) 评估颈部伤口渗出情况,引流管是否通畅及引流液的颜色、性质和量。

(3) 评估穿刺点压迫方式、渗血情况、穿刺侧肢体足背动脉搏动情况及足温。

(4) 评估心脏功能,水、电解质是否平衡。

(5) 评估患者生活自理能力、跌倒风险、压力性损伤风险。

2. 术后护理措施

(1) 颈动脉内膜切除术后,抬高床头 15°～30°,避免颈部过伸及过度扭转。血管内支架成形术患者取平卧位,避免髋部弯曲。

(2) 饮食清淡富有营养,低盐低脂饮食,糖尿病患者遵医嘱给予糖尿病饮食。

(3) 注意控制补液速度，匀速补液。有心脏病史患者调节补液速度在 100～150 mL/h。

(4) 遵医嘱监测心率、血压、中心静脉压等，注意水、电解质平衡。

(5) 控制血糖，定时监测，遵医嘱按时服用降糖药及注射胰岛素。

(6) 使用抗凝药后，护理操作宜轻柔，注射后延长按压针眼时间，并观察药物不良反应，如消化道出血、黑便等。

(7) 肢体功能障碍患者，在生命体征平稳后，应尽早开始康复功能锻炼。

3. 术后并发症的预防和护理

(1) 脑缺血及脑梗死：为 CEA 主要并发症。应严密观察病情变化，及时发现神经功能障碍的表现。

(2) 心肌梗死：倾听患者主诉，了解患者心脏功能及实验室指标。围手术期正确给药，持续低流量给氧，匀速补液。

(3) 血流动力学不稳定：患者可出现术后低血压、高血压和高灌注综合征。术后尤其注意血压变化，遵医嘱控制收缩压在 120～130 mmHg，不低于 100 mmHg。保持大便通畅，保证充足睡眠。

(4) 伤口出血或感染：观察伤口敷料情况、引流量。监测体温，注意保持环境整洁，严格无菌操作，做好高热相应护理。

(5) 颅神经损伤：术后发生率 5%～20%，绝大多数的神经功能损伤是暂时的。

(6) 颈动脉再狭窄：多发生在术后 6～12 个月。

4. 术后健康指导

(1) 按时服药，术后常规使用抗血小板聚集药物，如阿司匹林。注意观察皮肤黏膜有无出血症状、黑便或大便隐血阳性，如有异常，及时门诊就医。

(2) 做好血压、血糖、血脂管理。规范治疗高血压、糖尿病、高脂血症等。

(3) 养成良好生活习惯，戒烟限酒，饮食宜清淡，富有营养。

(4) 适量运动，控制体重。肢体功能障碍患者坚持功能锻炼，循序渐进。

(5) 保持大便通畅。

(6) 颈动脉内膜切除术后 6 个月复查颈部 CTA，必要时复查 DSA。颈动脉狭窄血管内支架成形术后 3 个月复查 DSA。

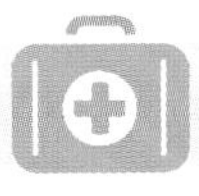

知识拓展

缺血性脑血管病占整个脑血管病的 3/4 以上，颅内动脉粥样硬化性狭窄是导致缺血性卒中的重要原因之一，受到人们的普遍关注，尤其在亚洲人群中更为突出，亚洲人群中颅内动脉粥样硬化性卒中患者占 30%～50%。对于颈动脉狭窄患者，控制危险因素对控制疾病进展十分重要，需要我们做好科普宣教工作，指导患者健康饮食、养成合理的生活习惯、戒烟限酒、适度锻炼、控制体重、低盐低脂饮食，做好基础疾病管理。

（张艳蓉　任学芳）

第四节　烟雾病的护理

烟雾病(moyamoya disease)是一种以双侧颈内动脉末端、大脑中动脉和大脑前动脉起始部慢性进行性狭窄或闭塞为特征，并继发引起颅底异常血管网形成的脑血管病，由于这种颅底异常血管网在脑血管造影图像上形似烟雾，故称为烟雾病。

一、病因

烟雾病的病因尚不明确。最早发现于日本，后在世界范围内陆续发现，但此病在中日韩等东亚国家高发。发病因素可能与免疫介导和炎症反应、自身抗体、遗传有关。

二、分类及分型

烟雾病的分类及分型见表6-2和表6-3。

表6-2 Suzuki分类标准

分类	脑侧支循环表现
Ⅰ期	病变缓慢发展，侧支血管起代偿作用，如代偿不足则引起缺血性发作
Ⅱ期	又称脑底异网症。侧支吻合系统代偿性扩张，在颅底形成异常血管网
Ⅲ期	随着病程发展，颈内动脉血流进一步减少，侧支吻合网变得更为明显，开始在脑血管造影中显示出来
Ⅳ期	侧支之间吻合增多，早期脑内侧支吻合系统作用逐渐减弱
Ⅴ期和Ⅵ期	通过颈外动脉系统，脑部得到足够的供血，缺血性发作逐渐减少，甚至痊愈

表6-3 Matsushima分型标准

分型	临床表现
Ⅰ型（TIA型）	TIA或者RIND发作每月≤2次，无神经功能障碍，头颅CT无阳性发现
Ⅱ型（频发TIA型）	TIA或者RIND发作每月>2次，无神经功能障碍，头颅CT无阳性发现
Ⅲ型（TIA-脑梗死型）	脑缺血发作频繁，有神经功能障碍，头颅CT可见低密度梗死灶
Ⅳ型（脑梗死-TIA型）	脑梗死起病，以后有TIA或RIND发作，偶尔可再次出现脑梗死
Ⅴ型（脑梗死型）	脑梗死起病，可反复发生脑梗死，但无TIA或RIND发作
Ⅵ型（出血型或其他）	侧支烟雾血管破裂出血或者微小动脉瘤破裂出血，并且无法归纳在上述各类中

三、临床表现

儿童患者以脑缺血症状为主要临床表现，成人患者以脑出血症状为主，但也有部分表现为脑缺血症状。

（一）脑缺血

（1）短暂性脑缺血发作（TIA），常与过度紧张、哭泣、剧烈运动及过度通气有关。

（2）可逆性缺血性神经功能缺失（RIND）。

（3）脑梗死。

（4）运动性神经功能障碍，表现为肢体无力甚至偏瘫。

（5）智力下降，缺血症状越严重，对智商的影响越大。

（二）脑出血

半数以上患者初发为蛛网膜下腔出血，少数伴脑实质出血。突发头痛、意识障碍、偏瘫、失语等。

（三）癫痫

一部分患者以癫痫发作起病，出现部分性发作或全身大发作症状。

（四）不随意运动

一般出现在单侧肢体，表现为舞蹈样动作，但在睡眠时不随意动作消失。

四、辅助检查

(一) CT

Ⅰ型和Ⅱ型患者的CT可以是正常的。Ⅲ型和Ⅳ型患者可见单一或多发梗死灶。增强CT显示颈内动脉远端、大脑前动脉和大脑中动脉近端缺失。病变后期影响到Willis环,并且在颅底出现烟雾状血管。

(二) MRI和MRA

常作为首选的筛选检查。可显示基底节多发、点状的流空现象以及颅内动脉远端和大脑前动脉、大脑中动脉近端的正常流空现象消失。MRA可显示Willis环的信号强度改变,以及烟雾状血管的点状信号改变。

(三) 脑电图

过度换气期间,出现高电压慢波,在换气结束20～60秒可再次出现高电压慢波,这种情况为"重建现象",见于75%儿童患者,是烟雾病的特征性变化。

(四) 脑血流和脑代谢评价

脑血流和脑代谢评价对指导诊断、选择最佳治疗方案及观察疗效具有非常重要的意义。

(五) 数字减影血管造影(DSA)

DSA是诊断烟雾病的金标准。典型的表现为双侧颈内动脉床突上段狭窄或闭塞;基底部位出现纤细的异常血管网,呈烟雾状;广泛的血管吻合。约25%的患者椎-基底动脉系统亦存在狭窄或闭塞。DSA还可用于评价烟雾病的进展变化,用于血管重建的术后评价(图6-8)。

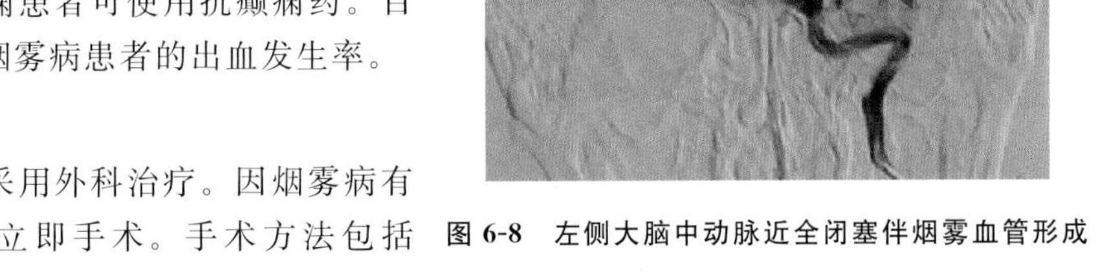

图6-8 左侧大脑中动脉近全闭塞伴烟雾血管形成

五、治疗

(一) 药物治疗

主要是对症处理。有缺血症状的患者可考虑使用阿司匹林、噻氯匹定等药物;癫痫患者可使用抗癫痫药。目前尚无有效的药物能够降低烟雾病患者的出血发生率。

(二) 外科治疗

目前绝大多数的烟雾病采用外科治疗。因烟雾病有进展性,因此诊断明确后应立即手术。手术方法包括三类。

1. 直接血管重建手术 颞浅动脉-大脑中动脉分支吻合术,最常用;枕动脉-大脑中动脉分支吻合术,在颞浅动脉细小时采用;枕动脉-大脑后动脉吻合术。

2. 间接血管重建手术 包括脑-硬脑膜-动脉血管融合术(EDAS);脑-肌肉血管融合术(EMS);脑-肌肉-动脉血管融合术(EMAS)等。

3. 组合手术 颞浅动脉-大脑中动脉分支吻合术＋脑-硬脑膜-肌肉血管融合术(STA-MCA＋EDMS)。

六、护理

(一) 术前护理

1. 术前护理评估

(1) 评估患者意识状态、言语沟通情况。

(2)了解患者起病情况,如入院时症状已消失,需询问首次发病的年龄、发病的方式(缺血性或出血性)、发作的次数、严重程度、神经功能障碍表现,以及诱发因素和发生时间等。

(3)评估疼痛的部位、性质和程度。

(4)评估生命体征,特别是血压控制情况、波动范围、用药史。

(5)了解烟雾病伴随疾病,如动脉瘤。

2. 术前护理措施

(1)观察患者生命体征变化,定时测量血压,观察瞳孔及意识状态。

(2)观察患者症状变化,如头痛、意识障碍、肢体乏力、失语、癫痫等症状。

(3)发生过脑出血的患者,应卧床休息,抬高床头15°～30°,翻身等操作时动作宜缓慢,保护头部,以免加重脑出血。

(4)偏瘫患者注意安全,预防跌倒,预防下肢深静脉血栓形成。

(5)保持情绪稳定,避免各类不良刺激,避免血压波动。

(6)避免患儿哭闹引起过度换气而诱发TIA。

3. 术前健康指导

(1)术前告知患者手术方式、体位、预计入手术室时间,返回监护室的注意事项等,避免不必要的紧张情绪加重病情。

(2)告知多数伴头痛的烟雾病患者在术后头痛症状即自行消失,增强患者手术信心。

(二)术后护理

1. 术后护理评估

(1)评估患者生命体征、瞳孔、意识状态,尤其注意血压变化。

(2)评估伤口渗出情况,引流管是否通畅及引流液的颜色、性质和量。

(3)评估患者症状改善程度。

(4)评估患者生活自理能力、跌倒风险、压力性损伤风险。

2. 术后护理措施

(1)抬高床头15°～30°,头部偏向健侧以减少患侧伤口压迫。

(2)避免使用弹力帽按压伤口,戴眼镜的患者去除患侧眼镜腿,以免妨碍血管重建,阻断血流。

(3)观察患者生命体征、瞳孔、意识状态,尤其注意监测血压。观察言语反应、肢体运动反应。

(4)保持环境安静,减少刺激,避免患儿哭闹。

(5)搬动患者时,应使头颈成一条直线,避免头颈部扭转或过度振动。

3. 术后并发症的预防和护理

(1)脑梗死:TIA的同一症状反复发作,且持续时间长、不可恢复者,应考虑脑梗死。应严密观察病情变化,护理操作动作应轻柔,避免反复刺激。

(2)伤口感染:监测体温,注意保持环境整洁,严格无菌操作,做好高热相应护理。

(3)过度灌注综合征:可表现为同侧额颞和眶周的波动性头痛或弥漫性头痛、高血压、颅内高压、脑水肿及癫痫等。密切观察病情变化及神经功能障碍表现。准确记录液体出入量,合理安排补液量及输液速度,匀速输液。遵医嘱控制血压在60～80/120～140 mmHg,维持CVP在8～12 cmH_2O。

(4)继发性脑出血:若患者出现渐进性意识障碍、肢体活动障碍、瞳孔不等大、血压进行性升高或者伤口引流量持续增多、颜色变红,应及时通知医生,行头部CT。避免颅内压增高因素,保持大便通畅,预防呕吐。

4. 术后健康指导

(1)保护头部,防止外伤,避免引入的颅内血管受到外伤后阻断供血通路,造成严重后果。

(2)术后1～3个月避免剧烈运动,睡眠时尽量保持健侧卧位。

(3)忌暴饮暴食,饮食宜清淡,富有营养。

(4) 保持大便通畅。

(5) 术后 3 个月或 6 个月复查 DSA 或 CTA、MRA。

(6) 分期手术患者有下列情况的应先手术:反复 TIA、优势半球,脑血流动力学研究显示脑血流量和灌注储备量严重减少。一般在首次间接血管重建手术 6 个月后,神经系统症状和体征稳定后,行另一侧手术。

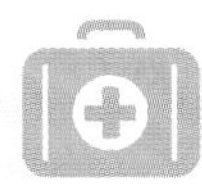

知识拓展

《烟雾病和烟雾综合征诊断与治疗中国专家共识(2017)》是由烟雾病和烟雾综合征诊断与治疗中国专家共识编写组、国家卫生计生委脑卒中防治专家委员会缺血性卒中外科专业委员会指导编写的。其中,对围手术期管理指出,烟雾病和烟雾综合征患者是脑血管病患者中手术耐受力最差的一类,尤其是儿童患者,故围手术期管理十分重要。术前应进行充分评估,制订最佳手术方案。术后严密观察患者血压等指标,将血压控制在一定范围内,防治癫痫发作,做好疼痛及情绪管理。

(张艳蓉　张铮　任学芳)

第五节　高血压脑出血的护理

高血压脑出血(hypertensive intracerebral hemorrhage,HICH)是由脑血管破裂引起脑实质内出血的一种自发性脑血管病,具有高血压特性,又称高血压性脑出血。高血压脑出血是一种高发病率、高致残率和高致死率的脑血管病,起病急骤、病情凶险、死亡率高,是危害人类健康常见的严重疾病,也是急性脑血管病中最严重的一种。

一、病因

HICH 主要发生在脑内动脉发出的穿通支分布区域,这些动脉穿通支分出时通常与载体血管成 90°角,尤其容易受到高血压的影响。当患者情绪激动、过度脑力或体力活动以及其他因素引起血压剧烈升高时,会导致脑血管破裂出血(表 6-4)。

表 6-4　HICH 发病因素

因素	内容
脑血管解剖特点	(1)脑小动脉:管壁薄、中膜纤维少、无弹性纤维层、外膜结构薄弱 (2)脑动脉穿通支:血管管腔压力大
血管壁的病理变化	(1)玻璃样变性或纤维样变性 (2)内弹性纤维层受到破坏
高血压	(1)自动调节功能丧失 (2)血管被迫过度扩张

二、临床表现

1. 发生和进展

HICH 常发生于用力或情绪激烈时,如情绪激动、过度兴奋、排便、屏气用力或精神紧张、气候变化时，出血前常无预感，突然发生，起病急骤，往往在数分钟到数小时内发展至高峰。

2. 典型表现

HICH 的典型表现是与受累脑区相对应的局灶性神经功能障碍急性发作。

3. 神经系统症状和体征

通常在几分钟或几小时内逐渐加重。如果出血达到很严重的程度，可出现头痛、呕吐和意识障碍。15%左右的患者会并发癫痫发作，尤其是出血比较表浅而非深部时。如果有脑室内出血，患者可能会主诉颈僵硬并在体格检查时发现有脑膜刺激征。HICH 患者不同出血部位的症状及体征见表 6-5。

表 6-5 HICH 患者不同出血部位的症状和体征

部位	症状和体征
壳核、基底节区	凝视病灶：头和眼转向出血病灶侧 三偏征：偏瘫、偏身感觉障碍、偏盲 失语
脑桥	双侧肢体瘫痪 双侧瞳孔“针尖样”改变
小脑	一侧后枕部剧烈头痛伴频繁呕吐 发音含糊 眼球震颤 病侧肢体共济失调
脑叶皮质下出血	—
脑中央区	偏瘫、偏身感觉障碍，特别是两点分辨觉丧失
枕顶叶	同向偏盲
额叶	强握反射、吸吮反射、排尿困难、淡漠、反应迟钝

三、辅助检查

计算机断层扫描（computed tomography，CT）和磁共振成像（magnetic resonance imaging，MRI）是紧急诊断和评估脑出血的影像学检查。

（一）CT

CT 为首选检查方法，具有便捷、敏感、经济、高效的优势，是急性脑出血影像诊断中最重要、最基础的检查手段。CT 能确定出血的位置和出血量大小，以及脑内容物是否移位（脑疝）。除非患者有严重贫血，超急性期脑出血表现为高密度影，严重贫血者可能出现等密度影。

（二）MRI

MRI 诊断急性 HICH 有高达 100%的敏感性和准确性，但检查费用较高、耗时较长，且对患者的状态和耐受性有更高要求，不推荐作为首选检查方法。

（三）CT 血管造影

CT 血管造影是重要的补充检查，不仅有助于明确患者 HICH 的诊断及颅内血管情况，而且有助于预测血肿扩大风险，为制订下一步治疗方案提供及时有力的证据。

（四）其他

磁共振血管成像（MRA）和数字减影血管造影（DSA）在 HICH 的鉴别诊断中有重要价值。

四、治疗

（一）一般治疗

包括血压管理、颅内压管理，控制癫痫及止血等。

（1）保持安静，减少不必要的搬动，保持呼吸道通畅。

（2）将收缩压控制在 140 mmHg 以内的安全范围。治疗脑水肿，降低颅内压。

（3）对所有 HICH 患者都应进行颅内压（ICP）的评估和判断，及时对颅内高压进行处理，防止发生严重的颅内高压甚至脑疝。

（4）甘露醇和高渗盐水等药物可减轻脑水肿，降低 ICP，减少脑疝发生风险；可根据具体情况选择药物的种类、治疗剂量及给药次数。

（5）对于血肿累及皮质区的 HICH 患者，可以预防性使用抗癫痫药。

（二）手术治疗

去骨瓣开颅血肿清除术、立体定向血肿抽吸术、小骨窗开颅血肿清除术、血肿钻孔引流术以及神经内镜下血肿清除术等。

五、护理

（一）术前护理

1. 术前护理评估

（1）了解患者高血压病史、血压控制情况以及起病情况。

（2）评估患者意识状态、肢体功能及言语功能。

（3）评估患者生命体征，尤其是血压；观察瞳孔大小及瞳孔对光反射。

（4）已行气管插管和机械通气的患者，评估患者呼吸形态、咳嗽反射等，评估患者是否存在呼吸机抵抗等。

（5）吞咽困难较常发生，应评估患者是否存在吞咽障碍。

（6）评估患者是否发生癫痫，癫痫发生的诱因、持续时间、部位等。

（7）评估镇静患者的镇静深度。

（8）评估患者的生活自理能力、跌倒风险、压力性损伤风险、非计划性拔管风险等。

2. 术前护理措施

（1）将床头抬高 30°，绝对卧床休息，减少不必要的搬动。

（2）密切观察生命体征、意识状态、瞳孔、肌力变化，警惕生命体征紊乱、颈项强直、呼吸骤停等脑疝表现，做好急救准备。

（3）保持呼吸道通畅。

（4）控制血压，保持收缩压＜140 mmHg，降低颅内压，保证脑灌注压。

（5）避免引起出血加重的因素，如血压急剧波动、疼痛、抽搐、情绪激动等。必要时，遵医嘱予以轻度镇静。

（6）保持颈静脉通畅：保持头部正中位，避免过度扭转患者头部，避免使用气管导管固定器和捆绑固定胶带。

（7）预防误吸，暂时禁食禁饮（即完全无经口摄入，NPO），直到评估了吞咽功能。

（8）防止跌倒、坠床。

（9）进行术前准备。

3. 术前健康指导

（1）告知患者及家属手术方式、体位、预计入手术室时间，返回监护室的注意事项等，缓解患者紧张焦虑的情绪。

(2) 安全宣教，避免跌倒、坠床以及误吸等可能影响患者预后的不安全事件发生。

(3) 介绍治疗成功案例，增强患者信心。

(二) 术后护理

1. 术后护理评估

(1) 评估患者意识状态、肢体功能及言语功能。

(2) 评估患者生命体征，血压是否维持在适宜范围。观察瞳孔大小及瞳孔对光反射。

(3) 评估患者咳嗽反射、呼吸形态以及血氧饱和度等，避免因缺氧导致肺性脑损伤。

(4) 评估患者吞咽功能，因吞咽困难留置鼻胃管患者，评估其胃潴留及胃肠蠕动情况。

(5) 评估患者是否发生癫痫，癫痫发生的诱因、持续时间、部位等。

(6) 评估镇静患者的镇静深度。

(7) 评估伤口渗出情况，评估引流管是否通畅，以及引流液的颜色、性质、量。

(8) 评估患者症状改善情况。

(9) 评估患者生活自理能力、跌倒风险、压力性损伤风险、非计划性拔管风险等。

2. 术后护理措施

(1) 病情观察：观察并记录 GCS 评分、瞳孔、生命体征、疼痛、肢体功能以及言语功能。

(2) 体位护理：抬高床头 30°～45°，如需移动患者，注意避免骨窗处受压。肢体摆放于功能位，保证体位舒适。

(3) 控制血压：控制血压在 140/90 mmHg 以内，有糖尿病和慢性肾脏疾病者血压控制在 130/80 mmHg以内。血压波动幅度不宜过大，避免因平均动脉压过低以及脑灌注压低而影响脑组织灌注，导致脑缺血缺氧。在降压治疗期间，应严密观察血压的变化，避免血压波动，每隔 5～15 分钟进行一次血压监测。

(4) 导管护理：保证负压引流管、Ommaya 引流管及其他引流管的通畅，注意引流速度，观察并记录引流液的颜色、性质、量，避免引流过快、过多。Ommaya 引流高度可高于侧脑室平面 10～15 cm 或遵医嘱。

(5) 液体出入量管理：准确记录液体出入量，遵医嘱监测电解质，避免水、电解质紊乱。

(6) 饮食护理：摄入高蛋白、高热量、高纤维素食物。如患者吞咽障碍，经鼻胃管/鼻空肠管进食，做好管道护理，避免误吸、非计划性拔管的发生。

(7) 皮肤护理：避免发生压力性损伤。

3. 术后并发症的预防和护理

(1) 下肢深静脉血栓形成：根据患者下肢深静脉血栓形成的风险评估，合理采取预防措施。高危患者，遵医嘱使用联合治疗方案(加压和抗凝药)。使用渐变弹力袜可有效预防术后患者下肢深静脉血栓形成，若无特殊禁忌证，有下肢深静脉血栓形成风险的患者均应使用，鼓励行动不便的患者进行早期运动及肢体功能锻炼。

(2) 肺部感染：指导患者有效咳嗽方法，鼓励患者咳嗽、咳痰，清除呼吸道分泌物。鼓励患者进行深慢呼吸，协助翻身、叩背，必要时进行胸部物理治疗。进行肺部听诊，根据呼吸音及患者血氧饱和度情况，必要时予以吸痰。鼻饲前确定胃管在胃内，必要时监测胃残余量，如有胃潴留暂缓进食，避免误吸。

4. 术后健康指导

(1) 疾病指导：遵医嘱按时服用降压药，控制血压在 140/90 mmHg 以内。口服抗凝药预防血栓的患者，脑出血和复发的风险较高。年龄越大、出血量越大、术前 GCS 评分越低，疾病预后越差。

(2) 康复指导：早期进行康复训练对患者回归社会有很大帮助。指导患者及家属进行主动运动及被动运动。建议遵从康复师指导，充分调动家庭社会支持系统，进行针对性康复训练。

（3）饮食指导：摄入低盐、低脂、高蛋白、高热量、高纤维素的食物。服用排钾利尿剂降压者，适量补充含钾食物。经鼻胃管进食患者，告知患者及家属鼻饲液制作、保存和喂养的注意事项。在康复师评估吞咽功能的基础上，适时拔出胃管，逐渐恢复经口进食。

（4）安全指导：患者因肢体功能障碍、服用降压药、直立性低血压、虚弱等原因，易发生跌倒、坠床，指导患者及家属预防跌倒、坠床的措施。如患者行去骨瓣减压术，可佩戴帽子等保护骨窗。患者因吞咽障碍、排泄障碍等，使用鼻胃管、导尿管甚至气切套管时，可采用图文和（或）视频宣教资料，告知患者及家属管道使用注意事项，避免误吸、意外拔管等不安全事件发生。

（5）随访：遵医嘱定期随诊。行去骨瓣减压术患者，如无禁忌证，3～6 个月后可行颅骨修补术。

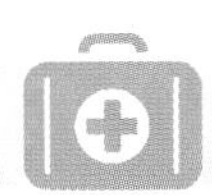

知识拓展

HICH 已被列入《健康中国行动（2019—2030 年）》四类重点防治的重大慢性病范畴，《高血压性脑出血中国多学科诊治指南（2020）》对 HICH 后的血压管理做了重要调整。2020 版指南与《中国脑出血诊治指南（2019）》均建议，收缩压在 150～220 mmHg 且无急性降压禁忌证的患者，急性期将收缩压降至 130～140 mmHg 是安全的。对于收缩压＞220 mmHg 的患者，2020 版指南仍认为静脉强化降压及持续血压监测是合理的，并强调应制订个体化的降压治疗方案，但将上述建议由（Ⅱb 级推荐，C 类证据）调整为（Ⅱa 级推荐，C 类证据）。

（陈红　任学芳）

第六节　自发性蛛网膜下腔出血的护理

颅内血管破裂后，血液流入蛛网膜下腔称为蛛网膜下腔出血（subarachnoid hemorrhage，SAH），临床上将 SAH 分为外伤性与非外伤性两大类。非外伤性 SAH 又称自发性 SAH，是一种常见且致死率极高的疾病，病因主要是颅内动脉瘤，约占全部病例的 85%，是严重损伤中枢神经系统并对全身多个器官产生病理影响的急性脑血管病。

一、病因

（1）颅内动脉瘤，最常见，占 50%～85%。

（2）脑动静脉畸形，青少年多见，约占 2%。

（3）高血压脑出血。

（4）动脉夹层。

（5）外伤。

（6）脑肿瘤、感染性动脉瘤。

（7）其他促发因素，如吸烟、酗酒等。

二、临床分级

临床通常采用 Hunt-Hess 分级法对动脉瘤性蛛网膜下腔出血患者的严重程度进行分级，分级越高，病情越严重，并且与预后相关（表 6-6）。

表 6-6 动脉瘤性蛛网膜下腔出血的临床分级

分类	Hunt-Hess 分级法
Ⅰ级	无症状或有轻度头痛、颈项强直
Ⅱ级	中度至重度头痛，颈硬，颅神经麻痹
Ⅲ级	轻度局灶性神经障碍，嗜睡或意识错乱
Ⅳ级	昏迷，中度至重度偏瘫，去大脑强直早期
Ⅴ级	深昏迷，去大脑强直，濒死

三、临床表现

动脉瘤性蛛网膜下腔出血患者在动脉瘤破裂之前的2～8周出现相对较轻的头痛、恶心、呕吐等"先兆性出血"或"警示性渗血"症状，需警惕。突发剧烈头痛是SAH最常见的症状，常常被患者描述为此生最剧烈、糟糕的头痛，呈霹雳样，可伴有恶心、呕吐、颈项强直、畏光、短暂性的意识丧失或局灶性的神经功能障碍。

四、辅助检查

（一）CT

CT平扫是目前诊断SAH的首选检查，可以明确SAH是否存在及程度（图6-9）。

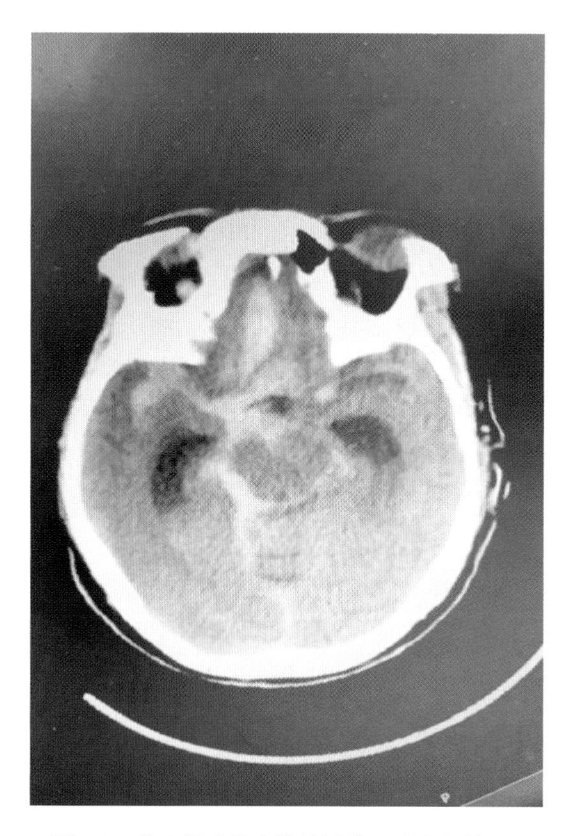

图 6-9 前交通动脉瘤性蛛网膜下腔出血的 CT

（二）脑脊液检查

腰椎穿刺脑脊液检查也是诊断SAH的常用方法，特别是CT检查阴性者。

（三）DSA

DSA是本病的标准诊断方法。目前主张DSA宜早进行，即出血3日内只要病情稳定，即应行DSA，以尽早进行病因治疗。

（四）经颅多普勒超声检查（TCD）

经颅多普勒超声检查（TCD）可动态检测颅内主要动脉流速，对临床SAH后血管痉挛有诊断价值。

五、治疗

病因治疗是SAH的根本治疗方法。原则是防止继续出血，防治血管痉挛及脑积水等并发症，防止复发，降低病死率和致残率。

（一）一般治疗

保持生命体征的稳定，维持正常的血容量。控制颅内压，纠正水、电解质紊乱，预防癫痫、脑积水、发热、贫血等并有效控制血糖。强调绝对卧床休息4～6周，避免一切升高颅内压和血压的因素。

（二）手术或介入治疗

（1）动脉瘤性蛛网膜下腔出血，可依据患者一般情况和动脉瘤特点采取血管内治疗或开颅手术治疗。

（2）脑动静脉畸形，手术切除为最彻底的方法，不仅可预防再出血，防止畸形血管盗血，改善脑血供，还能有效控制癫痫发作。某些较大的脑动静脉畸形常采取血管内治疗＋手术切除的联合治疗方式，可明显提高脑动静脉畸形的治愈率，降低致残率和病死率。

六、护理

（一）术前护理

1. 术前护理评估

（1）评估患者生命体征、意识状态，特别是血压的控制情况。保持收缩压＜160 mmHg和平均动脉压＞90 mmHg。

（2）评估患者有无导致再出血的相关因素。动脉瘤性蛛网膜下腔出血有再出血征兆，一般在出血后的24～48小时为再出血高峰，如患者症状好转后再次出现进行性加重、偏瘫、持续性高热等。

（3）评估患者有无脑血管痉挛（cerebral vascular spasm ，CVS）的临床表现，如偏瘫、感觉障碍等。评估患者有无头痛、呕吐、癫痫等症状。

（4）评估患者疼痛的部位、性质、程度、持续时间和有无伴随症状。

（5）评估患者有无低钠血症、发热、迟发性缺血性障碍。

（6）评估患者心理、家庭及社会支持情况，患者目前身体状况。了解患者及家属对疾病的认知和接受程度等。

2. 术前护理措施

（1）卧床休息，保证病房安静，提供安全、舒适的环境。

（2）避免再次出血的诱因，如情绪波动、用力排便、剧烈咳嗽、血压过高等。

（3）密切观察患者的生命体征，如再次出现剧烈头痛、恶心、呕吐、意识障碍加重，及时通知医生进行处理。

（4）遵医嘱使用镇痛药，观察用药效果和副作用。

3. 术前健康指导

（1）饮食：给予高蛋白、高热量、易消化的低渣饮食。忌辛辣、刺激性食物。

（2）遵医嘱服用降压药，控制血压。

（3）保持情绪稳定，调整好心态并保持大小便通畅。

（4）术前告知患者手术相关事宜，返回监护室注意事项，避免患者不必要的紧张情绪。

（5）DSA检查阴性者，需在2周后复查造影。

（二）术后护理

1. 术后护理评估

（1）评估患者有无导致颅内压增高的因素，如出血、癫痫、呼吸道梗阻等。

（2）评估患者有无脑梗死、脑水肿的征象。

（3）评估患者有无下肢深静脉血栓形成。

（4）评估患者生活自理能力、跌倒风险、压力性损伤风险、疼痛评分。

2. 术后护理措施

（1）体位：安静卧床，减少外界对患者的刺激，开颅手术的患者需抬高床头30°。

（2）病情观察：突发意识状态改变的患者，需考虑再出血、癫痫、脑积水、脑缺血或CVS的可能。介入治疗后的患者，24小时内严密监测其生命体征、瞳孔、GCS评分、足背动脉搏动和肢体温度等。

（3）控制血压：血压升高可使动脉瘤再次破裂出血，血压过低可诱发脑缺血，因此应将血压控制在适当范围内。根据患者的基础血压来修正目标值，维持平均动脉压≤130 mmHg。若同时使用多种降压药，需严密监测血压水平。

（4）镇痛、镇静管理：对头痛、躁动患者遵医嘱给予镇痛、镇静治疗。

3. 术后并发症的预防和护理

（1）继发性出血：

①密切观察患者的生命体征、瞳孔、GCS评分等的变化，尤其是血压的变化。观察伤口有无渗血、渗液。观察并记录引流液的颜色、性质、量。

②避免一切导致出血的诱发因素，如患者高血压未控制、疼痛、躁动等。

③保持病房环境安静昏暗，减少探视，避免患者情绪激动。

④对于头痛、躁动、呕吐的患者，根据疼痛评分进行镇痛、镇静、止吐治疗。

⑤保持大便通畅，使用缓泻药物预防便秘。

（2）正常灌注压突破综合征（normal perfusion pressure breakthrough，NPPB）：发生在脑动静脉畸形栓塞术后。需严密监测血压，尤其在术后72小时控制性低血压治疗（血压值低于患者基础血压值）期间。一旦发生，采取吸氧、降低颅内压、降压等对症措施。

（3）CVS：

①CVS可导致血流缓慢，加重脑水肿，并可导致原有的神经功能障碍加重或出现新的神经功能障碍。术后需密切观察患者的意识状态、肢体活动以及生命体征的变化，出现异常及时通知医生并处理。

②保持良好的脑灌注，遵医嘱输血，静脉注射白蛋白、血浆。

③及时进行扩血管及营养神经治疗。

④必要时进行高压氧治疗。

4. 术后健康指导

（1）禁烟酒，控制血压在正常范围，保持良好的生活习惯，合理膳食。

（2）保持大便通畅，不要用力排便。

（3）情绪稳定，保持良好心态，避免重体力劳动和剧烈运动。

（4）服用抗凝药的患者，用药期间密切观察有无出血倾向。服用抗癫痫药的患者，定期复查肝功能、血药浓度。

（5）有肢体功能障碍、失语等的患者应坚持进行康复训练，循序渐进，以促进神经功能恢复。

（6）根据不同的疾病告知患者门诊随访时间。

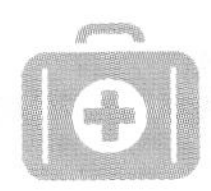

知识拓展

2019版《中国蛛网膜下腔出血诊治指南》与2015版相比，在SAH的流行病学与危险因素的推荐意见中增加了以下内容：①动脉瘤增大可能会增加破裂风险，应对未破裂动脉瘤进行定期影像学随访。②在讨论动脉瘤风险时，除年龄、动脉瘤部位和大小外，尤其要考虑动脉瘤形态学和血流动力学的因素。2019版SAH的诊疗流程图更加规范、清晰、详细。同时指出，对于无明显诱因出现头痛、癫痫或局灶性神经功能障碍的可疑SAH患者，建议完善CT平扫、CTA等检查，必要时行DSA检查以排除动脉瘤以外的其他病因。对于动脉瘤性蛛网膜下腔出血的支架辅助血管内治疗的患者强调围手术期需使用抗血小板药并完善血小板功能检查。

(沈劲松　任学芳)

第七节　颅内动脉瘤的护理

颅内动脉瘤是指颅内动脉壁局部异常扩大形成的一种瘤样突出，是造成蛛网膜下腔出血(subarachnoid hemorrhage，SAH)的首位病因。颅内动脉瘤的发病率为0.4%～6%，男女比例为1∶1.3。其中10%～30%为多发性动脉瘤，女性患有多发性动脉瘤的概率为男性的5倍。在颅内动脉瘤中，最常见的是囊状动脉瘤，约占85%。层间动脉瘤又称夹层动脉瘤，近年来由于神经影像学的发展，其发病率增多。

一、病因

(一) 囊状动脉瘤的病因

(1) 血流动力学：

①血流量增加：脑动静脉畸形，颈动脉与基底动脉存在交通支等。

②血压升高：主动脉狭窄、肾动脉纤维肌肉发育不良、多囊肾。

(2) 血管壁结构：

①先天性：家族性、遗传性。

②后天性：内弹性纤维层变性、炎症、外伤、肿瘤等。

③其他：烟雾病、巨细胞动脉炎。

(二) 梭形动脉瘤的病因

(1) 动脉粥样硬化。

(2) 遗传性。

(3) 放射性。

(4) 感染性。

(5) 血管结构性。

(6) 其他：主动脉弓狭窄、巨细胞动脉炎。

(三) 层间动脉瘤的病因

(1) 动脉粥样硬化。

(2) 外伤。

二、分类及分级

(一) 按动脉瘤的大小、部位和病理进行分类

1. 根据动脉瘤的大小分类

(1) 小型动脉瘤：瘤径≤1.4 cm。

(2) 大型动脉瘤：瘤径为1.5～2.4 cm。

(3) 巨型动脉瘤：瘤径≥2.5 cm。

2. 根据动脉瘤的部位分类

(1) 颈动脉系统，包括颈内动脉瘤、大脑前动脉瘤、大脑中动脉瘤。

(2) 椎-基底动脉系统。

3. 根据动脉瘤的病理分类 可分为囊状动脉瘤、层间动脉瘤和梭形动脉瘤。

(二) 临床分级

SAH世界神经外科联盟分级可评估患者的预后及手术的风险性。

三、临床表现

(1) 破裂的动脉瘤大多缺乏特异性的临床症状，多数是偶然发现。一旦破裂出血，SAH是最常见的症状。部分动脉瘤破裂之前的2～8周，患者可能出现相对较轻的头痛、恶心、呕吐等"先兆性出血"或"警示性渗血"症状，可持续数日。

(2) 未破裂动脉瘤可见相应部位的占位及压迫表现，最常见的是动眼神经麻痹急性发作。可见后交通段动脉瘤、颈内动脉海绵窦段动脉瘤等。大型动脉瘤或部分血栓性动脉瘤可导致头痛、癫痫、短暂性脑缺血发作(TIA)、远端血栓继发脑梗死。

四、辅助检查

(一) CT

CT平扫是目前诊断颅内动脉瘤破裂引起SAH的首选方法，其敏感性近100%。它可以明确有无SAH及程度、出血部位、出血量等。

(二) 数字减影血管造影(DSA)

DSA是诊断颅内动脉瘤的金标准(图6-10)。DSA存在假阴性的可能，如动脉痉挛、动脉瘤过小、周围血管遮挡等。对SAH首次造影阴性者，建议2周后复查。

(三) CT血管造影(CTA)

CTA诊断颅内动脉瘤的敏感性和特异性均可接近100%。但CTA的敏感性随着动脉瘤的大小而改变，对于小型动脉瘤(瘤径<3 mm)，CTA的敏感性有所下降，需要行DSA进一步明确诊断。

(四) 腰椎穿刺

腰椎穿刺是排除SAH的最后手段，但要掌握腰椎穿刺的时机。腰椎穿刺出现假阴性的原因是出血后6～12小时内，脑脊液内的血液尚未在蛛网膜下腔充分流动。

(五) 磁共振成像(MRI)

由于检查耗时、要求患者配合度高等原因，MRI目前用于CT不能确诊的可疑SAH患者。

(六) 经颅多普勒超声检查(TCD)

TCD可无创检测脑底大血管的血流速度，用于临床诊断SAH后血管痉挛。

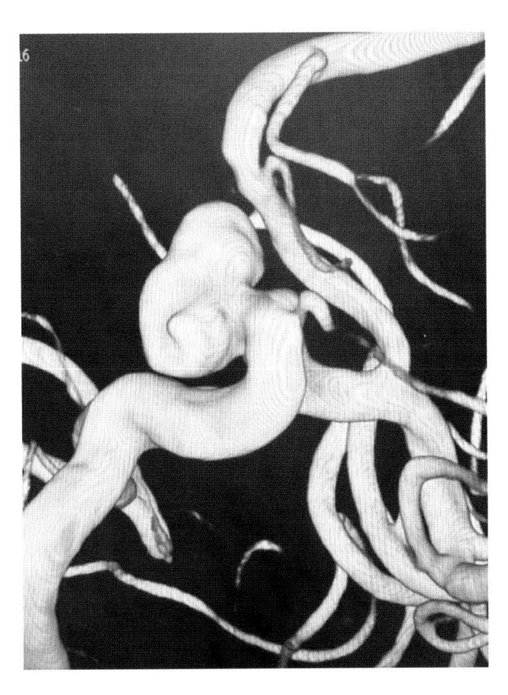

图 6-10 左侧颈动脉眼段动脉瘤

五、治疗

（一）保守治疗

对于发现未破裂动脉瘤的患者来说，其治疗的目的不仅在于预防 SAH，更重要的是如何保持和延长高质量的生命状态。医生与患者需权衡治疗与否的利弊，在关注患者的家族史、遗传史、合并症、血压、吸烟等情况的基础上，进行充分的沟通。

（二）破裂动脉瘤的非手术治疗

（1）生命体征和病情评估：需在监护室密切监测患者生命体征、意识状态、瞳孔、GCS 评分、电解质以及神经系统体征的变化。维持稳定的呼吸、循环系统功能。一方面为后续的手术治疗赢得时间，另一方面有助于及时发现再出血。

（2）一般治疗：绝对卧床 2～3 周。将床头抬高 30°，给予镇痛、镇静、降压、止咳、通便等对症处理。

（3）止血：可以应用抗纤溶止血药物进行短期治疗（＜72 小时）。

（4）控制血压：控制血压可降低再出血率，但过度降压可能增加脑梗死的风险。因此，血压的控制标准需要根据患者的年龄、既往血压状态、心脏病病史等综合考量。

（5）防治症状性脑血管痉挛。

（三）手术治疗

开颅手术包括动脉瘤直接夹闭（切除）术、包裹或加固动脉瘤术、动脉瘤孤立术、近端结扎＋旁路血管重建术、动脉瘤切除并血管重建术等。

（四）血管内介入治疗

根据是否保留载瘤动脉可以分为重建性治疗和非重建性治疗两大类。重建性治疗主要包括单纯弹簧圈栓塞、球囊辅助栓塞、支架辅助栓塞和血流导向装置等。非重建性治疗主要包括动脉载体及载瘤动脉的原位闭塞术。

六、护理

（一）术前护理

1. 术前护理评估

（1）评估患者相应部位的占位和压迫症状，对症处理。

（2）评估患者有无导致动脉瘤出血的危险因素，如高血压未控制、吸烟、便秘、情绪不稳定等。动脉瘤处理前可将收缩压控制在140～160 mmHg。

（3）评估患者有无头痛、呕吐、癫痫发作等症状。

（4）评估患者心理、家庭及社会支持情况，患者目前身体状况。了解患者及家属对疾病的认知和接受程度。

2. 术前护理措施

（1）动脉瘤破裂出血的紧急处理：

①基础护理：安静卧床、抬高床头并给予镇静镇痛治疗。留置导尿管、胃管，防治便秘并预防下肢深静脉血栓形成。

②病情观察：监测生命体征、意识状态、瞳孔、GCS评分、电解质以及神经系统体征的变化。

③控制血压：可降低再出血率，但可能增加继发性脑缺血的风险，因此需维持平均动脉压＞90 mmHg。

④止血：可使用抗纤溶药物以防止再出血。

⑤对症治疗：颅内压增高者予以降颅内压治疗；血糖＞10 mmol/L者需处理；高热者需予以降温；对已有癫痫的患者给予抗癫痫治疗；预防下肢深静脉血栓形成。

（2）有相应部位的占位和压迫症状的患者，对症处理。头痛、呕吐者予以止痛、止吐治疗。

（3）眼睑下垂的患者保持环境的安全，预防跌倒。

（4）癫痫的患者遵医嘱给予抗癫痫治疗。

（5）支架辅助栓塞的患者在术前3天开始按医嘱给予抗血小板聚集的药物。

（6）DSA（经股动脉）检查后护理：

①体位：穿刺侧下肢制动6～12小时。勿剧烈活动。

②观察要点：监测患者的GCS评分、瞳孔、生命体征及肢体活动。密切观察穿刺部位及其周围皮肤有无红肿、瘙痒、渗血，每30分钟测足背动脉搏动及足温1次，连续测8次。如患者主诉头晕、头痛，出现呕吐、失语、短暂的意识障碍、肌力下降、足背动脉搏动减弱或不可触及、温度过低等异常表现，或穿刺局部异常，均应立即通知医生。

③饮食：遵医嘱禁食4小时后予以半流质饮食。

（7）DSA（经桡动脉）检查后护理：

监测患者的GCS评分、瞳孔、生命体征及肢体活动。穿刺点加压包扎6～8小时，腕关节制动6小时。观察穿刺侧手掌色泽、指温、毛细血管充盈试验以及有无肿胀、疼痛。指导患者做手指屈伸活动，促进手部静脉回流；测量血压和静脉穿刺等操作应避免在患侧进行；鼓励患者摄入清淡食物并多饮水，加速造影剂的排出。

3. 术前健康指导

（1）给予清淡、低盐、低脂、富有纤维素的食物。忌辛辣、刺激性食物。

（2）保持情绪稳定，避免血压波动，调整好心态并保持大小便通畅。

（3）告知患者手术相关事宜、返回监护室注意事项，避免患者不必要的紧张。

（二）术后护理

1. 术后护理评估

（1）评估患者有无导致颅内压增高的因素，如出血、癫痫、呼吸道梗阻等。

（2）评估患者有无脑梗死、脑水肿的临床征象。

（3）评估患者下肢深静脉血栓形成的风险。

（4）评估患者生活自理能力、跌倒风险、压力性损伤风险、疼痛评分。

2. 术后护理措施

（1）体位：安静卧床，减少外界对患者的刺激，开颅手术的患者抬高床头30°。

（2）病情观察：突发意识状态改变的患者，需考虑有无再出血、癫痫、脑积水、脑缺血或脑血管痉挛的可能。介入栓塞术后的患者，24小时内严密监测生命体征、瞳孔、GCS评分、足背动脉搏动和肢体温度等。

（3）控制血压：血压的管理以维持脑组织灌注，防止脑缺血为目标。因此将血压控制在适当范围内，维持平均动脉压≤130 mmHg。若同时使用多种降压药，需严密监测血压，避免低血压造成的脑缺血。

（4）镇痛、镇静管理：对头痛、躁动患者根据疼痛评分给予镇痛、镇静治疗。

（5）伴发癫痫的护理：癫痫发作协助患者立即取侧卧位，移除区域内可能导致患者受伤的物品并拉起床栏。保持呼吸道通畅、吸氧并及时吸出分泌物。开放静脉通路并根据医嘱使用抗癫痫药，观察疗效。记录癫痫发作的时间、性质、持续时间等。

（6）用药护理：为防止血管痉挛，患者术后使用钙通道阻滞剂尼莫地平。静脉注射尼莫地平需注意：

①尼莫地平中含有23.7%的酒精，使用前需询问有无酒精过敏史。

②监测患者的血压，当收缩压<100 mmHg时慎用。

③注射时需用静脉推注泵，并严格控制推注速度。使用三通与其他补液联合输注，以减轻药物对血管的刺激作用。

④输注的过程中注意观察和倾听患者主诉，如发现患者面部潮红、发热或头痛、头晕、血压过低等不适，应通知医生，调慢滴速，必要时停用。

⑤尼莫地平易被聚氯乙烯吸收，故需使用自带的聚乙烯输液管，药物具有轻微光敏性，应避免在太阳光直射下使用。如果在散射性日光或人工光源下使用时间不超过10小时，则不必采取特殊的保护措施，否则必须使用避光注射器。

（7）治疗及护理操作分散，避免集中操作导致颅内压增高。

3. 术后并发症的预防和护理

（1）继发性出血：

①密切观察患者的生命体征、瞳孔、GCS评分等的变化，尤其是血压的变化。保持伤口敷料清洁、干燥，无渗血、渗液。记录引流液的颜色、性质、量。

②血压的监测：使用降压药控制血压。

③保持病房环境安静昏暗，减少探视，避免患者情绪激动。

④对于头痛、躁动、有呕吐的患者根据疼痛评分进行镇痛、镇静、止吐治疗。

⑤保持大便通畅，遵医嘱使用缓泻药物预防便秘。

（2）电解质紊乱：

①按医嘱补液，准确记录24小时液体出入量，维持CVP在5～12 cmH_2O。

②关注患者血钠、血钾等。防止出现低钠血症，以免加重脑水肿。

（3）脑缺血：

①脑缺血的发生与术中血管阻断时间密切相关。术后需密切观察患者有无神经功能缺失的表现，如意识障碍、一侧肢体无力或偏瘫、感觉障碍、失语或偏盲等。

②遵医嘱给予吸氧，改善脑缺氧。

③维持CVP在5～12 cmH_2O。

（4）脑血管痉挛（cerebral vascular spasm，CVS）：

①CVS可导致血流缓慢，加重脑水肿，并可导致原有的神经功能障碍加重或出现新的神经功能障

碍。术后需密切观察患者的意识状语、言语、肢体活动以及生命体征的变化，出现异常及时通知医生处理。

②保持良好的脑灌注，根据医嘱输血，静脉注射白蛋白、血浆。

4. 术后健康指导

(1) 随访：血管内介入治疗的复发率为20.8%～36%，因此对于介入栓塞后患者需终身随访，以早期发现动脉瘤复发或新发动脉瘤。推荐在治疗后的6～12个月行DSA的影像学随访。开颅手术的患者术后3个月门诊随访，其间发生不适症状应及时就诊。

(2) 饮食：忌暴饮暴食，宜清淡少盐低脂饮食。多食水果和蔬菜，保持大便通畅。

(3) 戒烟。

(4) 药物指导：有癫痫史的患者需服用抗癫痫药。支架辅助栓塞患者需继续服用阿司匹林和氯吡格雷至少3个月，用药期间密切观察有无出血倾向。有高血压的患者坚持服用降压药，并定期监测血压，控制收缩压<140 mmHg。

(5) 安全指导：动脉瘤夹闭后的患者勿进行攀高、游泳、驾驶车辆以及在高压电机旁作业。放置支架的患者不要提重物(5 kg以上)。

(6) 伤口指导：头部伤口拆线后可用无香料洗发液(如婴儿洗发液)洗头，动作宜轻柔，勿搔抓和摩擦伤口。伤口处的结痂，不要剥脱，待其自行脱落。

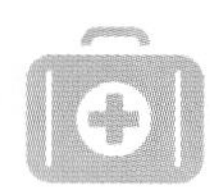

知识拓展

血管封堵器，又称血管闭合器(vascular closure device，VCD)，是一种血管封闭装置。传统上，当介入导管退出动脉后，应用人工压迫法进行穿刺点的止血，其止血相关并发症发生率在介入治疗时为1.3%～3.4%。与人工压迫止血相比，VCD相关的出血并发症和其他穿刺并发症发生率无明显降低，但能显著缩短患者制动时间，节约人力，也能增加患者舒适度，促进早期活动，预防下肢深静脉血栓形成等并发症。

(沈劲松　任学芳)

第八节　脑动静脉畸形的护理

脑动静脉畸形(brain arteriovenous malformation，bAVM)是一种发生于胚胎期的先天性疾病，年发生率为1.12～1.42/10万人，是常见的脑血管畸形。可发生于脑的任何部位，90%以上位于幕上，10%以下位于幕下。bAVM由供血动脉、异常血管团及引流静脉三部分组成。其主要病理特征是病变部位动脉与静脉之间直接相通，没有正常的毛细血管床，从而产生一系列血流动力学上的改变，表现为出血、盗血和脑过度灌注。

一、病因

病因尚不明确。

二、分类及临床分级

(一) 史玉泉动静脉畸形(arteriovenous malformation，AVM)四标准分级法

根据数字减影血管造影所示，将AVM的大小、部位和深度、供血动脉、引流静脉4项因素分为4个等级，给予评分(表6-7)。

表 6-7　史玉泉动静脉畸形分级法标准

项目	Ⅰ级	Ⅱ级	Ⅲ级	Ⅳ级
大小	小型，直径＜2.5 cm	中型，2.5～5.0 cm	大型，5.0～7.5 cm	大型，＞7.5 cm
部位和深度	表浅，非功能区	表浅，功能区	深部，包括大脑半球内侧面，基底节	涉及脑深部重要结构，如脑干、间脑等
供应动脉	单根大脑前动脉或大脑中动脉的表浅支	多根大脑前动脉或大脑中动脉表浅支或其单根深支	大脑后动脉或大脑中动脉和大脑前动脉深支，椎动脉分支	大脑前、中、后动脉都参与供血
引流静脉	单根，表浅，增粗不明显	多根，表浅，有静脉瘤样扩张	深静脉或深、浅静脉都参与	深静脉增粗曲张呈静脉瘤

（二）Spetzler-Martin 评分

以 AVM 所在区是否有明显的神经学功能、引流静脉的模式和 AVM 血管团的直径为主要指标，分成 5 级（表 6-8）。

表 6-8　Spetzler-Martin 评分

级别	直径			部位		引流静脉		总分
	＜3 cm	3～6 cm	＞6 cm	非功能区	功能区	浅表	深部	
Ⅰ级	1			0		0		1
Ⅱ级	1				1	0		2
	1			0			1	2
		2		0		0		2
Ⅲ级	1				1		1	3
		2			1	0		3
		2		0			1	3
Ⅳ级		2			1		1	4
			3		1	0		4
			3	0			1	4
Ⅴ级			3		1		1	5

三、临床表现

（一）出血

30%～65%的 bAVM 首发症状为出血，bAVM 越小，越容易出血。一般发生于青年人。发病突然，常在体力活动或情绪激动时发病，出现剧烈头痛、呕吐，可伴有不同程度的意识障碍，出现脑膜刺激症状、颅内高压症状或偏瘫、偏身感觉障碍等神经功能损害表现。

（二）癫痫

约一半的患者有癫痫发作，表现为癫痫大发作或局限性发作。可为首发症状，也可发生于出血或伴有脑积水时。多为脑盗血所致。

（三）头痛

半数以上患者有长期头痛史，发作时类似偏头痛，与脑血管扩张有关。出血时出现剧烈头痛伴呕吐。

（四）进行性神经功能障碍

以运动或感觉障碍为主。常发生于较大的 bAVM，因脑盗血引起脑缺血所致。最初为短暂性发作，随着发作次数增多，瘫痪程度加重并成为永久性。此外，颅内多次出血也会导致神经功能损害加重。

（五）其他

bAVM 的临床表现还包括智力减退、颅内杂音、突眼、精神症状等。

四、辅助检查

（一）计算机断层扫描（CT）

CT 平扫时未出血的 bAVM 呈不规则的低、等或高密度混杂的病灶，呈团块或点片状，边界不清。颅内出血时，CT 平扫是首选检查，可以迅速确定出血的部位、范围和出血量。

（二）磁共振成像（MRI）

“流空”血管影组成的团块状或斑块状病灶是 bAVM 的 MRI 特征性表现，可清晰地显示与周围脑重要结构的毗邻关系。

（三）数字减影血管造影（DSA）

DSA 是诊断 bAVM 的金标准（图 6-11）。可以明确畸形团的位置、大小、供血动脉、引流静脉，动态观察脑血流和侧支循环，获得最详细和最准确的血管构筑和血流动力学信息。对于不明原因的脑出血急性期行 DSA 检查阴性者，应在 2 周后复查 DSA，排除血肿占位效应引起的假阴性。

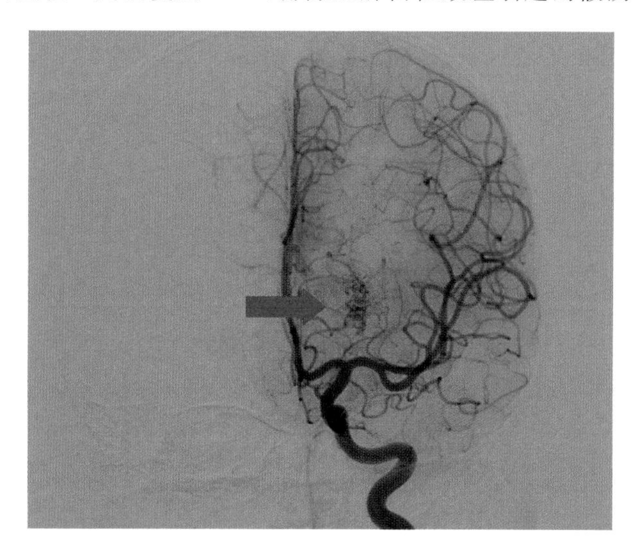

图 6-11 左额深部动静脉畸形 DSA 表现

（四）CT 血管造影（CTA）和磁共振血管造影（MRA）

CTA 和 MRA 均能显示 AVM 血管团、主要供血动脉和引流静脉，具有无创、简便、费用比 DSA 低、并发症少等特点，但可能无法显示较小的畸形血管团。

五、治疗

bAVM 目前的治疗方法有手术切除、血管内介入治疗、立体定向放射治疗或者几种方式联合治疗，主要根据病灶的大小、部位、血管构筑等因素来选择治疗方法。

（一）手术切除

手术切除被认为是最合理的治疗方式。其优点是全切除率高，疗效明确；缺点是创伤大、康复时间长且有相关神经功能缺损风险。

（二）血管内介入治疗

根据不同的临床情况，可进行完全性栓塞、手术前或 SRS 治疗前栓塞、靶向栓塞、姑息性栓塞。

（三）SRS

SRS具有创伤小、无出血、并发症少、住院治疗时间短等优点。适用于体积＜12 cm^3或直径＜3 cm的bAVM，或bAVM治疗后仍残留或经手术切除、栓塞治疗后仍有复发者。

（四）联合治疗

某些较大的bAVM常采用血管内治疗＋手术切除的联合治疗方式，联合治疗方式可明显提高bAVM的治愈率，降低致残率和病死率。

六、护理

（一）术前护理

1. 术前护理评估

（1）出血相关因素评估：评估患者可导致出血的相关因素，如搬动和妊娠等。

（2）症状评估：评估患者头痛、呕吐的程度；癫痫发作症状；局部神经功能障碍的表现。

（3）过敏史评估：评估患者药物过敏史、造影剂过敏史等。

（4）心理评估：评估患者心理、家庭及社会支持情况，了解患者及家属对疾病的认知及接受情况。

2. 术前护理措施

（1）体位：急性出血期患者绝对卧床休息，抬高床头15°～30°。

（2）病情观察：密切观察患者生命体征、意识状态、瞳孔变化，有无头痛加剧、恶心、呕吐、肢体活动异常等情况，及时发现出血体征，积极配合抢救。

（3）疼痛护理：定期评估患者头痛情况，根据医嘱给予止痛药对症治疗。如疼痛加剧，及时通知医生，准备CT检查。

（4）控制血压：预防和减少出血或再次出血的重要措施。控制标准需根据患者年龄、既往血压状态等来综合考量，通常控制在基础血压或患者年龄稍高水平。要保持环境安静，保证睡眠质量，控制情绪，避免情绪激动、便秘、剧烈运动、过度用力引起的血压骤升。

（5）控制癫痫发作：根据医嘱按时、准量给予抗癫痫药，注意观察癫痫发作的先兆症状；癫痫发作时，积极配合医生控制癫痫，给予吸氧治疗。

（6）术前准备：

①开颅术前准备：做好配血、禁食禁水、剃头等常规术前准备。

②栓塞术前准备：血管内介入治疗前使用钙通道阻滞剂尼莫地平以防止术中血管痉挛，微量泵24小时持续输注，避光使用；与常规补液共同输注，以减少对血管的刺激；使用时监测血压变化，观察患者有无面色潮红、心悸、头晕、皮疹等不适。

3. 术前健康指导

（1）饮食：以高蛋白、高维生素、低脂肪、清淡饮食为主，多摄入蔬果等纤维素含量丰富的食物，保持大便通畅。

（2）避免剧烈咳嗽与便秘：剧烈咳嗽和便秘会引起胸腹内压骤升，颅内静脉回流受阻，动脉压力增大，动脉壁更易被血流冲破，造成出血。因此在患病期间应避免感冒、咳嗽，避免便秘，必要时可使用缓泻剂。

（3）术前1～2周要戒烟，以减轻对呼吸道的刺激，减少呼吸道分泌物的产生。

（4）讲解手术的目的、方法及注意事项，给予心理安慰。

（二）术后护理

1. 术后护理评估

（1）评估导致颅内压增高的相关因素，如脑出血、癫痫、呼吸道梗阻等。

（2）评估患者有无脑梗死、脑血管痉挛的表现。

（3）血管内介入治疗后，评估患者穿刺侧下肢有无动脉血栓、皮下血肿等表现。

2. 术后护理措施

（1）体位：开颅术后，抬高床头15°～30°，促进脑部血液回流，减轻脑水肿。栓塞术后，平卧位，穿刺部位加压包扎，穿刺侧下肢制动 6～12 小时或遵医嘱，禁做屈髋、屈膝动作。

（2）病情观察：

①观察患者生命体征、意识状态、瞳孔变化，尤其注意血压的变化，以防诱发脑梗死、脑出血等并发症。

②观察患者言语、肢体运动情况，如有异常，及时通知医生。

③血管内介入术后护理：详见本章第一节"脑脊髓血管病"的概述。

（3）饮食护理：鼓励患者摄入高蛋白食物，不能进食的患者给予鼻饲饮食，或遵医嘱静脉补充热量。栓塞术后患者多饮水，有利于造影剂的排出。

（4）严格控制血压：将血压控制在低于基础血压 20～30 mmHg 范围内，持续 3～5 日，避免一切引起血压升高的因素。出现血压波动时，应积极对症处理。血压骤升时，要观察患者有无颅内压增高症状，警惕脑水肿加重或脑出血的可能。

（5）术后使用抗癫痫药，预防癫痫的发生，有助于改善患者的预后。癫痫发作时，积极采取处理措施，防止误吸、摔伤等意外，给予吸氧、镇静治疗，监测电解质水平。

3. 术后并发症的预防和护理

（1）继发性出血：避免颅内压增高的因素，保持大便通畅，预防呕吐。观察生命体征、意识状态、瞳孔、言语及肢体活动变化。观察伤口敷料及引流液的颜色、性质、量。出现异常，及时通知医生，行 CT 检查，明确是否有颅内出血，做好急诊手术准备。

（2）脑血管痉挛：术后常见并发症。常因出血后血液刺激脑膜及术中刺激引起，可导致血流缓慢，引起脑水肿、脑梗死的发生。表现为头痛、血压增高等，临床常用尼莫地平进行预防治疗。观察患者生命体征、意识状态、言语、肢体活动，如出现嗜睡、烦躁、多语或失语、肢体肌力下降或偏瘫，应及时通知医生，及时给予扩容、缓解血管痉挛的治疗。

（3）正常灌注压突破综合征（normal perfusion pressure breakthrough，NPPB）：术后最危险的并发症。颅内血管长期处于低灌注状态，畸形血管团消失后，血流量突然增加，血管无法承受过大压力而破裂出血，表现为颅内压增高症状，如剧烈头痛、恶心、呕吐、意识障碍等。术后密切观察生命体征的变化。当患者出现意识改变或神经功能损伤表现加重时，及时通知医生，保持患者气道通畅，持续低流量吸氧，严格控制血压，准确记录液体出入量，合理安排补液量，匀速输液，维持中心静脉压在 8～12 cmH_2O。

4. 术后健康指导

（1）饮食：多摄入高蛋白、易消化的食物，以增加组织的修复能力，确保机体营养供给。栓塞术后患者多饮水，有利于造影剂的排出。

（2）鼓励患者早期下床活动，循序渐进，避免劳累；术后 1～3 个月避免剧烈活动及重体力劳动。

（3）服用抗凝药者，用药期间密切观察有无出血倾向。服用抗癫痫药者，定时复查肝功能及血药浓度。

（4）术后 3 个月或 6 个月复查 DSA 或 CTA、MRA，门诊随访。

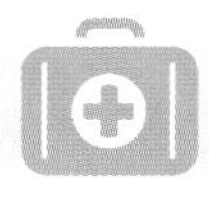

知识拓展

2017 版脑动静脉畸形的处理科学声明由美国心脏协会卒中委员会发布。该声明是目前最全面的 bAVM 报道，主要包括流行病学、自然史、诊断、治疗方案（包括开颅手术、立体定向放射外科和栓塞治疗的作用）、治疗后随访以及破裂和未破裂 bAVM 的处理等，为脑动静脉畸形的临床治疗方案提供参考依据。

（张璐　任学芳）

第九节 海绵状血管瘤的护理

海绵状血管瘤又称为海绵状血管畸形，是由异常的窦状血管丛簇集而成，形似海绵。海绵状血管瘤分为散发型和家族型。散发型多表现为单个病例和单个病灶，家族型多表现为多个病例和多个病灶。

一、病因

家族型多为遗传因素，与基因变异有关。其他诱因如放疗、病毒感染、外伤、手术等均被认为是海绵状血管瘤发生的因素。

二、临床表现

海绵状血管瘤的症状取决于病变大小和位置。

（一）无明显症状

约 40％的海绵状血管瘤患者可无症状或有轻微头痛，常因其他原因或于体检时发现。

（二）出血

约 26％的患者临床表现为出血症状。海绵状血管瘤为低压、低血流的血管畸形，出血可不伴有明显症状，进一步出血可伴有头痛、意识障碍、神经功能缺损和癫痫等。

（三）癫痫

临床约 30％的患者出现癫痫症状，为海绵状血管瘤的最常见症状，可表现为各种形式的癫痫，可能由瘤体压迫或病灶出血引起。

（四）局灶性神经功能障碍

脑实质深部及脑实质外包含重要的神经，这些部位的海绵状血管瘤常引起局灶性神经功能障碍，与海绵状血管瘤的出血刺激或机械压迫相关。

三、辅助检查

（一）MRI

MRI 是诊断海绵状血管瘤最主要的影像学手段（图 6-12）。增强 MRI 能够清楚地观察到海绵状血管瘤是否伴有静脉畸形。

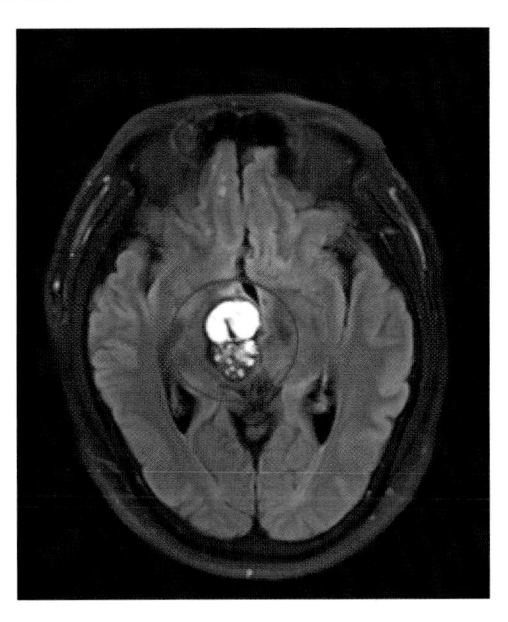

图 6-12 脑干海绵状血管瘤 MRI 成像

（二）CT

CT 能显示病变和位置，但无法鉴别病变类型，因此 CT 对海绵状血管瘤的诊断价值不如 MRI。但 CT 能较清楚显示钙化部分，在检测瘤壁血栓伴钙化方面优于 MRI。

四、治疗

（一）保守治疗

部分海绵状血管瘤患者仅有轻微症状或偶然发现，对于此类患者，需平衡手术风险和疾病本身的风险，权衡利弊。因海绵状血管瘤首次出血危险性不高，对于患者年龄偏大或者瘤体位置较深、手术难度较大者，建议保守治疗，定期观察随访。伴有癫痫的海绵状血管瘤可服用抗癫痫药控制症状。

(二)手术治疗

部分患者因瘤体大、出血量大、反复出血、神经症状进行性加重或出现难治性癫痫需进行手术治疗。手术的目的是切除病灶以预防再出血,控制神经系统症状等。

(三)放疗

放疗目前已经成为海绵状血管瘤另一个主要的治疗手段,其治疗该疾病的安全性好,疗效明确,尤其适合手术风险高的患者。

五、护理

(一)术前护理

1. 术前护理评估

(1)了解患者起病情况,如入院时症状已消失,需询问首次发病的年龄、发病的方式(缺血性或出血性)、发作的次数、严重程度以及诱发因素和持续时间等。

(2)评估患者意识状态、瞳孔、生命体征、言语沟通、肢体活动等情况。

(3)评估有无再次出血征兆,如剧烈头痛、意识障碍等。

(4)评估神经功能缺失的程度:感觉、运动、呼吸、吞咽等功能。

(5)评估颅内高压的表现及脑疝的可能。

(6)评估患者生活自理能力、营养状况、跌倒风险、压力性损伤风险等情况。

(7)评估患者既往史,其用药及控制情况,尤其是高血压病史。

2. 术前护理措施

(1)患者出血急性期或有海绵状血管畸形出血危险时,应绝对卧床休息,抬高床头 15°~30°,翻身等操作时动作宜慢,保护头部,以免加重脑出血。病室环境保持安静,避免喧闹。

(2)有癫痫史的患者,遵医嘱准确给药,观察患者有无癫痫发作。癫痫发作时进行对症护理。

(3)海绵状血管畸形累及后组颅神经的患者,术前进行吞咽功能评估,必要时鼻饲饮食,做好气道护理。

(4)躁动患者给予适当的保护性约束,必要时遵医嘱给予镇静,观察镇静效果及药物副作用,如循环改变而出现血压下降、心率减慢。

(5)肢体活动障碍的患者,协助翻身,肢体保持功能位。

(6)保护患者安全,预防跌倒。

(7)保持情绪稳定,避免各类不良刺激,避免血压波动。

(8)与患者分享治疗成功的病例,增强患者手术信心。

3. 术前健康指导

(1)告知患者手术方式、体位、预计入手术室时间,返回监护室的注意事项等,避免不必要的紧张情绪加重病情。

(2)指导患者进行床上深呼吸、排便等练习。

(3)做好饮食指导,保持大便通畅。

(二)术后护理

1. 术后护理评估

(1)评估患者意识状态、瞳孔、生命体征、言语沟通、肢体活动等。

(2)评估患者伤口敷料及各引流管情况。

(3)评估患者神经功能缺失症状改善情况。

(4)评估有无颅内高压、颅内出血的征象及脑疝的可能。

(5)评估患者生活自理能力、营养状况、疼痛、跌倒风险、血栓风险、压力性损伤风险。

2. 术后护理措施

（1）抬高床头 15°～30°，头部偏向健侧，减少患侧伤口压迫。

（2）维持血压稳定，血压升高时遵医嘱使用降压药，保持环境安静，情绪平稳，减少刺激。

（3）若患者出现吞咽困难等症状，进食时应抬高床头，速度宜慢。观察患者进食情况，必要时遵医嘱给予留置胃管。

（4）保持呼吸道通畅，必要时予以吸痰或配合医生行气管插管术或气管切开术。

（5）躁动患者给予适当的保护性约束，做好镇痛镇静治疗的观察和护理。

（6）肢体保持功能位，鼓励早期康复锻炼。

（7）长期卧床的患者，可抬高、活动下肢，遵医嘱使用弹力袜，预防下肢深静脉血栓形成。

（8）搬动患者时，应使头颈成一条直线，避免头颈部扭转或过度振动。

3. 术后并发症的预防和护理

（1）脑疝：颅内出血伴发血肿或水肿等原因使颅内压增高，导致脑疝形成，从而危及生命。如患者主诉剧烈的头痛、恶心并伴有喷射性呕吐、出现意识障碍或程度加重，瞳孔变化，生命体征表现为“二慢一高”症状，即呼吸慢而深，脉搏慢而有力，血压升高时，应警惕脑疝发生，须立即报告医生给予对症处理。发生脑疝时，应迅速建立静脉通路，使用脱水剂，若患者出现心跳呼吸骤停时，应配合医生做好抢救。

（2）癫痫：观察患者生命体征及肢体情况，倾听患者主诉，及时发现癫痫发作的先兆症状。癫痫发作时的患者应由专人护理，保持呼吸道通畅，吸氧，清除口鼻腔分泌物，有活动义齿者取下义齿，遵医嘱用药。发作时不能用暴力约束，以防骨折。及时做好相关记录。

4. 术后健康指导

（1）伤口管理：保护头部，防止外伤，伤口拆线后两周内不宜洗头，可用温水毛巾擦拭。

（2）保持大便通畅：合理膳食，适当运动。勿用力排便，必要时可使用缓泻剂。

（3）用药管理：长期服用特殊药物者，如服用抗癫痫药、降压药、激素类药物，均应在医生指导下用药，不可自行减药停药，若出现药物不良反应须立即就医。

（4）有癫痫史的患者：注意安全，以防意外发生，避免劳累，不单独从事危险活动。若出现肢体麻木、眩晕、心悸等症状，提示可能会发生癫痫，应立即平卧，避免摔伤。

（徐燕　任学芳）

第十节　颈动脉海绵窦瘘的护理

颈动脉海绵窦瘘（carotid cavernous fistula，CCF）是一种罕见的颈动脉及其分支与海绵窦之间形成动静脉交通而产生的临床症候群，可以自发发生或继发于创伤。

一、解剖

海绵窦（cavernous sinus，CS）是一对以蝶鞍为中心的硬脑膜静脉窦（图 6-13）。由于海绵窦内的纤维小梁将腔隙分隔成许多相互交通的小腔，使之状如海绵而得名。每侧海绵窦前方与眶上裂相接，后方邻近颞骨岩部，内侧邻近蝶骨体，外侧靠近颞叶，长约 2 cm，内外宽 1 cm。两侧海绵窦通过海绵间前、后窦交通，在蝶鞍周围形成了一个完整的环状静脉窦，称为环窦。

颈内动脉通过岩舌韧带进入海绵窦，并在近端硬脑膜环处退出。海绵窦内含有丰富的静脉丛，前方接受眶上裂的静脉回流，向后与岩静脉和基底静脉丛相交通。海绵窦外侧壁与Ⅲ～Ⅵ对颅神经的走行关系密切，在临床上颇为重要。所有行经海绵窦的颅神经均被认为在硬膜外腔。

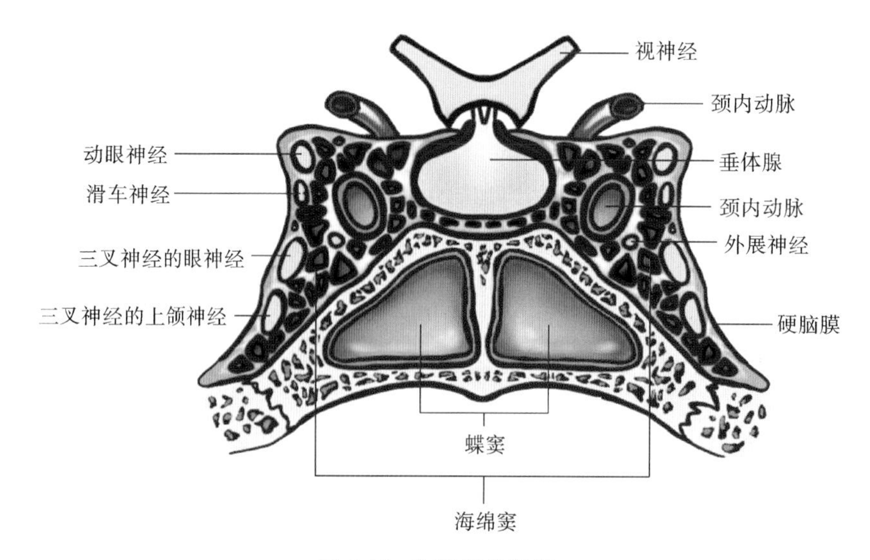

图 6-13 海绵窦的解剖

二、病因

外伤性颈动脉海绵窦瘘(traumatic carotid cavernous fistular,TCCF)是由于外伤造成颈动脉海绵窦段主干或其分支破裂,与海绵窦之间形成异常的动静脉交通而造成一系列特殊的临床综合征,占 CCF 的绝大多数,头颅直接或间接创伤都可能引发。自发性颈动脉海绵窦瘘又称海绵窦硬脑膜动静脉瘘(dural arteriovenous fistula,DAVF),约占 CCF 的 30%,以老年女性患者常见。其他病因可能包括动脉瘤、艾勒-达洛氏综合征(Ehler's-Danlos syndrome)、弹力纤维性假黄瘤、成骨不全和纤维肌发育不良等肌肉骨骼和结缔组织病。

三、分类

临床上使用最多的是根据病因、血流速度和供血血管来源进行分类的 Barrow 分型(表 6-9)。A 型最常见,常由外伤引起;B、C 和 D 型均为间接交通引起的低流量病变,多数为自发发生。

表 6-9 Barrow 分型

类型	定义
A(直接型)	颈内动脉破口与海绵窦直接交通形成的高流量瘘
B(非直接型)	颈内动脉硬膜支与海绵窦之间形成的硬膜动静脉瘘
C(非直接型)	颈外动脉硬膜支与海绵窦之间形成的硬膜动静脉瘘
D(混合型)	颈内、外动脉硬膜支与海绵窦之间形成的硬膜动静脉瘘

四、临床表现

CCF 的临床表现受病因、大小、海绵窦内的位置、血流速度和引流途径的影响。直接型 CCF 由于眶静脉的动脉化,往往有严重的急性发作表现,常表现为典型的搏动性突眼、眼眶杂音和球结膜水肿三联征;而间接型 CCF 病程发展较慢、呈渐进性。

(一) 直接型 CCF

(1) 搏动性突眼:患侧眼球向前突出并有与脉搏相一致的眼球跳动,手可触摸到眼球的搏动及血液流过时的颤动感。

(2) 眼眶杂音:杂音如机器轰鸣声连续不断,夜晚及安静时尤为明显。

(3) 球结膜水肿、充血。

(4) 眼球运动障碍。

(5) 视力障碍:复视、视物模糊,甚至失明。

(6) 眼眶/眶后疼痛。

(7) 鼻出血:出血量常较多,甚至引起失血性休克。

(8) 局部颅神经功能障碍:约 63%患者存在眼肌麻痹。外展神经受压可导致霍纳综合征(Horner 综合征),三叉神经受压可使同侧面部感觉减退。

(二) 间接型 CCF

起病时通常无症状或较隐匿,最常见的表现是结膜充血。对于晚期的间接型 CCF,流入海绵窦的动脉流量增加会造成静脉充血,并逆行引流至眼眶静脉。较常见的表现包括结膜静脉动脉化、球结膜水肿、突眼、复视、杂音、眶后头痛、眼压升高和视力下降。

CCF 也有出现中枢神经症状的可能,约 5%的 CCF 可能发生自发性蛛网膜下腔出血或脑内血肿。此外,当瘘口流量过大或侧支循环不良时,CCF 瘘口盗血,可引起局部神经功能障碍、癫痫甚至静脉性脑梗死。静脉高压导致全脑灌注不足,颅内高压以及导水管压迫引起脑积水等,可引起定向力下降、双眼视力减退、嗜睡甚至昏迷。

五、辅助检查

(一) CT、MRI

CT、MRI 可发现突眼,海绵窦和眼上静脉扩张,眼外肌增大。MRI 可能显示异常的海绵窦流空现象,这是 CCF 的特异性表现。

(二) DSA

DSA 是诊断金标准。明确 CCF 的位置、供血动脉、血流速度等,可用于分类 CCF 并帮助规划治疗策略。

(三) CTA 和 MRA

CTA 和 MRA 可用于术后随访,发现阳性变化再行 DSA 检查。

(四) 其他

经颅多普勒超声检查(TCD)可无创、实时地了解血流动力学参数。单光子发射计算机断层成像(single photon emission computed tomography,SPECT)是脑灌注及脑代谢的无创检查方法。

六、治疗原则

监测眼压、视力等,治疗眼部并发症和关闭 CCF。

(一) 一般治疗

症状轻微、瘘口流量低的直接型 CCF 患者可考虑保守治疗及颈部压迫疗法。眼压增高者可采用乙酰唑胺、静脉用皮质类固醇和外用 β 受体阻滞剂辅助降低眼压。定期监测视力、眼压等。一些硬脑膜型 CCF 患者可采用手法压迫血管治疗。采用颈部压迫疗法压迫时须注意有无脑缺血症状,如无力、麻木、失明等,一旦出现须立即停止。

(二) 血管内介入治疗

血管内介入治疗为一线治疗方案。大多数直接型 CCF 首选经动脉栓塞,关闭瘘的同时保留颈内动脉内的血流,可使用可脱性球囊、支架和带支架辅助的弹簧圈栓塞。间接型 CCF 常首选经静脉栓塞治疗,特别是由颈内动脉分支供血的瘘。

(三) 手术治疗

包括采用海绵窦内填塞以封闭瘘口,缝合或夹闭瘘口,用筋膜和胶水封闭瘘口,结扎颈内动脉。

(四) 放疗

当血管内介入治疗不可行,且手术治疗困难或并发症风险较高时,可考虑放疗。放疗也可作为血管内介入治疗的辅助治疗方式。

七、护理

（一）术前护理

1. 术前护理评估

（1）评估患者外伤史，外伤的治疗情况，对疾病相关知识的了解程度。

（2）严密监测患者生命体征、意识状态、瞳孔变化，防止颅内压及眼压增高导致血管破裂出血。

（3）评估患者球结膜水肿、出血及突眼的程度，局部用药情况。同时评估视力下降的程度，有无复视。

（4）评估患者生活自理能力、跌倒风险。

2. 术前护理措施

（1）眼部护理：室内光线柔和，避免强光刺激。告知患者勿用手揉眼睛，洗脸时避免水进入眼内。用消毒棉签擦拭眼内分泌物，人工泪液润滑眼睛，或遵医嘱使用眼部抗炎药物，预防暴露性角膜病变。

（2）安全管理：患者有复视、视力减退，应注意安全，做好交接班，防止意外。

3. 术前健康指导

向患者耐心解释血管内介入治疗的目的、注意事项，以消除患者的恐慌和疑虑。

（二）术后护理

1. 术后护理评估

（1）评估手术情况，以预测术后可能出现的相关并发症，实施针对性防护。

（2）密切观察患者意识状态、瞳孔及生命体征变化，同时注意有无头痛、呕吐、偏瘫、失语、癫痫发作等神经系统症状，警惕脑缺血的发生。

（3）评估眼压相关症状，如球结膜水肿、突眼等症状是否改善。

（4）评估局部神经功能障碍症状，如眼肌麻痹、面部麻木等症状有无加重。

2. 术后护理措施

（1）控制血压，预防血管痉挛。术中导管导丝及栓塞材料对血管壁的机械刺激，极易诱发脑血管痉挛，导致脑缺血。密切观察患者有无头痛、颈项强直及意识障碍加重。术后应用钙通道阻滞剂静脉微量泵输入，掌握给药途径和方法，严格按照医嘱控制血压。

（2）血管内介入治疗的穿刺部位护理。根据医嘱，穿刺侧肢体制动 6～12 小时。密切观察穿刺侧肢体的伤口敷料、足温及足背动脉搏动，发现局部渗血、血肿、疼痛、未扪及动脉搏动等异常及时告知医生。

3. 术后并发症的预防和护理

（1）颅神经瘫痪：诱导海绵窦血栓形成会使很多患者的症状一过性加重。据报道，高达 42% 的患者会出现眼肌麻痹一过性加重。应告知患者此为短期现象，避免恐慌。

（2）脑梗死：外科手术、经动脉或静脉栓塞术后均可发生，表现为失语、肢体麻痹等神经功能障碍。遵医嘱使用抗血小板治疗，控制血压，预防血管痉挛。

（3）假性动脉瘤：经动脉栓塞术后可能出现。无症状的假性动脉瘤无须处理，大多可自行闭合。

（4）脑过度灌注：经动脉栓塞术后可能出现。长期严重盗血的患者当瘘口关闭而颈内动脉保持通畅时，患侧大脑半球血流骤然增加，病灶周围脑组织小动脉自动调节功能丧失，不能耐受增加的血流量，导致血液过度灌注，引发脑肿胀、广泛渗血，严重时还可发生脑水肿和颅内出血。表现为头痛、眼胀、血压增高等症状。加强病情观察，遵医嘱使用脱水剂，保持平均动脉压低于基础血压的 10%～15%，维持 3～5 日，发现异常及时向医生汇报。

（5）颅内出血：经静脉栓塞术后血液向皮质静脉或眶上静脉转流，可发生蛛网膜下腔或脑内出血。术后加强观察意识状态、瞳孔及生命体征变化，做到早期发现颅内出血的征兆。

4. 术后健康指导

(1) 告知患者结膜水肿、突眼等眼压相关症状一般会在数小时到数日内迅速消退,在此期间,仍需坚持眼部护理。

(2) 颅神经损伤表现消退稍慢,可能需数周,在少数患者中会持续存在。根据患者存在的颅神经损伤表现给予相应的安全指导。

(3) 告知患者视力缺陷的恢复取决于严重程度和 CCF 关闭前的持续时间,瘘口栓塞之后可能出现急性视力下降,多数患者在短期内可好转,其间注意安全。

(4) 术后 1~3 个月避免剧烈运动。

(5) 术后 3 个月或 6 个月复查 CTA 或 MRA。

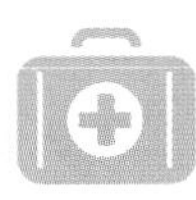

知识拓展

《英国鼻科学会鼻出血多学科治疗指南及共识解读》从初步评估、烧灼术、鼻腔填塞、血液系统因素、手术治疗及介入治疗 5 个方面对鼻出血的治疗进行指导。指南推荐使用早期预警评估(the modified early warning score, MEWS)和国际出血严重程度分类方法(World Health Organization bleeding classification score, WHOBCS)对鼻出血患者基本情况进行初步综合判定,在中心气道、呼吸和循环评估后,第一时间由专业医生进行急救。紧急情况下可以直接按压鼻部止血,使用口服冰块有减少出血的趋势。不可溶解物鼻腔填塞应为第一选择,而烧灼术应在明确出血点的前提下作为具有专业设备的医院的一线治疗方法。当保守治疗失败时,建议首选外科手术治疗,其次是介入放射学治疗。

(石卫琳)

第十一节 脊髓血管畸形的护理

脊髓血管畸形(spinal cord vascular malformation, SCVM)是脊髓内血管形态异常引起脊髓功能障碍的一组疾病,分为肿瘤型病变、动脉瘤和动静脉型病变三大类。临床常见的 SCVM 有硬脊膜动静脉瘘(spinal dural arteriovenous fistula, SDAVF)、脊髓海绵状血管瘤(spinal cavernous malformations, SCM)、脊髓动静脉畸形(spinal arteriovenous malformations, SAVM)、髓周动静脉瘘(perimedullary arteriovenous fistula, PMAVF)。

一、病因

SDAVF 病因不明,多数人认为是后天获得性疾病,与多种因素有关,如感染、脊髓空洞症、创伤和手术等。PMAVF 多见于先天性,部分与后天因素相关,如外伤、手术等。SCM 的病因有先天性、家族性和获得性(如放疗后)。SAVM 为先天性疾病。

SCVM 的致病机制复杂,临床表现常是不同机制共同作用的结果。主要致病机制包括:出血或血栓形成、盗血、占位效应、椎管内静脉高压。

二、临床表现

(一) 起病方式

1. 起病缓慢,进行性加重 最常见的起病方式。病损平面以下有感觉障碍、运动障碍、括约肌功能障碍等，这些症状可混合出现或单独出现。疼痛症状较少。主要与盗血、静脉高压和占位效应有关。

2. 间歇性发病 病程中有症状缓解期，但总的趋势是慢性加重。主要与间断性少量出血和血栓形成有关。

3. 突然起病 多数与急性出血、蛛网膜下腔出血或急性血栓形成有关。表现为突发性完全性截瘫。

（二）常见 SCVM 的临床表现

1. 硬脊膜动静脉瘘(SDAVF) 多见于50～60岁男性，常见的部位是胸段和腰段。呈隐匿性发病，缓慢进展，进行性加重，平均病程为23个月。早期表现为肌力减退、感觉异常，可伴排便、排尿障碍和性功能障碍，之后上行发展，25%～50%的患者以神经根性疼痛为首发症状，病程后期患者多有严重的神经功能障碍。

2. 髓周动静脉瘘(PMAVF) 发病年龄常见于20～30岁，无明显性别差异，好发于胸腰段和脊髓圆锥，受累节段较广。呈渐进性起病，病程明显短于SDAVF，加重时间在半年内。主要表现为肢体活动障碍、感觉减退，有时累及排便、排尿障碍，也可突发出血致截瘫。

3. 脊髓海绵状血管瘤(SCM) 中青年人居多，平均年龄为35～42岁，男女比例相当，病灶多位于颈胸段。SCM可无任何症状，一旦出现症状常因血管瘤出血导致，可伴随反复的进行性神经功能障碍。最常见的症状为感觉及运动障碍(60%)，其次是疼痛(34%)，排便、排尿障碍(23.6%)及呼吸困难(0.5%)。

4. 脊髓动静脉畸形(SAVM) 多见于青少年，无性别差异，好发于颈胸段和脊髓圆锥。以急性起病(或病程中突然加重)多见，首发症状多为不同部位的疼痛和运动障碍，多数患者有肢体乏力和感觉减退、大小便异常等脊髓神经功能障碍。

三、辅助检查

（一）磁共振成像(MRI)及磁共振血管造影(MRA)

MRI可显示SCVM病变脊髓虫蚀状血管流空信号，同时可显示脊髓的水肿、出血、血栓、脊髓空洞或脊髓萎缩等，是首选的筛查手段。MRI对于SCM有特异性，是最佳的检查手段，典型者可呈“牛眼征”或者“爆米花征”。MRA可用于术后随访、评价疗效(图6-14、图6-15)。

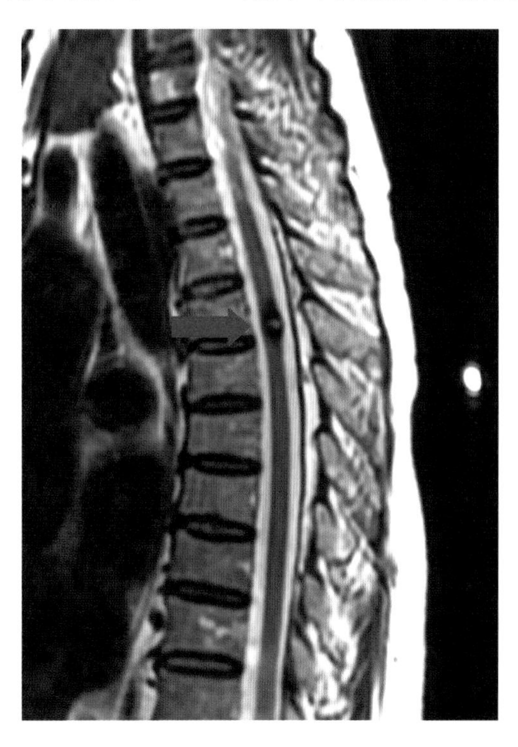

图6-14 T_4～T_5 海绵状血管瘤 MRI 表现

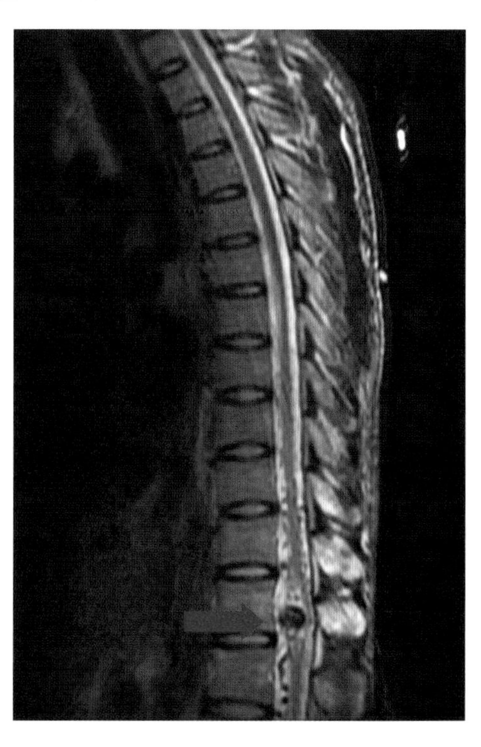

图6-15 下胸段髓周动静脉瘘 MRI 表现

(二) 数字减影血管造影(DSA)

DSA 是诊断大部分 SCVM 的金标准,并为治疗方法的选择提供主要依据。SCM 属隐匿性血管病,血管造影一般无明显异常(图 6-16、图 6-17)。

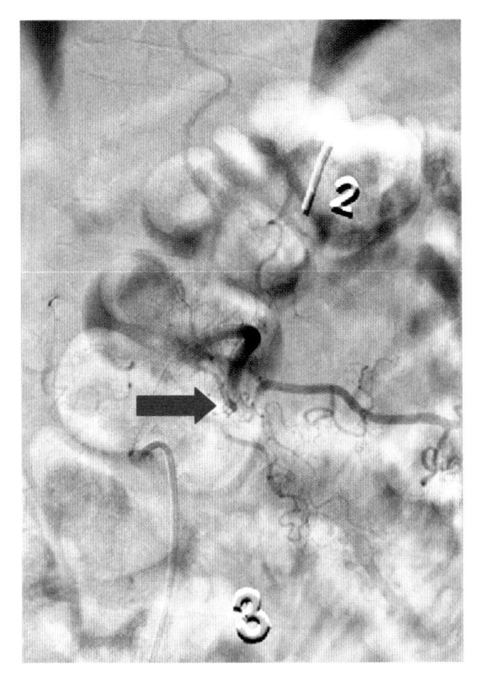

图 6-16 L_1 硬脊膜动静脉瘘 DSA 表现

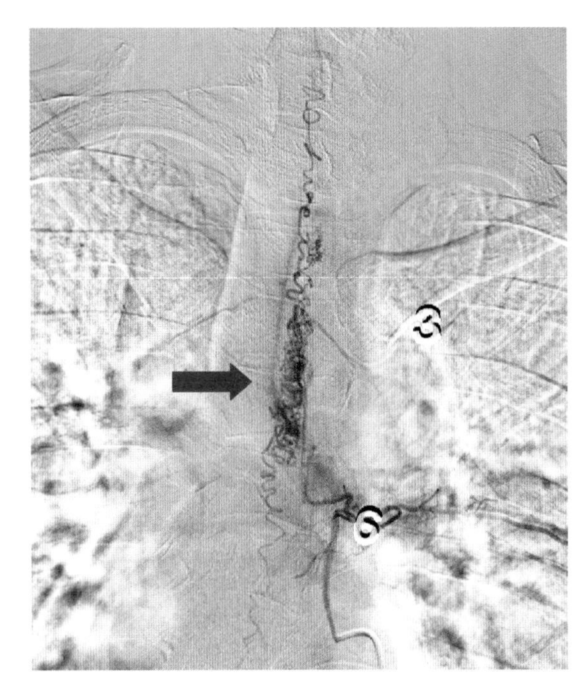

图 6-17 上胸段脊髓动静脉畸形 DSA 表现

四、治疗

SCVM 治疗目标是阻止神经功能障碍进一步恶化。因此患者的预后主要取决于治疗前的损伤程度,尽管治疗后多数症状能获得改善,但很少能恢复至正常,特别是括约肌功能障碍。

(一) 硬脊膜动静脉瘘(SDAVF)

理想的治疗方法是永久消除瘘口和脊髓的静脉充血而不影响其供血及正常静脉回流。目前有手术、栓塞或者两者联合治疗。

(二) 髓周动静脉瘘(PMAVF)

治疗目的是阻断动静脉瘘的血流分流,保证脊髓正常的血供和静脉回流。目前治疗方法有手术、栓塞或者两者联合治疗,主要根据血管构筑选择治疗方法。

(三) 脊髓海绵状血管瘤(SCM)

手术切除是唯一有效的治疗手段。对于症状进行性加重或反复出血者,应积极进行手术。无症状、轻微症状且病变位置较深的患者,可随访。

(四) 脊髓动静脉畸形(SAVM)

治疗的目的是消除畸形血管团及临床致病因素。如有动静脉瘘、动脉瘤等出血因素,应首先处理;如病变无症状且无出血因素,可随访。目前治疗方法有手术、栓塞、放疗或几种方法的联合治疗,主要根据 SAVM 的血管构筑来选择。

五、护理

(一) 术前护理

1. 护理评估

(1) 症状评估:评估患者四肢活动情况及感觉障碍平面;评估患者大小便情况;评估患者疼痛的程

度、性质等。

(2) 过敏史评估：评估患者药物过敏史、造影剂过敏史等。

(3) 心理评估：评估患者心理、家庭及社会支持情况，了解患者及家属对疾病的认知及接受能力。

2. 护理措施

(1) 病情观察：密切观察生命体征、肢体活动、肌力、肢体感觉，及时发现病情变化。

(2) 安全护理：对于肢体感觉障碍的患者，预防烫伤、冻伤、压力性损伤，谨慎进行各种热敷，温度不超过50℃，不可直接接触皮肤。对于步态不稳、无力者，协助做好生活护理，必要时专人陪护，防止跌倒、坠床等意外发生。对于截瘫患者，加强基础护理，预防压力性损伤。

(3) 疼痛护理：评估患者神经根疼痛的程度、持续时间等，可用按摩肢体、分散注意力等方法缓解疼痛，必要时遵医嘱使用镇痛药，并观察用药效果。

(4) 大小便护理：尿潴留或尿失禁患者，可留置导尿，做好留置导尿相关护理。便秘者，按摩腹部，使用缓泻剂，帮助排便。大便失禁患者，及时清理，避免排泄物刺激皮肤，做好肛周皮肤护理。

(5) 术前准备：做好配血、禁食禁水、备皮等常规术前准备。根据医嘱使用术前用药，做好用药观察。

3. 术前健康教育

(1) 讲解手术的目的、方法及注意事项，给予心理安慰。

(2) 饮食以高蛋白、高维生素、低脂肪、清淡饮食为主。

(3) 根据患者情况进行安全教育，避免跌倒、坠床、烫伤或冻伤、压力性损伤等意外发生。

(4) 术前1～2周要戒烟，以减轻对呼吸道的刺激，减少呼吸道分泌物的产生。

(二) 术后护理

1. 术后护理评估

(1) 评估患者四肢活动能力及感觉障碍平面。

(2) 评估患者大小便情况。

(3) 评估患者疼痛的程度、性质、持续时间等。

2. 术后护理措施

(1) 病情观察：

①生命体征的观察：严密观察患者生命体征、意识状态，高位颈段手术者，应重点观察呼吸频率、节律，出现改变或呼吸无力时，及时通知医生。

②脊髓功能的观察：观察四肢肌力和肢体感觉，无论手术或栓塞术后，发现感觉障碍平面上升或肢体肌力下降，应考虑脊髓出血、脊髓静脉血栓或脊髓血管痉挛，及时通知医生，给予相应处理。

③自主神经功能的观察：观察患者排尿、排便控制情况，评估括约肌功能。

④引流液的观察：观察伤口敷料情况及引流液的颜色、性质、量，如短时间内出现大量鲜红色液体，应警惕活动性出血。一般术后2～3日可拔出引流管。

(2) 体位与活动：术后一般采取侧卧位，避免伤口受压，保持头颈和脊柱的轴线始终一致，轴线翻身。高位颈段手术者，术后1日可以取半坐位，坐起时佩戴颈托，避免颈部过伸过屈。

(3) 饮食：给予高蛋白、高热量、高维生素饮食，暂时不能进食或摄入不足者，遵医嘱给予鼻饲饮食或肠外营养。

(4) 疼痛护理：疼痛可能与感觉传导束受刺激有关。应做好疼痛评估，及时给予适当的镇痛药，配合心理治疗，减少患者不适。

(5) 功能锻炼：早期康复训练可有效预防肢体挛缩、关节畸形和下肢深静脉血栓。术后穿弹力袜促进血液回流，预防深静脉血栓。肢体功能障碍者，给予全范围关节被动运动，活动范围由小到大，循序渐进。

3. 术后并发症的预防和护理

(1) 脊髓出血：表现为剧烈神经根疼痛，运动、感觉及自主神经功能障碍进行性加重，与血压波动、凝血功能障碍、术中操作等有关。应监测血压及凝血功能变化，观察肢体活动及感觉情况，及时发现出血，并遵医嘱进行脱水、止血和止痛治疗，做好手术准备。

(2) 脊髓静脉血栓：主要表现为脊髓神经功能障碍加重。应动态、对比性观察脊髓功能，发现异常及时报告，遵医嘱进行抗凝和扩容治疗。抗凝治疗期间，检查凝血功能，观察患者齿龈、皮肤等有无出血倾向。扩容治疗期间，准确记录 24 小时液体出入量，监测电解质变化。

(3) 脊髓血管痉挛：栓塞术后常见并发症。主要临床表现为肌力下降、感觉障碍平面上升。要严密观察，及时发现血管痉挛早期临床表现，遵医嘱正确使用缓解血管痉挛药物，合理控制血压。

(4) 感染：监测患者体温变化，遵医嘱合理使用抗生素。

①伤口感染：保持伤口敷料清洁干燥，尤其是骶尾部，如被大小便污染，及时更换敷料及衣物。

②肺部感染：创造良好环境，定时开窗通风。保持呼吸道通畅，定时翻身叩背，指导患者有效排痰，必要时给予化痰药物。

③尿路感染：与长期留置导尿有关。观察尿液的颜色、性质、量，做好留置导尿相关护理。嘱患者多饮水。定时夹闭导尿管，进行膀胱充盈刺激训练，防止膀胱痉挛或缩小，促进功能恢复。尽早拔出导尿管。

(5) 压力性损伤：及时评估压力性损伤风险。卧床患者注意避免骨突部位长期受压，定时翻身，避免拖、拽等动作，以免擦伤皮肤。保持患者皮肤清洁。保证营养摄入。

4. 术后健康教育

(1) 安全指导：根据患者情况进行安全教育，避免跌倒、坠床、烫伤或冻伤、压力性损伤等意外发生。

(2) 药物指导：按时按量正确服药。服用抗凝药期间，注意观察出血倾向，定期复查凝血功能。

(3) 饮食指导：营养是康复不可或缺的条件。饮食要规律，摄入营养丰富、易消化食物。忌烟酒。

(4) 康复训练：功能康复是一个长期过程，需要保持积极乐观的心态，坚持康复训练。

(5) 术后定期门诊随访，如有不适及时就医。

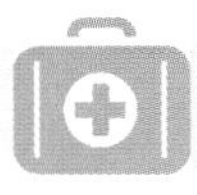

知识拓展

在脊髓脊柱手术中，脊髓组织常因手术影响而发生机械性或缺血性损伤。要完整切除病灶并尽可能减少对周围神经组织的损害，除了需要术者娴熟的技术外，还需要多种辅助技术的帮助。其中，术中神经生理监测(intraoperative neurophysiological monitoring，IONM)是一项重要的辅助技术。IONM 本身受麻醉影响小，能够在不影响手术操作的基础上连续监测手术过程，评估神经通路的完整性，指导术者识别术野中的靶神经或神经功能区，从而有效避免医源性损伤，降低患者术后神经功能障碍或缺失的发生率，也是预测术后神经功能的客观指标。在脊髓脊柱手术中，常被使用的 IONM 有短潜伏期躯体感觉诱发电位(short latency somatosensory evoked potential，SLSEP)和经颅短串电刺激运动诱发电位(short train transcranial electrical stimulation motor evoked potential，STTES-MEP)。SLSEP 是评估躯体感觉功能的有效手段，STTES-MEP 用来监测运动神经通路的完整性和预测术后运动功能状态。

(张璐　任学芳)

参考文献

[1] 蔡卫新，贾金秀. 神经外科护理学[M]. 北京：人民卫生出版社，2019.

[2] 曹勇，张谦，于洮，等. 中国脑血管病临床管理指南(节选版)——脑出血临床管理[J]. 中国卒中杂

志,2019,14(8):809-813.

[3] 陈茂君,段丽娟,李莉.神经外科护理难点突破[M].成都:四川大学出版社,2020.

[4] 丁淑贞,于桂花.神经外科临床护理[M].北京:中国协和医科大学出版社,2016.

[5] 董漪,郭珍妮,李琦,等.中国脑血管病临床管理指南(节选版)——蛛网膜下腔出血临床管理[J].中国卒中杂志,2019,14(8):814-818.

[6] 烟雾病治疗中国专家共识编写组.烟雾病治疗中国专家共识[J].国际脑血管病杂志,2019,27(9):645-650.

[7] 樊娟,徐如祥,徐小飞,等.2017版美国心脏协会《颅内动静脉畸形的处理》中未破裂颅内动静脉畸形的解读[J].中华神经外科杂志,2018,34(10):973-978.

[8] 高一鹭,王文志.脑血管病流行病学研究进展[J].中华神经科杂志,2015,48(4):337-340.

[9] 顾宇翔,毛颖.烟雾病诊疗的挑战和机遇[J].中华神经外科杂志,2019,35(7):649-652.

[10] 何永生,黄光富,章翔.新编神经外科学[M].北京:人民卫生出版社,2014.

[11] 蒋红,任学芳,黄莺.神经科临床护理案例精选[M].上海:复旦大学出版社,2018.

[12] 郎黎薇.神经外科亚专科护理[M].上海:复旦大学出版社,2016.

[13] 郎黎薇.神经外科临床护理实践[M].上海:复旦大学出版社,2013.

[14] 李昌文,张楠,夏成雨.烟雾病脑血流重建术后常见并发症及其处理的研究进展[J].中华神经医学杂志,2019,18(10):1060-1064.

[15] 李辉,许东辉,李东原.脑动静脉畸形术后正常灌注压突破综合征的研究进展[J].中国临床研究,2020,33(3):421-425.

[16] 李熊辉,王振宇,刘彬.脊髓海绵状血管瘤的诊疗现状[J].中国脊柱脊髓杂志,2017,27(3):276-279.

[17] 中华医学会神经外科学分会神经介入学组.颅内动脉瘤血管内介入治疗中国专家共识(2013)[J].中国脑血管病杂志,2013,10(11):606-616.

[18] 国家卫生计生委脑卒中防治工程编写委员.中国动脉瘤性蛛网膜下腔出血诊疗指导规范[J].中国脑血管病杂志,2016,13(7):384-392.

[19] 刘丽萍,陈玮琪,段婉莹,等.中国脑血管病临床管理指南(节选版)——缺血性脑血管病临床管理[J].中国卒中杂志,2019,14(7):709-725.

[20] 刘启飞,玉石.脊髓血管畸形介入治疗围术期护理进展[J].护理研究,2015,29(10):3588-3591.

[21] 刘懿霆,沙骥超,朱冬冬,等.英国鼻科学会鼻出血多学科治疗指南及共识解读[J].临床耳鼻咽喉头颈外科杂志,2019,33(11):1022-1026.

[22] 潘文龙,赵浩,王备备.颈动脉支架植入术患者的围术期护理[J].介入放射学杂志,2019,28(7):687-690.

[23] 任健,张鸿祺.脊髓海绵状血管畸形的研究进展[J].中国脑血管病杂志,2016,13(10):552-557.

[24] 王刚,佟志勇,刘源,等.硬脊膜动静脉瘘的临床特点和治疗现状[J].医学综述,2018,24(3):527-532.

[25] 王岗,方邦江,于学忠,等.2018美国急性缺血性卒中早期管理指南解读[J].中华危重病急救医学,2018,30(4):289-295.

[26] 王丽芬,朱小平.成人型烟雾病患者术后脑过度灌注综合征的预防护理[J].护理学杂志,2018,33(18):38-39.

[27] 王晚千,杨旗,李坤成.高分辨率核磁共振成像技术在脑血管疾病的临床应用进展[J].中国脑血管病杂志,2017,14(7):385-389.

[28] 中国卒中学会科学声明专家组.急性缺血性卒中静脉溶栓中国卒中学会科学声明[J].中国卒中杂志,2017,12(3):267-284.

[29] 徐建国,陆小军,黄亚波,等.颈动脉内膜切除术与颈动脉支架成形术治疗颈内动脉狭窄的疗效分析[J].中华神经外科杂志,2019,35(11):1112-1116.

[30] 徐园华,朱园园,陈淑娟.颅内动脉瘤介入栓塞术患者术后血管并发症的预防性护理干预[J].齐鲁护理杂志,2019,25(16):46-48.

[31] 徐跃峤,王宁,胡锦,等.重症动脉瘤性蛛网膜下腔出血管理专家共识(2015)[J].中国脑血管病杂志,2015, 12(4):215-222.

[32] 禹博文,李付勇,邹建军,等.颈动脉内膜剥脱术治疗颈动脉狭窄的临床分析[J].中国微侵袭神经外科杂志,2020,25(2):72-75.

[33] 赵继宗.神经外科手术精要与并发症[M].2版.北京:北京大学医学出版社,2017.

[34] 赵继宗.神经外科学[M].4版.北京:人民卫生出版社,2019.

[35] 中国卒中学会.中国脑血管病临床管理指南[M].北京:人民卫生出版社,2019.

[36] 甄英伟,李勇刚,郭社卫,等.颈动脉内膜切除术治疗颈动脉狭窄的临床体会[J].中华神经外科杂志,2019,35(2):177-181.

[37] 中华医学会神经外科学分会,中国医师协会急诊医师分会,中华医学会神经病学分会脑血管病学组,等.高血压性脑出血中国多学科诊治指南[J].中华神经外科杂志,2020,36(8):757-770.

[38] 周良辅.现代神经外科学[M].2版.上海:复旦大学出版社,2015.

[39] 中华医学会神经外科学分会介入学组,《脑动静脉畸形介入治疗中国专家共识》编写委员会.脑动静脉畸形介入治疗中国专家共识[J].中华神经外科杂志,2017,33(12):1195-1203.

[40] Ellis J A, Goldstein H, Connolly E S, et al. Carotid-cavernous fistulas[J]. Neurosurg Focus, 2012,32(5):E9.

[41] Korkmazer B, Kocak B, Tureci E, et al. Endovascular treatment of carotid cavernous sinus fistula: a systematic review[J]. World J Radiol, 2013,5(4):143-155.

[42] Ono K, Oishi H, Tanoue S, et al. Direct carotid-cavernous fistulas occurring during neurointerventional procedures.[J]. Interv Neuroradiol, 2016,22(1):91-96.

第七章　小儿神经外科疾病的护理

小儿神经外科常见疾病有小儿颅内肿瘤、颅脑损伤、脑积水、先天性畸形等，这些疾病都有小儿本身的特点，绝不是成人神经外科的缩小版。近些年社会对小儿白血病投入了较多的关注，并取得了很多的成绩，但作为位列儿童恶性肿瘤发病率第二位的小儿颅内肿瘤，却迟迟未得到社会的重视，小儿神经外科常见疾病的护理研究亟待发展。

第一节　小儿神经系统发育特点的概述

一、小儿脑和脊髓神经发育

小儿的神经系统发育十分活跃但又不成熟，其神经反射具有相应的特点。小儿在出生后即具有觅食、吸吮、吞咽、拥抱、握持等本能性反射和对强光、寒冷、疼痛等刺激的反应，出生后数小时即可引出腱反射。出生时即存在以后永不消失的反射有角膜反射、瞳孔对光反射、吞咽反射等，如这些反射减弱或消失，表示神经系统出现异常。

新生儿脑代谢率高于成人，小儿的脑耗氧量在基础代谢状态下占总耗氧量的 50%，而成人则为 20%，因此，小儿对缺氧的耐受性较成人差。新生儿出生时颅内压为正压，其后几天由于体内盐和水分的丢失，颅内容物减少，颅内压低于大气压，由此形成的空腔可增加颅内感染的机会，也可促成脑室出血的发生。

延髓有呼吸、循环、吸吮、吞咽等维持小儿生命的各种重要功能，在出生后已基本发育成熟。但由于神经系统解剖结构发育不成熟和神经肌肉功能不协调，小儿神经生理功能不稳定，如呼吸、肌肉活动及体温调节不稳定。

脊髓在出生时已具备功能，脊髓的生长和运动功能的发育是平行的，随着年龄的增长，脊髓加长增重。胎儿时，脊髓的末端在第 2 腰椎下缘，新生儿时达第 3 腰椎水平。婴幼儿做腰椎穿刺时，位置要低，以第 4～5 腰椎间隙为宜。

二、体格检查

（一）意识状态

小儿的意识状态可根据小儿对外界的声、光、疼痛、言语等刺激的反应来进行判断。小儿有意识障碍时，对外界刺激的反应减低或消失，依轻重可分为嗜睡、意识模糊、昏睡、昏迷等。

（二）精神状态

小儿的精神状态表现为是否安静、兴奋、激惹、多动、紧张或焦虑。情绪是欢乐还是忧愁；认识、思维、注意力、记忆力及行为是否正常等。此外，面部表情、眼神、哭声等均需注意观察。眼球凝视或发直，高调尖叫也称脑性尖叫常提示颅内压增高，如颅内出血、脑膜炎。

（三）头面部

1. 头颅大小　新生儿头颅和颅面比例相对较大，新生儿头长与身长之比为 1∶4，颅面之比为 3∶1。头围足月儿平均 34 cm，出生后前半年头围每月增长 1.5 cm，后半年每月增长 0.5 cm，1 岁时 46 cm，2 岁时 48 cm，5 岁时 50 cm，15 岁时 53～54 cm，成人时 56～60 cm。

2. 头颅形状　一般为圆形、对称。有难产或产伤者，可有头颅变形，或形成产瘤（先锋头），产瘤可超过骨缝线，骨膜下血肿则不超过骨缝线。

3. 囟门　正常时前囟在出生后12～18个月闭合，过小或闭合过早提示小头畸形，过大或闭合延迟提示佝偻病、脑积水、呆小症。安静时前囟平坦，若前囟突出、紧张提示脑膜炎、脑炎、颅内压增高；前囟凹陷提示脱水、消瘦。

4. 特殊面容　有些特殊面容和五官异常与神经系统疾病有密切关系。如先天愚型者面部圆平、眼裂小而上斜、眼距宽、鼻梁塌、口小伸舌、耳位低、面容愚钝等。呆小症者眼睑浮肿、眼裂小（但不上斜）、鼻梁平而宽、鼻翼肥大、唇厚、舌大伸出口外。苯丙酮尿症者肤色浅淡、毛发淡黄、虹膜棕黄、门齿稀疏。黏多糖病Ⅰ型者面容粗笨、鼻梁宽而平、眼距远、唇厚、舌大、耳位低、牙小而稀、齿龈肥厚及舟状头等。小眼球、眼距过远（眼眶增宽），鼻梁宽平、下陷，小鼻，腭裂，大舌，小颌，耳位低下等面部和五官畸形是许多染色体疾病的体征。

5. 其他　约半数正常婴幼儿在眼窝部可听得轻柔的收缩期血管杂音，如果杂音粗糙响亮或明显不对称，则提示脑血管畸形的可能。

（四）脊柱

注意脊柱有无畸形、腰骶脊柱裂、叩击痛、异常弯曲（前突、后突、侧突），注意背部正中线上有无皮肤隐窝、色素沉着、异常毛发，若有异常提示存在隐性脊柱裂或皮毛窦的可能。

（五）皮肤和毛发

神经和皮肤均由外胚层发育而来，某些皮肤病变与神经系统疾病有一定关系，如神经皮肤综合征。面部纤维血管瘤、色素脱失斑和躯干鲨鱼斑提示结节性硬化。皮肤咖啡牛奶褐色斑提示神经纤维瘤、结节性硬化等。面部血管瘤可能与脑膜血管瘤同时存在，提示脑面血管瘤病。颈蹼、发际线低、颈短提示颅底凹陷症。

三、麻醉对小儿的影响

一般情况下麻醉对小儿的影响不大，许多家长认为全麻对小儿智力有影响，其实这是不准确的。对于大脑发育完善的小儿，只要选择正确的麻醉方法及用量，一般不会对小儿大脑造成损害。

现在应用的大多数麻醉药在体内代谢较快，不会蓄积，代谢完全后可全部排出体外，不会对小儿有任何影响。手术的过程始终有专业麻醉医生参与监护，维持生命体征在正常范围，除非术中出现意外情况引起大脑缺血缺氧性损害而留下后遗症，所以正常麻醉不会对小儿有影响，更不会对大脑造成损害。

小儿神经外科手术对麻醉的要求是诱导迅速，镇静和镇痛良好，小儿在毫无知晓的情况下迅速进入麻醉状态，避免因吸入麻醉药的刺激性异味而引起躁动、兴奋、颅内压增高和代谢增加。在麻醉过程中应注意：①保持小儿呼吸道通畅与有效的呼吸通气量，当出现呼吸功能障碍时，应立即进行辅助呼吸或人工呼吸；②维持循环系统的稳定；③降低颅内压，以利于手术操作；④避免发生严重的并发症。

（朱瑞芳　辛杰）

第二节　小儿意识状态的评估

意识状态可根据小儿对外界的声、光、疼痛、言语等刺激的反应来进行判断。有意识障碍时，小儿对外界刺激的反应降低或消失，依轻重可分为嗜睡、意识模糊、昏睡、昏迷等。

1. 嗜睡　嗜睡是指出现较长时间的睡眠状态，少动，对强刺激有反应，能被唤醒，并能简单回答问题，但反应迟钝，且很快又入睡。各种深浅反射仍存在。

2. 意识模糊　意识模糊是指定向轻微障碍，反应迟钝、淡漠，思维、言语不连贯，对各种刺激有反应，生理反射正常，可伴有知觉障碍，如幻觉、错觉，或伴烦躁不安、惊恐、颤抖等精神运动兴奋。

3. 昏睡 昏睡是指持续深度嗜睡，难以唤醒，对强刺激的反应短暂，或仅有痛苦表情，对大声呼唤只有简单的反应或回答“是”或“不是”。随意运动消失，防御反射尚存，有瞬目反射。

4. 昏迷 昏迷分浅昏迷、中度昏迷、深昏迷。浅昏迷：呼之不应，随意运动消失或偶尔轻微活动，生命体征无明显改变，有吞咽动作，角膜反射、瞳孔对光反射仍存在，对强疼痛刺激有轻微反应。中度昏迷：对周围事物和各种刺激均无反应，生命体征有变化，角膜反射、瞳孔对光反射迟钝，肌张力下降，对强疼痛刺激无防御，大小便潴留或失禁。深昏迷：全身肌肉松弛，生命体征紊乱，各种反射均消失，瞳孔多扩大，大小便失禁，强疼痛刺激不能引起任何反应。

除此之外，小儿意识状态评估还可以用修订的适合小儿使用的格拉斯哥昏迷量表，详见第一章第一节“神经系统评估”。

（朱瑞芳　辛杰）

第三节　小儿颅内肿瘤的护理

小儿颅内肿瘤不是成人颅内肿瘤的缩影。它在肿瘤部位、组织学、治疗方法和预后方面都有其特点。据相关数据显示，我国颅内肿瘤新发病例中16%～20%为小儿颅内肿瘤，发病率与患病率仅次于儿童白血病，每年人群发病率为2～5/10万人口，占全年龄组颅内肿瘤的5%～20%。Stern统计了2808例儿童尸体，解剖发现62例为颅内肿瘤(2.2%)，15岁以下的颅内肿瘤占全身各类肿瘤的40%～50%，这远远高于成人颅内肿瘤的发病率。颅内肿瘤约占儿童实体肿瘤的25%，是儿童非意外死亡的首要原因，病死率超过白血病。

一、病因

病因并不十分清楚，有些与胚胎残余组织的异位发育有直接关系，如颅咽管瘤、皮样囊肿等；有些与遗传因素有关，如神经纤维瘤病；有些和成人一样，与基因突变、癌基因和抑癌基因的异常表达有关；另一些则与化学物质的致癌作用、致癌病毒如乳头状瘤病毒的致癌性有关；有的肿瘤在接受放疗后可诱发另一种肿瘤。但具体到某种肿瘤发生的确切原因尚不能肯定。

二、分类

小儿颅内肿瘤的组织学类型与成人有明显不同，脑膜瘤在成人占20%，在儿童则不到1%；垂体瘤在成人占10%～15%，在儿童仅占0.8%；神经鞘瘤在成人占8%，在儿童占0.4%～0.6%。胶质瘤占全年龄组颅内肿瘤的40%～45%，在儿童组则高达70%～80%；髓母细胞瘤在成人中的发病率仅为2%，在儿童则占总颅内肿瘤的20%。小儿颅内肿瘤主要包括髓母细胞瘤(16%)、生殖细胞瘤（10%)、颅咽管瘤(20%)和原始神经外胚层肿瘤(PNET，30%)，而这些肿瘤在成人中的发病率较低。

（一）根据肿瘤所在部位分类

可以分为鞍上肿瘤、松果体区肿瘤、颅后窝肿瘤、大脑半球肿瘤等。好发于大脑半球的肿瘤有星形细胞瘤、少突胶质细胞瘤等；脑膜瘤好发于矢状窦旁、蝶骨嵴鞍旁；髓母细胞瘤多发于小脑蚓部；血管网状细胞瘤好发于小脑半球；室管膜瘤以及脉络丛乳头状瘤好发于脑室内；垂体腺瘤和颅咽管瘤好发于蝶鞍区。

（二）根据病理分类

(1) 胶质细胞瘤最常见，包括星形细胞瘤、室管膜瘤和多形性成胶质细胞瘤。

(2) 原始神经外胚层细胞肿瘤属于未分化的原胚细胞，包括髓母细胞瘤、松果体细胞瘤。

(3) 胚胎残余组织形成的颅内肿瘤，包括颅咽管瘤、皮样囊肿和上皮样囊肿等。

三、临床表现

小儿颅内肿瘤的临床表现可分为一般症状(颅内压增高所致)和局限性定位症状(肿瘤对脑组织局部

压迫和破坏所致）两大类，现分别介绍其特点。

（一）一般症状

1. 呕吐 呕吐是小儿颅内肿瘤最常见的表现，目前文献报告占72%～80%，呕吐多在清晨发生，随着病情进展则可在任何时间，呈间歇性和反复发作，小儿多表现为喷射性呕吐。10%～12%的病例呕吐先于头痛，即颅内压不高但反复呕吐，这是因为当肿物生长在第四脑室底部的呕吐中枢时，脑脊液循环虽无梗阻，但呕吐中枢受到刺激而使呕吐发作，部分患儿呕吐常伴有腹痛，有时被诊断为胃肠道疾病。此外，有呕吐症状的患儿中约77%伴有头痛或头晕，故当患儿有不明原因的呕吐时应警惕有颅内肿瘤的可能，更要注意做头颅的影像学检查。

2. 头痛 头痛多数为颅内压增高所致，少数肿物刺激硬脑膜可出现局限性头痛，大龄儿童可主诉头痛，但婴幼儿对头痛无法表达，常表现为烦躁不安，用双手不断叩击头部或抓自己的头发和哭闹等。

3. 视乳头水肿 视乳头水肿是颅内压增高最客观的指标，多数文献报告小儿颅内肿瘤视乳头水肿发生率为70%～80%，视乳头水肿是否出现及程度取决于肿瘤部位、病程、肿瘤大小及年龄。婴幼儿对颅内压增高代偿能力强，故视乳头水肿发生率低；小儿中线肿瘤和颅后窝肿瘤发生率高，早期可有颅内压增高而继发视乳头水肿；大脑半球因代偿空间大，故只在肿瘤十分巨大时才有视乳头水肿；脑干肿瘤只有晚期梗阻第四脑室或导水管才产生视乳头水肿。

4. 头颅增大及破壶音阳性（McCewen 征阳性） 小儿颅骨多为纤维性愈合，颅内压增高可导致颅缝裂开，从而使头颅增大，前囟不闭合，叩诊可有破壶音，又称 McCewen 征阳性。颅内压增高严重者也可有头皮静脉扩张，但它与先天性脑积水还有区别，后者头颅增大自出生后开始，头围可达70～90 cm，颅缝几乎完全裂开，前囟可增大与颅缝连在一起，有明显落日征。若颅内肿瘤在凸面，较表浅且为良性而生长缓慢者，病变部位颅骨可局限性隆起，这是肿瘤生长过程中对颅骨的慢性压迫所致，具有定位价值。

（二）局限性定位症状

1. 视力减退和视野缺损 视力减退在小儿颅内肿瘤中比较常见，但易被忽视，学龄期患儿可因看不清黑板的字迹而前移座位才被教师发现，更小的患儿在看不清玩具时才引起家属注意。视力障碍多数因继发性视神经萎缩、少数为肿瘤直接压迫视神经所致原发性视神经萎缩而引起。视野改变相对较成人少，因多数患儿不能合作而无法检查。

2. 复视 有人报告患儿因颅内压增高常使双侧展神经出现不同程度麻痹，因展神经在脑干腹侧面行走，最长也较细，颅内压增高时脑干与斜坡之间的间隙变小，展神经受到一定程度的挤压而使其功能受限，表现为单侧或双侧眼球内斜位，老百姓称之为“对眼”。如结合有颅内压增高的症状要高度怀疑颅内肿瘤的可能性，而对自幼即眼球内斜者另当别论。少数患儿因病变累及动眼神经，而使眼球外展，也可出现复视。

3. 颈部抵抗感及强迫头位 由于小儿颅内肿瘤在颅后窝多见，肿瘤可直接延伸到枕骨大孔下或出现慢性小脑扁桃体下疝，刺激颈神经根造成颈部抵抗。有时患儿强迫使头颈部固定在某一位置，多为侧俯卧位。

4. 癫痫发作 小儿易在发热时诱发抽搐发作，又称为“热惊厥”，这不能称为癫痫。此处是指在无任何诱因的情况下发生抽搐，可为大发作，也可能为局限性面部或某肢体抽动，后者更有定位价值。相对成人而言，小儿抽搐发生率较成人低，这是因为成人常见的脑膜瘤在小儿少见。而小儿幕下肿瘤较多，幕上肿瘤也以恶性肿瘤为多，它对脑组织的损毁症状多于刺激症状，故小儿脑瘤发生癫痫者仅10%左右，但如有此症状，至少要做 CT 及脑电图检查来排除局限性生长的颅内肿瘤。

5. 意识改变 小儿颅内压增高可表现为烦躁和易激惹，无原因哭闹，有时可表现为淡漠甚至嗜睡。若精神差、脉搏减慢和血压增高，说明已进入昏迷前期，应紧急降颅内压。小儿颅内压增高代偿能力较成人强，但若不及时治疗则病情可突变，出现昏迷、瞳孔散大，甚至呼吸停止。

6. 走路不稳及共济运动障碍 此症状在小儿颅内肿瘤时较常见，小儿蚓部肿瘤可表现为躯干性共济失调，而脑干肿瘤此症状尤其突出，表现为走路蹒跚，似醉汉步态，检查时可有闭目难立征（Romberg

征)阳性,若病变在一侧小脑半球可有同侧肢体运动不协调。小脑损害常伴有肌张力及腱反射低下。

7. 眼球震颤 眼球震颤是指眼肌运动共济失调,多见于小脑或脑干损害,前者为水平粗大眼球震颤,向瘤侧注视时更明显,后者则常可见到垂直性或旋转性眼球震颤。故眼球震颤多提示颅后窝肿瘤。

8. 锥体束征 一侧锥体束征多为对侧大脑半球之运动区或丘脑肿瘤,表现为肢体力弱、腱反射亢进和病理征阳性,而脑干肿瘤常为双侧病理反射(双侧可不对称)。

9. 生长发育的异常 病变影响垂体和丘脑下部,可导致生长发育异常如颅咽管瘤可有生长发育迟缓,表现为个子矮小,第二性征不发育(外生殖器幼稚型);松果体区畸胎瘤和下丘脑错构瘤可有性早熟;垂体生长激素(GH)腺瘤可有巨人症。慢性生长的颅后窝肿瘤或导水管梗阻使第三脑室前部扩张、漏斗隐窝增大而压迫垂体使患儿出现肥胖及发育迟缓,但临床少见。

10. 多饮多尿 多饮多尿较成人多见,有时每日液体出入量达 8000 mL,鞍上生殖细胞瘤几乎 100%为首发症状,在颅咽管瘤则发生率低且属晚期症状。

11. 发热 发热与小儿恶性肿瘤易发生出血、坏死及瘤细胞脱落在脑脊液中有关,加上小儿体温调节中枢不稳定,故有些颅内肿瘤可有发热的表现。

12. 其他 多发性神经纤维瘤病伴有双侧听神经瘤,在皮肤上可有大量的咖啡斑,某些颅内胶质瘤患儿也可有咖啡斑。此外不少颅后窝肿瘤患儿的眼睫毛较一般儿童长,这一现象的发生机制并不十分清楚。

四、辅助检查

(一) CT

CT 平扫可见肿瘤大小、部位、形态、有无钙化及脑组织有无水肿和中线移位,注药后可了解有无强化以评估肿瘤血运是否丰富。CT 扫描一般为轴位成像,必要时可做冠位扫描。

(二) MRI

MRI 图像具有更鲜明的黑白对比度,并可观察横断面、冠状面和矢状面三维扫描图像,不仅可显示病变,同时也可更清晰地显示周围脑结构的背景(如大脑、小脑、脑干及脑室等),为手术入路的选择提供了依据。

(三) 诱发电位

诱发电位(evoked potential)是指突然感觉刺激作用于神经组织所引起的神经元的电活动,包括视觉诱发电位、脑干听觉诱发电位和躯体感觉诱发电位三种,对评估脑的功能有很大帮助。

1. 视觉诱发电位(VEP) 视觉诱发电位可帮助了解视觉通路的传导功能,视皮层诱发电位 P100 的潜伏期延长、波幅下降或消失,是评价手术前后视觉变化的客观指标。

2. 脑干听觉诱发电位(BAEP) 在听刺激 7～9 秒出现的波形均来源于脑干,波Ⅰ为听神经动作电位,波Ⅱ来自耳蜗核,波Ⅲ来自脑桥,波Ⅳ来自内侧膝状体,波Ⅴ来自中脑下丘。脑干内及听神经病变可有 BAEP 的潜伏期延长及波形改变。听神经病变可表现为患侧波Ⅰ的反应性降低及潜伏期延长,波Ⅴ的变化提示下丘的损害。检查时需要患儿安静合作,婴幼儿做此检查常不满意。

3. 躯体感觉诱发电位(SEP) 躯体感觉诱发电位是外周神经刺激所诱发的,一般为正中神经刺激,对了解脊髓和皮层病变有一定帮助,患儿很少做此项检查。

(四) 数字减影血管造影(DSA)

除了了解儿童血管网状细胞瘤的供血动脉和引流静脉外,其他颅内肿瘤很少需要做此项检查。此外,小儿做此项检查时需全麻,婴幼儿由于血管较细,做此项检查比较困难,故实用价值不大。

五、治疗原则

(一) 手术治疗

手术治疗是多数患儿颅内肿瘤的首选疗法，其目的如下：①尽可能切除肿瘤，解决占位效应引起的颅内压增高；②解除脑脊液循环梗阻，如第三脑室和颅后窝的肿瘤；③明确肿瘤组织学类型，为下一步放疗或化疗提供依据。

当肿瘤位于第三脑室梗阻室间孔、肿瘤在第三脑室后部梗阻导水管、颅后窝肿瘤梗阻第四脑室，造成脑室系统扩张及严重颅内压增高时，除了可直接切除肿瘤使脑脊液循环恢复通畅外，还可进行侧脑室-腹腔分流术(V-P分流)，其目的如下。

(1) 对脑室扩张、病情危重者，可先做V-P分流缓解症状，使直接切除肿瘤的手术变得更安全。

(2) 对于松果体区生殖细胞瘤，V-P分流加放疗和化疗多可治愈，不必再冒直接手术切除肿瘤的风险。

(二) 放疗

放疗是对不能全切除的肿瘤或恶性肿瘤的重要辅助治疗，一般可明显延长生存期，有些肿瘤甚至在放疗后可以治愈。

放疗是利用正常组织细胞与肿瘤细胞对放射线敏感性的不同而进行的一种治疗方式。细胞生长越旺盛，核分裂越活跃，其杀伤力越强。颅内较多恶性肿瘤恰好具备上述特点，因而成为放射线杀伤的靶细胞。

(三) 化疗

化疗用于不适宜放疗的婴幼儿颅内恶性肿瘤，以及小儿颅内恶性肿瘤术后与放疗协同进行。对髓母细胞瘤术前或术后脑室内或者脊髓有播散者首选化疗，可采用口服、静脉注射、肌内注射及鞘内注射等方式。常用的化疗药有顺铂(PDD)、长春新碱(VCR)、洛莫司汀及甲氨蝶呤(MTX)等。

(四) 其他

近几年对胶质瘤的免疫治疗和基因治疗等尚在研究阶段，还尚未正式应用到临床。

六、护理

(一) 术前护理

1. 术前护理评估

(1) 评估患儿全身情况(喂养方式、活动能力、配合度及照护者的能力)、既往史以及生活自理能力，有无视力、视野障碍等。

(2) 评估患儿营养状况。

(3) 评估患儿有无颅内压增高症状。

(4) 评估患儿有无精神异常。

(5) 评估婴幼儿头围的大小，囟门的大小及压力的变化。

2. 术前护理措施

(1) 遵医嘱按时完善术前各项检查，密切观察意识状态、瞳孔及生命体征的改变。

(2) 遵医嘱进行术前准备，如备皮、备血、药物过敏试验等。

(3) 遵医嘱给予术前用药。

(4) 对有视力、视野障碍的患儿，做好各种生活护理，防止外伤的发生。

(5) 观察患儿异常的行为表现，向家属做好安全宣教并签署护理安全告知书，防止意外发生。

(6) 头颅过大的患儿，应注意保护头皮皮肤，防止压力性损伤，并注意保护颈椎。

(7) 给予营养丰富、易消化的食物。

3. 术前健康指导

（1）心理指导：向患儿及家属讲解术前术后注意事项，缓解家属紧张焦虑的心情，以取得合作，同时做好患儿的心理护理，减轻其对医院或手术的恐惧。

（2）安全护理：颅咽管瘤患儿可有视力减退、视野缺损及内分泌失调症状，髓母细胞瘤患儿可有脑共济失调表现，故要保持病房内环境整洁，有专人看护，避免患儿发生跌倒；暖壶放在患儿不易碰到的地方；夜间入睡时固定好床档，必要时给予保护性约束。

（3）知识宣教：向患儿及家属做好有关疾病知识的宣教，告知其避免剧烈活动，保持情绪稳定的意义并签署护理安全告知书。

（二）术后护理

1. 术后护理评估

(1)评估患儿肌力及言语功能。

(2)评估患儿意识状态、瞳孔及生命体征。

(3)若患儿视力术前有异常，术后评估患儿视力的改善情况。

2. 术后护理措施

（1）遵医嘱观察及记录患儿意识状态、瞳孔、生命体征等变化，观察患儿肢体运动及言语功能。

（2）病情允许时抬高患儿床头30°，减轻脑水肿。

（3）将患儿头偏向一侧，保持呼吸道通畅，遵医嘱给予吸氧，分泌物多时，及时吸出，防止误吸。

（4）保持伤口敷料清洁干燥，注意观察伤口情况，有液体渗出时及时通知医生，更换敷料。

（5）消瘦患儿注意皮肤护理，按时给予翻身，保持床单位整洁、干燥。

（6）轻度吞咽障碍的患儿应协助患儿进食，并做好口腔护理。重度者给予留置胃管并鼻饲饮食。

（7）鞍区肿瘤患儿做好24小时液体出入量的记录，有异常及时报告医生。在无过多补液，也未使用利尿剂或脱水剂的情况下，若每小时尿量大于正常量上限的2倍，且尿比重低于1.010时，应视为尿崩症。儿童正常平均每小时尿量如下：2～11个月为17～20 mL；1～2岁为20～25 mL；3～4岁为25～30 mL；5～7岁为27～40 mL；8～14岁为33～60 mL。

3. 术后并发症的预防和护理

（1）缄默症：患儿可进行适当的言语训练，几乎所有的缄默症都能在半年内恢复到正常状态。

（2）颅内感染：若患儿有精神差、嗜睡、发热、喷射性呕吐等不适，考虑颅内感染的可能，护士需密切监测患儿的各项生命体征。

（3）水、电解质紊乱：术后严密监测患儿的血生化指标，尤其是血钠指标，患儿出现烦躁、口渴、多饮多尿时应警惕高钠血症，出现精神差、厌食、恶心时应警惕低钠血症。如有以上症状，及时报告医生。

（4）尿崩症：严密观察患儿尿量和颜色的变化，观察患儿口渴程度、饮水量。准确记录每小时尿量及24小时液体出入量，量出为入。

（5）脑积水：一般与手术损伤致脑脊液循环障碍有关，严密观察患儿是否有主诉头痛或哭闹以及呕吐等症状，及时报告医生。

（6）体温调节紊乱：监测患儿体温，体温高于38.5 ℃，遵医嘱给予退热药；体温低于38.5 ℃，首先物理降温。

（7）癫痫：包括部分性发作和全身性发作，观察患儿有无意识障碍、失神、肌肉痉挛、强直性发作，按时给予患儿抗癫痫药，做到服药到口。

4. 术后健康指导

（1）嘱服用抗癫痫药的患儿家属严格按照医嘱给患儿服药。

（2）给予患儿高营养、易消化饮食。

（3）向行脑室-腹腔分流术的患儿家属介绍术后并发症的相关知识及注意事项。

（4）讲解用药的目的及注意事项，遵医嘱服用激素药、抗癫痫药，不可随意停药、减量、漏服，遵医嘱逐渐减药。

(5) 指导鞍区肿瘤患儿家属准确记录液体出入量的方法。

(6) 指导家属了解血生化项目及正常值范围,以及高钠血症、低钠血症的症状及危害。

(7) 出院后遵医嘱按时门诊复查。

(8) 保持心情舒畅,避免心理问题。

(9) 随访。

(朱瑞芳 辛杰)

第四节 小儿颅脑损伤的护理

颅脑损伤(TBI)每年导致近50万例患儿急诊就诊,每年导致2000多患儿死亡。在0~14岁的儿童中,常见的伤害原因是跌倒、被物体撞伤、机动车事故和殴打。跌倒是0~14岁儿童TBI的最常见原因。0~14岁的儿童TBI死亡率为2%~5%。颅脑损伤的物理损伤机制包括加速、减速和旋转力,导致颅骨骨折、血管损伤,对脑实质产生直接影响和轴突剪切损伤。TBI的损伤程度可根据患儿复苏后的GCS评分大致分为轻度(GCS评分13~15分),中度(GCS评分9~12分)和重度(GCS评分≤8分)。轻度TBI比重度TBI普遍得多,并且经常被低估,因为并非所有轻度TBI的儿童都需要就医。一项亚洲地区多中心儿童颅脑损伤临床研究数据显示,TBI患儿中2岁以下占比为25.5%。2014年我国伤害监测系统(NISS)数据显示TBI患儿中1~4岁组病例数最多(43.47%),而<1岁组所占比例最低,仅为1.55%。

一、病因

TBI主要由坠落、撞击引起,新生儿颅脑损伤主要是由产伤引起的。

二、分类

分为原发性颅脑损伤和继发性颅脑损伤两类。

1. 原发性颅脑损伤 包括脑震荡、脑挫裂伤、原发性脑干损伤及弥漫性轴索损伤。

2. 继发性颅脑损伤 硬脑膜外血肿、硬脑膜下血肿、多发性血肿或混合性血肿、脑室内出血,以及脑移位或脑疝引起的压迫性损伤,弥漫性脑肿胀和脑梗死等。

三、临床表现

1. 新生儿颅脑损伤主要为产伤所致 表现为产后不哭,面色苍白,四肢活动减少,呼吸急促或者不规则。

2. 情绪改变 情绪不稳、易激惹、不耐烦、易怒、大哭、情绪夸张。

3. 睡眠改变 嗜睡、易疲劳、失眠、做噩梦、睡眠模式改变。

4. 其他 头痛、头晕、恶心、呕吐、乏力、耳鸣、心悸、多汗、饮食习惯改变等,一般在数日或数月内恢复。婴幼儿颅骨因其弹性好不容易在受伤时破裂,仅受力局部颅骨压陷变形,称为颅骨“乒乓球样骨折”。

四、辅助检查

(一) CT

CT可以发现颅骨骨折、脑内血肿、脑水肿、脑肿胀、脑挫裂伤等病理变化,是检查的首选项目。

(二) 腰椎穿刺

腰椎穿刺对判断是否有蛛网膜下腔出血或颅内压增高有帮助,但应慎用,以免诱发脑疝。

2. 体征

（1）头围异常，头颅增大，与躯干比例不相称，头皮静脉扩张：婴儿出生后数周或数月内头颅进行性增大，前囟也随之扩大和膨隆。头颅与躯干的生长比例失调，如头颅过大、过重而垂落在胸前，头颅与脸面不相称，头大面小，前额突出，下颌尖细，颅骨菲薄，同时还伴有浅静脉怒张，头皮有光泽。

（2）前囟饱满，颅骨缝裂开：竖抱患儿且患儿安静时，囟门仍呈膨隆状而不凹陷，也看不到正常搏动。

（3）叩诊可闻及破壶音：对脑积水患儿进行头部叩诊时（额、颞、顶叶交界处），其声如同叩破罐或熟透的西瓜。

（4）双眼出现“落日征”：脑积水进一步发展，可使第三脑室后部的松果体隐窝显著扩张，压迫中脑顶盖部或由于脑干的轴性移位，产生类似帕里诺综合征（Parinaud 综合征），即上凝视麻痹，使婴儿眼球不能上视，出现“落日征”。

（二）颅缝已经闭合患儿的临床表现

1. 症状

（1）颅内压增高，表现为头痛、呕吐等。

（2）由于脑室系统的进行性扩大，多数病例出现明显的脑萎缩，早期尚能保持完善的神经功能，到后期患儿出现运动障碍，智力发育也明显比同龄的婴幼儿差。

2. 体征　慢性颅内压增高者也能出现头颅增大。晚期可出现锥体束征阳性、痉挛性瘫痪、去大脑强直等。

四、辅助检查

1. CT 或 MRI　可见脑室扩大的程度及可测量皮层的厚度，以了解阻塞部位及脑积水的病因。

2. B 超、X 线检查　检查示颅腔增大，颅骨变薄，颅缝增宽，囟门扩大。

3. 脑超声波　检查示双侧脑室对称性扩大。

五、治疗原则

（一）非手术治疗

适用于早期或病情较轻、发展缓慢者，目的在于减少脑脊液的形成或增加机体水分的排出。其方法有以下几种。

（1）应用利尿剂，如氢氯噻嗪、呋塞米（速尿）、甘露醇等。

（2）经前囟或腰椎反复穿刺、腰大池引流放液。颅内压明显增高时禁忌做腰椎穿刺。

（二）手术治疗

1. 手术适应证　脑室内压力较高或经非手术治疗失败的病例。严重脑积水如头围超过 50 cm，大脑皮质萎缩厚度在 1 cm 以下，已合并严重功能障碍及畸形者，也可进行手术治疗，但疗效不佳。

2. 手术方式

（1）解除梗阻手术（病因治疗）：治疗脑积水的首选方法。对阻塞性脑积水来说，解除梗阻是最理想的方法。如室间孔穿通术、导水管重建术、第四脑室囊肿造瘘术、脑室内肿瘤切除术、第三脑室底造瘘术、枕大孔减压术等。

（2）减少脑脊液形成：如采用侧脑室脉络丛切除或电灼术。主要用于交通性脑积水，特别是分流手术失败或不适合进行分流的患儿。目前在内镜下进行电灼，可以明显减少手术并发症的发生。

（3）脑脊液分流术：①脑室与脑池分流，如侧脑室-枕大池分流术；②脑室体腔分流，如脑室（或脑池）-腹腔分流术；③脑室-胸腔分流术；④脑脊液体外引流术，如侧脑室-鼓室分流术；⑤脑室与输尿管分流术；⑥脑脊液引入心血管系统，如脑室-心房分流术；⑦脑室-颈内静脉分流术。

六、护理

（一）术前护理

1. 术前护理评估

（1）颅内压增高症状：有无头痛、呕吐、抽搐或者不思饮食、哭闹不安。

（2）神经损害症状：评估有无肢体活动障碍、视力障碍、双眼“落日征”等。

（3）体液不足症状：呕吐剧烈时，评估患儿有无脱水症状。

2. 术前护理措施

（1）心理护理：对3岁以下患儿采取触摸、安抚等接触性言语；3～6岁的患儿通过言语进行心理干预，转移其注意力；6岁以上的患儿给予鼓励、引导，增强信任感、安全感，简要讲解疾病知识和治疗的重要性。

（2）病情观察：

①神经系统症状，如意识状态、瞳孔大小、瞳孔对光反射等。

②观察颅内压变化，如出现囟门饱满或凹陷、头痛、呕吐、抽搐等症状，及时遵医嘱给予处理，预防脑疝。

③观察头部皮肤情况。

（3）视力下降的患儿，做好各项生活护理，防止外伤的发生。

（4）患儿出现癫痫发作时，按癫痫护理常规护理。

（5）向患儿家属介绍脑积水的相关知识。

（6）避免尖锐的东西刺伤囟门，外出时要戴好帽子，不应强力按压或抓挠。

（7）头颅过大的患儿，应注意保护头皮皮肤，防止压力性损伤，在患儿活动时，注意安全防护，如果因头颅过大导致患儿颈部无法支撑头部时，嘱家属做好患儿颈部支撑的保护。

3. 术前健康指导

（1）安全护理：防止癫痫发作时发生意外。一旦出现癫痫发作，不必惊慌，应立即将患儿平卧、头偏向一侧，迅速松开衣领和裤带，不可强行按压抽搐的身体，以免骨折及脱臼。立即呼叫医生。

（2）皮肤护理：脑积水患儿头围大、头皮薄，注意多翻身，防止头部压力性损伤形成。

（3）输液护理：颅内压增高者给予脱水剂治疗时，应专人看护，防止药液外渗。

（二）术后护理

1. 术后护理评估

（1）临床症状改善情况：以明确分流阀压力是否合适。

（2）神经系统症状：如意识状态、瞳孔大小及瞳孔对光反射等。

（3）颅内压变化：如囟门饱满或凹陷、头痛、呕吐、抽搐等症状。

（4）有无颅内出血症状：如剧烈哭闹、烦躁不安、意识改变等。

（5）有无脑膜炎症状：如高热、烦躁不安、呕吐、抽搐等。

（6）有无腹部不适：如腹胀、呕吐。

（7）伤口愈合情况：引流阀周围头皮有无水肿，脑脊液有无外漏。

2. 术后护理措施

（1）密切观察意识状态、瞳孔及生命体征的变化。

（2）出现头痛、呕吐等颅内压增高的症状，及时遵医嘱给予处理，查明原因，预防脑疝。

（3）脑室-腹腔分流术后可出现腹胀，避免摄入产气过多的食品，如牛奶、豆浆等。

（4）颅内压增高使用脱水剂治疗时，应专人看护，防止药液外渗。

（5）呕吐严重时补充各种营养，保证患儿每日入量。

（6）定时按压分流阀，注意观察切口处和分流管经过的隧道有无积液。

(7) 观察切口皮肤,预防切口感染,若发现切口红肿、压痛等感染症状,及时报告医生。

(8) 定时协助患儿更换体位,避免长时间压迫手术部位。

3. 术后并发症的预防和处理

(1) 分流术后并发症:

①腹痛、腹胀:多为脑室-腹腔分流术后,脑脊液刺激腹膜所致,一般1周左右可消失。

②感染:包括颅内感染、腹部感染、分流管感染等,最容易发生于术后3个月内。注意体温变化,若体温超过40℃,且呈持续性,应怀疑是颅内感染,常规做脑脊液及血液培养。根据培养结果选用抗生素。除静脉用药外,还可腰椎穿刺时注入有效的抗生素,观察有无脑室炎、脑膜炎等颅内感染情况,观察腹部有无腹膜炎、膈下脓肿、腹腔脓肿。

③分流管阻塞:分流术失败最常见的原因是机械性梗阻,多发生于初次置管2年后。分流管阻塞后脑积水的症状会再次出现,应密切观察。症状不明显时(如慢性头痛或学习成绩下降),监测颅内压可帮助提示分流梗阻的存在。患儿术后颅内压增高症状缓解后再次出现头痛、呕吐、囟门饱满时,应及时报告医生。轻者反复按压减压阀可使分流管再通,重者需更换分流装置。

④分流过度:脑脊液过度分流会引起急性硬膜下积液或血肿,或导致慢性裂隙脑室综合征。过度的脑脊液分流会导致颅内压降低、脑室缩小、与脑室壁合拢,这种状态又会引起间隙性的脑室管阻塞,从而又导致颅内压增高,形成裂隙脑室综合征。

(2) 第三脑室造瘘术后并发症:主要有颅内积气、颅内感染、硬膜下积液、术后发热、一过性的动眼神经麻痹、下丘脑损伤等。对于积气、积液、发热等并发症,术后对症处理,一般都能自行治愈,护士在此期间应多关怀和安慰患儿,积极处理疼痛和发热,促进患儿舒适。

4. 术后健康指导

(1) 指导家属专人看护患儿,避免挠抓伤口敷料。

(2) 指导患儿摄入营养丰富的食物,促进伤口愈合。呕吐时将患儿头偏向一侧,避免误吸。

(3) 远离磁场,可进行适当的身体锻炼,避免剧烈运动,防止分流管断裂。

(4) 如出现颅内压增高症状及时到医院就诊。

(5) 因医生在进行手术时已经在腹腔内给分流管预留了足够的长度,因此,患儿在生长发育过程中,若分流管未出现堵塞、感染、断裂或未再次出现脑积水,则无须更换分流管。

(朱瑞芳　辛杰)

第六节　狭颅症的护理

狭颅症又称颅缝早闭、颅缝骨化症、颅狭窄畸形,是指在生长发育过程中以一条或多条颅骨骨缝过早闭合导致颅腔狭小,不能适应脑正常发育为特征的颅骨发育障碍性疾病。出生时或出生后早期即可确诊。

一、病因

病因是多方面的,多种血液和代谢方面的异常、致畸剂以及基因突变均可导致颅缝早闭的发生。每一种病因可能有不同的作用机制。例如,甲亢导致的颅缝早闭是因为在颅骨发育成熟前就发生了骨质融合;低压性脑积水导致的颅缝早闭是由于脑组织引起的骨质延伸作用消失。此外,2%~6%的单发矢状缝早闭具有家族性,8%~14%的冠状缝早闭也具有家族性,两者均为常染色体显性遗传障碍。大多数病例可能由新的常染色体结构域的突变造成。相信在不远的将来,分子遗传学研究也许可以确定这些致病的基因。

二、分类

根据临床评估角度的不同，可有多种分类方式。

1. 按累及颅缝分　单一颅缝早闭和复杂颅缝早闭。

2. 按疾病病因分　原发性颅缝早闭和继发性颅缝早闭。

3. 按临床表现分　非综合征型颅缝早闭和综合征型颅缝早闭。

4. 按头型改变分　舟状头、扁平头、斜头、三角头畸形。

三、临床表现

头颅畸形、颅内压增高、突眼、视力下降和视神经萎缩、精神障碍等。

四、辅助检查

1. X 线检查　可以反映颅骨受压情况和颌面畸形（即相应软组织的改变），尖头畸形患儿可见颅底下陷等表现。

2. CT　可观察到颅骨骨缝闭合情况。

3. MRI　可进一步了解颅骨生长和大脑发育情况。

五、治疗原则

患儿一旦确诊，手术治疗是治疗颅缝早闭的唯一方法。目前对于手术时机、手术方式及步骤的选择仍存在争议。手术目的是松解早闭的骨缝，使颅腔扩大以满足大脑生长发育的需要。目前经过改进的手术方式的优势在于除可重建良好的头颅外观外，还可构建颅腔。

手术方式有以下几种。

（1）颅缝再造术。

（2）全颅缝再造术。

（3）三角头额眶成形术：主要用于额缝早闭导致的三角头畸形的治疗。

（4）额眶前移术：主要用于双冠状缝早闭导致的尖头（后观）、塔头（前观）、短头畸形。

（5）额眶前移及眶整复术：主要用于双冠状缝早闭及颅面骨发育不良的联合畸形、短头合并眶距增宽或眶移位畸形。

（6）额面前移术：将额眶及上颌骨作 leFort 型截骨后联合前移，主要用于双冠状缝早闭及颅底缝早闭形成的短头畸形及合并 Apert 综合征或 Crouzon 综合征的颅面畸形。

（7）大范围颅骨切开并多块硬脑膜附着式颅骨瓣颅骨重建术：用于改善整个畸形的头颅外形。

六、护理

（一）术前护理

1. 术前护理评估

（1）评估患儿有无安全风险。

（2）评估患儿有无颅内压增高症状。

（3）评估患儿有无突眼、视力下降和视神经萎缩。

（4）评估患儿有无精神障碍。

2. 术前护理措施

（1）观察患儿意识状态、瞳孔、生命体征的变化。

（2）注意患儿安全，做好安全防护宣教，签署护理安全告知书，防止发生外伤。

（3）有颅内压增高症状的患儿遵医嘱按时给予脱水剂并观察脱水效果。

（4）必要时遵医嘱给予持续低流量吸氧，防止脑缺氧。

（5）对于突眼的患儿，遵医嘱日间给予眼药水滴眼，夜间给予眼药膏覆盖，防止发生角膜溃疡。

（6）尊重患儿，向家属讲解疾病相关知识，做好心理护理。

3. 术前健康指导

（1）指导家属正确使用床档，开水瓶远离患儿，避免坠床、烫伤。

（2）术前补充营养，补充奶类、蛋类、鱼肉类等富含优质蛋白的食物。

（二）术后护理

1. 术后护理评估

（1）评估神经系统症状，如意识状态、瞳孔大小及瞳孔对光反射等。

（2）评估患儿精神、面色、血压、心率变化，是否有失血性休克征兆。

（3）评估患儿呼吸道是否通畅，有无分泌物增多。

（4）评估患儿头皮肿胀情况，伤口敷料、引流液情况。

2. 术后护理措施

（1）病情观察：密切观察心率、呼吸、血压、血氧饱和度的变化，如发现患儿口唇发绀、脉搏微弱、四肢厥冷、手术创面渗血较多，应警惕失血性休克、凝血功能障碍的发生。

（2）体位：术后去枕平卧 4～6 小时，待全麻清醒后，将床头抬高 30°，婴幼儿可采取怀抱方式。取头高位，有利于颅内静脉回流，减轻脑水肿。

（3）饮食：予以高热量、高蛋白、易消化的食物，以促进伤口愈合。

（4）休息：保持安静，减少刺激，避免哭闹，必要时遵医嘱给予镇静药。

（5）呼吸道管理：床旁备好吸痰用物，及时清除呼吸道分泌物。声音嘶哑、喉头水肿者，遵医嘱给予雾化吸入。

（6）疼痛护理：可通过观看动画片、玩喜爱的玩具分散患儿的注意力，以减轻疼痛。疼痛剧烈、躁动不安者，必要时遵医嘱使用镇痛药。

（7）管道护理：保持各管道通畅，妥善固定，避免引流袋位置高于引流出口，倾倒引流液时注意严格遵守无菌操作原则，每班准确记录引流液的颜色、量、性质。每班查看尿液的量及颜色，积极补液，做好导尿管护理，避免逆行感染。

（8）皮肤护理：每 2 小时翻身 1 次，头下垫清洁、低软枕，翻身时注意保持各引流管通畅，压力性损伤高风险部位可预防性使用泡沫敷料。婴幼儿尽量采取怀抱方式，切忌用手按压头部，避免头部伤口受压而影响手术效果。高热冰枕降温时冰枕的温度不宜过低，以免影响头皮血液循环而致皮肤出现压力性损伤。

（9）眼部护理：眼睑不能闭合者，以凡士林纱布覆盖或遵医嘱使用眼药膏、眼药水等。

（10）安全护理：预防头部外伤，要求专人陪护，尤其是坐立不稳的婴幼儿，要加强巡视和对留陪人员的宣教。

3. 术后并发症的预防和处理

（1）伤口感染：伤口敷料如有渗出应及时报告医生予以更换。伤口感染多发生在术后 3～5 日，感染时局部有明显的水肿、压痛及皮下积液，严重者可影响骨膜，甚至并发颅骨骨髓炎。

（2）脑脊液漏：一般情况下，术后 2～3 日内引流液为血性液体，当引流液由血性突然转为清亮或性质变得稀薄时应警惕脑脊液漏。

（3）失血性休克：引流液在短期内迅速增多，如 1 小时达 50 mL 以上应立即报告医生，并根据医嘱补充血容量。

4. 术后健康指导

（1）指导家属一定要保护好患儿头部，防止头部创面局部受压，避免外力作用和外伤。

（2）患儿呕吐时，家属要将其头偏向一侧，避免呛咳、误吸。麻醉清醒后取头高位，婴幼儿采取怀抱方式，减轻头部水肿及避免伤口局部受压。

（3）指导饮食，合理喂养。保持患儿安静，减少刺激，避免哭闹。

（4）患儿术后疼痛明显，家长要安抚好患儿，转移患儿注意力，减轻疼痛。

（5）指导家属在怀抱或安抚患儿时，注意保持引流管通畅，不得牵拉、扭曲、弯折引流管。

（朱瑞芳　辛杰）

参考文献

[1] 丁淑贞，于桂花. 神经外科临床护理[M]. 北京：中国协和医科大学出版社，2016.

[2] 霍龙伟，陈晨，郑虎林. 小儿先天性脑积水手术治疗分析[J]. 基层医学论坛，2015，19(28)：3923-3924.

[3] 纪翠蓉，段蕾蕾，耳玉亮，等. 2014 年全国伤害监测系统儿童头外伤就诊病例分布特征分析[J]. 中华流行病学杂志，2016，37(4)：527-530.

[4] 雷霆，陈坚，陈劲草. 颅脑损伤[M]. 上海：上海科学技术出版社，2010.

[5] 雷霆. 小儿神经外科学[M]. 2 版. 北京：人民卫生出版社，2011.

[6] 吕强. 神经内镜辅助显微手术治疗儿童颅内肿瘤的效果及安全性研究[J]. 中国实用神经疾病杂志，2019，22(17)：1934-1940.

[7] 汪迪飞. 儿童脑积水外科治疗进展[J]. 重庆医学，2016，45(22)：3145-3147，3153.

[8] 张琳琪，王天有. 实用儿科护理学[M]. 北京：人民卫生出版社，2018.

[9] 赵世光，刘恩重. 神经外科危重症诊断与治疗精要[M]. 北京：人民卫生出版社，2011.

[10] 中国医师协会神经外科医师分会. 中国脑积水规范化治疗专家共识(2013 版)[J]. 中华神经外科杂志，2013，29(6)：634-637.

[11] 中华神经外科分会神经创伤专业组，中华创伤学会分会神经创伤专业组. 颅脑创伤后脑积水诊治中国专家共识[J]. 中华神经外科杂志，2014，30(8)：840-843.

[12] 中华医学会神经外科学分会，中华医学会神经病学分会，中国神经外科重症管理协作组. 中国特发性正常压力脑积水诊治专家共识(2016)[J]. 中华医学杂志，2016，96(21)：1635-1638.

[13] Alawi A，Edgell R C，Elbabaa S K，et al. Treatment of cerebral aneurysms in children：analysis of the Kids' Inpatient Database[J]. J Neurosurg Pediatr，2014，14(1)：23-30.

[14] Chong S L，Khan U R，Santhanam I，et al. A retrospective review of paediatric head injuries in Asia-a Pan Asian Trauma Outcomes Study (PATOS) collaboration [J]. BMJ Open，2017，7(8)：e015759.

[15] Gemmete J J，Toma A K，Davagnanam I，et al. Pediatric cerebral aneurysms[J]. Neuroimaging Clin N Am，2013，23(4)：771-779.

(3) 告知患者预防感冒,治疗前一天洗头、洗澡、更换清洁病员服,取下活动义齿、手表及身上的全部金属饰物,以免治疗前定位时受干扰。

(4) 给予患者心理疏导,以缓解其紧张心理,提高治疗过程中的配合度。

(三) 健康指导

(1) 治疗前告知患者放射治疗所需的时间及返回病房的注意事项等,避免紧张情绪。

(2) 告知患者在治疗后大多头痛不严重,一般治疗后当日或者1～2日即可出院。

二、治疗后护理

(一) 护理评估

(1) 评估患者意识状态、瞳孔、肢体活动,并监测生命体征。

(2) 评估头部伤口、头架固定处有无渗血、渗液。

(3) 评估患者有无头痛及头痛的部位、性质、程度。

(二) 护理措施

(1) 病情观察:观察患者意识状态、瞳孔、生命体征的变化等,做好护理记录,术后每小时监测1次生命体征,之后改为每2小时监测1次,连续监测2次并记录。若病情需要,可根据医嘱继续观察。

(2) 饮食护理:为患者制订合理的饮食计划,指导患者清淡饮食,多食用富含蛋白质、维生素等的食物,少量多餐。评估患者饮食量,营养摄入不足者可通知医生静脉补充营养。

(3) 体位和休息:放射治疗会使患者出现局部脑组织水肿,抬高床头30°～45°,有利于促进颅内静脉血液回流,以减轻脑水肿,缓解头痛。必要时可遵医嘱给予20%甘露醇快速静脉滴注,1～2次/日。保持病房舒适、安静,保持床单位的整洁,定时巡视患者,询问其生活需求。

(4) 皮肤护理:放射治疗时头架固定处有皮肤损伤,头架固定处钉眼有时会有少量渗血,术后应用无菌棉球覆盖患处、压迫止血,并观察有无局部头皮感染,发现异常及时处理。棉球一般在治疗后第一天可去除。钉眼愈合期一般为4～7日,在此期间避免洗头,以免伤口感染。

(三) 并发症的预防和护理

立体定向放射治疗是一种非侵入性的治疗手段,对患者损害较少,出现的并发症较轻,一般表现为脑水肿及颅神经功能障碍。

(1) 脑水肿:常见症状为头痛、恶心、呕吐,给予20%甘露醇和地塞米松治疗多可缓解。观察患者头痛的性质及程度,是否伴随喷射性呕吐,若出现明显颅内压增高的症状,严密观察意识状态、瞳孔、肌力和生命体征的变化。

(2) 颅神经功能障碍:根据受损神经的不同表现出的症状有所差异,如听力下降、面瘫、动眼神经麻痹、视力下降、面部麻木、声音嘶哑等,可予以营养神经药和进行高压氧治疗。建议患者在医生的指导下选择合适的治疗方案。适时安慰患者,根据患者不同的表现给予对应的护理,如面瘫患者做好眼部护理、口腔护理,视力下降患者保持病区光线明亮、走道通畅。

(四) 出院指导

颅内肿瘤患者放射治疗后3个月至半年左右应行头部MRI复查肿瘤情况,之后6个月至1年左右复查1次,如无明显异常至少每年复查1次,终身随访。功能性垂体瘤患者还应定期复查血激素水平,以了解内分泌水平的动态变化,随后每半年复查MRI以明确有无异常,若激素水平始终无法恢复的患者,可考虑药物辅助治疗或再次行伽玛刀治疗。若肿瘤明显增大,应考虑手术治疗。

(田丹英　张丽华)

第三节 脑血管病立体定向放射治疗的护理

以伽玛刀为代表的立体定向放射治疗，因创伤相对较小，有相对满意的畸形血管团闭塞率和相对较低的并发症发生率，在脑动静脉畸形、海绵状血管瘤等脑血管病的治疗方面得到了广泛应用。

伽玛刀治疗脑血管病的原理是伽玛刀使用^{60}Co放射源衰变产生的γ-射线照射血管组织细胞，射线通过氧自由基生成等机制的电离作用可造成包括DNA双螺旋链断裂在内的细胞结构损伤，甚至诱发细胞凋亡，而组织的修复、代偿性增生反应导致病灶内血管壁增厚、血栓形成，使畸形血管团的血管壁发生放射生物学反应而增厚，导致血管腔阻塞和血栓形成，最终使畸形血管团闭塞，达到治疗的目的。

立体定向放射治疗(如伽玛刀)可以用来治疗小型或中等大小的动静脉畸形、海绵状血管瘤、部分脑动静脉瘘等血管性疾病。

一、治疗前护理

(一) 护理评估

(1) 评估患者意识状态、瞳孔、肢体活动、言语沟通和自主配合情况。

(2) 评估其他疾病史，如高血压、心脏病、糖尿病等病史及用药情况。

(3) 评估畸形血管团的部位及大小，有无颅神经受损的症状。

(4) 评估有无颅内压增高、头痛的表现。

(5) 评估患者有无出血倾向及凝血功能。

(二) 护理措施

(1) 检查患者的血常规、凝血功能，对患者的身体状况进行全面评估，以确定患者满足放射治疗的条件。患者的血小板和(或)凝血功能异常时，应该停止放射治疗。

(2) 治疗前用药：因合并疾病需服药的患者按照常规服药。

(3) 放射治疗前，嘱患者洗头、洗澡，更换病员服；无须禁食，治疗当日早晨摄入清淡易消化的食物，但避免过饱。

(4) 告知放射治疗的相关事项，提高治疗过程中的配合度。

(5) 治疗前一晚保证患者充足的睡眠，必要时给予助眠药。

(6) 治疗前取下活动义齿及随身佩戴的金属饰物。

(三) 健康指导

(1) 向患者及家属介绍有关神经外科血管性疾病放射治疗的基本知识，以减轻治疗前的紧张情绪。

(2) 告知患者大多在治疗后损害少、并发症轻，增强患者信心。

二、治疗后护理

(一) 护理评估

(1) 评估患者生命体征、瞳孔、意识状态，尤其注意血压变化。

(2) 评估伤口局部情况，如头架固定处有无渗血、渗液。

(3) 评估患者有无头痛及头痛的部位、性质、持续时间，有无疼痛伴随症状。

(二) 护理措施

(1) 病情观察：治疗后严密观察患者生命体征、意识状态和瞳孔变化，同时观察患者有无头痛、恶心、呕吐等症状。治疗后常规给予20%甘露醇和地塞米松预防放射性脑水肿。如恶心、呕吐症状严重，可遵医嘱给予甲氧氯普胺10 mg肌内注射。

（2）饮食和休息护理：治疗后指导患者注意休息，避免情绪激动，多食高蛋白、高纤维素食物，保持大便通畅。

（3）皮肤护理：由于伽玛刀治疗时头架固定处有皮肤损伤，术后应用无菌棉球覆盖局部皮肤，并观察有无局部感染的发生，发现异常及时对症处理。

（三）并发症的预防和护理

（1）疼痛：患者拆除头架后，会感到钉眼处疼痛，需向患者做好解释工作。若疼痛较重，可口服止痛药。

（2）放射性脑水肿：绝大部分患者无症状，无须治疗，少数患者出现头痛、头晕、恶心、呕吐等症状，可给予脱水治疗，如使用甘露醇、地塞米松等。在脱水治疗期间注意维持水、电解质的平衡，同时密切观察患者生命体征、意识状态和瞳孔变化，及时发现颅内高压。

（3）脑疝：较为罕见，多由脑血管畸形出血或水肿加重引起。患者可出现头痛、恶心、呕吐、意识改变，表现为意识由清醒到嗜睡，进而进入昏迷。一旦发现上述征象，应及时予以甘露醇脱水治疗，并进行头颅 CT 检查，根据结果进行相应的处理，必要时进行开颅手术。

（四）出院指导

（1）由于伽玛刀治疗后畸形血管需一段时间才能完全闭合，在完全闭合之前，畸形血管仍存在破裂出血的危险，因此患者要制订合理的生活作息制度，避免劳累和情绪激动，控制血压。若出现突然的头痛、呕吐或视物模糊等颅内压增高的症状，要考虑是否有畸形血管出血的可能，应及时到医院就诊。

（2）保持营养供给，增强患者机体抵抗力，戒烟酒；避免用力排便，保持大便通畅。

（3）迟发性反应多在半年以内发生，最晚可在治疗后 10 年以上的时间发生，长期的随访复查很有必要。嘱患者定期复查，至少每年复查 1 次，不适随诊。

（田丹英　张丽华）

第四节　功能性疾病立体定向放射治疗的护理

随着 CT 和 MRI 技术的飞速发展，立体定向放射治疗也用于功能性疾病的治疗。在治疗三叉神经痛时，精确聚焦的射线汇聚在三叉神经根入脑桥区，医生通过调整剂量大小阻断痛觉的传导，而使触觉和运动神经纤维的功能保留，既达到止痛的目的，又不遗留并发症，复发病例可行第二次治疗。部分研究表明，立体定向放射治疗对于改善帕金森病、癫痫、强迫症、精神分裂症、抑郁症、成瘾性疾病等疾病的症状有一定疗效，但目前仍在探索阶段。

本节以原发性三叉神经痛为例，介绍治疗前后的护理。

一、治疗前护理

（一）护理评估

（1）评估患者的意识状态、生活自理能力、跌倒风险、营养状态等。

（2）根据化验结果评估患者凝血功能并观察有无出血倾向。

（3）评估疼痛的部位、性质、持续时间，有无其他伴随症状。

（4）评估患者的心理状况、家庭及社会支持情况，患者有无焦虑、抑郁等不良情绪。

（二）护理措施

（1）心理护理：护士应主动与患者及家属沟通，耐心询问和倾听患者的感受，最大限度地满足患者的合理需求。鼓励其树立信心，自觉积极配合治疗。

（2）用药护理：在发放药物时要详细告知患者及家属每次服药的时间、品种和剂量，协助患者按时服药。卡马西平有致头晕的副作用，若服用该药物要指导患者预防跌倒。

（3）疼痛护理：引起疼痛的原因有可能是患者疾病的原发性疼痛，也有可能是由放射性脑水肿引起颅内压增高而导致的疼痛，因此，需耐心倾听患者的主诉，观察疼痛的表现和伴随症状。根据患者情况选择合适的疼痛评估工具对患者进行疼痛评分，轻度疼痛者可采用分散注意力、听音乐、深呼吸等措施减轻疼痛，中重度疼痛者及时通知医生，遵医嘱给予止痛药，注意观察用药的疗效及有无药物不良反应。若为颅内压增高引起的头痛，遵医嘱使用脱水剂并观察脱水效果，观察患者意识状态、瞳孔、肌力的变化。

（4）饮食护理：饮食应选择高热量、高蛋白、高维生素、温软无须咀嚼的食物，包括流食、半流食和软食，避免粗糙、干硬食物触发"扳机点"，从而诱发疼痛。

（三）健康指导

（1）向患者及家属介绍放射治疗的方法与步骤，治疗前后的配合注意事项等。治疗前取下活动义齿及随身佩戴的金属饰物。

（2）通过知识宣教缓解患者的紧张情绪和心理压力，确保整个治疗顺利完成。

（3）治疗前一晚洗头，无须剃头，治疗当日早晨饮食宜清淡，避免过饱。

二、治疗后护理

（一）护理评估

（1）评估患者的意识状态、瞳孔、生命体征的变化和肢体活动情况。

（2）评估钉眼处有无渗血及局部疼痛情况。

（3）评估患者有无头痛、恶心、呕吐等不适症状。

（4）评估患者的症状与治疗前相比有无改善或加重。

（二）护理措施

（1）患者治疗结束返回病房后，指导其卧床休息。若出现恶心、呕吐，可遵医嘱使用止吐药缓解症状，少量多餐。

（2）治疗后如出现颅内压增高症状，遵医嘱给予甘露醇、地塞米松治疗，严密观察意识状态、瞳孔及生命体征变化。

（3）钉眼处敷料一般在治疗后第一天可去除。勿用手挠抓钉眼，保持局部清洁干燥。若钉眼处疼痛明显，可遵医嘱适当使用止痛药缓解疼痛。

（4）治疗后仍需继续服药，做好服药相关指导。

（三）并发症的预防和护理

（1）面瘫：少部分患者治疗后自觉面部麻木胀痛，可给予面部局部按摩、保暖，促进血液循环。指导患者进食、饮水及洗脸时洗脸水的温度不可过高，以免烫伤。进食时应细嚼慢咽，防止咬伤，进食后漱口，减少食物残渣残留。

（2）放射性脑水肿：患者可出现颅内压增高症状。观察患者头痛的部位、程度、性质和持续时间。遵医嘱使用地塞米松和甘露醇治疗和预防，做好药物护理。

（四）健康指导

（1）立体定向放射治疗的治疗作用是逐渐产生的，患者一般在治疗后数日至数月内疼痛得到缓解。指导患者治疗后仍需继续遵医嘱服药，不可随意减量或停药。

（2）保持劳逸结合，情绪稳定。

（3）寒冷季节注意面部保暖，防止面部受风。

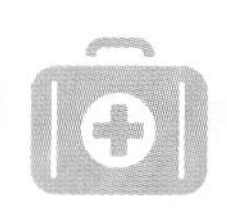

知识拓展

(1) 在过去的半个世纪里，从 Lars Leksell 首次利用放射辐射来治疗深部的难以治疗的中枢神经系统病变以来，颅内立体定向放射治疗已经成为神经外科医生和放射肿瘤学医生日益重视的治疗方式。放射外科治疗时由于病变邻近结构暴露于辐射中，可能会出现并发症，因此，谨慎选择患者并决定最合适的放射治疗方式对减少并发症至关重要。脑实质是一种晚反应组织，具有低 α/β 比和有限的修复能力。脑实质表现出体积效应，即小体积可以耐受较高的辐射剂量。减少放射治疗(RT)相关并发症的新策略如海马回避-全脑放射治疗、美金刚胺和局灶性放射治疗等已经取得了良好的效果，并被应用于临床实践。颅内疾病的进展也会导致神经认知和功能的下降，应该仔细评估每个病例最适合的治疗方式(考虑临床指征、预后、相关危险因素、毒性和费用)。提高对放射治疗相关潜在并发症的认识将使患者得到适当的管理，虽然大多数迟发作用往往是不可逆的，但帮助减轻特定症状的治疗或帮助患者日常功能恢复的措施可以改变他们的生活，应尽早开始。

(2) *Epilepsy Research* 杂志 2017 年 8 月在线发表了 Aileen McGonigala 以及 Jean Regisi 等联合撰写的《放射外科治疗癫痫的系统评价/国际立体定向放射外科学会临床指南》。作者认为：基于 2 级循证证据，放射外科治疗是一种有效的治疗方法，可控制颞叶癫痫的癫痫发作，与显微外科手术相比，放射外科所治疗的患者的神经心理预后结果和生活质量指标更好。

(唐云红)

第五节　伽玛刀治疗的护理

伽玛刀是立体定向放射外科的主要治疗手段，是根据立体几何定向原理，将颅内的病变组织选择性地确定为靶点，使用 ^{60}Co 放射源产生的伽玛射线进行一次性大剂量聚焦照射，使之产生局灶性的坏死或功能改变而达到治疗疾病的目的，而靶点外围的放射剂量呈梯度锐减，病灶以外的脑组织可免受损伤或者只受轻微的可逆性损伤。

一、伽玛刀的发展

1967 年，瑞典神经外科医生 Lars Leksell 和他的同事研制出世界上第一台(第一代)伽玛刀(Gamma Knife)，它由呈半球形排列的 179 个 ^{60}Co 放射源和两个准直器(collimator)组成。

经过近四十年的发展，2006 年，瑞典医科达公司推出了第六代伽玛刀——Leksell Gamma Knife Perfexion。它包括 192 个 ^{60}Co 放射源，伽玛刀的准直器全部安装在伽玛刀的内部，无须人工更换准直器头盔，准直器系统由原来的半球形改良为圆锥状，内空间增大近 3 倍，可以将头部及颈部置于准直器内，治疗范围从脑部扩大到颅底、颅外的头颈部、颈椎、颈部脊髓和鼻咽部。医生只需要在 Leksell Gamma Plan 计算机上设计好治疗计划，并将治疗计划传输到控制伽玛刀的计算机，然后将患者安放在治疗床上，头架固定在治疗床的卡坐上，按动治疗按钮，治疗便可自动完成，治疗精确度和安全性也得到了进一步提升。

2015 年，医科达公司推出带有锥形束 CT(CBCT)图像引导的自适应精确立体定向放射外科系统，即第七代医科达 Leksell Gamma Knife Icon 放射外科治疗系统(图 8-2)。它以 Leksell Gamma Knife Perfexion 系统为基础，内置集成成像系统——锥形束 CT(CBCT)和附属软件，采用红外系统持续追踪患者头部的标记参考点，可在治疗期间全程监控患者头部位置移动情况并控制放射剂量，进一步减少了健康组织的受照剂量；新增采用完全无创的面罩式固定方式，改善了患者的舒适度。

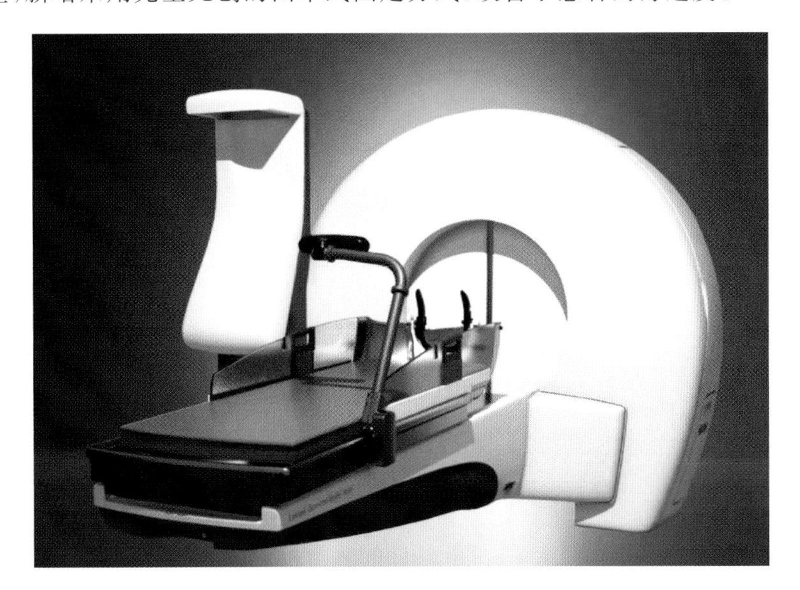

图 8-2　Leksell Gamma Knife Icon

二、适应证和禁忌证

（一）适应证

（1）颅内肿瘤，如脑膜瘤、垂体瘤、听神经瘤等。

（2）脑血管病，如脑动静脉畸形、海绵状血管瘤及部分脑动静脉瘘。

（3）功能性疾病，如原发性三叉神经痛等。

（二）禁忌证

无绝对禁忌证。脑出血、脑梗死急性期、脑疝、恶性心律失常等生命体征不稳定的患者应等病情稳定后再考虑行伽玛刀治疗。

三、伽玛刀治疗过程

（一）安装头架

一般在患者局麻后，通过特制的金属螺钉将定位头架固定于颅骨上。安装头架时，尽量将病灶置于头架的中心。

（二）定位

目前多选择 MRI 进行定位。MRI 定位优点是无金属伪影，病灶与周围组织的边界清晰。脑动静脉畸形（CAVM）患者可选用 CT+MRI 或 MRI+DSA 联合定位。

（三）制订治疗计划

首先将定位图像（CT、MRI 或 DSA 图像）传输到 LGP（Leksell Gamma Plan）计算机，在规划系统中根据定位图像勾画本次治疗的靶区病灶。

伽玛刀虽然称为一次性大剂量照射，但它也是由多个小枪照射组合形成的。对病灶的每一次照射称为一枪（shot），这些枪相互融合之后会形成伽玛刀的照射区域。可以通过调整准直器的直径、坐标以及权重，设计出尽可能贴合勾画靶区的治疗计划，使得伽玛刀的照射范围与病灶的形态基本吻合。

最后根据病变性质、病灶大小以及病灶周围的结构设定中心剂量和周边剂量。

（四）治疗过程

将设计好的治疗计划导入伽玛刀治疗主机，核对患者信息无误后让患者平躺在治疗床上，固定头架，调整治疗床的高度，使患者获得一个舒适的体位。关闭治疗室的防护门，技师在治疗操作控制台启动治疗开关，伽玛刀放射源主体结构自动开启防护门，移动式治疗床进入伽玛刀放射源系统开始治疗。治疗结束后拆除头架，包扎伤口。

四、护理

（一）治疗前护理

1. 护理评估

（1）一般情况：评估患者的生活自理能力、营养、皮肤、跌倒风险等。

（2）既往史：评估患者有无高血压、糖尿病、心脏病、出血性疾病，评估患者肝、肾、肺功能有无异常。

（3）症状与体征：评估患者的意识状态、瞳孔、肢体活动、感觉功能。评估患者有无颅内压增高的症状，有无神经系统功能障碍。

（4）辅助检查：了解患者血常规、凝血功能和心电图。根据不同疾病的特点实施针对性的辅助检查，如垂体瘤患者应检查激素水平和视力、视野，桥小脑角区的病变如听神经瘤需要检查听力，心血管疾病患者需要检查心脏B超，必要时做动态心电图和冠脉CTA。

（5）评估患者及家属有无焦虑、恐惧不安等情绪。

2. 护理措施

（1）知识介绍：入院后责任护士详细向患者介绍伽玛刀治疗相关知识及注意事项，缓解患者及家属的焦虑、恐惧等情绪。

（2）饮食指导：摄入高蛋白、高热量、易消化的食物，以提高机体抵抗力和治疗后组织修复能力。

（3）用药指导：有癫痫发作史的患者服药不可中断或减量。有头痛、呕吐等症状的患者遵医嘱用药，观察药物治疗的效果，并观察患者有无意识状态、瞳孔、肌力等的改变。

（4）休息和睡眠：无颅内压增高患者可取自由卧位。有头痛等颅内压增高症状患者卧床时可抬高床头15°～30°，以利于颅内静脉血液回流，降低颅内压。保证充足的睡眠，以利于增进食欲，恢复体力，增强机体抵抗力。

（5）治疗前准备：治疗前取下活动义齿及随身佩戴的金属物品，必要时建立静脉通路。治疗当日可适量清淡饮食，避免过饱。

3. 健康指导

（1）指导患者戒烟戒酒，注意保暖，避免呼吸道感染。

（2）治疗前一晚或治疗当日清晨洗头，无须剃光头。

（3）接受磁共振成像（MRI）来定位脑部靶区的，要取下衣物上的金属物品。若体内有金属植入物需提前告知医务人员，以确定能否行MRI检查。

（4）治疗前需在患者头部安装头架，会有不适，指导患者放松心情，积极配合。

（二）治疗后护理

1. 护理评估

（1）评估患者意识状态、瞳孔、生命体征、肢体活动情况、有无颅内压增高症状及神经功能定位体征。

（2）评估患者钉眼处的包扎是否完好，有无疼痛、渗血或渗液。

（3）评估患者有无头痛、呕吐等不适症状。

2. 护理措施

（1）病情观察：密切观察患者意识状态、瞳孔、生命体征、肢体活动情况，评估有无颅内压增高症状及神经功能受损表现。如患者出现意识状态、瞳孔、肌力的改变，或出现严重的恶心、呕吐、头痛等放射性反应,应及时通知医生进行对症处理。

(2) 休息和体位:部分患者安装头架后有恶心、头晕、胸闷的感觉,取下头架后症状可缓解。指导患者卧床休息,血压平稳者,抬高床头 15°～30°,以利于颅内静脉回流。

(3) 饮食:伽玛刀放射治疗可导致患者出现食欲减退、味觉改变、口腔无味、恶心、呕吐等症状,因此,应根据患者情况鼓励其摄入高蛋白、高维生素、易消化的食物,多摄入新鲜蔬菜和水果,忌辛辣食物,少量多餐;对进食量少者遵医嘱适当给予静脉补液以增加营养,有意识障碍、吞咽障碍者可留置胃管鼻饲流质饮食。

(4) 用药指导:遵医嘱用药,观察药物的不良反应,并做好对患者及家属的用药宣教。

(5) 伤口护理:治疗后 24 小时可遵医嘱去除患者头部钉眼处敷料,密切观察伤口,保持局部清洁、干燥,防止感染。

3. 并发症的预防和护理

(1) 放射性脑水肿:患者出现头痛、头晕、呕吐、精神不振等症状,可遵医嘱给予甘露醇及地塞米松进行预防和治疗,并观察药物疗效和不良反应。若患者出现剧烈头痛、意识障碍、瞳孔变化、肌力下降、癫痫等症状,应立即通知医生,协助检查,查明原因。

(2) 钉眼处疼痛和渗血:疼痛明显者可遵医嘱给予止痛药对症处理,向患者解释钉眼处伤口疼痛为固定头架时的机械性创伤引起,症状很快能缓解,无须担忧。若钉眼处有渗血、渗液,局部消毒后更换敷料重新加压包扎。

4. 健康指导

(1) 勿挠抓头部皮肤钉眼处,愈合期一般为 4～7 日,在此期间避免洗头,以免伤口感染。

(2) 迟发性并发症主要有迟发性脑水肿及神经功能损伤。如垂体瘤治疗后可能出现视力下降、垂体功能低下;听神经瘤治疗后可能出现听力下降、面瘫、吞咽障碍等;其他还有脱发、癫痫等。若出现相关症状,及时到医院复查。

(3) 根据不同性质的病变,定期随访。良性病变一般每半年随访一次,恶性病变一般在 1 个月后开始随访。

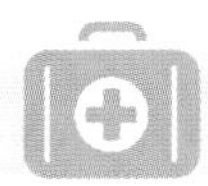

知识拓展

目前世界上新型的立体定向放射治疗设备——Leksell Gamma Knife Icon 放射外科治疗系统,为患者提供了新的有更多选择的伽玛刀治疗方式。它引入了更多创新技术,如内置集成成像系统——锥形束 CT(CBCT)和附属软件,与患者头部位置高清监控系统协同工作,可在治疗期间全程监控患者头部位置移动情况并控制放射剂量,进一步减少了健康组织的受照剂量。它依然采用 Leksell 伽玛刀经典的静态聚焦方式,保证在照射治疗期间无须移动任何部件,用于基于头架和面罩的治疗,放射精度可达 0.15 mm。它的推出,是伽玛刀技术又一次里程碑式的提升,它的新增功能提高了伽玛刀的治疗能力,进一步扩大了伽玛刀放射外科的适应证,并改善了患者治疗的舒适性。其完全无创的分次治疗模式,可更好地保护健康组织,扩大了伽玛刀放射外科的临床适应证,使得一些体积较大但无法耐受手术、位于脑深部或功能区以及放射生物学上适合分次照射的颅内肿瘤也可以进行伽玛刀治疗。

(唐云红)

参考文献

[1] 蔡卫新,贾金秀. 神经外科护理学[M]. 北京:人民卫生出版社,2019.

[2] 曹文娟. 针对性护理对脑肿瘤患者伽马刀术后不良反应的影响[J]. 当代护士，2018，25(33)：100-102.

[3] 柴开君，李晋虎，刘晓东，等. 外科手术治疗三叉神经痛的研究进展[J]. 中华神经创伤外科电子杂志，2018，4(2)：110-113.

[4] 陈礼刚，李定君. 神经外科手册[M]. 北京：人民卫生出版社，2011.

[5] 陈生弟，高成阁. 神经与精神疾病[M]. 北京：人民卫生出版社，2015.

[6] 李娜. 颅内肿瘤放射治疗的观察与护理[J]. 中国实用医药，2015，10(8)：225-226.

[7] 刘宗惠. 颅脑伽玛刀治疗学[M]. 北京：人民卫生出版社，2006.

[8] 穆晓峰，申文江. 精确放疗中的头部伽玛刀[J]. 中国医疗设备，2014，29(10)：1-3.

[9] 世界华人神经外科医师协会放射神经外科专业委员会. 中国三叉神经痛伽玛刀放射外科治疗专家共识(2020 版)[J]. 中华神经外科杂志，2020，36(10)：984-989.

[10] 王彬，魏晓云，杨辉，等. 多靶点联合毁损治疗难治性强迫症 31 例[J]. 重庆医学，2010，39(9)：1059-1060.

[11] 王海霞，单国用，刘兴安，等. 伽马刀治疗多发脑转移瘤预后的影响因素分析[J]. 现代肿瘤医学，2017，25(12)：1891-1894.

[12] 王嘉嘉，赵东海，梁军潮. 脑转移瘤的伽马刀治疗新进展[J]. 广东医学，2019，40(1)：24-26.

[13] 王馨. 脑干动静脉畸形的伽玛刀治疗[J]. 中国微侵袭神经外科杂志，2019，24(2)：91-93.

[14] 谢世平，佘永传，张心保. 伽玛刀治疗难治性精神分裂症的疗效与安全性观察[J]. 临床神经外科杂志，2007，4(1)：4-6.

[15] 赵继宗. 神经外科学[M]. 4 版. 北京：人民卫生出版社，2019.

[16] 郑兰华，王爱贞，王光. 脑肿瘤患者伽玛刀治疗前后不良反应指标及护理干预效果对比分析[J]. 中国医学装备，2017，14(2)：74-77.

[17] Lasak J M, Gorecki J P. The history of stereotactic radiosurgery and radiotherapy [J]. Otolaryngol Clin North Am, 2009, 42(4): 593-599.

[18] Taylor J M, McTyre M R, Tatter S B, et al. Gamma knife stereotactic radiosurgery for the treatment of brain metastases from primary tumors of the urinary bladder[J]. Stereotact Funct Neurosurg, 2018, 96(2): 108-112.

第九章　周围神经系统疾病的护理

第一节　周围神经系统疾病的概述

一、定义

周围神经系统包括脊髓和脑干软膜外的所有神经结构，即从脊髓腹侧和背侧发出的脊神经根组成的脊神经以及从脑干腹侧发出的颅神经（但不包括嗅神经和视神经），还包括交感、副交感的自主神经。

二、病因

周围神经系统疾病的病因主要为创伤、缺血、牵拉、高温、低温、电击、维生素缺乏、代谢障碍、中毒、感染、脱髓鞘、肿瘤压迫破坏等。

三、分类

在神经外科，常见的周围神经系统疾病有周围神经肿瘤和周围神经损伤两大类，其他还有糖尿病性周围神经系统疾病等。

四、临床表现

周围神经系统疾病的主要表现为肿块、疼痛、感觉障碍、运动障碍、异常姿势步态等。

五、辅助检查

（一）血液检查

血液检查对某些周围神经系统疾病的诊断很有意义。血生化检查可以明确患者的肝肾功能、电解质、血糖等，对系统性疾病并发周围神经系统疾病有提示意义，如糖尿病性周围神经系统疾病。

（二）脑脊液检查

脑脊液检查对某些周围神经系统疾病尤其是免疫介导的周围神经系统疾病有辅助意义。

（三）神经电生理检查

神经电生理检查包括肌电图、神经传导速度、单纤维肌电图、分段测定神经传导速度，以发现有无神经传导阻滞现象以及听觉、视觉和躯体感觉诱发电位等。神经电生理检查对周围神经系统疾病患者的定位和定性均很有意义。

（四）影像学检查

CT、MRI检查对诊断周围神经肿瘤具有重要意义；超声检查对周围神经损伤也具有辅助诊断意义。

六、治疗

周围神经系统疾病的主要治疗方式为手术治疗。周围神经肿瘤主要通过外科手术切除；周围神经损伤可采取神经松解术、神经缝合术、神经移植术等外科手术治疗。

七、护理

(一)术前护理

1. 术前护理评估

(1)评估患者的一般情况,如意识状态、精神、营养、心理,有无高血压、糖尿病、心脏病等慢性病,有无既往史。

(2)评估患者有无疼痛及疼痛的部位、性质、程度。

(3)有神经损伤者评估患者肌力、肌张力、感觉功能,有无步态异常,有无关节畸形。

(4)评估患者家庭和社会支持系统以及对疾病治疗的期望值。

2. 术前护理措施

(1)对疼痛明显者遵医嘱予以止痛药,并观察用药的效果。

(2)心理护理。仔细倾听患者的主诉及不适症状,主动安慰患者,缓解患者紧张不安或者焦虑的情绪,增强其对疾病治疗的信心。

(3)向患者解释进行相关术前检查的目的和意义。

(4)遵医嘱完善术前准备。

3. 术前健康指导

(1)对肌力下降或步态不稳者,指导防跌倒措施,为患者提供生活便利措施。

(2)对感觉障碍者,应预防烫伤。

(二)术后护理

1. 术后护理评估

(1)评估患者的生命体征、肌力、肌张力、感觉功能。

(2)评估疼痛的部位、性质及持续时间。

(3)评估患者皮肤,尤其是易受压部位及骨突处是否有压力性损伤。

2. 术后护理措施

(1)观察患者意识状态、生命体征的变化,及时记录。

(2)观察伤口敷料,有渗血、渗液及时通知医生处理。

(3)保持引流管引流通畅,避免弯折、扭曲,妥善固定,观察引流液的颜色、性质、量。

(4)针对患者的疾病给予个体化的护理措施。如肢体活动障碍者抬高患肢以减轻水肿,指导患者进行功能锻炼;若有截肢者关注肢体残端的愈合情况,做好幻肢痛的护理。

3. 术后健康指导

(1)保持伤口干燥,避免感染。

(2)早期进行功能锻炼。

(单静)

第二节　周围神经肿瘤的护理

周围神经肿瘤主要有神经鞘瘤和神经纤维瘤两类。神经鞘瘤又称施万细胞瘤,是源于施万细胞的良性肿瘤。神经纤维瘤多发生于皮下,可单发也可多发,多发性的又称神经纤维瘤病。神经纤维瘤病根据临床表现和基因定位分为神经纤维瘤病 1 型(NF1)和神经纤维瘤病 2 型(NF2)。

一、流行病学

神经鞘瘤属良性肿瘤,常发生于感觉性的颅神经、脊神经的后根和较大的周围神经干。据国内流行病学资料显示，发生于椎管内的神经鞘瘤占椎管内肿瘤的47.13%；发生于周围神经者占周围神经肿瘤的46.4%，发生于颅神经者占颅内肿瘤的9.5%。女性多于男性。

神经纤维瘤属于错构瘤，起源于外胚层，可累及中胚层、内胚层。从新生儿到老年人均可发病。身体任何部位的皮下组织、周围神经干、神经根均可发生神经纤维瘤。神经纤维瘤占周围神经肿瘤的31.76%，占神经系统肿瘤的11.5%。

神经纤维瘤病属于常染色体显性遗传病，为神经皮肤综合征之一，占周围神经肿瘤的8.4%，占神经系统肿瘤的3.04%。从新生儿到老年人均可发病。10～20岁和50～70岁为两个发病年龄高峰。女性发病率是男性的1.85倍。

周围神经系统的恶性肿瘤多为极其危险的肿瘤，肿瘤沿神经干扩展并血行转移到肺和肝脏，5年生存率极低。恶性周围神经鞘瘤(malignant peripheral nerve sheath tumor，MPNST)是起源于周围神经鞘的具有侵袭性的软组织恶性肿瘤，占软组织肿瘤的6%，发病率为0.001%，通常发生于软组织深部，超过50%病例来源于神经纤维瘤病1型。

二、病理分类

周围神经肿瘤分类见表9-1。

表9-1　周围神经肿瘤分类(WHO 2007)

肿瘤类型	病理分类
神经鞘瘤	细胞型
	丛状型
	黑色素型
神经纤维瘤	丛状型
恶性周围神经鞘瘤	上皮型
	向间质分化型
	黑色素型
	向腺体分化型
神经束膜瘤	—
恶性神经束膜瘤	—

三、临床表现

周围神经肿瘤的临床表现根据肿瘤的位置和患者的个体差异而有所不同，主要临床表现为肿块、疼痛或功能缺失。部分患者可能除了触及体表肿物，没有任何其他症状；有些良性和恶性周围神经肿瘤，常见主诉为疼痛，但因个体差异及描述可能有所不同；如肿瘤突然增大，会出现感觉、运动障碍及周围神经损伤。

(1) 神经纤维瘤病1型患者的临床表现为多发皮肤结节、皮肤色素斑(牛奶咖啡色斑)和神经纤维瘤样的象皮病，多发的周围神经纤维呈串珠样增生，有的还伴有智力低下和其他疾病，少数患者出生时即出现骨骼发育异常，或肿瘤生长过程中肿瘤压迫骨骼引起异常，生长于胸腔、纵隔、腹腔或盆腔的神经纤维瘤可引起内脏症状，其中消化道受累可引起胃肠出血或梗阻，还可引起内分泌异常等。神经纤维瘤病2型患者的临床表现多为双侧听神经瘤或其他中枢神经系统肿瘤，也可见其他周围神经多发神经鞘瘤，但少见皮肤表面的色素斑。

(2) 交感神经系统良性肿瘤以神经节细胞瘤最为常见，临床上早期主要表现为交感神经节刺激现象，表现为该神经节支配区的皮温降低，出汗增多与竖毛反射增强；后期交感神经遭到破坏，则出现交感神经节功能减退的现象，表现为该神经节支配区的皮温增高，不出汗与竖毛反射消失。

(3) 交感神经系统恶性肿瘤多发生于腹部，特别是在左侧，生长迅速，早期即表现出压迫症状，造成腹腔器官、输尿管、大血管的移位。

(4) 副交感神经系统的肿瘤发生率明显较交感神经系统低。较为常见的为原发性迷走神经肿瘤，初期临床症状为神经刺激的表现，其后发生抑制，其中声带麻痹为最明显的特征，可伴有咳嗽、声音嘶哑、吞咽困难。

四、辅助检查

1. 磁共振成像(MRI) MRI是周围神经肿瘤最重要的影像诊断评估资料，有利于判断肿瘤样病变和区分不同类型肿瘤的诊断。

2. 正电子发射断层成像(PET) PET通过对软组织病变进行代谢显像，以检测恶性肿瘤和转移。

3. 超声多普勒检查 超声多普勒检查对诊断有一定价值。

4. 神经电生理检查 神经电生理检查可通过肌电图与诱发电位中电位变化的振幅、潜伏期等判断神经及肌肉系统等损害状态，对神经源性损害有诊断价值，表现为神经传导减慢等。

5. 病理活检 病理活检对诊断不明确的占位有一定的应用价值，可通过超声引导下穿刺活检明确病理诊断。

五、治疗原则

对于生长极为缓慢，表现为缺陷性病变特性而非肿瘤特性的周围神经肿瘤可随访保守治疗，若肿块无明显增长和神经功能缺失，可不做进一步外科处理。

对大多数周围神经肿瘤而言，最基本的治疗目标是尽可能地切除肿瘤，同时最大限度地降低损伤神经的危险性。部分肿瘤与周边结构紧密粘连，肿瘤包膜本身可能黏附着重要结构，切除时注意保护神经功能。恶性神经鞘瘤对放疗和化疗不敏感，一旦发现应积极做广泛的根治性切除，对于肢体近端的恶性神经肿瘤可能需截肢处理。

六、护理

(一) 术前护理

1. 术前护理评估

(1) 了解患者一般情况、既往健康状况、过敏史、手术史、家族史、遗传史、女性患者生育史，既往有无高血压病、糖尿病、心脏病等。

(2) 了解肿瘤部位、大小，是否疼痛及疼痛程度，有无服用止痛药。

(3) 评估肢体活动情况及感觉。

(4) 评估患者日常生活能力。

2. 术前护理措施

(1) 向患者介绍疾病知识、手术方式、术后可能的不适，告知留置引流管的目的及需要配合的相关注意事项。

(2) 根据患者的肿瘤部位，常规备皮、清洁皮肤或沐浴，更换清洁病员服。

(3) 术前饮食指导，摄入营养丰富、易消化的食物。术前禁食8～12小时、禁饮4小时。

(4) 检查患者血型，遵医嘱备血。

(5) 评估患者有无疼痛及疼痛的性质，必要时遵医嘱给予止痛药。

(6) 针对肢体麻木、感觉障碍或运动障碍患者，注意观察患者症状变化情况，做好个性化指导，预防烫伤、跌倒等意外伤害。

(7) 加强患者心理护理，主动介绍疾病特点、治疗目的、手术方案、可能发生的并发症等知识，消除患者对手术的恐惧、紧张心理。

3. 术前健康指导

(1) 指导患者术前注意保暖，预防感冒，保证充足睡眠。

(2) 指导患者练习床上大小便。

(二) 术后护理

1. 术后护理评估

(1) 密切监测患者意识状态、生命体征。

(2) 评估患者术后有无疼痛及疼痛的部位、性质、持续时间，有无伴随症状。

(3) 评估伤口敷料渗血、渗液情况，引流是否通畅及引流液的颜色、性质、量。

(4) 评估患者跌倒/坠床、压力性损伤、误吸/窒息、管道滑脱、深静脉血栓形成等风险，评估患者日常生活能力。

(5) 评估患者手术肢体活动能力、感觉。

2. 术后护理措施

(1) 密切监测患者生命体征变化。

(2) 观察患者肢体活动情况，观察患肢远端皮肤颜色、温度、动脉搏动，倾听患者有无肢体肿胀等不适。

(3) 保持气道通畅，给予氧气吸入，监测血氧饱和度。

(4) 妥善固定各种引流管，防止脱出，翻身时注意避免引流管扭曲、弯折。

(5) 观察伤口引流是否通畅、引流液的颜色、性质和量，观察伤口敷料渗血、渗液情况，如发现异常及时报告医生，并协助处理。

(6) 全麻术后患者取平卧位，头偏向一侧，以防呕吐物误入气道造成误吸。全麻清醒后先给予患者少量温水观察有无呛咳，根据医嘱给予流质饮食，并逐渐过渡到半流质饮食、普食。局麻术后患者遵医嘱进食，指导患者摄入营养丰富、易消化食物，如蔬菜水果、瘦肉、鸡蛋、牛奶、肉汤等，促进伤口愈合，增强机体免疫力，促进组织修复，预防便秘。

(7) 倾听患者主诉，观察患者疼痛的部位及性质，可通过听音乐、深呼吸、聊一些患者感兴趣的话题转移其注意力，如患者疼痛程度较重，遵医嘱给予止痛药，评估并记录用药后效果。

3. 术后并发症的预防和护理

(1) 伤口出血：密切观察伤口敷料有无渗血、渗液。如渗血、渗液较多应立即告知医生，更换敷料，遵医嘱给予对症处理。

(2) 疼痛：一般术后 24 小时内最为剧烈，随着疾病恢复逐渐缓解，遵医嘱应用止痛药。

(3) 伤口感染：注意倾听患者有无手术部位疼痛等不适主诉，监测患者体温变化，观察伤口敷料渗出液、引流液的颜色、性质和量。如发生感染应遵医嘱给予抗生素治疗。

(4) 其他：术后可能发生压力性损伤、便秘、坠积性肺炎、尿路感染、下肢深静脉血栓形成等并发症。术后向患者讲解可能发生的并发症，加强皮肤护理，协助患者翻身。指导患者摄入高热量、高蛋白、高维生素和含较多粗纤维的食物，每日顺时针按摩下腹部，以促进肠蠕动，预防腹胀和便秘。鼓励患者做深呼吸，促进肺泡扩张，增加肺活量，预防呼吸道并发症。适当增加饮水量，以起到生理性冲洗膀胱的作用，尽早拔出留置导尿管，预防尿路感染。指导患者卧床期间进行踝泵运动，病情允许下，指导患者早期下床活动，预防下肢深静脉血栓形成。

4. 术后健康指导

(1) 指导患者合理饮食，摄入高热量、高蛋白、高维生素、易消化的食物，预防便秘，促进伤口愈合。

(2) 指导患者保持伤口清洁、干燥，避免伤口感染。

(3) 指导患者遵医嘱服用维生素 B_1、甲钴胺等营养神经药。

(4) 告知患者术后 3 个月复查，了解有无肿瘤复发，出现不适随时就诊。

(单静)

第三节　周围神经损伤的护理

周围神经损伤是由各种损伤因素导致周围神经结构及功能不同程度的损伤，引起该神经支配区域的肢体运动、感觉及温度调节等功能障碍、营养障碍，病残率极高。尽管显微神经外科的进步已使周围神经损伤的预后有了很大的改善，但周围神经损伤的机理和范围仍旧对损伤的预后有重要影响。

一、流行病学

小儿周围神经损伤大多与牵拉或者外伤有关，其发生会导致患儿出现严重的感觉障碍、运动障碍和营养障碍，甚至会留下终身残疾。肢体创伤伴周围神经损伤的发病率为1.64%，臂丛损伤是近几年周围神经损伤研究热点，约占创伤总数的1.2%。

二、分类

（一）周围神经损伤的Seddon分类

1. 神经失用　因神经受压迫或挫伤导致短暂的不完全的可逆性的神经功能丧失，一般数小时或数周后恢复，神经轴突和鞘膜完整，轻者神经生物膜的离子通透性紊乱，重者节段性脱髓鞘，肌电图检查有纤颤电位。好发于臂丛、桡神经、尺神经、正中神经和腓神经。

2. 轴索断裂　轴索和髓鞘完全断裂但膜性结缔组织结构尚保存，周围神经受到明显的损伤，损伤近端的神经功能尚可，损伤远端的神经感觉、运动和自主神经功能立即全部丧失，发生Waller变性，再生能力取决于损伤部位到效应器间的距离，再生的速度和患者的年龄等因素有关。肌电图检查肌肉随意动作电位消失，2周后显示去神经状态。

3. 神经断裂　周围神经发生完全或不完全断裂，多属于严重的开放性损伤，不能期望获得完全的神经再生或功能恢复。

（二）病因分类

根据造成周围神经损伤的原因可以分为火器伤、牵张性损伤、压迫性缺血、注射性损伤等。

1. 火器伤　常是连续性尚保持的神经损伤，部分可实现神经功能恢复。

2. 牵张性损伤　可造成广泛神经损伤。如骨折、关节脱位时，外在张力超过神经的耐受力，可引起神经失用或轴索断裂。轻度的牵张性损伤预后良好，但严重的牵张性损伤常伴广泛的神经内纤维化，需要手术治疗。

3. 压迫性缺血　对神经组织压迫的同时对神经血运也会造成损害，持续性机械性压迫是造成神经压迫性麻痹的主要原因。臂丛、尺神经、坐骨神经和腓神经易发生压迫性缺血。严重的钝挫伤、骨折伴有血管损伤等会导致神经和其他组织的严重缺血性损害，应立即进行减压手术。

4. 注射性损伤　一种医源性损伤。其机制推测有注射针头的直接损伤、瘢痕挛缩引起的继发损害和化学药物对神经纤维的毒性作用所导致的损伤。较易引起注射性损伤的药物是青霉素钾盐、安定、氯丙嗪等。

三、临床表现

1. 臂丛神经损伤　主要表现为神经根型分布的运动、感觉障碍。臂丛神经上部损伤表现为整个上肢下垂，上臂内收，不能外展外旋，前臂内收伸直，不能旋前旋后或弯曲，肩胛、上臂和前臂外侧有一狭长的感觉障碍区。臂丛神经下部损伤表现为手部小肌肉全部萎缩而呈爪形，手部尺侧及前臂内侧有感觉缺失。

2. 腋神经损伤　肩关节运动障碍，肩关节外展幅度减小；三角肌区皮肤感觉障碍，三角肌萎缩，肩部失去圆形隆起的外观，肩峰突出，形成“方形肩”。

3. 肌皮神经损伤　肌皮神经受伤后出现肱二头肌、肱肌运动障碍及前臂外侧的皮肤感觉障碍。

4. 桡神经损伤　桡神经为全身神经中最易受损者，桡神经损伤常并发于肱骨中段骨折。主要表现为伸腕无力，“垂腕”为典型症状，拇指外展及伸展力消失；手背第一、二掌骨间感觉完全消失。

5. 正中神经损伤　前三指屈曲功能丧失；拇指对掌运动功能丧失；大鱼际肌萎缩，出现猿掌畸形；食指、中指末节感觉消失。

6. 尺神经损伤　第四指和第五指的末节不能屈曲；骨间肌萎缩，手指内收外展功能丧失；小鱼际肌萎缩变平；小指感觉完全消失。

7. 胫神经损伤　跟腱反射消失，足和趾不能屈曲，不能内收，行走时足跟着地，骨间肌萎缩呈爪形足。小腿后面、足及足跟外侧、足底感觉障碍。

8. 腓总神经损伤　出现垂足畸形，患者为了防止下垂的足趾拖于地面，步行时脚步高举，呈跨越步态。

9. 坐骨神经损伤　坐骨神经完全断伤时，临床表现与腓总神经和胫神经联合损伤时类似。踝关节与趾关节无自主活动，足下垂，呈马蹄样畸形，踝关节可随患肢移动而呈摇摆样运动；小腿肌肉萎缩，跟腱反射消失，膝关节屈曲力弱，伸膝正常；坐骨神经部分受伤时，股二头肌常麻痹；小腿或足底常伴有跳痛、麻痛或灼痛。

10. 股神经损伤　运动障碍，股前肌群瘫痪，行走时抬腿困难，不能伸小腿；感觉障碍，股前面及小腿内侧面皮肤感觉障碍；股四头肌萎缩，髌骨突出；膝反射消失。

四、辅助检查

1. 电生理检查　包括肌电图、神经传导速度的测定、躯体感觉诱发电位。肌电图检查和躯体感觉诱发电位对判断神经损伤部位和程度以及帮助观察损伤神经再生和恢复情况有重要价值。躯体感觉诱发电位可检查周围神经的损伤情况及修复后神经的生长情况。

2. 其他　包括X线检查、CT和MRI，必要时辅以血管造影以明确是否合并其他损伤。

五、治疗原则

（一）非手术治疗

（1）营养神经药治疗。

（2）物理治疗，如按摩、电刺激等。

（3）保持关节活动度，行功能康复训练。

（二）手术治疗

1. 神经松解术　切除神经外膜和束膜间的瘢痕组织并应注意保留神经的血运。

2. 神经缝合术　神经完全断裂，或切除两端瘢痕后缺损<2 cm，远近两端游离后端-端对位的无张力缝合。可分为外膜缝合、束膜缝合和外束膜联合缝合。

3. 神经移植术　视移植物来源不同可分为异种神经移植、同种异体神经移植和自体神经移植，目前自体神经移植已广泛应用于临床，包括游离神经移植，通常取材于感觉皮神经，如隐神经、腓肠神经、肋间神经等；带血管蒂的神经移植，如桡神经浅支与桡动静脉、腓浅神经和腓浅动静脉；非神经性组织的桥接术，分为血管桥接和肌肉桥接。

4. 神经移位替代术　用一功能相对次要的神经切断后缝合于近侧已损毁的重要神经的远侧断端，以期替代其功能。

5. 神经植入术　在神经远侧和肌肉近侧均已毁损的情况下，将神经近侧的断端分成若干束植入肌肉内，或接长后分束植入，以期恢复部分运动功能和感觉功能。

[8] 牛雪飞，苏辉棠. 早期综合康复治疗周围神经损伤的疗效观察[J]. 广西医科大学学报，2011，28(2)：318-319.
[9] 王瑞芬，韩永良，徐晓，等. 恶性外周神经鞘膜瘤 4 例病理观察[J]. 实用医药杂志，2020，37(8)：724-727.
[10] 王忠诚. 王忠诚神经外科学[M]. 2 版. 武汉：湖北科学技术出版社，2015.
[11] 朱家恺，罗永湘，陈统一. 现代周围神经外科学[M]. 上海：上海科学技术出版社，2007.

第十章　神经外科重症护理

第一节　神经外科重症监护病房的功能设计及管理要求

神经外科重症监护病房（neurosurgical intensive care unit，NICU）是将神经病学与危重症医学融为一体，基于现代重症医学的理念，利用先进的监测技术、医疗设备和生命支持手段，为神经外科重症患者提供全面、系统并且高质量的医学监护与救治的医疗单元。

NICU 作为一个医疗单元，主要收治中型和重型急性脑血管病、重型急性颅脑损伤和脊髓损伤、中枢神经系统细菌性感染、癫痫持续状态、需要生命支持的围手术期神经外科患者，应该具备符合条件的独立场所、具备资质的医护人员以及必要的设施和设备。

一、NICU 的功能设计

随着神经外科学的发展，神经外科重症逐渐发展成一个独立的亚专科，NICU 已是欧美大型神经外科中心的必备救治单元，我国有条件的神经外科均应设置 NICU。

NICU 应设置在特殊的地理位置，方便患者转运、检查和治疗，并考虑以下因素：靠近神经外科普通病区、急诊科、手术室、影像科、化验室和血库等，在横向无法实现“靠近”时，应该考虑楼上楼下的纵向“靠近”。有条件的医院还可以考虑将 NICU 设置在心内科、呼吸科旁边，为多学科协作提供条件。

NICU 应该配备足够数量且具备独立工作能力的专职医护人员，要求其掌握重症医学监护技术，神经外科学基础知识、基本操作技术和急救能力，具备医学伦理和医疗人文关怀素质。

（1）NICU 必须配置必要的监护和治疗设备，以接收各类神经外科重症患者。

（2）NICU 应建立完善的通信系统、网络与临床信息管理系统、监控系统。

（3）在中心护士站、治疗室以及床单位均需要配置洗手池和快速手消毒剂，以提高医护人员洗手的便利性和依从性，预防院内感染的发生。

二、NICU 的管理要求

（一）人员管理

（1）NICU 护理人员应该接受过临床神经外科学和重症医学的双重培训，掌握神经解剖、神经病理生理、常见神经外科疾病和并发症等知识；掌握重症医学基本理论、基础知识和基本技能；掌握颅内压监测、神经电生理监测、脑血流监测、脑氧及代谢监测等技术。建议护理人员与床位数配比≥2∶1。

（2）NICU 护理人员必须经过严格的专业培训，熟练掌握重症护理基本理论和技能，经过专科考核合格后，方能独立上岗。

（3）有条件的单位可配备呼吸治疗师、电生理技师、康复理疗师、临床药师、营养师等，也可配备相应的专科/专职护士，如重症专科护士、呼吸治疗专职护士、营养专科护士、康复专科护士、静脉治疗专科护士等。

（4）NICU 护理人员需不断接受理论知识培训、技能培训和人文关怀培训，以保证护理人员保持先进的专业重症护理技能。

（二）环境管理

（1）建议每 100 张神经外科床位配备 8～10 张 NICU 病床，单床使用面积不少于 15 m^2，床间距 1 m

以上，有条件的医院可配置满足患者不同体位变化要求的专用床。

（2）基本辅助用房包括医生办公室、主任办公室、工作人员休息室、中央工作站、治疗室、配药室、仪器室、更衣室、清洁室、污废物处理室、值班室、盥洗室等。有条件的NICU可配置其他辅助用房，包括示教室、家属接待室、实验室、营养准备室等。辅助用房面积与病房面积之比应达到1.5∶1以上。

（3）NICU的布局应符合院内感染的防控要求。按区域布局分为清洁区、半污染区、污染区；按通道类型分为患者通道、工作人员通道、污物通道。也可在此基础上细分：工作人员休息区、办公区（辅助功能区）、常规治疗区、特殊治疗区（隔离区）；患者通道、工作人员通道、污物通道、清洁物品通道、特殊通道（传染病患者、物品进出通道）。各区域应相对独立，互不打扰以利于院内感染的管理及控制。

（4）NICU应具备良好的通风、采光条件，最好装配气流方向从上到下的空气净化系统，能独立控制室内的温度和湿度，并设立单独的正、负压病房，通常配备负压隔离病房1～2间。在人力资源充足的条件下，尽可能设计成单间或分隔式病房。分隔式病房或单间的隔离装置最好为可透视性玻璃，以便医护人员观察患者。

（5）医疗区域内的温度应维持在（24.0±1.5）℃，相对湿度60%左右。安装洗手设施和手部消毒装置，最好为感应式手卫生设施，单间每床配备1套手卫生设施，开放式病床至少每2张床位配备1套。

（6）NICU病房的建筑装饰必须遵循不产尘、不积尘、耐腐蚀、防潮防霉、防静电、容易清洁和符合防火要求的总原则。

（7）根据国际噪声协会的建议，NICU白天的噪声最好不要超过45分贝，傍晚不超过40分贝，夜晚不超过20分贝。在不影响正常工作的情况下，除了医护人员交流、患者的呼叫信号、监护仪器的报警声外，电话铃声、打印机等仪器发出的声音应尽可能降低到最低水平。有条件的NICU可以对噪声进行监测管理。

（三）仪器设施配备与管理

（1）每张床配备完善的功能设备带或功能架，提供电、氧气、压缩空气和负压吸引等功能支持。每张监护病床装配电源插座12个以上，氧气接口2个以上，压缩空气接口2个和负压吸引接口2个以上。每张NICU床位的电源应该由独立反馈的电路供应，且医疗用电和生活照明用电线路分开。NICU最好有备用的不间断电力系统（UPS）和漏电保护装置；最好每个电路插座都在主面板上有独立的电路短路器。

（2）配备适合NICU使用的病床，以及预防压力性损伤和（或）适合俯卧位通气的床垫。

（3）一般配置：带有除心电图、血压、呼吸、血氧饱和度监测以外可扩展其他功能的插口的监护仪；带有呼气末二氧化碳浓度和有创压力监测模块的联网多功能监护仪，每床配备1台。整个病区可配备1～2台备用机及便携转运监护仪1～2台。

（4）神经专科配置：颅内压监护仪、经颅多普勒超声、24小时视频脑电监测仪器和量化的脑电双频指数（BIS）仪等。

（5）每1～2床配备1台呼吸机。整个病区至少配备1台转运呼吸机。

（6）输液泵、注射泵、除颤仪、心电图机、排痰仪、胃肠营养泵、间歇充气加压泵、低温设备、血气分析仪等，根据各病房需要配备。

（7）可选配置：气管镜、超声设备、移动CT、脑组织氧含量监测仪、脑组织微透析仪、血液净化及相关神经康复设备等。

（8）应安排专门人员对仪器设备进行管理，每日查点登记，固定位置放置，定期维护保养，定期消毒。

（四）基本制度

NICU必须建立健全的规章制度，规定不同岗位的工作职责，规范诊疗常规。因此各病房应在卫生行政部门及医院制订的各种临床诊疗制度下，结合专科情况制订NICU管理制度，以保证工作质量和工作安全。

（1）NICU病房管理制度。

（2）NICU病情沟通规范。

（3）为患者提供非医疗技术方面服务制度。

（4）NICU 相关性感染控制制度及措施。

（5）NICU 急救设备及物品管理制度。

（6）储备药品管理或使用的规范和流程。

（7）防范意外伤害事件的措施。

（8）NICU 医疗质量与安全管理。

（9）NICU 疑难会诊制度。

（10）患者收治范围、手术患者转入 NICU 后的交接制度。

（11）NICU 患者入住接待流程。

（12）NICU 患者检查和治疗转运制度。

（13）应对突发事件应急预案、人员紧急调配制度。

（14）NICU 患者转出制度。

（15）NICU 患者转出与接收患者单元的交接制度。

流程化、标准化、规范化、制度化、科学化的管理是神经外科重症监护发展的基础。神经外科重症监护护理团队必须不断完善神经外科重症监护管理体系，严格落实各项规章制度，不断提高工作技能及工作效率，增强多学科团队合作能力，以适应神经外科及重症医学科发展的要求。

（王羡科）

第二节 神经外科重症患者收治标准及转出指征

一、神经外科重症患者收治标准

（1）GCS 评分＜12 分的急重症患者，如重症颅脑损伤、脑出血、脊髓损伤患者；围手术期神经外科重症患者，如颅后窝手术及需留置气管插管的患者；GCS 评分＜12 分、蛛网膜下腔出血的患者；神经系统感染、癫痫持续状态等神经系统急重症患者；突发病情变化的需重症监护的患者。

（2）急性、可逆、已经危及生命的器官功能不全、经过 NICU 的严密监护和加强治疗，短期内可能得到康复的患者。

（3）存在各种高危因素、具有潜在生命危险，经过 NICU 严密的监护和及时有效的治疗，可能减少死亡风险的患者。

（4）在慢性器官功能不全的基础上，出现急性加重且危及生命，经过 NICU 的严密监护和治疗可能会恢复到原来状态的患者。

二、神经外科重症患者转出指征

（1）神经系统疾病已获得有效治疗，神经功能稳定或明显改善；癫痫持续状态已受控制、无威胁生命抽搐的患者。

（2）不需要血管活性药物、没有危及生命的心律失常、不需要有创的血流动力学监测的血流动力学稳定的患者。

（3）呼吸状态稳定，脱离呼吸机，无须特殊氧疗的患者。

（4）其他器官（心、肝、肾等）功能稳定或明显改善的患者。

（5）内分泌失调、酸碱平衡紊乱、电解质紊乱已获纠正，趋于稳定或明显改善的患者。

（6）病情稳定已不需要使用特殊监护仪器监测的患者，尽管可能需要常规生命体征监测。

（7）患者不再从继续加强监测治疗中获益。

（王羡科）

第三节 神经外科重症患者的气道管理

神经外科重症患者往往伴有不同程度的意识障碍、呼吸功能障碍，导致自主排痰能力下降，气道分泌物不能有效排出，需建立人工气道来保持气道通畅以挽救生命。根据患者病情不同，可选择不同类型的人工气道。做好人工气道的维护和管理，对维持气道通畅，减少并发症的发生及挽救患者生命起着至关重要的作用。

一、人工气道类型及特点

（一）咽部通气道

咽部通气道分为口咽通气道和鼻咽通气道，常为中空圆管状，弯曲的形状大致与口咽部或鼻咽部矢状面相近，将其插入后可形成一个有效通道，可以保证持续呼吸通畅，便于清除分泌物。因为不能封闭气道，咽部通气道不能连接呼吸机辅助通气。

1. 口咽通气道 口咽通气道质地较硬，具有良好的解剖学弧度，是能将舌从咽后壁提起，从而提供气流的通道，可防止昏迷患者舌后坠造成气道堵塞，可在数秒内迅速获得有效通气。

（1）适应证：①患者意识障碍程度不深，短时间可清醒；②患者随时有生命危险，先放置口咽通气道为后续抢救赢得时间。

（2）禁忌证：①喉头水肿，气管内有异物，哮喘，咽反射亢进的患者；②口腔内有门齿折断或脱落危险的患者；③有误吸危险的患者；④有心脑血管病的患者不适合长时间使用。

（3）并发症：①牙齿损伤；②口腔黏膜破损；③呕吐、误吸；④喉痉挛和支气管痉挛。

2. 鼻咽通气道 鼻咽通气道质地柔软，具有一定弹性，患者耐受性较好。插入长度一般从鼻前庭到咽腔声门的前方，通过调节插入的深度，解除上气道梗阻，同时便于吸引咽腔分泌物，有效保证上气道通畅。

（1）适应证：①全麻拔管后气道不全梗阻；②各种原因导致的上气道梗阻。

（2）禁忌证：①导管粗细与患者鼻腔不合适；②鼻腔内有出血倾向。

（3）并发症：①鼻出血；②鼻窦炎；③口鼻咽部黏膜压迫性溃疡。

（二）气管插管

能有效封闭气道，带有气囊，可防止误吸，可连接呼吸机保障有效通气。操作简便易行，仅需用喉镜引导，不需要特殊的仪器设备，是机械通气或急救时通畅气道的首选途径。气管插管按路径可分为经鼻气管插管和经口气管插管两种。

1. 经鼻气管插管 经鼻气管插管较经口气管插管更易被患者耐受，容易固定，维持时间长，一般可维持一周以上，若气道护理适当可维持更久；但经鼻气管插管操作难度大，所用导管细，阻力大，分泌物吸引有一定困难，易引起鼻窦炎。

（1）适应证：①上气道梗阻；②意识障碍或咳嗽反射丧失导致气道分泌物潴留；③呼吸衰竭需行有创机械通气。

（2）禁忌证：①严重喉梗阻；②凝血功能差；③鼻咽解剖结构明显异常；④颅底骨折、鼻腔创伤、紧急情况等。

（3）并发症：①气管导管误入食管；②心律失常、血压升高；③气管导管误入单侧主支气管；④鼻腔黏膜溃疡；⑤气管导管阻塞。

2. 经口气管插管 经口气管插管操作简便，易掌握，导管管径较大，便于分泌物引流及气管镜检查等，但不易固定，口腔护理困难，维持时间不宜超过一周。

（1）适应证：①上气道梗阻；②意识障碍或咳嗽反射丧失导致呼吸道分泌物潴留；③呼吸衰竭需行有创机械通气；④心肺复苏时的急救处理；⑤作为气管切开或经鼻气管插管的过渡措施。

（2）禁忌证：①严重喉梗阻；②凝血功能差；③口腔严重创伤。

（3）并发症：①气管导管误入单侧主支气管；②支气管痉挛；③肺部感染；④气管导管阻塞；⑤口腔黏膜溃疡。

（三）气管切开置管

气管切开置管在临床上用于解决上气道梗阻，对于长期昏迷或不能主动排痰的患者，可作为充分清除气道分泌物、解除气道梗阻的有效方法。其特点为无效腔最小，套管易于固定，便于吸引气道分泌物；患者对气管切开的耐受程度好，可长期带管，但气管切开置管作为损伤最大的人工气道，有一定的并发症，如感染、出血、术后瘢痕等。气管导管分为金属套管和塑料/硅胶套管两类。

1. 金属套管 有内套管，方便定时更换、消毒灭菌。但临床常用的金属套管无气囊，无法密封气道，不能接呼吸机行机械通气。

（1）适应证：①上气道梗阻；②意识障碍或咳嗽反射丧失导致气道分泌物潴留，短期内难以恢复气道分泌物自主清除能力；③塑料/硅胶套管拔管前的过渡阶段。

（2）禁忌证：气管切开置管没有绝对禁忌证。相对禁忌证包括：①重度凝血功能障碍；②重度呼吸功能不全；③气管切开处局部软组织感染。

（3）并发症：①皮下气肿；②气胸；③出血。

2. 塑料/硅胶套管 分为带内套管型和不带内套管型。塑料/硅胶套管带气囊，充气后能封闭气道，可连接呼吸机行机械通气。有的套管还可行声门下吸引。

（1）适应证：①上气道梗阻；②意识障碍或咳嗽反射丧失导致气道分泌物潴留，短期内难以恢复气道分泌物自主清除能力；③预计需要较长时间机械通气治疗。

（2）禁忌证：气管切开置管没有绝对禁忌证。相对禁忌证包括：①重度凝血功能障碍；②重度呼吸功能不全；③气管切开处局部软组织感染。

（3）并发症：①皮下气肿，大多于数日后自行吸收，无须特殊处理；②气胸；③出血；④拔管困难；⑤气管食管瘘，较少见。

二、人工气道的护理

（一）咽部通气道的护理

（1）评估患者意识状态、口咽部及气道分泌物、牙齿是否松动或脱落、血氧饱和度。

（2）根据患者门齿到耳垂或门齿到下颌角的距离选择适宜型号的口咽通气道。

（3）口咽通气道的置入方法有两种。①直接放置法：将通气管的咽弯曲沿舌面顺势送至上咽部，将舌根与口咽后壁分开。②反向插入法：将口咽管的咽弯曲部分向腭部（凸面朝向舌）插入口腔，当其内口接近口咽后壁时（已通过悬雍垂），将其旋转 180°，在患者吸气时顺势向下推送，将舌和会厌从咽后壁抬起，从而畅通气道。操作轻柔，可从臼齿放入后再调整方向，以免损伤前门牙；若操作过程中遇阻力，应调整通气道方向或型号，避免损伤和暴力操作。

（4）每日进行 3～4 次口腔护理，并注意做好口咽通气道的清洗，每日更换，防止口腔黏膜溃疡及痰痂堵塞口咽通气道，必要时予以气道湿化。

（5）若口、鼻咽通气道不能维持气道通畅，或患者病情发生变化，应及时通知医生处理，更换为其他的人工气道，如给予气管切开置管。

（6）鼻咽通气道的固定：置管成功后，使用传统方法，用胶布交叉固定于面颊两侧，或者十字交叉法固定于鼻梁，注意无张力粘贴，保护好鼻部皮肤以及鼻腔内皮肤并定期观察。

（二）气管插管的护理

（1）妥善固定气管插管：气管插管要牢固固定，每班要检查导管固定的松紧度，测量并记录外留长度（门齿刻度），一般来说，成年男性患者插管深度为 22～24 cm，女性为 21～23 cm。每次行口腔护理后，应改变牙垫的位置，检查插管深度并重新固定，防止压力性损伤。躁动、意识不清的患者可遵医嘱镇痛镇静，必要时实施保护性约束，防止意外拔管。

（2）体位管理：给予患者舒适体位，抬高床头30°～45°，听诊双肺呼吸音是否对称。

（3）保证气道通畅：定期评估气管插管是否通畅，及时清除分泌物，可给予按需吸痰，适时吸痰。一次吸痰时间不超过15秒，吸痰管管径应不大于人工气道管径的1/2，吸痰时观察患者的面色、呼吸和血氧饱和度。加强胸部物理治疗，如翻身叩背、胸部振动排痰等，长期卧床或咳嗽反应较弱的患者，可给予气管镜检查及镜下治疗，在短时间内解除阻塞，有助于肺复张。俯卧位通气患者头偏向一侧，避免导管受压、折叠或扭曲。

（4）加强气道湿化：建立气管插管后，正常生理的气体加热加湿过程被打断，导致纤毛运转功能下降，痰液黏稠，增加了肺部感染危险。因此，应根据痰液性状选择雾化药物及雾化频率。有条件者使用仪器将吸入的气体加温达37℃，并被水蒸气饱和（相对湿度100%），以湿化气道黏膜，稀释痰液，维持黏液纤毛正常运动和廓清功能。注意及时按要求处理冷凝水，湿化仪器的湿化管道每5～7日更换1次。

（5）监测气囊压：每6～8小时测量气囊压，维持气囊压在25～30 cmH_2O的正常范围。

（6）做好口腔护理：每6～8小时进行1次口腔护理，应对口腔黏膜、舌头进行轻柔刷洗，去除碎屑和斑块，减少口臭、舌苔厚度及微生物定植，牙刷以小头、软毛儿童或成人牙刷为佳。使用生理盐水或灭菌注射用水进行口腔护理，或者根据患者口腔pH及感染病原菌种类选择相应的口腔护理液。有研究显示，在使用一次性负压吸引牙刷对口腔进行冲洗及刷洗时，其与牙齿有效接触面大，利于清除牙间隙残渣、齿龈槽软垢及舌苔，冲刷结合，使血痂、痰痂易于脱落，可减少污物残留及口咽部细菌定植。

（7）做好手卫生：接触患者前后用快速手消毒剂喷手，揉搓15秒以上，或者在流动水下洗手。

（8）声门下吸引：声门下吸引又称气囊上滞留物引流，是指使用附加于气管套管内的引流管对气囊上滞留物进行负压引流的一项操作技术，可减少“黏液湖”的形成和口咽部、胃肠道致病菌逆行吸入的机会，降低呼吸机相关性肺炎（VAP）的发生率。对预计插管时间超过48小时或72小时的患者，应使用带有声门下吸引的气管插管，采用持续或间歇声门下吸引。若实施持续声门下吸引，建议使用20 mmHg（1 mmHg≈0.133 kPa）负压；若实施间歇声门下吸引，建议使用100～150 mmHg负压。每6～8小时需监测气囊压，保证其始终维持在25～30 cmH_2O，有条件者建议采用自动充气泵维持气囊压。在实施声门下吸引过程中严格遵守无菌操作规程，降低外源性感染的概率。

（9）痰培养：根据需要进行痰培养，了解并跟踪肺部感染情况，及时更换抗生素，并做出相对应的护理隔离措施。

（三）气管切开置管的护理

（1）体位护理：抬高床头30°～45°，保持颈部正中位略向后仰，避免过度扭曲，促进颅内静脉回流，有助于降低颅内压；同时使膈肌下降，有利于呼吸。

（2）保持气道通畅：及时清除气道分泌物，按需吸痰，插入吸痰管时不可带负压。吸痰管的管径应不大于人工气道管径的1/2，吸痰压力一般为－150～－80 mmHg，必要时也可达到－300 mmHg，但须严密观察。对于有内套管的气管切开置管，至少每8小时取出观察，有分泌物附着时需给予清洁处理并更换备用内套管。定时翻身叩背或振动排痰，有条件者给予体位引流，促进痰液排出。必要时给予气管镜检查及镜下治疗，在短时间内解除阻塞，有助于肺复张。

（3）做好气道湿化：应根据痰液性状选择雾化药物及雾化频率。使用加温湿化器有助于稀释痰液，维持黏液纤毛正常运动，降低肺部感染发生率。根据痰液黏稠度调整湿化方式和频率。

（4）伤口护理：每日评估气管切开处的伤口及敷料情况，根据患者需要进行清洁及更换敷料。可使用无菌等渗盐水清洗伤口，观察伤口有无红肿、分泌物，若有明显的感染迹象，应进行分泌物的细菌培养。

（5）妥善固定套管：每班次检查系绳的松紧度（以能伸进一指为宜），检查颈部皮肤有无破损、炎症。当系带污染、潮湿或者变松时，及时更换。意识不清或者躁动的患者可给予上肢保护性约束或者适当镇静，预防意外拔管。妥善保管气管切开套管的内芯，置于固定位置且易拿取，以备意外拔管时紧急使用。

（6）气囊压监测：在每次伤口换药后监测和记录气囊压1次，维持气囊压在25～30 cmH_2O。

（7）痰培养：根据需要进行痰培养，了解并跟踪肺部感染情况，及时更换抗生素，并做出相对应的护理隔离。严格执行手卫生，预防交叉感染。

（8）气管切开套管更换：首次更换气管切开套管应在气管造瘘口成熟后进行，根据手术方式而定。手术切开置入的气管切开套管应在气管切开后3～7日更换，如果是经皮置入，则应在置入后10～14日更换。常规更换气管切开套管的频率应根据患者的具体情况和临床需求而定，金属套管如无破损不推荐常规更换。

（李炳　王羡科）

第四节　神经外科重症患者的营养管理

一、营养治疗的概述

（一）神经外科重症患者营养治疗的意义

营养治疗是神经外科重症患者综合治疗的核心环节之一，在影响危重症患者的病情发展和转归方面具有重要的意义。实施规范的营养治疗，能够调节患者的免疫功能和满足营养代谢需求，减少并发症的发生，缩短住院时间，改善患者预后。

（二）神经外科重症患者营养治疗的目的

神经外科重症患者营养治疗的目的是提供细胞代谢所需要的能量和营养物质，维持组织器官结构与功能；减少净蛋白质的分解及促进合成，改善潜在的和已发生的营养不良状态，防治并发症；调理代谢紊乱，调节免疫功能，增强机体抗病能力，从而影响疾病的发展与转归。

二、神经外科重症患者的营养代谢特点

神经外科重症患者在严重创伤、感染、大手术等应激状况下，机体会出现一系列的代谢改变，例如葡萄糖利用障碍，脂肪与蛋白质过度分解氧化，能量消耗明显增加，机体对蛋白质的大量消耗可在短期内导致患者营养不良。加之患者常伴有意识障碍、吞咽障碍、神经源性胃肠道功能障碍等，这些因素均会影响患者的营养摄入。如果危重状况持续存在，机体组织不断被消耗，加上摄入能量及蛋白质供给的不足，可迅速出现严重的营养不良、免疫功能下降、重要脏器功能异常，影响患者的预后。

（一）能量消耗的改变

神经外科重症患者在全身应激状态下，基础代谢增多。另外，由于此时神经内分泌系统发生变化，下丘脑皮质醇、儿茶酚胺、胰高血糖素及生长激素等的分泌增加，可影响机体代谢率。此外，一些代谢通路（如糖异生作用、三羧酸循环、脂肪分解和合成等）也需消耗大量能量。

（二）糖代谢的改变

糖代谢紊乱是神经外科重症患者一个重要的代谢特点，表现为高血糖、糖耐量下降、糖异生增加、糖氧化利用下降、糖无效循环增加、胰岛素抵抗。神经外科重症患者机体处于严重应激状态，导致糖原分解及糖异生增强，血糖升高。而高血糖又加剧了机体的应激反应，形成恶性循环。同时高血糖能够加重脑水肿，与脑细胞损害形成恶性循环，影响患者的预后。

（三）蛋白质代谢的改变

神经外科重症患者机体最明显的代谢特点是蛋白质分解增加、负氮平衡，其程度和持续时间与应激程度、创伤前营养状况、患者年龄及应激后营养摄入有关，并在很大程度上受体内激素反应水平的制约。严重应激患者可丧失约20%机体蛋白质，其中大部分是骨骼肌蛋白，从而引起骨骼肌萎缩和机体负氮平衡。

（四）脂肪代谢的改变

在创伤、感染等应激状态下，肾上腺素、去甲肾上腺素、胰高血糖素等脂解激素增多，脂肪的动员和分解增强，血中游离脂肪酸和酮体有不同程度的增加，同时组织对脂肪酸的利用增加。

（五）电解质和微量元素的改变

神经外科重症患者常因意识障碍或频繁呕吐、腹泻、发热、出汗、使用脱水剂和补液不足而导致水、电解质紊乱，以血钠失衡和血钾失衡较为常见。同时，应激状态下锌、铜、铁和硒等微量元素通过尿液和皮肤的丢失增多，导致这些微量元素缺乏。

三、肠内营养的护理

（一）肠内营养的定义

肠内营养（enteral nutrition，EN）是指具有胃肠道消化吸收功能的患者，因机体病理、生理改变或一些治疗的特殊要求，通过口服或管饲等方式获得能量和营养素，经胃肠道消化吸收，从而满足机体代谢所需的营养支持疗法。

（二）肠内营养的优点

（1）维持肠道黏膜屏障：调控肠道微生物，改善危重患者预后。肠内营养维持肠道黏膜屏障的作用机制见表10-1。

表10-1　肠内营养维持肠道黏膜屏障的作用机制

肠道黏膜屏障	作用机制
机械屏障	肠内营养维持和改善肠道黏膜屏障功能。维持肠道黏膜细胞的正常结构、细胞间连接和绒毛高度，保证肠道黏膜充足的血液灌注及营养物质的肠道供给
生物屏障	肠内营养维持肠道固有菌的正常生长，减少细菌和内毒素的移位。生理功能完整的肠道黏膜对肠道的细菌和内毒素具有屏障作用，肠道黏膜屏障完整性遭到破坏，寄生在肠道内的微生物及其毒素越过受损的肠道黏膜屏障引起细菌移位
化学屏障	肠内营养刺激胃酸及胃蛋白酶分泌。肠内营养物质对肠道黏膜起着局部营养作用，可刺激肠道黏膜细胞的增生，促进胃肠道激素和消化液的分泌，促进胆囊收缩
免疫屏障	肠内营养有助于肠道细胞正常分泌IgA，有利于免疫功能的调节。肠道黏膜表面的免疫球蛋白可防止细菌黏附到黏膜细胞，对消化道细菌起着防御作用

（2）刺激消化液和胃肠道激素的分泌：适量的胃内容物可中和胃酸，维持胃内正常的pH，刺激肠道蠕动的形成，刺激胃肠道激素的分泌，促进机体对营养物质的摄取，使胃肠的蠕动增加。

（3）减少肝胆并发症：营养物质经门静脉系统吸收输送至肝脏，促进胆囊收缩、胃肠蠕动，增加内脏血液，使代谢更符合生理过程，有利于内脏（尤其是肝脏）的蛋白质合成及代谢调节，减少肝胆并发症的发生。

（4）为机体提供全面的营养物质：肠内营养可为神经外科重症患者提供机体所必需的各种营养物质，如蛋白质、脂肪、糖类、微量元素、维生素、矿物质、氨基酸等。

（三）肠内营养常见并发症的预防与护理

1. 胃肠道并发症

1）腹泻　腹泻是肠内营养常见的并发症之一。

（1）原因：

①营养制剂的渗透压过高：一般标准配方营养制剂的渗透压为279～330 mOsm/L，超过400 mOsm/L的高渗液可引起渗透性腹泻。

②脂肪含量过高：当脂肪含量＞20％，可引起肠道脂肪吸收不良。

③膳食纤维过多：营养制剂的膳食纤维可增加大便体积，刺激直肠黏膜产生便意，肠道功能亢进者摄入大量膳食纤维可致腹泻。

④营养制剂在配制、使用时被污染，或超过有效时间使用。

⑤长期使用抗生素，造成肠道菌群失调。

⑥使用胃肠动力药致使肠蠕动过快、水分吸收障碍而致腹泻。

⑦长期禁食，胃肠道功能受损，造成吸收不良。

⑧低蛋白血症：患者发生低蛋白血症(ALB＜25 g/L)时，胃肠道黏膜水肿，绒毛吸收能力下降，引起吸收障碍和腹泻。

(2)预防及处理措施：

①早期及时评估：评估内容包括腹部检查、大便量性评估、大便细菌培养、电解质检查、使用的药物、营养制剂的配方及配制方法等。

②选择合适的输注方式：应采用肠内营养输注泵匀速输送的方式进行肠内营养。

③调整合适的输注速度：在临床实践中，对危重症患者以 10～50 mL/h(标准配方的营养制剂)的速度启动肠内喂养，持续 6 日，然后逐级增加到目标喂养速度。

④选择合适的配方；乳糖不耐受患者，使用不含乳糖配方；脂肪不耐受患者，使用低脂或脱脂配方；推荐使用含有可溶性膳食纤维的肠内营养配方；全胃肠道功能良好的患者，可选择整蛋白营养制剂；有部分胃肠道功能的患者或胃肠道功能耐受性不佳的患者，可选择易吸收的短肽营养制剂；胃肠道功能完全丧失或大型手术的重症患者，可考虑肠外营养。

⑤遵守无菌操作技术原则：实施肠内营养的整个操作过程中，营养制剂、输注管道及操作台面等均要保持清洁，医护人员注意手卫生；输注管路 24 小时更换一次。

⑥正确经喂养管给药：避免在营养制剂里面添加水或有色物质，减少抑酸药和口服钾制剂的应用；若需要经管饲给药应参照药物使用说明书及要求准确给药，确保药物不会与营养制剂发生反应；经管饲给药前后，至少使用 20 mL 温水冲洗营养管，防止药物与营养制剂混合。

⑦正确保存营养制剂：自配营养制剂要求现配现用；已开封但未使用的成品营养制剂，应放入冰箱 2～6 ℃储存，有效期为 24 小时。

⑧停用或更换掉易致腹泻的药物。

⑨做好皮肤护理，保持会阴部及臀部皮肤清洁干燥，可使用皮肤保护剂，预防失禁性皮炎的发生。

2)腹胀　腹胀是肠内营养患者喂养不耐受的主要表现之一。

(1) 原因：

①营养制剂输注过快，引起胃排空障碍或胃潴留。

②肠道产气较多；肠蠕动减慢，肠管扩张明显。

(2) 预防及处理措施：

①评估腹胀：评估内容包括排气和大便通畅情况等患者主诉。动态监测胃残留量(gastric residual volume，GRV)，可通过床旁超声监测患者胃残留量。

②动态监测腹内压水平：对于存在腹内压增高的患者，推荐通过监测膀胱内压力间接监测腹内压，并根据腹内压水平调整肠内营养喂养方案，至少每 4 小时监测 1 次腹内压，腹内压 12～15 mmHg 时，可以继续进行常规肠内营养；腹内压 16～20 mmHg 时，应采用滋养型喂养；当腹内压＞20 mmHg 时，则应暂停肠内营养。

③肠内营养支持护理：选择合适的营养制剂(同腹泻)；调整肠内营养速度：(肠内营养输注时，推荐鼻饲喂养速度从 10～50 mL/h 开始，每 4～24 小时增加 10～50 mL/h，持续 6 日，然后逐级增加到目标喂养速度)；喂养时营养制剂应从低浓度开始；输注方式首选肠内营养泵，其次为重力滴注，最后为人工推注。

④发生腹胀时，可顺时针进行腹部按摩，刺激肠蠕动。

⑤遵医嘱使用促胃肠动力药：连续 2 次监测 GRV＞250 mL，推荐经胃肠道使用促胃肠动力药；静脉

使用甲氧氯普胺、红霉素或新斯的明帮助患者胃排空，促进肠道蠕动。

3）便秘

（1）原因：

①水分摄入不足。

②膳食纤维摄入不足。

③长期卧床。

（2）预防及处理措施：

①可选用含可溶性膳食纤维的营养制剂。

②若患者病情允许，每日应保证充足的水分摄入。

③若患者病情允许，保持一定的活动量。

④必要时给予大黄等缓泻剂鼻饲或灌肠。

4）喂养不耐受　肠道喂养过程中，因胃肠道功能紊乱所致喂养障碍的一组临床症候群，表现为呕吐或反流、腹胀、腹泻、胃肠道出血、肠鸣音减弱或消失、便秘、每日胃残余量≥500 mL。

（1）原因：

①疾病因素：颅脑损伤、危重症、低蛋白血症等原因导致机体应激和神经系统受损、腹内压升高等，引起胃肠道不耐受。

②药物因素：长期应用广谱抗生素、阿片类镇痛药、非甾体抗炎药等破坏肠道功能，引起便秘、恶心、呕吐及腹痛等；儿茶酚胺可影响患者血流动力学，是引起患者反流或误吸的因素之一。

③肠内营养喂养因素：营养制剂温度过低、输注速度过快、剂量过大均可能造成胃内容物潴留、呕吐或腹泻；营养制剂一旦被污染，细菌可快速增殖，增加了腹泻的概率；乳糖不耐受患者过早摄入含乳糖的制剂（整蛋白制剂或蛋白粉）易引发腹泻。

（2）预防及处理措施：

①腹内压监测与管理：对危重症患者进行腹内压（intra-abdominal pressure，IAP）监测。对存在IAP增高的患者，推荐采用间接测量法监测腹内压和根据IAP调整肠内营养喂养方案，至少每4小时监测1次IAP。

②评估喂养不耐受性并及时处理：每日评估患者的肠内营养的喂养不耐受性，评估内容包括体格检查、排气和大便通畅情况、放射学评估、患者主诉的症状（如疼痛或腹胀等）、血糖控制情况及镇静水平，避免不适当停止肠内营养。若GRV>500 mL时，应重新评估。可采用肠内营养喂养不耐受性评估量表对危重症肠内营养患者的喂养不耐受性进行评估，并根据总分予以处理，0～2分可继续肠内营养，增加或维持原输注速度，对症治疗；3～4分可继续肠内营养，但要减慢输注速度，2小时后重新评估；≥5分暂停肠内营养，重新评估或更换输注途径。肠内营养喂养不耐受性评估量表见表10-2。

表10-2　肠内营养喂养不耐受性评估量表

评估内容	0分	1分	2分	5分
腹胀/腹痛	无	轻度腹胀，无腹痛	明显腹胀或腹痛自行缓解或腹内压15～20 mmHg	严重腹胀或腹痛不能自行缓解或腹内压>20 mmHg
恶心/呕吐	无或持续胃肠减压无症状	恶心，但无呕吐	恶心、呕吐（不需胃肠减压）或GRV 250～500 mL	呕吐，且需胃肠减压或GRV>500 mL
腹泻	无	稀便3～5次/日，且量<500 mL	稀便>5次/日，且量500～1500 mL	稀便>5次/日，且量>1500 mL

③营养制剂配方选择：营养制剂中含有中链脂肪乳、肉毒碱和谷氨酰胺可提高危重症患者的喂养耐受性；在肠内营养输注前1小时内，给予半固态剂（甲氧基果胶或水溶性膳食纤维），可提高喂养耐受性；根据疾病状况、胃肠道功能及营养需求，选择适合的营养制剂。

④营养输注管理：对经胃喂养不能耐受且使用促胃肠动力药 24 小时后，喂养不耐受症状仍然存在（GRV>500 mL）、胃排出梗阻或者有高误吸风险的患者，采用幽门后喂养途径（鼻肠管、空肠管等）。调整肠内营养速度，喂养速度从 15～50 mL/h 开始，每 4～24 小时增加 10～50 mL/h，持续 6 日，然后逐级增加到目标喂养速度。对早期肠内营养喂养不耐受的危重症患者，建议采用滋养型喂养方案（41.8～83.7 kJ/h或每日 2092.9 kJ），持续 6 日。推荐对危重症患者，尤其是喂养相关性腹泻者，实施肠内营养时将营养制剂温度调节至接近生理正常体温；对于老年腹泻患者，营养制剂的温度应维持在 38～42 ℃。营养制剂的输注方式首选肠内营养泵，其次为重力滴注，最后为人工推注。

⑤体位管理：喂养期间，将床头抬高 30°～45°，需平卧的患者除外（如休克、腰椎穿刺后患者、全麻术后患者）。

⑥药物应用：连续 2 次监测 GRV>250 mL，推荐使用促胃肠动力药；喂养不耐受的危重症患者，可使用红霉素、甲氧氯普胺及新斯的明。

2. 代谢并发症

1）高血糖　空腹血糖水平≥7.0 mmol/L，危重症患者≥11.1 mmol/L。

（1）原因：

①急性疾病、手术、创伤等应激状态。

②肠内营养输注类型、剂量、速度或方式选择不当。

（2）预防及处理措施：

①使用肠内营养输注泵匀速输注营养制剂。

②输注 4 小时需要监测血糖变化，高血糖时使用胰岛素泵控制血糖。

③每 4～6 小时监测 1 次血糖。

④糖尿病患者血糖>7.8 mmol/L，非糖尿病患者血糖>10.0 mmol/L 时选择糖尿病专用配方营养制剂，并启动胰岛素治疗。

⑤根据血糖情况及时调整胰岛素治疗方案。

⑥制订适当的低血糖补救方案。

2）低血糖　空腹血糖水平≤3.9 mmol/L。实施肠内营养时，危重症患者的血糖应控制在 6～10 mmol/L 范围内。

（1）原因：

①降糖药使用过量。

②肠内营养时输注过慢或突然停止。

（2）预防及处理措施：

①使用肠内营养输注泵匀速输注营养制剂。

②低血糖时逐渐增加管饲量，勿突然中断。

③怀疑低血糖时立即测定血糖水平。

④高血糖患者平稳控制血糖，及时调整胰岛素的用量。

⑤停止肠内营养时，应及时了解患者目前血糖水平，避免突然停止肠内营养而发生低血糖。

⑥发生低血糖时，及时经胃肠道补充葡萄糖 15～20 g 或其他简单的碳水化合物；或遵医嘱静脉滴注葡萄糖（15 分钟内输注完毕），标准初始剂量为 15～20 g。针对低血糖导致昏迷患者，应在 1～3 分钟内经静脉注射 10～25 g 葡萄糖（10%或 20%的葡萄糖溶液），或遵医嘱立即予以 1 mg 胰高血糖素肌内注射或皮下注射，若不能纠正，持续葡萄糖静脉滴注，直至血糖恢复正常。

⑦对于严重低血糖的昏迷患者，每 10 分钟监测 1 次血糖，直至低血糖被纠正。

3）再喂养综合征　再喂养综合征是机体在饥饿或营养不良状态下经口服、肠内或肠外重新摄入营养物质所致的急性代谢障碍，通常发生于喂养后的 72 小时内，表现为以低磷血症为主的电解质紊乱和全身多系统的临床症状。

（1）原因：

①NRS 2002 评分≥3 分、白蛋白和前白蛋白浓度低。

②有糖尿病病史。

③鼻肠管喂养、喂养速度过快。

④高蛋白摄入、高热量摄入。

（2）预防及处理措施：

①动态监测白蛋白、前白蛋白浓度，积极参与肠内营养方案的修订，以改善患者营养状况。

②控制血糖，注意动态监测电解质变化，积极纠正电解质紊乱。

③开始启动肠内营养时，喂养速度应<20 mL/h，逐渐增加。喂养期间若病情允许，应尽可能将患者床头抬高 30°～45°，利于营养物质的消化、排空。

④初期实施低蛋白、低热量喂养。起始喂养热量为每日 41.86 kJ/kg，前 3 日的热量最多为所需量的 50%，4～7 日达到目标需求量。

3. 感染性并发症 误吸是指进食或非进食时，在吞咽过程中有数量不等的液体或固体的食物、分泌物、血液等进入声门以下的呼吸道的过程。根据症状又将误吸分为显性误吸与隐性误吸。

（1）原因：高龄患者(>70 岁)、鼻胃管肠内营养、机械通气、吞咽障碍、意识障碍、声门或贲门关闭功能遭到破坏、合并神经系统疾病或精神类疾病、使用镇静药或肌松药、院内外转运等。

（2）预防及处理措施：

①及早识别误吸危险因素及人群，采取预防策略。

②做好人工气道管理：选择合适的气管导管，定时监测人工气道的气囊压，压力维持在 25～30 cmH_2O。

③体位管理：对于机械通气的患者和(或)肠内营养患者，采取半卧位(床头抬高 30°～45°)来预防误吸。

④营养输注管理：采用幽门后喂养途径(鼻肠管、空肠管等)；对于机械通气的肠内营养患者，需要调整合适的喂养量和速度以避免胃扩张，减少误吸的风险；采用床边胃部超声动态监测，评估误吸高风险患者的胃残留量。

⑤药物治疗：对于误吸高风险患者，遵医嘱使用促胃肠动力药(甲氧氯普胺、红霉素)或抗反流药物(枸橼酸莫沙必利片)。

⑥镇静与镇痛：在病情允许的情况下，尽可能降低患者的镇静、镇痛水平。

4. 机械性并发症

1）喂养管移位 喂养管移位是指肠内营养时喂养管位置、深度发生改变。

（1）原因：主要是由于固定不牢或人为牵拉所致。

（2）预防及处理措施：

①妥善固定喂养管，固定胶布如有松动需及时更换。

②改变体位时注意保护喂养管，预防喂养管移位。

③每班检查喂养管的外露部分长度，检查喂养管的刻度并及时记录。

④每班检查喂养管固定装置是否有脱落、潮湿等情况，及时清理或更换。

⑤采用喂养管二次固定，同时确保患者活动时不受到影响。

2）喂养管堵塞

（1）原因：

①喂养管管径细，营养制剂浓度过高、黏稠或含有膳食纤维。

②喂养管弯折，包括肠内段反折、外露段扭曲折叠。

③膳食残渣和碾磨不够的药物颗粒积聚在管腔，未及时冲管。

④经喂养管鼻饲药物时，药物和营养制剂相互反应而凝固。

(2) 预防及处理措施:

①每次输注前后可用 30 mL 温生理盐水或温水脉冲式冲管。注意压力勿过高。

②经喂养管给药,需充分碾磨溶解药物,给药前后均需冲管。

③如果用空肠喂养管输注黏稠度高、膳食纤维含量高的营养制剂,尽量选择置入管径较粗的喂养管,每 2～4 小时用温水 20 mL 脉冲式冲管。

④喂养管堵塞的处理:不完全堵塞,用温水反复冲洗,若仍不通畅,可在导管末端接三通,直壁接 5% 碳酸氢钠溶液 5～10 mL,先关闭碳酸氢钠端,侧壁接 20 mL 空注射器,抽吸产生负压后,打开碳酸氢钠端,让碳酸氢钠进入管腔,保留 30 分钟,或使用糜蛋白酶溶液以相同方法注入管腔保留 30 分钟,然后用温水反复冲管。

四、肠外营养的护理

(一) 肠外营养的定义

肠外营养(parenteral nutrition,PN)是指经静脉途径为无法经消化道摄取或摄取营养物不能满足自身代谢需要的患者提供各种营养素,提供能量,纠正或预防营养不良,改善营养状态,维持机体组织、器官的结构和功能,并使胃肠道得到充分休息的营养治疗方法。

(二) 肠外营养的优点

(1) 营养素较全面,直接经静脉系统提供人体必需的氨基酸、脂肪、糖类、电解质、微量元素等必需营养素,可快速纠正危重症患者的体液丢失、电解质紊乱。

(2) 可使不能进食或进食量很少的患者维持良好的营养状况,增强自身免疫力,帮助机体度过危重症期,改善危重症患者的临床症状,延长生命。

(3) 可根据患者实际情况提供个体化的全营养混合制剂。

(三) 肠外营养常见并发症的预防与护理

1. 导管性并发症

1) 导管移位

(1) 原因:导管固定不牢或人为牵拉。

(2) 预防及处理措施:

①妥善固定导管,外露导管以“U”或“S”形固定。

②翻身或搬动患者时妥善固定好导管。

③一旦出现移位,先停止输液,检查导管的位置再判断是否需要拔管。

2)静脉炎　静脉炎可表现为疼痛或触痛、肿胀、红斑、发热、硬化、可触及静脉条索等。

(1) 原因:

①浓度较高、高渗透压、刺激性较强的肠外营养制剂对外周血管的刺激。

②静脉内放置刺激性较强的塑料管的时间较长,引起局部静脉壁发生化学炎性反应。

③操作中因无菌操作不严格引起局部静脉感染。

④患者因素,如存在严重感染、免疫缺陷、糖尿病、年龄＞60 岁。

(2) 预防及处理措施:

①使用标准化工具对患者是否存在静脉炎进行常规评估。

②选择合适的肠外营养制剂:肠外营养制剂的浓度、渗透压不宜过高,避免高热量、高蛋白及大剂量液体输注。

③选择合适的穿刺导管:尽量选择较粗、直的血管通路,并优先考虑使用中线导管或经外周穿刺的中心静脉导管。

④严格执行无菌操作原则。如果只是输入脂肪乳一种药物,应每隔 12 小时更换输液装置;异丙酚应

每隔 6 小时或 12 小时更换；全血和成分血应每隔 4 小时更换。

⑤每日观察穿刺部位，及时发现静脉炎的症状及体征，及时处理并做好护理记录，必要时更换穿刺部位。

⑥出现静脉炎应立即停止输液，局部冷敷，抬高患肢，并根据静脉炎的分级采取不同的处理方法。

3）导管堵塞

（1）原因：导管维护不到位，导管内血栓形成或脂质颗粒沉积。

（2）预防及处理措施：

①使用导管前均需回抽血液，使用前后用生理盐水 20 mL 进行脉冲式冲管。

②配制肠外营养液时注意药物间的配伍禁忌。

2. 肝脏系统并发症

（1）肝脏脂肪变性：常在全胃肠外营养治疗的 1～4 周内发生。主要见于严重营养不耐受、过量葡萄糖输入、高剂量脂肪乳应用、长期大量使用氨基酸制剂等。应根据患者病情合理安排营养素成分及用量。

（2）胆汁淤积：可能与肠黏膜长期缺乏刺激、缩胆囊素分泌减少有关。应定期监测肝胆 B 超、肝功能变化等。应尽早使用肠内营养。

3. 肠萎缩和肠道黏膜屏障受损 长期肠外营养导致肠道缺乏营养素及食物机械性刺激，肠上皮绒毛萎缩、变稀，皱褶变平，肠壁变薄，使肠道黏膜屏障结构受损，功能减退。临床上补充含谷氨酰胺、多不饱和脂肪酸制剂可减轻肠上皮萎缩，改善肠道免疫功能。尽可能早期行肠内营养可起到预防作用。

（詹昱新）

第五节 神经外科重症患者的镇痛与镇静

神经外科重症及术后患者疼痛、躁动和兴奋可引起患者血压增高、心率增快、增加焦虑情绪，这些都会增加颅内压增高、再出血、导管脱落和误伤等的风险。

2018 年《中国成人 ICU 镇痛和镇静治疗指南》指出，推荐镇痛和镇静治疗作为 ICU 治疗的重要组成部分，用药物手段减轻或解除患者的疼痛、焦虑及躁动。

镇痛和镇静治疗的目的和意义如下。

（1）消除或减轻患者的疼痛及躯体不适感，减少不良刺激及交感神经系统的过度兴奋。

（2）帮助和改善患者睡眠，诱导遗忘，减少或消除患者对其在 ICU 治疗期间病痛的记忆。

（3）减轻或消除患者焦虑、躁动甚至谵妄，防止患者的无意识行为（如挣扎）干扰治疗，保护患者的生命安全。

（4）减轻器官应激负荷，保护器官储备功能，维持机体内环境稳定。

（5）降低患者的代谢速率，减少机体耗氧量，并减轻各器官的代谢负担。

对神经外科重症患者实施镇痛和镇静，除能改善全身状态外，主要目的有降低颅内高压，维持脑灌注压和脑血流，降低脑代谢，以及控制癫痫和作为低温治疗的辅助方法。

一、镇痛、镇静的原则

（一）制订个体化镇痛、镇静目标，早期镇痛，最小化镇静，促进舒适

大部分患者躁动的首要原因是疼痛和不适感，故重症患者应首先考虑镇痛治疗，镇痛治疗应作为镇静治疗的基础。此外，还需尽可能去除 ICU 中导致疼痛、焦虑和躁动的诱因，改善环境、降低噪声、集中进行护理及医疗干预、减少夜间刺激，促进患者的舒适和睡眠。2016 年，eCASH 理念——早期（early）、舒适化（comfort using）、使用镇痛（analgesia）、最小化镇静（minimal sedatives）、最大化人文关怀（maximal humane care）的提出让个体化镇痛、镇静有了具体的实施指导。

（二）实时评估镇痛、镇静效果并及时调整

镇静评估是镇静治疗的核心，没有评估镇静的程度，则无法合理使用镇静药物和判断镇静效果。而对患者定时进行疼痛评估，有助于及时进行镇痛治疗和判断镇痛效果，且可以减少镇痛药物的使用剂量，降低患者疼痛的发生率和疼痛程度，有助于缩短 ICU 住院时间和机械通气时间，有助于降低病死率。

（三）实施监测，减少镇痛、镇静带来的不良反应

由于镇静药物对意识有干扰，镇痛和镇静治疗对患者各器官功能存在影响，在实施镇痛、镇静时，需对患者意识状态、生命体征及器官功能进行严密的监测，以达到最好的个体化治疗效果，避免镇痛、镇静带来的副作用。

二、镇静方案和镇静药物

（一）镇静方案

躁动是一种伴有不停动作的易激惹状态，或是一种伴随挣扎动作的极度焦虑状态。躁动可导致患者与呼吸机对抗，耗氧量增加，意外拔出身上的各种装置和导管，出现伤害自己或攻击别人的行为。大部分患者躁动的首要原因是疼痛和不适感，因此，推荐在镇痛的基础上进行镇静，并根据患者器官功能状态，制订个体化镇静目标。对于器官功能相对稳定、恢复期的患者，应尽早实施浅镇静方案，即早期目标导向镇静(early goal-directed sedation，EGDS)，以缩短机械通气时间和 ICU 住院时间。当患者处于：①机械通气人机严重不协调；②严重颅脑损伤伴有颅内压增高；③癫痫持续状态；④任何需要运用神经-肌肉阻滞剂的情况时，应该给予深镇静，并实施每日镇静中断(daily sedation interruption，DSI)。

（二）镇静药物

目前神经外科临床常用镇静药物有苯二氮䓬类(氯氮䓬、地西泮、咪达唑仑等)、丙泊酚和右美托咪定，其中，右美托咪定兼具镇痛和镇静效果，可预防谵妄发生，可以缩短机械通气时间和 ICU 住院时间。常用镇静药物的起效时间、用法用量以及不良反应见表 10-3。

表 10-3　常用镇静药物的起效时间、用法用量以及不良反应

镇静药物	首剂后起效时间	清除半衰期	首次剂量	维持剂量	不良反应	备注
咪达唑仑	2～5 min	3～11 h	0.01～0.05 mg/kg	0.02～0.10 mg/(kg·h)	呼吸抑制、低血压、谵妄	对循环影响小；酒精、药物、戒断反应的一线选择
地西泮	2～5 min	20～120 h	5～10 mg	0.03～0.10 mg/kg	呼吸抑制、低血压	半衰期过长，不容易实现浅镇静策略；不推荐作为一线镇静药物
丙泊酚	1～2 min	34～64 min	5 μg/(kg·min)	1～4 mg/(kg·h)	低血压、呼吸抑制、高甘油三酯血症	高甘油三酯血症患者慎用；可以降低颅内压；谵妄发生率低
右美托咪定	5～10 min	1.8～3.1 h	1 μg/kg	0.2～0.7 μg/(kg·min)	心动过缓、低血压	可以预防、治疗谵妄；对循环影响小

三、镇痛和镇静治疗的护理

(一) 做好评估

神经外科重症患者的镇痛和镇静治疗更加强调适度，过度或者不足都可能给患者带来损害，因此，需要对其疼痛、意识状态和镇痛、镇静的效果进行准确的评价。

(1) 疼痛评估。ICU 患者应常规进行疼痛评估，包括疼痛的部位、特点、程度、加重和减轻的因素等。对能自我表达的患者，可以用 NRS 进行疼痛评估，镇痛目标值为 NRS 评分<4 分；对于不能表达但具有躯体运动功能、行为可以观察的患者可以应用 CPOT 评分量表（详见第一章第一节）。疼痛评估的要点在于根据患者的具体情况选择适当的方法，定时评估并记录，根据其动态变化来评价镇痛的效果并指导镇痛方案。在 CPOT 评分≥2 分时可实施镇痛治疗，镇痛目标值为 CPOT 评分<3 分。

(2) 镇静评估。定时的评估和持续镇静程度的监测有利于调整镇静药物及剂量，以达到预期目标。目前神经外科重症较常用的镇静评估方法为 RASS 评分（详见第一章第一节）。ICU 患者理想的镇静水平，是既能保证患者安静入睡又能保证患者容易被唤醒，维持 RASS 评分在－2～0 分。在患者接受镇静治疗的过程中，常规评估频率为 1～2 小时评估 1 次，也可根据患者实际情况提高评估频率，以判断继续进行镇静治疗的必要性，并维持合适的 RASS 评分水平。若 RASS 评分≤－3 分，提示镇静过度，此时需要遵医嘱适当减小注射泵给药速度；若 RASS 评分≥2 分为镇静不足，需遵医嘱适当增大注射泵给药速度。但对于严重颅脑损伤伴有颅内压增高、癫痫持续状态、机械通气人机严重不协调者等，则应给予深度镇静（RASS 评分－4～－3 分）以保护器官功能，并实施每日镇静中断。每次调整给药速度后，需间隔 30 分钟评估 1 次镇静效果，若效果仍不满意则再次调整给药速度，直到达到目标。

(3) 谵妄评估。谵妄发生率高，且缺乏客观检查手段和特异性表现。对于 RASS 评分≥－2 分且具有谵妄相关危险因素的 ICU 患者应常规进行谵妄监测，目前推荐使用 ICU 意识模糊评估量表（CAM-ICU）或者重症监护谵妄筛查量表（ICDSC）来对谵妄进行诊断（详见第一章第一节）。应早期识别谵妄，对谵妄而言，预防重于治疗，包括避免过度镇静、协助患者早期活动、减少噪声、改善睡眠等。

(二) 生命体征的监测

(1) 呼吸：密切观察患者呼吸频率、节律、幅度、呼吸周期比和呼吸形式，监测血氧饱和度，必要时监测动脉血气分析。当血氧饱和度低于 90%时，应保持气道通畅，给予面罩辅助通气或无创通气，若仍无缓解，必要时行呼吸机辅助呼吸。

(2) 心率和血压：镇静期间应严密监测心率、血压的变化。根据患者血流动力学变化来调整给药速度。镇痛、镇静程度不足时，患者可出现高应激反应，表现为血压升高、心率增快，此时不应盲目给予药物降压或控制心率，应结合患者病情如是否存在颅内压增高、高热、气道不畅等因素，排除诱发因素后，在充分镇静下进行针对性处理。

(三) 基础护理

(1) 每日对患者进行口腔护理、床上擦浴，协助患者进行主动和被动运动，促进患者舒适。

(2) 落实人文关怀护理。若患者意识清楚，可帮助其佩戴耳机听自己喜爱的音乐，以缓解焦虑、恐惧等不良情绪；若患者无法进行言语表达，可制作标识卡片辅助其表达自身想法及意愿。夜间将病房主要灯光调暗，拉上窗帘，防止患者生物钟紊乱；调低电话铃音及各种医疗设备声音，护理操作尽可能集中于同一时间段，防止对患者睡眠造成影响。

(四) 并发症的预防和护理

(1) 预防坠积性肺炎。持续镇静可降低患者自主咳嗽、排痰等气道廓清能力，增加肺部感染的机会。可抬高床头 30°，协助患者定时翻身、叩背，促进气道分泌物排出。必要时可使用气管镜协助排痰。在患者意识清醒期间，鼓励其进行肢体活动与主动咳嗽。

(2) 皮肤护理。每 2 小时翻身一次，观察受压部位皮肤，必要时使用气垫床、减压贴等辅助工具预防压力性损伤。做好皮肤清洁卫生，及时更换衣物。

(3) 预防下肢深静脉血栓形成。长时间镇静状态使患者关节和肌肉活动减少，增加了下肢深静脉血栓形成的风险。应定时进行血栓风险评估，协助其进行踝泵运动或者给予物理治疗，必要时给予药物治疗来预防下肢深静脉血栓形成。

(4) 预防 ICU 获得性肌无力。积极处理原发病，尽量减少或避免使用引起肌无力的药物，早期康复训练，给予充足的营养支持等均有助于 ICU 获得性肌无力的预防及恢复。

(五) 做好监测和记录

迄今为止，几乎所有的镇痛、镇静药物都对循环系统、呼吸中枢有抑制作用，对其他各个器官也存在影响，如阿片类镇痛药可引起恶心、呕吐，并可抑制肠道蠕动导致便秘；非甾体抗炎药可导致胃肠黏膜损伤，出现腹胀、消化不良甚至消化道出血，还可能影响血小板聚集功能而导致出血时间延长。因此，在使用镇痛和镇静治疗的过程中，需要加强对患者的监护，观察生命体征变化并记录。只有在监护条件下，才能实施镇痛和镇静治疗。

(唐艳　乐革芬)

第六节　神经外科重症患者亚低温治疗的护理

一、亚低温治疗的概述

低温脑保护是通过具有中枢神经系统抑制作用的药物，使患者进入睡眠状态，再配合人工物理降温的方法降低患者全身体温或者局部脑温，进而降低脑的耗氧量、促进脑功能恢复的一种治疗方法。目前国际上将低温划分为轻度低温(33～35 ℃)、中度低温(28～32 ℃)、深低温(17～27 ℃)、超深低温(4～16 ℃)。其中轻度低温和中度低温属于亚低温，因其具有良好的神经保护作用而无明显的副作用，临床应用最为普遍。

亚低温治疗开始于缺氧缺血的原发性损伤阶段，持续到整个继发性损伤阶段。脑缺氧耐受时限只有5分钟，故应尽早实施亚低温治疗策略，建议重型颅脑损伤后6小时内开始亚低温治疗。同时应根据患者脑水肿、脑挫裂伤、下丘脑等脑损伤程度以及颅内压决定亚低温治疗时间，一般维持3～5日，如病情严重可延长至7～14日。

二、适应证和禁忌证

(一) 适应证

(1) GCS 评分≤8分的颅脑损伤，广泛性脑挫裂伤、脑水肿导致的难治性颅内高压。

(2) 原发性以及继发性脑干损伤。

(3) 各种颅脑疾病所致的常规处理无效的中枢性高热。

(4) 急性癫痫持续状态。

(5) 各种原因所致的缺氧缺血性脑病。

(二) 禁忌证

无绝对禁忌证，但是当患者存在如下情形时，应谨慎使用。

(1) 既往有较重的心肺功能不全，或生命体征不平稳者。

(2) 年老体弱者。

(3) 合并严重的复合伤者。

三、治疗流程

亚低温治疗新生儿缺氧缺血性脑病共识和方案较成熟，成人颅脑损伤患者的亚低温治疗流程包括下列 4 个步骤。

步骤 1：亚低温治疗前准备。

（1）医生：①患者治疗准入判定；②检查结果判读（心电图、动脉血气分析、头颅 CT、化验检查）；③准备呼吸机以及参数设置；④准备气管插管。

（2）护士：①基础体温测定（腋下）；②连接心电监护仪、开放外周及中心静脉通路；③送检血液标本（血常规、电解质、肝肾功能、凝血功能、心肌标志物、血糖、血清淀粉酶等）；④准备冰帽、冰毯、预冷生理盐水，冰毯温度设置为 12～18 ℃，目标肛温 33 ℃；⑤准备镇静药物、肌松药等；⑥有创动脉血压监测、中心静脉压监测；⑦导尿管、鼻胃管以及胃肠减压器。

步骤 2：亚低温诱导。（目标：病情允许情况下，3 小时内使肛温降至 33 ℃）

（1）药物使用：氯丙嗪 50 mg、异丙嗪 50 mg、哌替啶 50～100 mg 加生理盐水稀释至 50 mL，每小时 4～5 mL 静脉泵入，生命体征正常稳定后，泵速为每小时 0.5～2.0 mL；或使用咪达唑仑（初始剂量 2 mg 静脉注射；维持剂量为每小时 2 mg 静脉泵入）、阿曲库铵（25 mg 静脉注射），根据患者的生命体征调整药物用量。

（2）头部戴冰帽、身下垫冰毯。腋温＞38 ℃，将冰块外包毛巾置于腋下、腹股沟等大血管处。

（3）冰毯体表降温（冰毯温度设置为 12～18 ℃，目标肛温 33 ℃），肛温低于 33 ℃，调整冰毯温度，维持目标肛温 33 ℃。

（4）冷水输注法：4 ℃生理盐水，300 mmHg 加压输注（外周粗大血管），目标剂量为 30～40 mL/kg；每输注 500 mL 记录 1 次体温、呼吸、心率、血氧饱和度、血压、中心静脉压等，生命体征不稳定时停止输注。

步骤 3：亚低温维持阶段。（根据情况维持亚低温治疗时间 3～5 日，32～35 ℃）

（1）以监测肛温 33 ℃为靶向管理目标，调整冰毯温度。

（2）药物方案：咪达唑仑用法同上；当目标肛温＜33 ℃，停止阿曲库铵的泵入或减量至 8 mg/h 静脉泵入；根据患者体温、烦躁情况使用冬眠合剂。

（3）达到目标肛温但出现寒战的处理方案：以最大剂量（每小时 10 mg）泵入咪达唑仑，并维持 1 小时；随后给予阿曲库铵（初始剂量 25 mg 静脉注射，维持每小时 32 mg 静脉泵入）。持续静脉泵入阿曲库铵直至复温阶段；如果寒战持续存在，考虑停止亚低温治疗。

（4）监测指标：每小时监测 1 次生命体征（体温、呼吸、心率、血氧饱和度、血压）等；每 4～6 小时监测 1 次心电图、血气分析、血常规、电解质、凝血、肝肾功能、尿量等；持续或间断监测脑电图。

（5）患者意识恢复，遵从指令，终止亚低温治疗并开始复温。

步骤 4：缓慢复温。（12～24 小时内复温到 36～37 ℃）

（1）去除降温装置、停用冬眠合剂等药物，给患者加盖保暖衣物或调高冰毯温度复温。

（2）药物治疗：①现有速度泵入咪达唑仑，若出现寒战、烦躁、原因不明的心动过速、高血压时，每隔 15 分钟，根据需要推注咪达唑仑 2 mg 或加大泵入剂量；若最大剂量仍存在镇静不足，可加用其他药物（如丙泊酚等）；②肛温达到 36 ℃停用阿曲库铵，肛温达到 37 ℃且肌力恢复，停用咪达唑仑；③生命体征平稳后，调整呼吸机参数，过渡、停机。

四、亚低温治疗常见并发症

亚低温治疗常见并发症有肌颤、免疫功能低下、呼吸道感染、压力性损伤、心律失常、循环不稳定（低血压）、反跳性颅内压增高、凝血功能障碍（低凝和出血倾向）、电解质紊乱（高钠血症、低钾血症、低镁血症、低氯血症、低钙血症）等。

五、亚低温治疗的护理

（1）环境和物品准备：将患者安置在单人病房，光线宜暗，室温 18～20℃。备齐氧气、吸引器、冰袋或冰毯、急救药品和物品等，由专人护理。

（2）生命体征监测：监测呼吸、有创动脉血压、心率、血氧饱和度等生命体征的变化。密切监测体温变化，每 30 分钟测量 1 次肛温，保持肛温在 32～35 ℃。降温速度不宜过快，以每小时降低 1 ℃为宜，避免降温过快引起反射性冠状动脉收缩，导致房室传导阻滞和心室纤颤。冬眠低温治疗期间，若脉搏次数＞100 次/分，收缩压＜100 mmHg，呼吸次数减少或不规则，应及时通知医生，停止亚低温治疗或更换药物。

（3）脑电图监测：推荐间断或持续应用（特别是使用肌松药时）脑电图监测癫痫的发生。躯体感觉诱发电位对评估缺氧缺血性脑病预后具有重要的参考价值。

（4）脑血氧饱和度监测，评估脑的供氧和耗氧情况。

（5）基础护理：注意有无寒战，物理降温时避免低温冻伤。盐酸异丙嗪易造成气道分泌物变黏稠，因此，更要加强患者的气道管理，保持气道通畅。此外，卧床患者容易出现各种合并症，应做好皮肤护理，防止压力性损伤。观察患者有无腹胀、便秘等胃肠道症状，及时对症处理。

（6）其他：定期进行血气分析（温度校正），保持电解质平衡和内环境稳定。亚低温诱导和维持阶段，血钾建议保持在 3.0～3.5 mmol/L，防止复温时离子反跳导致高钾血症和心律失常。

（7）饮食：亚低温治疗期间，患者机体代谢率降低，对能量及水分的需求较少。每日液体入量不宜超过 1500 mL。鼻饲患者，鼻饲液温度与体温相同，注意防误吸。

六、复温的护理

（1）缓慢复温：先停止物理降温，再逐步减少冬眠合剂等药物剂量直至停用。

（2）复温方法：包括被动复温和主动复温。被动复温即逐渐自然复温。主动复温有外源性复温和内源性复温两类。外源性复温可采用温暖毛毯、热水袋等方式，内源性复温为输注温热液体（成人）或使用体外循环等血液变温设备。

（3）避免过快复温，应缓慢持续复温，防止出现反弹性高温而加重颅脑损伤。推荐每 4～6 小时复温 1 ℃，12～24 小时内将温度（肛温）恢复至 36～37 ℃。复温过程中遵医嘱适当给予镇静药、肌松药，预防肌颤导致的颅内压增高。

（陈红　任学芳）

第七节　脑疝的观察与护理

一、脑疝的定义和分类

当颅内压增高到一定程度时，尤其是局部占位性病变使颅内各分腔之间的压力不平衡，脑组织从高压力区向低压力区移位，导致脑组织、血管及颅神经等重要结构受压和移位，被挤入小脑幕裂孔、枕骨大孔、大脑镰下等间隙或孔道中，从而出现一系列严重的临床症状，称为脑疝（brain hernia）。

根据移位的脑组织及其通过的硬脑膜间隙和孔道，临床上常见的脑疝有以下三类：①小脑幕切迹疝；②枕骨大孔疝；③大脑镰下疝。不同类型脑疝的临床表现各有不同，以小脑幕切迹疝和枕骨大孔疝较有临床意义。

（一）小脑幕切迹疝

小脑幕切迹疝又称颞叶沟回疝，常由一侧颞叶或大脑外侧的占位性病变引起，因疝入的脑组织压迫中脑的大脑脚，引起锥体束征和瞳孔变化。

(1) 颅内压增高症状：头痛剧烈进行性加重，伴烦躁不安、频繁的喷射性呕吐。

(2) 瞳孔改变：早期由于患侧动眼神经受刺激导致患侧瞳孔变小，瞳孔对光反射迟钝，随着病情进展患侧动眼神经麻痹，患侧瞳孔逐渐散大，直接和间接对光反射均消失，并有患侧上眼睑下垂、眼球外斜。如果脑疝进行性恶化，影响脑干血供时，脑干内动眼神经核功能丧失可致双侧瞳孔散大，瞳孔对光反射消失。

(3) 运动障碍：表现为病变对侧肢体的肌力减弱或麻痹，病理征阳性。脑疝进展时可致双侧肢体自主活动消失，严重时可出现去大脑强直，这是脑干严重受损的信号。

(4) 意识改变：由于脑干内上行网状激活系统受累，患者随脑疝进展可出现嗜睡、昏睡、昏迷至深昏迷。

(5) 生命体征紊乱：由于脑干受压，生命中枢功能紊乱或衰竭，可出现生命体征异常。表现为心率减慢或不规则、血压忽高忽低、呼吸不规则、大汗淋漓或汗闭、面色潮红或苍白。体温可高达 41 ℃以上或体温不升。最终因呼吸及循环衰竭而致呼吸停止、血压下降、心搏骤停。

（二）枕骨大孔疝

枕骨大孔疝又称小脑扁桃体疝，常因幕下占位性病变或行腰椎穿刺放出脑脊液过快过多引起。枕骨大孔疝早期也可有颅内压增高的症状，可出现头痛及频繁呕吐，呼吸、脉搏减慢及血压升高，颈项强直或头痛等。一旦脑疝形成，可在短时间内迅速依次出现呼吸减慢、潮式呼吸、昏迷、双侧瞳孔散大、呼吸骤停、心搏骤停。此过程是枕骨大孔疝的典型表现，与小脑幕切迹疝表现不同，主要区别在于枕骨大孔疝呼吸及循环衰竭出现较早，意识障碍及瞳孔变化出现相对较晚，而小脑幕切迹疝意识障碍及瞳孔改变出现早，呼吸及循环衰竭出现晚。

（三）大脑镰下疝

大脑镰下疝又称扣带回疝，是由于幕上一侧占位或水肿导致压力高于对侧且超出代偿范围时，脑组织向对侧移位，大脑半球内侧面的扣带回及邻近的额回经大脑镰下缘疝入对侧而形成。一般无严重的意识障碍和瞳孔改变，单纯依靠临床表现难以诊断，需借助影像学手段，头颅 CT 及 MRI 可以明确显示脑疝情况。当大脑镰下疝引起患侧大脑半球内侧面受压部的脑组织软化坏死时，可出现对侧下肢轻瘫、排尿障碍等症状。

二、脑疝的预见性观察

观察患者的意识状态、生命体征、瞳孔、肢体活动变化，有条件时监测颅内压变化，警惕颅内压增高危象的发生。

(1) 护理评估：评估病史，了解患者的原发病及继发性颅内病变；评估呼吸道是否通畅；评估有无剧烈头痛、喷射性呕吐等颅内压增高症状。了解患者的影像学结果。

(2) 意识状态：意识状态能够反映大脑皮质和脑干的功能状态，评估意识障碍的程度、持续时间和演变过程，是分析病情进展的重要指标。若意识清楚者出现嗜睡或意识模糊，或意识障碍进行性加重，提示有脑疝的可能。

(3) 瞳孔的观察：每 30～60 分钟观察患者瞳孔大小、形态、瞳孔对光反射及灵敏度，一旦发现一侧瞳孔变大或者双侧瞳孔不对称，瞳孔对光反射迟钝或消失，及时报告医生处置，警惕颅内压增高甚至脑疝发生。

(4) 生命体征的观察：如出现呼吸深而慢、脉搏缓慢有力、血压进行性升高、脉压增大，提示脑疝可能;脑疝晚期则表现为呼吸不规则、脉搏减慢或不规则、血压下降,甚至呼吸骤停。

(5) 骨窗:术后有骨窗的患者,可通过骨窗直接观察颅内压的变化情况。如骨窗处张力大或脑组织膨出,说明颅内压增高,应采取相应措施,降低颅内压。

三、脑疝的急救与护理

(一) 脑疝的急救护理

(1) 一旦发生脑疝立即通知医生,准备抢救物品,做好病情评估;遵医嘱给予心电监护,严密观察患者意识状态、瞳孔、体温、脉搏、呼吸、血压、血氧饱和度等,并做好记录;建立静脉通路,遵医嘱快速静脉滴注脱水剂,如20%甘露醇100～250 mL,必要时配以激素和合用速尿加强脱水;留置导尿管,了解脱水效果。

(2) 抬高床头15°～30°,高流量充足给氧。将患者头偏向一侧,备好吸痰器,及时清理呕吐物,保持呼吸道通畅。

(3) 配合医生做好术前准备,如备皮、备血、皮试、导尿等,必要时协助医生行床旁颅骨钻孔引流,必要时协助医生行头颅CT检查。

(4) 患者出现呼吸、心搏骤停时,立即予以胸外心脏按压、气管插管等心肺复苏措施。在气管插管未行之前开放气道,使用鼻咽通气管或口咽通气管,并配合使用呼吸囊辅助呼吸,根据病情遵医嘱予以呼吸兴奋剂及强心药。

(5) 认真做好护理记录,加强巡视。

(二) 急救后的护理

1. 一般护理　密切观察病情,严密监测生命体征、意识状态、瞳孔变化,观察肢体活动、言语功能等,有异常及时报告医生处理;抬高床头15°～30°,以利于颅内静脉回流;常规给予氧气吸入3～5日,每分钟氧流量2～4 L;保持气道通畅;加强营养,尽早进行康复锻炼;加强基础护理,保持床单位干净、整洁、舒适;予以心理护理。

2. 脑室引流管的护理

(1) 引流管标识规范:头部引流管需有醒目标识,注明引流管名称、留置时间。

(2) 保持引流管有效引流:

①引流袋悬挂于床头有刻度的固定架上,引流管最高处高于侧脑室平面(平卧:外眦与外耳道连线中点水平。侧卧:正中矢状面水平)10～15 cm。

②对引流管进行二次固定,避免引流管扭曲、弯折、受压,躁动患者予以适当约束或镇静,以防引流管意外脱出。

(3) 密切观察。

①严密观察引流液的颜色、性质、量,正常脑脊液无色透明,无沉淀。术后1～2日略带血性,后转为清亮,每日正常引流量不超过500 mL。

②若脑脊液颜色鲜红,且每小时引流量>20 mL提示有脑室内出血;若每日引流量<50 mL或无脑脊液流出,应警惕堵管或低颅内压。

③若脑脊液呈毛玻璃样或出现絮状物,提示颅内感染。

(4) 预防颅内感染。

①保持引流系统密闭和无菌、伤口敷料干燥固定。如有渗血、渗液、松脱及时报告医生处理。

②更换引流袋时,严格遵守无菌技术操作规程。

③搬动或改变患者体位时应夹闭引流管,防止引流液逆流感染。

④引流管留置时间一般为7～10日,不超过2周。

(5) 拔管指征:

①脑脊液压力正常、颜色清亮。

②CT 检查无脑室扩大，无脑积水。

③拔管前夹闭引流管 24 小时，患者生命体征正常，无意识状态、瞳孔改变，无头痛、呕吐等颅内压增高症状。

总之，由于脑干受挤压，加之脑脊液循环受阻，颅内压将显著增高，颅内顺应性明显降低，一旦脑疝危象发生，病情将急转直下，若延误急救，患者将很快死亡。因此，早期发现、早期干预，可有效降低颅内压，控制脑疝危象发展，能为进一步治疗、手术等争取时间。

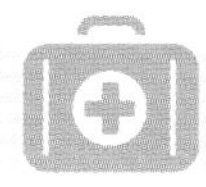

知识链接

2020 年中华医学会神经外科学分会、中国医师协会急诊医师分会等联合在《中华神经外科杂志》上发表《高血压性脑出血中国多学科诊治指南》，建议：①急诊对疑似出血性卒中患者应快速初诊和评估，稳定生命体征，行头颅 CT 等影像学检查明确脑出血诊断，完成急诊必要的实验室检查（Ⅰ级推荐 A 级证据）；②对所有高血压性脑出血患者都进行 ICP 的评估和判断，及时对颅内压增高进行处理，防止发生严重的颅内压增高甚至脑疝（Ⅰ级推荐 B 级证据）。

（唐云红）

第八节 癫痫大发作或持续状态的急救护理

一、癫痫大发作和癫痫持续状态的定义

（一）定义

癫痫大发作也称全面性强直-阵挛发作，以意识丧失和全身抽搐为特征。常见癫痫大发作症状主要有口吐白沫、两眼上翻、四肢抽搐、尖叫等，症状严重时会造成大小便失禁，持续发作等（图 10-1）。

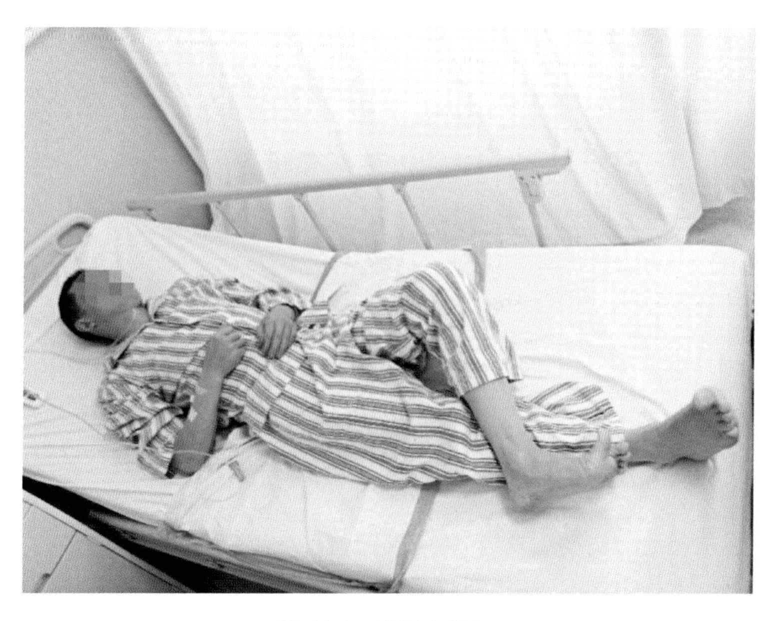

图 10-1 癫痫大发作

癫痫持续状态(status epilepticus,SE)是一种以反复或持续的癫痫发作为特征的病理状况,如果持续时间过长,可能会造成严重的全身性和神经元的损伤,是神经外科常见的急危重症,具有高病死率和高致残率。

中国医师协会神经内科分会癫痫专业委员会在2018年《成人全面性惊厥性癫痫持续状态治疗中国专家共识》中将癫痫持续状态定义为全面性惊厥发作超过5分钟,或者非惊厥性发作或部分性发作持续超过15分钟,或者5～30分钟内两次发作间歇期意识未完全恢复者。共识依据癫痫发作持续时间及对治疗的反应,对全面性惊厥性癫痫持续状态进行如下分类:

(1) 早期癫痫持续状态,全身阵挛发作超过5分钟。

(2) 全面性惊厥性癫痫持续状态,发作后20～40分钟。

(3) 难治性癫痫持续状态,发作后超过40分钟。

(4) 超级难治性癫痫持续状态,麻醉治疗24小时仍不能终止发作,临床发作或脑电图癫痫样放电仍然无法终止或复发(包括维持麻醉剂量或减量过程中)。

(二) 临床表现

1. 癫痫大发作

神经外科常见的发作类型之一,以意识丧失和全身对称性抽搐为特征,按其发展过程可分以下3期。

(1) 强直期:患者突然意识丧失,全身骨骼肌强直性收缩,喉部痉挛导致呼吸暂停,面色由苍白转为青紫,上睑抬起,眼球上翻。持续10～30秒,出现指端震颤并延至全身震颤。

(2) 阵挛期:患者全身肌肉间歇性痉挛伴有阵挛性呼吸,口中有白沫或血沫,持续30～60秒,突然停止,所有肌肉松弛可发生尿失禁。在上述两期可见心率加快、血压升高、瞳孔散大和瞳孔对光反射消失等自主神经改变症状。

(3) 痉挛后期:患者呼吸首先恢复,心率、血压和瞳孔也随之恢复正常,意识逐渐苏醒。发作开始到意识恢复一般历时5～10分钟。清醒后对发作过程不能回忆。部分患者进入昏睡,少数在完全清醒前有自动症或惊恐等情绪反应。

2. 癫痫持续状态

发生率可占癫痫发作的2.6%～6%,任何类型癫痫均可出现癫痫持续状态,最常见于全面性强直-阵挛发作。

(1) 惊厥性全身性癫痫持续状态:最常见,主要表现为全身性抽搐一次接一次发生,意识始终不清,不及时控制可造成多脏器损害,危及生命;其次为强直性、阵挛性、肌阵挛性发作等。

(2) 非惊厥性全身性癫痫持续状态:主要为失神发作持续状态,发作可持续数小时,表现为意识障碍、失语、精神错乱等。

(3) 单纯部分性发作持续状态:可扩展为继发性全身性发作,发作终止后可遗留发作部位短暂性的麻痹。

(4) 复杂部分性发作持续状态:用安定或苯妥英钠静脉注射以控制发作,继之以苯巴比妥肌内注射、口服苯妥英钠以维持疗效。恢复时间较失神发作持续状态要慢,部分患者可出现发作后水肿或记忆缺损,记忆缺损可能成为永久性损害,故应尽快控制发作。

二、癫痫大发作和癫痫持续状态的急救与护理

(一) 护理评估

(1) 病因评估:了解患者病灶部位;有无原发性癫痫病史;是否有中枢神经系统感染史。

(2) 诱因评估:有无用药不当、感染、精神因素、过度劳累、孕产;有无发热、失眠、过度换气、过度饮水、便秘、光电刺激和一过性代谢紊乱;有癫痫病史的患者近日是否有精神过度紧张、劳累、饮酒过多的现象等。

（二）护理措施

1. 先兆症状的观察 患者癫痫放电时可产生以下各种不同类型的先兆症状：运动性先兆症状，手、脚或面部出现抽动，头颈向一侧扭转等；感觉性先兆症状，肢体或躯干某部分有麻木感、蚁走感或电击样感觉，偶见疼痛；听、视觉先兆症状，即视物模糊，有闪光或彩色幻觉，如眼前有火球飞过感觉等；内脏性先兆症状，即腹部不适，疼痛或恶心；精神性先兆症状，即兴奋、愤怒、恐惧等。一般多为数秒钟到1～2分钟不等，不用特殊处理。

2. 发作时的护理 气道护理：当患者发生癫痫大发作或癫痫持续状态时，以保持患者气道通畅和保护患者安全为原则进行急救。

①将患者衣扣解开，保持气道通畅。将患者头向一侧倾斜，以便分泌物自然流出。

②癫痫大发作时气道分泌物较多，流入气道易造成气道阻塞或吸入性肺炎，甚至可引起窒息。备好吸痰器，随时吸出气道内分泌物或呕吐物。

③在解除气道阻塞的同时，经鼻导管或面罩吸入高流量氧气（每分钟5～8 L）。

④出现呼吸困难或呼吸暂停者，给予人工辅助呼吸。

3. 建立静脉通路及药物治疗 癫痫持续状态的治疗原则为尽快控制发作，并对症治疗。

（1）给药途径：一般应静脉给药，但对难以静脉给药者，如新生儿和儿童，可以用地西泮（安定）直肠内给药。在癫痫持续状态时不应胃肠内给药，因为吸收不稳定，血药浓度可能波动较大。

（2）药物治疗：

①成人癫痫持续状态的初始治疗，首选静脉注射地西泮10 mg（2～5 mg/min），10～20分钟可酌情重复一次，或肌内注射10 mg咪达唑仑。院前急救和无静脉通路时，优先选择肌内注射咪达唑仑。

②初始苯二氮䓬类药物治疗失败后，可选择丙戊酸钠15～45 mg/kg（<6 mg/(kg·min)）静脉推注，后续1～2 mg/(kg·h)静脉泵注，或苯巴比妥15～20 mg/kg（50～100 mg/min）静脉注射，或苯妥英钠18 mg/kg（<50 mg/min）或左乙拉西坦1000～3000 mg静脉注射。

③患者如出现难治性癫痫持续状态后，需转入重症监护病房进行三线治疗。建议：咪达唑仑（0.2 mg/kg负荷量静脉注射，后续持续静脉泵注0.05～0.40 mg/(kg·h)），或者丙泊酚（2 mg/kg负荷量静脉注射，追加1～2 mg/kg直至发作控制，后续持续静脉泵注1～10 mg/(kg·h)）。

④超级难治性癫痫持续状态，可在权衡利弊后，谨慎使用：胺碘酮麻醉、吸入性麻醉剂、电休克、免疫调节、低温、外科手术、经颅磁刺激和生酮饮食等。

⑤成人癫痫持续状态后的处理终止标准为临床发作停止、脑电图癫痫样放电消失和患者意识恢复。

当成人癫痫持续状态在初始治疗或第二阶段治疗终止发作后，建议立即予以同种或同类肌内注射或口服药物过渡治疗，如苯巴比妥、卡马西平、丙戊酸钠、奥卡西平、托吡酯和左乙拉西坦等；注意口服药物的替换需达到稳态血药浓度（5～7个半衰期），在此期间，静脉给药至少持续24小时。

当终止难治性癫痫持续状态后，建议持续脑电监测直至脑电图癫痫样放电停止24～48小时，静脉用药持续24～48小时，方可依据替换药物的血药浓度逐渐减少静脉输注麻醉药物。

（3）给予患者心电监护，密切观察患者的意识状态、瞳孔、生命体征变化并及时记录。

4. 周围环境管理 移开周围环境中可能对患者造成伤害的物品，保持周围环境安静、安全，避免强光和噪声刺激。

5. 发作期间注意事项

（1）正确使用床档，防止患者坠床。

（2）阵挛期患者四肢肌肉收缩，易造成关节脱臼和四肢擦伤，这时可适当按压四肢大关节处（如肩关节、肘关节、髋关节、膝关节），限制其抽动幅度，但是勿强行用力按压，避免造成骨折或肌肉损伤。

6. 心理护理 安抚患者及家属，缓解紧张情绪。

（三）健康教育

（1）告知患者在癫痫发作前可能会出现头痛、头晕、精神不振、易激惹等前驱症状。若出现以上症状，应考虑到癫痫发作的可能性，及时告知医护人员，规律用药并保证环境安全。

（2）指导患者正确服药：

①必须在医生的指导下用药，不可自行停药、换药、加量、减量，以免出现癫痫复发或出现癫痫持续状态。

②定期监测血药浓度，以指导临床合理用药。

③经长期服药观察，在连续两年的服药过程中，无任何癫痫发作征象时，才可以将药物缓慢减量，再经3～6个月逐渐减量观察，仍无癫痫发作方可在医生指导下停药。

（3）安全与活动指导：

①应避免重体力劳动或用脑过度，避免高空作业和驾驶车辆。

②作息规律，避免过饱过饥，诱发癫痫。

③外出活动时要避免刺激，保持情绪稳定，以免引起癫痫发作而受伤。

④癫痫发作较频繁的患者活动时最好有家人陪伴，并随身携带抗癫痫药及身份识别卡，以保障安全。

（4）复查：抗癫痫药会加重肝脏负担，易损伤肝功能，须3～6个月复查肝功能，必要时辅以保肝药物。

（田丹英　张丽华）

第九节　神经外科重症常用操作技术

一、颅内压监测

（一）颅内压监测的目的

颅内压（intracranial pressure，ICP）监测是利用颅内压传感器或测量仪对颅内压力进行动态测量并通过数据、压力波等形式记录下来的一种测量方法，可动态观察颅内压的变化，间接计算出脑灌注压，尽早发现颅内压增高，及时实施治疗措施，防止神经系统进一步损伤，是监测颅内压增高最为重要的一项技术。

颅内压监测是现代颅脑损伤、脑出血等神经外科重症疾病治疗指南推荐的常规监测手段之一。

（二）适应证和禁忌证

1. 适应证

（1）GCS评分≤8分合并CT异常的所有脑外伤患者。

（2）头部CT阴性但伴有年龄＞40岁；收缩压＜90 mmHg；GCS评分＜12分；有去皮质或去大脑强直状态（4项不利因素中有3项者）。

（3）有明显意识障碍的蛛网膜下腔出血。

（4）自发性脑出血及出血破入脑室系统需要脑室外引流者。

（5）颅内肿瘤患者围手术期根据病情需监测者。

2. 禁忌证

（1）多器官功能衰竭者。

（2）恶性体质者。

（3）严重凝血功能障碍。

对于监测部位感染、全身状态不稳定和临床及影像学检查提示濒危状态者，应视为禁忌证或相对禁忌证。

（三）颅内压监测方法

1. 常用的颅内压监测分类

（1）无创颅内压监测：无创颅内压监测包括闪光视觉诱发电位监测等手段，但是在临床应用中存在不同程度的缺陷，故临床应用较为受限。

（2）有创颅内压监测：有创颅内压监测可以实时了解颅内压变化，及早发现颅内压增高的情况，及时有效地给予针对性治疗，为进一步治疗争取宝贵时间并提供依据。根据传感器放置的位置不同，可将有创颅内压监测分为脑室内、硬脑膜下、硬脑膜外、脑实质内监测（图 10-2）。常见有创颅内压监测的特点见表 10-4。脑室内颅内压监测由于测压准确性高被称为颅内压监测的“金标准”。

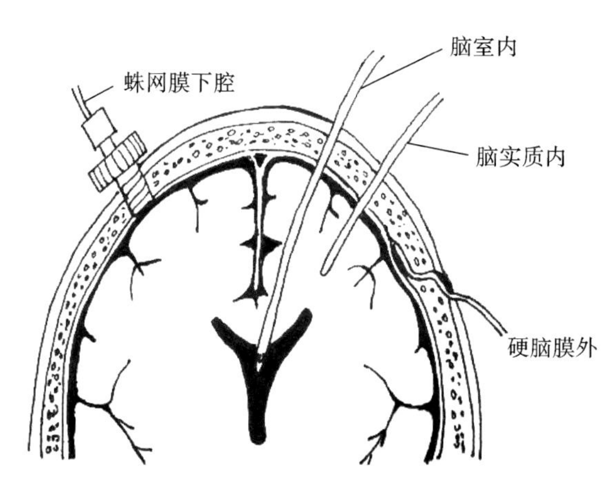

图 10-2 常见有创颅内压监测不同的传感器放置位置

表 10-4 常见有创颅内压监测的特点

测压部位	传感器放置位置	准确性	并发症	持续时间
脑室内	侧脑室前角内	好	颅内感染、颅内出血、脑脊液漏	＜1 周
硬脑膜下	硬脑膜下	好	同上	＜1 周
硬脑膜外	硬脑膜外	易受影响	少	长
脑实质内	脑实质内	好	脑组织损伤，颅内出血	较长

2. 有创颅内压监测方法

有创颅内压监测方法见表 10-5。

表 10-5 有创颅内压监测方法

顺序	操作步骤	操作要点
操作前准备	（1）患者准备：医生在手术中将颅内压传感器放置在手术部位并缝合固定	·手术医生应标记术中零点校正数值，放置颅内压监测探头时应严格无菌操作，缝合固定，用无菌纱布覆盖
	（2）环境准备：环境安静、整洁，温湿度适宜	
	（3）用物准备：颅内压监测仪、记录单、笔等	
	（4）护士准备：衣帽整洁，洗手、戴口罩	

续表

顺序	操作步骤	操作要点
操作过程	(1) 将颅内压监测仪连接电源	
	(2) 将颅内压传感器与压力套装紧密连接	·颅内压传感器线路较长，要妥善固定连接处，防止因重力过度牵拉而意外脱出，避免晃动患者头部，防止光纤探头移位，避免损伤硬脑膜或致硬脑膜血肿的发生 ·做好头部引流管的二次固定
	(3) 打开颅内压监测仪主机，根据零点校正数值调节参数，颅内压传感器不能弯折，确保颅内压监测的准确性	·排除外界干扰因素，常见的颅内压影响因素有监测导管受压、呼吸道梗阻、尿道梗阻、高热、翻身、躁动、尿潴留、引流管堵塞、脑脊液漏等
	(4) 按下确定键，测压。密切观察颅内压的数据变化	·ICP＞20 mmHg 时报告医生并严密评估 ·ICP 突然增加超过 10 mmHg，应排除干扰因素立即报告医生 ·ICP＜5 mmHg 时，注意观察是否引流过度，可在医生允许下调整引流管的高度 ·ICP 是负值时可先夹闭引流管 2 分钟后再次读取数值
	(5) 密切观察患者生命体征、意识状态、瞳孔及肢体活动的变化	
	(6) 保持颅内压监测仪引流装置的密闭性，避免漏液，保持清洁干燥，不能浸湿	
	(7) 做好患者及家属的心理护理，向他们讲解颅内压监测的目的、意义及注意事项，使其更好地配合	
	(8) 将数值记录在护理记录单上	
操作后处理	清理用物，洗手	

3. 颅内压监测数据参考

有创颅内压分级量表见表 10-6。

表 10-6 有创颅内压分级量表

分级	ICP/mmHg
正常	5～14
轻度增高	15～20(一般以 20 mmHg 作为降压的临界值)
中度增高	21～40
重度增高	＞40

（四）注意事项

(1) 保持患者 ICP＜15 mmHg，如无特殊禁忌，待生命体征相对稳定后，将床头抬高 30°，以利于脑部静脉回流，减少脑组织耗氧量，从而减轻脑水肿，降低颅内压。躁动患者可在安全范围内使用镇静药物。

当 ICP>20 mmHg 为异常，需加强观察严密评估。

（2）进行颅内压监测的同时应该关注脑灌注压（CPP），脑灌注压（CPP）= 平均动脉压（MAP）－颅内压（ICP）。为避免脑灌注压过高造成成人呼吸窘迫综合征（ARDS），建议脑灌注压维持在 50～70 mmHg，对脑血流、脑氧及脑代谢的辅助监测也有利于脑灌注压的管理。

①提高 MAP 的策略：a. 补液；b. 给予升压素。

②降低 ICP 的策略：a. 脑脊液引流；b. 给予甘露醇；c. 保持足够氧合；d. 进行监控式过度通气；e. 处理发热，保持正常体温；f. 适当使用镇静和镇痛药物使患者舒适；g. 保持头部抬高 30°～45°，避免头部频繁转动和颈托固定太紧，影响静脉回流。

（3）行脑室内 ICP 监测者，可以根据颅内压水平适当通过脑室外引流来辅助控制颅内压，需注意脑脊液引流量和引流速度的合理控制。

（4）ICP 监测异常及处理：

①电池故障：将颅内压监测仪连接到电源上（或者更换电池），重新开启颅内压监测仪，确保电池可以正常使用。

②探头故障：将探头断连后重新连接或者更换探头后重新连接。

③颅内压超出报警值：根据患者情况对症处理，降低颅内压后报警解除。

④无法正常开机：移除电源并重新安装电池，然后重新开启颅内压监测仪。

⑤ICP 显示为负值：可夹闭引流管 2 分钟后再次读取数值。

（骆丽）

二、呼吸治疗

呼吸治疗是一门专注于心肺功能支持和康复的新兴康复治疗学科。学科体系主要以心肺生理学、病理生理学和医学工程学为基础，由呼吸与危重症医学、麻醉、物理治疗、康复、护理、预防等多学科交叉而成。呼吸治疗一般由呼吸治疗师在医生的指导下，运用专业手段对心肺功能不全或者异常的患者给予评价、治疗。

（一）呼吸治疗的目的

呼吸治疗的主要目的是增强或者恢复神经重症患者的肺功能，提高肺通气和换气的功能。

（二）呼吸治疗的适应证和禁忌证

（1）适应证：心肺功能不全、呼吸功能障碍等。

（2）禁忌证：一般无特殊禁忌证。

（三）神经外科常见呼吸治疗方式

（1）氧疗包括氧浓度调节、氧疗方式和装置的选择使用、氧疗效果评价。

（2）胸部物理治疗：包括体位引流、胸部振动排痰、指导性咳嗽，以及经鼻、口及人工气道负压吸痰，肺扩张治疗等。

（3）机械通气：包括呼吸机使用前自检与调试、模式与参数的调节、呼吸机相关并发症的预防、机械通气撤离等。

（4）人工气道的管理：包括导管位置的管理、导管气囊的压力管理、人工气道的温湿化、拔管等。

（5）雾化治疗：包括雾化药物和装置的选择、雾化装置的使用、雾化过程的监测、雾化效果的评价。

（6）呼吸训练：包括腹式呼吸、缩唇呼吸等。

（7）其他：人工气道患者的口腔护理、血气分析标本采集、睡眠呼吸暂停检测等。

（四）操作技术

专业的呼吸治疗的工作，需要专业技术人员如呼吸治疗师来完成，部分操作需要经过专业培训后才能进行。作为经过专业培训的神经外科重症护理人员，也可进行一些辅助实用的操作，如经口气管插管患者的口腔护理、动脉血气分析操作技术、俯卧位通气的操作技术等。

1. 经口气管插管患者的口腔护理

经口气管插管患者口腔的自净能力缺失，导致口腔内细菌不断聚集，牙菌斑形成增多、繁殖和转移，而气管插管和牙垫的存在易形成不易清理的死角部位，加重细菌定植，引起口臭、肺部感染等并发症。《中国成人医院获得性肺炎与呼吸机相关性肺炎诊断和治疗指南(2018 年版)》推荐，机械通气患者建议每 6～8 小时进行 1 次口腔护理。

(1) 操作目的：

①保持口腔清洁、湿润，预防口腔感染；减少口腔定植菌移位，预防肺部感染。

②去除口臭、牙垢，保证患者舒适。

③观察口腔内的变化，提供病情变化的信息，如有无真菌感染。

(2) 适应证和禁忌证：

①适应证：经口气管插管的患者。

②禁忌证：血小板减少性牙龈出血、严重溃疡、凝血功能紊乱等禁忌使用牙刷进行口腔护理者。

(3) 操作过程(表 10-7)。

表 10-7　经口气管插管患者的口腔护理

顺序	操作步骤	操作要点
操作前准备	(1) 患者准备：无禁忌证者将床头抬高≥30°	
	(2) 环境准备：环境安静、整洁，温湿度适宜	
	(3) 用物准备：生理盐水、胶带、吸引器、负压吸引牙刷、水杯、一次性吸痰管、无菌手套、一次性橡胶手套 2 双、20 mL 注射器、听诊器、气囊压检测仪、一次性牙垫、清洁纱布或纸巾等	·若患者未使用心电监护，可单独备指脉氧监测仪
	(4) 护士准备：衣帽整洁，洗手、戴口罩	·双人操作，保持气管插管末端至门齿的距离不变(图 10-3)
操作过程	(1) 识别患者身份正确	·需向意识清楚患者解释操作目的，解除患者疑虑及恐惧
	(2) 评估患者的意识状态、生命体征、配合程度；评估机械通气潮气量、气道压力等；评估气管插管有无移位及气道通畅情况	
	(3) 监测并维持气管插管气囊压在 25～30 cmH_2O(图 10-4)	
	(4) 戴一次性橡胶手套。双人操作，配合者固定气管插管，操作者去除固定装置	·一人轻轻将一次性牙垫移至口腔一侧磨牙，并将气管插管轻轻偏向一次性牙垫
	(5) 湿润口唇，评估口腔卫生状况(如牙齿、牙龈、舌、黏膜、唾液、口唇、气味等)及口腔周围皮肤状况	
	(6) 冲洗结合刷洗(图 10-5)：操作者一手持生理盐水注射器进行冲洗，一手持负压吸引牙刷进行刷洗并吸引，先对侧后近侧，依次刷洗牙齿、颊部、舌面、舌下、硬腭及气管插管表面，按需进行口鼻、气道、声门下吸引	·动作轻柔，双人配合良好
	(7) 严密观察病情：观察患者有无不良反应和并发症，观察呼吸机运行情况、气道是否通畅、气管插管末端到门齿的刻度、气囊压以及吸引液的颜色、性质和量	·若出现气管插管脱出或误入支气管、误吸、窒息、恶心、呕吐、口腔及口周皮肤异常，立即通知医生，对症处理

续表

顺序	操作步骤	操作要点
操作过程	(8) 清洁至牙齿无肉眼可见碎屑及软垢，口腔内无明显分泌物	
	(9) 擦净口唇，更换一次性牙垫，变换气管插管固定位置，妥善固定	·检查气管插管的刻度，听诊两侧肺部呼吸音是否清晰、对称
	(10) 再次检测气囊压是否在正常范围	
操作后处理	整理用物，脱手套，洗手，记录	

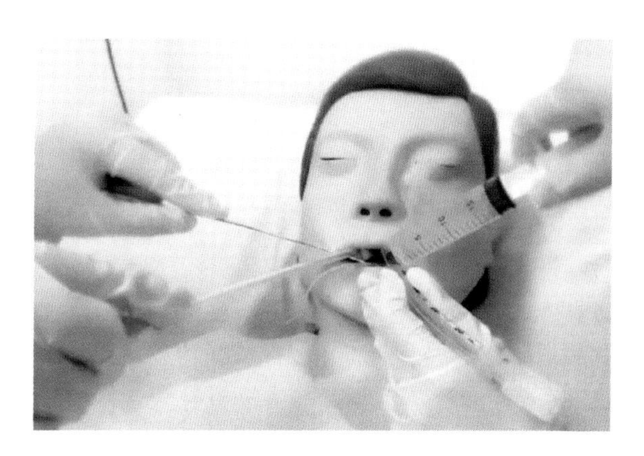

图 10-3　双人操作行口腔护理

图 10-4　气囊压监测

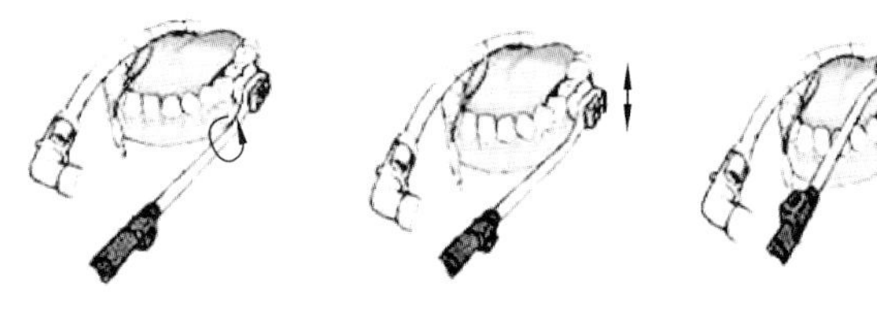

1.内外侧面颤动/纵向刷　2.咬合面前后来回刷　3.颊部弧形刷

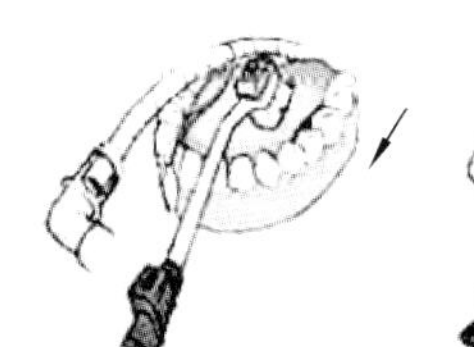

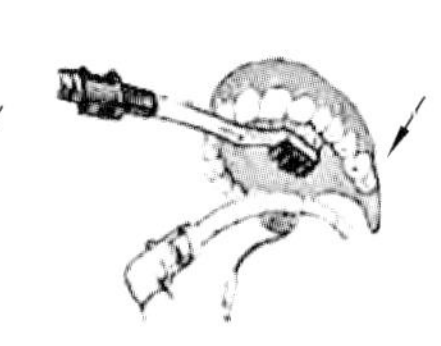

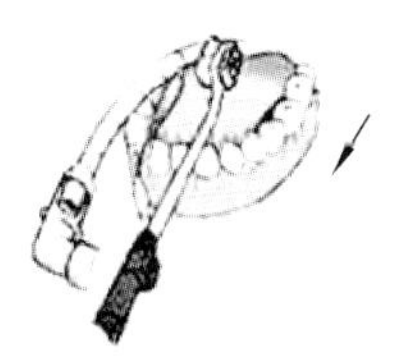

4.舌面由内向外刷　5.舌下由内向外刷　6.硬腭由内向外刷　7.气管插管由内向外刷

图 10-5　成人经口气管插管患者口腔护理时冲洗结合刷洗

(4) 注意事项：

①该操作需双人进行。

②若患者躁动，则需适当镇静，或者在患者配合时进行操作，以免将气管插管拔出。

③操作前必须检查气囊压在正常范围，冲洗速度不可过快，以免引起误吸或窒息。

④操作过程中严密观察患者有无呛咳，严密监测呼吸、血氧饱和度、口唇面色等，有异常立即停止操作，及时处理。

2. 动脉血气分析操作技术(开放式动脉留置导管采血)

(1) 操作目的：

①诊断和指导治疗酸碱平衡失调。

②帮助了解患者呼吸功能、循环功能。

(2) 适应证和禁忌证：

①适应证：呼吸功能不全、机械通气、循环障碍、考虑酸碱平衡失调的患者。

②禁忌证：无绝对禁忌证。

(3) 操作过程(表 10-8)。

表 10-8 开放式动脉留置导管采血行血气分析的操作过程

顺序	操作步骤	操作要点
操作前准备	(1) 患者准备：已留置动脉导管且处于功能状态	
	(2) 环境准备：环境安静、整洁，温湿度适宜	
	(3) 用物准备：碘伏、棉签、纱布块、血气针、5～10 mL 注射器、无菌治疗巾、一次性橡胶手套、三通、肝素帽等	
	(4) 护士准备：衣帽整洁，洗手、戴口罩	
操作过程	(1) 核对患者身份正确，做好解释说明，取得配合	
	(2) 评估患者病情、体温、吸氧浓度、合作程度、动脉留置导管留置部位、穿刺点及通畅情况	
	(3) 取出血气针，按照产品说明书的要求将针栓调整到预设位置	
	(4) 准备 5～10 mL 注射器(抽吸稀释血液用)，将针栓推至 0 刻度	
	(5) 动脉留置导管处铺无菌治疗巾	
	(6) 抽吸稀释血液：消毒采血处的三通，将注射器与患者动脉端连通，抽出导管无效腔体积 3 倍的混合血液，关闭三通，移除注射器，将稀释血液“Z”字形排在纱布上，观察有无血凝块	·注意无菌操作
	(7) 将血气针与三通连接，打开三通，待血液自动充盈至预设位置后关闭三通，分离血气针与导管	·尽量避免气泡进入
	(8) 排气：若血标本中有气泡，翻转采血器，将纱布置于动脉采血器上端，轻推针栓，缓慢排出气泡	
	(9) 标本处理：立即封闭血气针，使血液与动脉采血器内抗凝剂充分混匀	
	(10) 冲洗导管：按压冲洗阀门冲洗导管；转动采血处的三通，接预冲注射器将三通内的血液冲洗干净，关闭三通，消毒三通，更换肝素帽	·肝素帽先用生理盐水预冲，排尽空气，必要时更换三通
	(11)在化验单上注明采血时患者的体温、吸氧浓度、采血时间	
	(12)立即送检并在 30 分钟内完成检测；如进行乳酸检测，需在 15 分钟内完成，如无法在采血后 30 分钟内完成检测，应 0～4 ℃保存	·送检时间最长不能超过 2 小时
	(13)撤治疗巾，脱手套	
	(14)整理床单位，协助患者取舒适卧位	
操作后处理	(1) 清理用物，洗手，记录	
	(2) 关注检验结果并遵医嘱行相应处理	

(4) 注意事项：

①采血后将血液和抗凝剂充分摇匀，避免凝血。

②如果空气进入血标本内，会使血中 PaO_2 升高，$PaCO_2$ 降低。

③如因特殊情况不能在采集后 30 分钟内完成检测(如需送外院检测)，应将血标本放入 0～4 ℃冰箱

内冷藏，最长不超过2小时。在室温过久，血细胞代谢，会使血标本的PaO_2降低，$PaCO_2$升高，pH减小。

3. 俯卧位通气的操作技术

(1) 操作目的：

①促进分泌物的清除。

②改善局部膈肌运动。

③通过降低胸廓顺应性增加胸膜腔内压，促使肺泡复张，改善氧合。

(2) 适应证与禁忌证：

①适应证：严重低氧血症，常规机械通气不能纠正者。

②禁忌证：颅内压增高、脊髓损伤、腹部损伤、妊娠不能耐受俯卧位的姿势以及严重血流动力学不稳定者。

(3) 操作过程(表10-9)。

表10-9 俯卧位通气的操作技术

顺序	操作步骤	操作要点
操作前准备	(1) 患者准备：操作前1小时停止肠内营养	
	(2) 环境准备：环境安静、整洁，温湿度适宜	
	(3) 用物准备：U形枕、软枕2～3个或啫喱垫、海绵垫2个、电极片、毛巾若干条等	
	(4) 护士准备：衣帽整洁，洗手、戴口罩	
操作过程	(1) 核对患者身份正确	·评估意识状态、镇静评分；评估管道；评估气道是否通畅，必要时吸痰
	(2) 使用镇静药物使患者处于相对镇静状态，以减少人机对抗(RASS评分－2分)	
	(3) 撕开胸部电极片	
	(4)普通监护床俯卧位：需5～6名医护协作操作 第一人位于床头，负责呼吸机管道和人工气道的固定、头部的安置和发口令； 第二人位于左侧床头，负责固定该侧管道、胃管； 第三人位于左侧床尾，负责固定导尿管及该侧管道； 第四人位于右侧床头，负责固定该侧管道； 第五人位于右侧床尾，负责其他； 第六人位于患者稍后侧卧转俯卧的方向，负责放软枕或啫喱垫	·翻身床俯卧位：按翻身床使用和操作方法进行
	(5) 在患者双肩部、胸部、髂骨、膝部、会阴部及骨隆突处垫上减压贴，左右做好交接(管道和体位)	
	(6) 第一人发出口令，其余五人同时将患者托起，先移向床的一侧(或CVC侧)，然后将患者转为侧卧位，并将新电极片贴在患者背部	
	(7) 将海绵垫分别放置在患者胸部和双髋部位，由床头第一人固定头部和人工气道，并发出翻身指令，将患者由侧卧位转为俯卧位	·注意保护所有管道和静脉通路
	(8) 再由床头第一人发出指令，将患者和海绵垫一起安全挪移至床正中，检查海绵垫和头部U形枕的位置是否合适并进行微调，确保头面、人工气道处于U形枕中间凹陷处，海绵垫处于胸部和髂骨减压贴处，并保证会阴部处于悬空状态	·保持机械通气通畅，患者舒适

续表

顺序	操作步骤	操作要点
操作过程	(9) 患者的双手可平行置于身体的两侧或头的两侧。检查管道通畅。若患者有血流动力学压力换能器，保证压力换能器位置正确	
	(10) 翻身后处理：确保俯卧位安全放置完成后，立即连接所有心电导线测量所有生命体征并观察，在生命体征平稳后进行下一步治疗	·若需较长时间的俯卧位，一般需要每2小时改变头部和手臂的位置
	(11)俯卧位结束后，先由床头第一人安排人员管理好患者的管道，取下背部电极片，并且发出口令，其余人员同时将患者托起，先移向床的一侧(CVC侧)，然后将患者转为侧卧位，撤出床垫上的软枕和敷料，整理好床铺，然后将患者摆放至需要的体位	·保证所有管道整理有序，无牵拉、折叠，在操作者视线范围内
	(12)立即在胸部贴上电极片，连接所有心电导线测量所有生命体征并观察	
操作后处理	(1) 体位治疗结束后，积极做好气道管理，加强气道引流，处理并发症	
	(2) 记录	

(4) 注意事项：

①在操作过程中整理好患者的各种管道，保证管道在操作者视线范围内，严防非计划性拔管。

②预防压力性损伤发生。

③注意气道引流通畅，防止气道阻塞。

④俯卧位时间较长可能引起颜面部水肿。

⑤手臂位置不正确可导致神经麻痹，故需正确放置手臂，避免长时间受压。

（李炳　王羡科）

三、鼻肠管置入

（一）鼻肠管置入的目的

神经外科重症患者大多存在意识障碍和吞咽困难，所以尽早建立管饲途径实施肠内营养已经成为临床的共识。在为患者实施肠内营养时，需综合考虑患者预计肠内营养时间、发生反流误吸的风险、胃肠道功能、患者舒适度等因素，选择对患者侵入性最小、方法最简单、最安全的途径。

鼻肠管置入可以减少患者反流误吸的风险，为不能经口进食的患者给予营养支持，维持机体代谢的基本需要，促进疾病的康复。

（二）适应证与禁忌证

(1)适应证：胃排空变缓、胃潴留等不耐受鼻胃管喂养，有反流和误吸高风险者。

(2)禁忌证：脑脊液鼻漏、肠瘘、下消化道出血、消化道梗阻、食管胃底静脉曲张、胃肠道功能衰竭等。若预计肠内营养时间超过4周，在有条件的情况下可选择肠造口术。

（三）鼻肠管置入的操作过程

目前临床上较多见的有盲插法和经超声引导下的鼻肠管置入。

鼻肠管置入操作步骤见表10-10。

表 10-10 鼻肠管置入操作步骤

顺序	操作步骤	操作要点
操作前准备	(1) 患者准备:核对患者身份正确,能耐受肠内营养,无鼻肠管置入禁忌证	
	(2) 环境准备:环境安静、整洁,温湿度适宜	
	(3) 用物准备:医嘱执行单、一次性鼻肠管 1 根、无菌手套 1 双、石蜡油棉球、胶布、听诊器、电筒、治疗巾、弯盘、棉签、2～3 块小纱布、500 mL 温开水、20 mL 注射器、无菌换药包、负压吸引器等	·若需在 B 超引导下置入鼻肠管,准备 B 超机 ·操作前半小时遵医嘱给患者注射胃复安或者鼻饲红霉素 ·亲水鼻肠管则不用准备石蜡油棉球
	(4) 护士准备:衣帽整洁,洗手、戴口罩	
操作过程	(1) 抬高床头 30°,协助患者取半卧位,可在头下垫一软枕,使其下颌尽量贴近胸骨柄	
	(2) 颌下铺治疗巾	
	(3) 有活动义齿者取下义齿;有开放气道的患者,先吸净气道和口鼻腔的痰液及分泌物	
	(4) 检查、清洁鼻腔,选择一侧鼻腔	·已留置胃管者可从另一侧鼻腔插入 ·若鼻腔无法满足置管条件,可以选择口腔置管
	(5) 洗手。打开无菌换药包,将鼻肠管和石蜡油棉球投放于换药包内。戴无菌手套,测量患者发际至剑突的长度为第一刻度,再加上 50 cm 为第二刻度,也就是鼻肠管需要置入的长度	
	(6) 用石蜡油棉球润滑鼻肠管前端 15～20 cm(亲水鼻肠管用生理盐水润滑)。一手轻轻抬起患者下颌,另一手持鼻肠管沿一侧鼻孔轻轻插入,至咽喉部(约 15 cm 处)时,抬起患者头部稍前屈,此时以每次数厘米的速度轻快插入。若患者出现呛咳、发绀,说明进入气道,需拔出导管重新置入;若有恶心反应,可暂停片刻,待患者平稳后再继续插入。插入不畅时,可将导管拔出一小段,再向前推进。检查鼻肠管是否盘在口腔内	·若使用 B 超机,选择线阵探头,涂上导电糊,在鼻肠管置入约 30 cm 时,找到食管位置后,在呼吸间歇寻找高亮信号(图 10-6),此时判断食管内有鼻肠管 ·插管时注意顺时针捻转推进
	(7) 鼻肠管到达第一刻度时,判断并确定鼻肠管在胃内,摇高床头至 45°,取右侧半卧位,向胃内注入空气(每千克体重 10 mL/kg,最多不超过 500 mL),再继续插入	·利用 B 超机凸阵探头准确找到胃体的位置,在呼吸间歇寻找高亮双轨征(图 10-7),或者向鼻肠管内注入 10～20 mL水,在 B 超机显示屏上观察气旋(云雾征)
	(8) 插入深度为 55～65 cm 时,鼻肠管前端通过幽门口,可有落空感,速度缓慢,动作轻柔,每次插入 2～3 cm 时放手能回弹出 1～2 cm。若遇到阻力或者阻力突然降低,则将导管退回至 55 cm 处再重新插入;若阻力明显增加,可能是导管前端顶住胃壁,则不能强行插管,应该退回 1～2 cm,再轻柔插管	

续表

顺序	操作步骤	操作要点
操作过程	(9) 插入深度在 110～115 cm(第二刻度),胃管接负压吸引器,回抽出胃内气体。初步判断鼻肠管位置:①听气过水声(胃部、幽门口、回肠部、空肠部);②经鼻肠管注入气体,胃管内无气体逸出;③pH 法:经鼻肠管抽取液体,用 pH 试纸测 pH。用胶布在鼻腔处固定管道,贴管道标识	·幽门及十二指肠、空肠内出现双轨征(图 10-8)提示鼻肠管末端已经通过幽门,到达空肠 ·向鼻肠管内注水,在空肠处可观察到气旋(云雾征)
	(10) 拍摄 X 线片最终确定鼻肠道位置(金标准)	·确定位置后拔导丝(拔导丝前往鼻肠管内注入 20 mL 的温开水以润滑导管内壁)
操作后处理	记录并做好宣教	

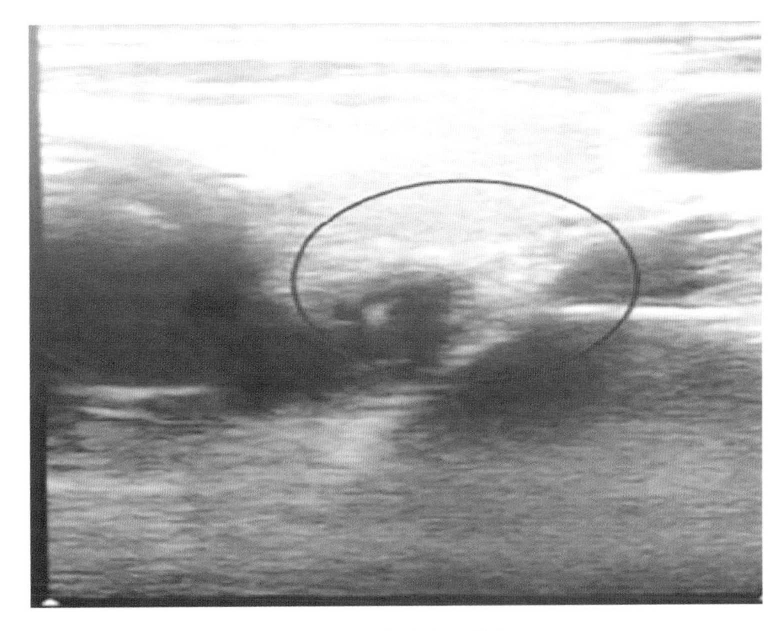

图 10-6　食管内双轨征

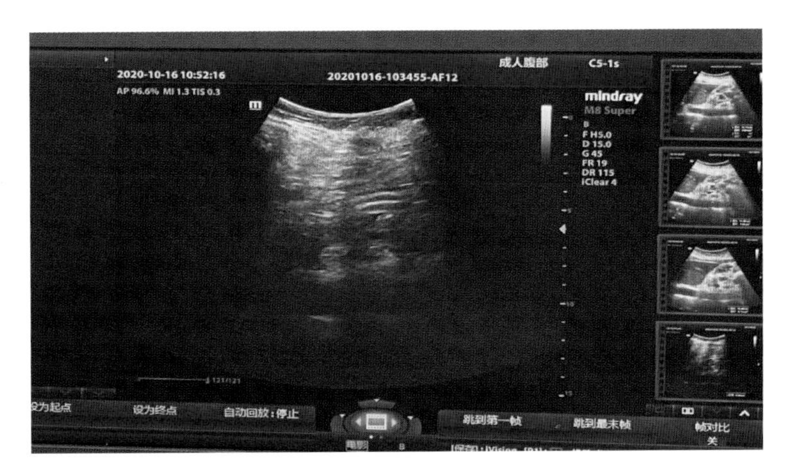

图 10-7　胃内双轨征

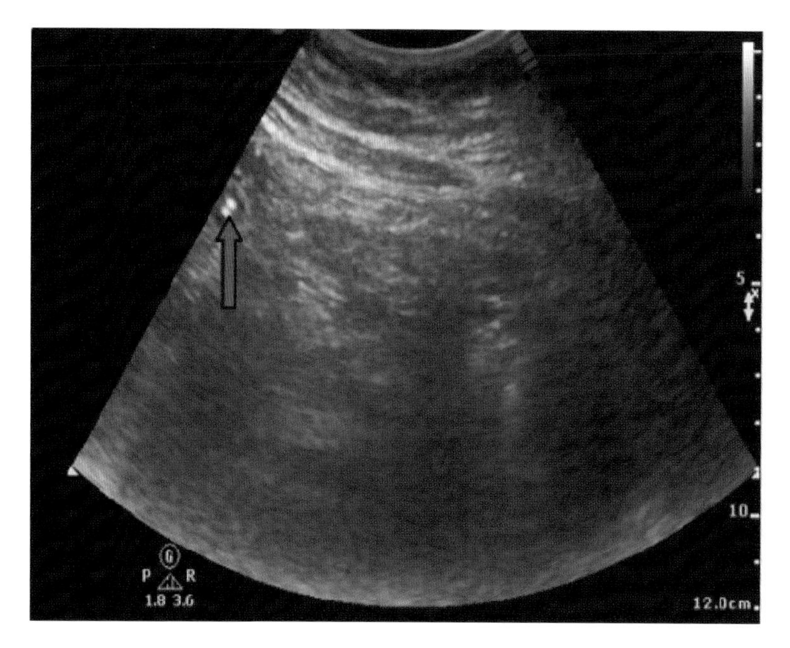

图 10-8 十二指肠双轨征

（四）注意事项

（1）鼻肠管到达第一刻度时一定要先确定鼻肠管在胃内。

（2）在颈侧寻找鼻肠管信号时选用线阵探头，在胃部、肠部寻找鼻肠管信号时选用凸阵探头。

（3）在插管过程中遇阻力时，不可强行插管。

（4）置管完成后须拍 X 线片最终确认鼻肠管末端位置。

四、胃残余量监测

（一）胃残余量监测的目的

胃残余量(gastric residual volume，GRV)监测的目的是监测患者的胃排空状态，预防因胃肠蠕动缓慢、胃排空延迟、胃内容物反流等引发的并发症。监测胃残余量，可用于指导危重症患者肠内营养的速度和量。

美国肠外肠内营养协会与危重监护医学学会在 2016 年营养治疗指南中推荐胃残余量监测不再作为 ICU 护士的常规操作，但患者如果出现临床情况改变（腹痛、腹部膨隆、血流动力学变化或总体情况恶化），则需要监测胃残余量。

（二）适应证和禁忌证

（1）适应证：通过胃管进行肠内营养的患者。

（2）禁忌证：一般情况下无禁忌证。

（三）测量胃残余量的方法

1. 传统方法 传统测量胃残余量的方法是用喂食空针或注射器回抽出胃内容物，但是存在如下的弊端：

①测量的结果受导管尖端位置、抽吸力度等多个因素的影响；

②抽出的胃内容物暴露在空气中，容易被污染；

③损失营养液以及其中的胃内消化液，达不到目标喂养量，进一步增加患者营养不良的风险；

④抽吸时会中断肠内营养的实施。

2. 床旁超声监测胃残余量 床旁超声监测胃残余量即在床旁 B 超引导下，通过超声波探测标记出胃窦的横截面，通过计算胃窦横截面积来推算胃残余量。

床旁超声监测胃残余量的优点为操作方便、快捷、准确，无须中断肠内营养的实施，可指导神经外科重症患者肠内营养方案，减少肠内营养中断率，更快达到目标喂养量，因此，有条件和必要时建议实施床旁超声监测胃残余量。

床旁超声监测胃残余量的操作步骤见表 10-11。

表 10-11　床旁超声监测胃残余量的操作步骤

顺序	操作步骤	操作要点
操作前准备	（1）患者准备：核对患者身份正确	
	（2）环境准备：环境安静、整洁，温湿度适宜	
	（3）用物准备：床旁 B 超机、一次性薄膜手套等	
	（4）护士准备：衣帽整洁，洗手、戴口罩	
操作过程	（1）抬高床头 30°～45°，协助患者取右侧卧位	·右侧卧位时床旁超声监测胃残余量较准确。在这种体位下，液体和固液体混合物因重力作用流向胃窦部，而胃内气体则更多聚集在胃底
	（2）选择凸阵探头，涂导电糊	
	（3）将探头置于患者剑突下，呈矢状位放置，探头上的 Mark 点（探头上有一突起的小圆点）朝向患者头的方向（图 10-9）	·此时在 B 超机显示屏幕上可以看见胃窦横截面图像
	（4）轻微调整探头的位置，以肝左叶、腹主动脉同时出现为标准胃窦单切面	
	（5）于胃窦的收缩间期冻结图像，描记胃窦横截面面积（cross sectional area，CSA）	·也可以测量胃窦的前后径和头尾径，计算公式：CSA＝（π×前后径×头尾径）/4
	（6）参照年龄、描记胃窦横截面面积和胃残余量表格（图 10-10），找出对应的胃残余量数值	·根据不同胃残余量选择不同的处理方式（表 10-12）
操作后处理	（1）清理用物	
	（2）记录并做好宣教	

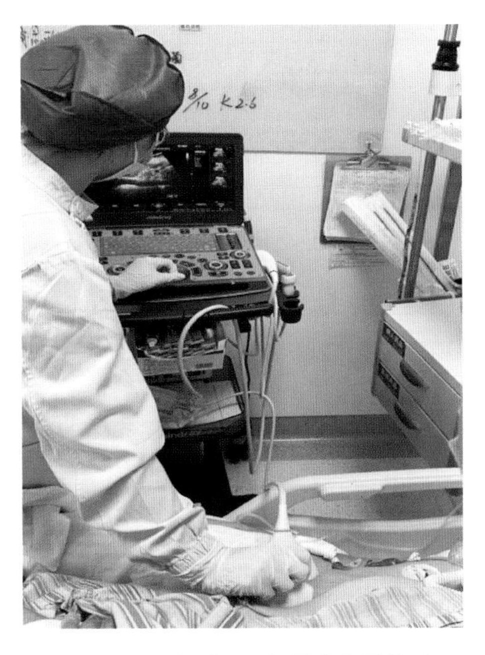

图 10-9　B 超引导下行胃残余量监测

右侧CSA	年龄/岁						
	20	30	40	50	60	70	80
2	31	18	5	0	0	0	0
3	45	32	20	7	0	0	0
4	60	47	34	21	9	0	0
5	74	62	49	36	23	10	0
6	89	76	63	51	38	25	12
7	103	91	78	65	52	40	27
8	118	105	93	80	67	54	41
9	133	120	107	94	82	69	56
10	147	135	122	109	96	83	71
11	162	149	136	123	111	98	85
12	177	164	151	138	125	113	100
13	191	178	165	153	140	127	114
14	206	193	180	167	155	142	129
15	220	207	194	182	169	156	143
16	235	222	209	200	184	171	158
17	249	236	224	211	198	185	173
18	164	251	239	226	213	200	187
19	278	266	253	240	227	214	202
20	293	281	268	255	242	229	217
21	307	295	282	269	256	244	231
22	323	310	297	284	271	259	246
23	337	324	311	298	285	273	260
24	352	339	326	313	301	288	275
25	366	353	340	327	315	302	289
26	381	368	355	343	330	317	304
27	395	382	369	357	344	331	318
28	410	397	385	372	359	346	333
29	424	411	398	386	373	360	347
30	439	427	414	401	388	375	363

图 10-10　CSA、年龄和胃残余量参照表

不同胃残余量时的处理措施见表 10-12。

表 10-12　不同胃残余量时的处理措施

胃残留量(GRV)	处理措施
GRV＜200 mL	泵入速度每 6 小时增加 20 mL，直到达到营养目标速度(每小时不超过 120 mL)
200 mL≤GRV＜350 mL	泵入速度降为原有速度的 50%，6 小时后再次评估
350 mL≤GRV＜500 mL	泵入速度降为原有速度的 25%，6 小时后再次评估
GRV≥500 mL	立即停止肠内营养，必要时考虑鼻肠管喂养

(四) 注意事项

患者无特殊禁忌时，选择右侧半卧位测量结果更准确。

(唐艳　乐革芬)

五、静脉治疗

静脉治疗(intravenous therapy)是指通过静脉途径注入液体、药物进行营养支持及输血治疗，是一项具有高度技术性和专业性的治疗方法，是临床抢救和治疗患者的重要措施之一。

静脉治疗血管通路工具选择应遵循满足治疗需要、损伤最小、穿刺次数最少和风险最小的原则。目前遵循的标准主要为《静脉治疗护理技术操作规范》(WS/T 433—2013)及美国 INS《输液治疗实践标准》。血管通路工具选择的具体措施如下。

(1) 在满足治疗需要的前提下,应选择管径最细、长度最短的导管。

(2) 单剂量给药可选择一次性静脉输液钢针。

(3) 短期(≤6 日)静脉治疗时建议选择外周静脉留置针。

(4) 静脉治疗时间≥7 日时建议选择中等长度导管或中心静脉导管。

(5) 输注腐蚀性药物或需要长期反复静脉注射时优先选择 PICC、PORT。

(6) 行血流动力学监测时可选择前端开口式导管(CVC、前端开口式 PICC)。

(7) 需要高压注射泵注射造影剂时应选择耐高压导管(耐高压外周静脉留置针、Power PICC)。

(一) 中心静脉导管

中心静脉导管是指导管尖端位于上腔静脉的导管。导管尖端位于上腔静脉(SVC)的下 1/3 段到上腔静脉与右心房(RA)的连接处,该处血管管径较大,血流量大,药物可及时被血液稀释,故中心静脉导管可用于任何性质的药物输注。

中心静脉置管使用“一针输液”,可以保护外周静脉血管,减少药物性静脉炎,减少患者反复穿刺的痛苦,保证输液质量。

中心静脉导管可分为经外周置入的中心静脉导管(PICC)、非隧道型中心静脉导管(CVC)、隧道型中心静脉导管和植入型中心静脉导管(PORT)。

本部分仅详述经外周置入的中心静脉导管(PICC)相关内容,因其在神经重症护理领域的应用较为广泛。

1. B 超引导下改良塞丁格技术三向瓣膜式 PICC 置管操作 见表 10-13。

表 10-13 B 超引导下改良塞丁格技术三向瓣膜式 PICC 置管操作

顺序	操作过程	操作要点
操作前准备	(1) 患者准备:核对患者身份正确。清洗患者双上肢、腋下及颈部皮肤,胸前区皮肤,更换清洁病员服。向患者及家属解释操作目的及置管中注意事项及可能并发症,签知情同意书	· 查患者凝血功能正常,无深静脉血栓
	(2) 环境准备:环境安静、整洁,温湿度适宜,符合置管条件	
	(3) 用物准备:治疗车、B 超机、0.5%活力碘、75%酒精溶液、250 mL 生理盐水(袋装)、1%盐酸利多卡因注射液 1 支、20 mL 注射器 2 支、1 mL 注射器 1 支、藻酸盐敷料 1 张、无针输液接头 1 个、记号笔、弹力绷带、剪刀、维护手册、测量尺、止血带;心电监护仪、电极片、无菌导联线;B 超套件;改良塞丁格套件;三向瓣膜式 PICC 套件;PICC 穿刺包等	
	(4) 护士准备:具备穿刺置管资质,洗手	· 另需助手 1 名
操作过程	(1) 置管前评估	
	①协助患者取平卧位,上臂外展与躯干成 45°~90°角	
	②评估穿刺部位皮肤,使用 B 超机探测评估血管状况,沿“C”形评估:贵要静脉—肱静脉—头静脉—贵要静脉—腋静脉—锁骨下静脉—颈内静脉—无名静脉	
	③预测长度:用记号笔在预穿刺处做好标记,从标记处沿静脉走行到右胸锁关节再到第三肋间长度,助手记录预测长度	

续表

顺序	操作过程	操作要点
操作过程	④测量双侧肘窝上 10 cm 处臂围并记录 ⑤连接心电监护仪，评估心脏节律、心率，询问有无心律失常病史，心电图上有无可观察到的 P 波 ⑥遵照心电监护仪使用说明书安放电极，调试心电监护仪使示波清晰，描述并保存体表Ⅱ导联心电图 (2) 建立无菌区 ①洗手，戴口罩。检查所有无菌用物质量、有效期 ②在治疗车上打开 PICC 穿刺包，戴无菌手套，将无菌防渗透治疗巾铺于患者手臂下，打开无菌三联盒 ③助手协助将 0.5%活力碘、75%酒精溶液分别倒入三联盒中的 2 个无菌槽内 ④助手抬高患者手臂 ⑤消毒穿刺侧手臂：以穿刺点为中心，先用 75%酒精溶液消毒三遍（顺时针—逆时针—顺时针），每次待干，再用 0.5%活力碘消毒三遍（方式同 75%酒精溶液），消毒面积上至腋窝，下至近腕关节处，左右至整个臂围 ⑥铺无菌治疗巾，在预穿刺点上方放置无菌止血带，左右摆搭于皮肤上，助手协助患者将手臂尽量外展，充分暴露预穿刺部位，手臂放至无菌治疗巾上 ⑦脱手套，快速手消毒，穿无菌手术衣，戴无菌手套 ⑧先铺 100 cm×155 cm 无菌治疗巾，覆盖患者全身，再铺孔巾，暴露穿刺部位 ⑨助手以无菌方式准备 20 mL 注射器 2 支、1 mL 注射器 1 支、B 超套件、改良塞丁格套件 ⑩抽吸 20 mL 生理盐水，抽吸 1%盐酸利多卡因 1 mL 备用 ⑪准备好无菌超声探头保护套，在超声探头上涂少量耦合剂并放入无菌超声探头保护套内 (3) 穿刺、置管 ①系止血带，指导患者握拳 ②垫无菌纱布于靶向血管下方，在 B 超引导下穿刺，B 超清晰显示针尖进入血管后，穿刺针尾端可见回血溢出，送入导丝 ③松拳，导丝送入 15 cm 后，松止血带，退出穿刺针 ④在穿刺点处给予 1%盐酸利多卡因 0.2 mL 局部浸润麻醉 ⑤助手以无菌方式准备三向瓣膜式 PICC 套件、无针输液接头 ⑥操作者先用生理盐水预冲 PICC，冲洗过程中注意观察导管的完整性，并回抽，判断回抽是否通畅。再预冲延长管、减压套筒及无针输液接头，将导管浸泡于生理盐水中 ⑦用扩皮刀沿导丝纵向钝性扩皮 0.2～0.3 cm，沿导丝送至管鞘	·评估是否植入心脏起搏器

续表

<table>
<tr><th>顺序</th><th>操作过程</th><th>操作要点</th></tr>
<tr><td rowspan="20">操作过程</td><td>⑧右手送置管鞘时,左手拇指、食指捏住导丝,其余三指绷紧皮肤以免导丝滑入体内,将导丝和扩张器一并退出,并轻压置管鞘上方止血,保留置管鞘在血管内</td><td></td></tr>
<tr><td>⑨垫无菌纱布于置管鞘下方,以无齿镊或手指轻夹导管,缓慢、匀速地从置管鞘内送入导管(每次约 2 cm)</td><td></td></tr>
<tr><td>⑩导管送至 15 cm 后,助手协助患者向穿刺侧偏头,下颌靠近肩部,过瘦或无意识患者由助手按压颈内静脉,以防止导管误入颈内静脉</td><td></td></tr>
<tr><td>⑪送至预测刻度后,将置管鞘轻轻退出,用无菌导联线将右臂电极(RA)与 PICC 支撑导丝连接</td><td></td></tr>
<tr><td>⑫通过心电图来判断心腔内导管尖端位置(图 10-11):
a. 随着导管在上腔静脉内缓慢送入,心腔内心电图的 P 波振幅逐渐高尖(图 10-11(b))
b. 继续送入导管,心腔内心电图显示 P 波最大振幅(图 10-11(c))
c. 继续送入导管,心腔内心电图显示 P 波呈负正双向时,描记心电图(图 10-11(d))
d. 回撤导管至 P 波最大振幅(图 10-11(c))后再回撤 0.5～1 cm,确定导管位置,描记心电图(图 10-11(e))</td><td></td></tr>
<tr><td>⑬撤出导丝,导管体外保留 5 cm,垂直剪断导管,避免剪出斜面和毛茬</td><td></td></tr>
<tr><td>⑭擦净外露导管血迹,将减压套筒套在导管上,连接导管和连接器金属柄,并推进到底,锁定连接器与减压套筒</td><td></td></tr>
<tr><td>⑮用 20 mL 注射器连接延长管尾端抽回血,延长管透明部分见回血后即冲管,连接无针输液接头,脉冲并正压封管</td><td>· 注意回血勿抽入注射器内</td></tr>
<tr><td>⑯清洁穿刺点,撤离孔巾</td><td></td></tr>
<tr><td>(4) 固定导管</td><td></td></tr>
<tr><td>①检查导管刻度,安装思乐扣,将导管摆至弧形</td><td>· 连接处导管不能弯折,避免损伤导管</td></tr>
<tr><td>②将藻酸盐敷料折成 2 cm×2 cm 压迫穿刺点,无张力粘贴透明贴膜</td><td></td></tr>
<tr><td>③在无菌贴膜的胶布上记录置管日期、时间、导管刻度、外露刻度、操作者姓名</td><td></td></tr>
<tr><td>④无菌胶布妥善固定导管,弹力绷带加压包扎</td><td></td></tr>
<tr><td rowspan="6" style="display:none"></td></tr>
<tr><td rowspan="6">操作后处理</td><td>(1) 将锐器放入锐器盒,其余全部放入医疗废物处置桶,脱手套</td><td></td></tr>
<tr><td>(2) 协助患者活动手臂</td><td></td></tr>
<tr><td>(3) 告知置管后注意事项</td><td></td></tr>
<tr><td>(4) 指导患者行 X 线检查,确定导管尖端位置</td><td></td></tr>
<tr><td>(5) 洗手,取口罩。在医嘱单上签字</td><td></td></tr>
<tr><td>(6) 完善 PICC 置管记录表,包括导管类型、型号、穿刺部位、穿刺静脉名称、置管长度、外露刻度、胸片结果、穿刺日期及粘贴导管条形码,完善 PICC 维护手册,交患者或放入病历夹妥善保管</td><td></td></tr>
</table>

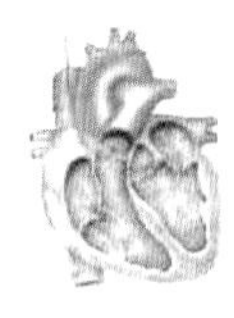

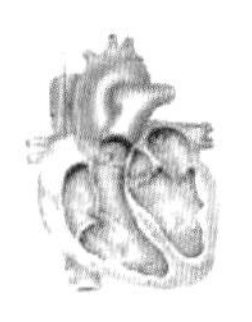

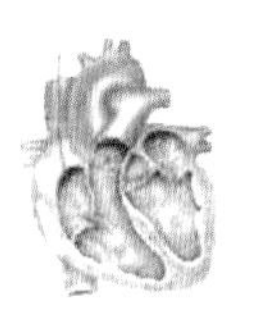

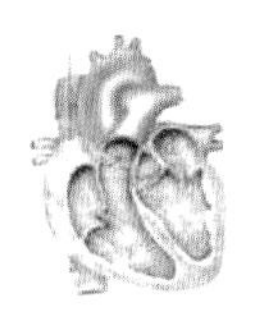

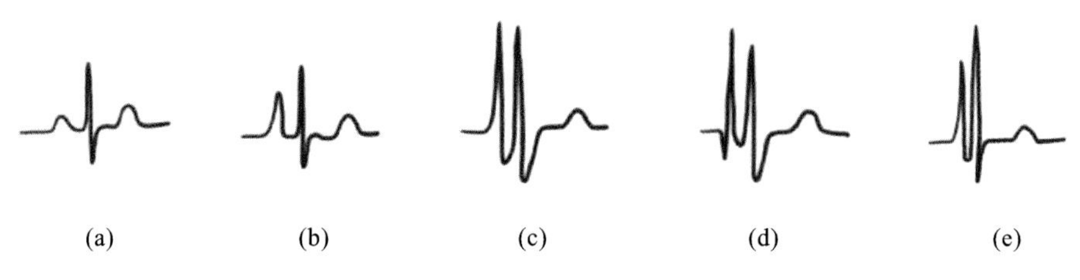

图 10-11 PICC 尖端位置及心电图表现

2. 三向瓣膜式 PICC 导管维护 见表 10-14。

表 10-14 三向瓣膜式 PICC 导管维护

顺序	操作步骤	操作要点
操作前准备	(1) 患者准备:核对患者身份正确,查对患者维护手册(臂围、刻度)	
	(2) 环境准备:环境安静、整洁、宽敞,温湿度适宜	
	(3) 用物准备:输液车、输液盘(0.5%活力碘或 2%葡萄糖酸氯己定溶液、75%酒精溶液、无菌棉签、胶布)、执行单或 PDA、PICC 换药包、清洁手套、10 mL 预冲注射器、思乐扣、输液接头、免洗手消毒液、签字笔、利器盒、医疗废物桶、生活垃圾桶等	
	(4) 护士准备:衣帽整洁,洗手,戴口罩	
操作过程	(1) 无菌方式打开 PICC 换药包	
	(2) 协助患者取安全舒适体位,穿刺肢体下方垫垫巾	
	(3) 正确测量双侧上臂围	· 肘上 10 cm
	(4) 去除固定输液接头胶布,手消毒	
	(5) 去除胶痕,清洁皮肤,手消毒	
	(6) 取出 10 mL 预冲注射器,释放阻力,安装输液接头,排气备用	
	(7) 手消毒,戴清洁手套,酒精棉片“口”字状撕开备用,取下旧接头,酒精棉片包裹消毒导管接口,擦拭横截面及接口周边,机械性用力擦拭 15 秒	
	(8) 连接 10 mL 预冲注射器,抽回血评估导管功能,脉冲式冲洗导管,正压封管	· 抽回血可见即可,勿回抽到接头内
	(9) 去除原有敷料:一手拇指轻压穿刺点,平拉去除敷料,不污染穿刺点,不触碰思乐扣至穿刺点间的导管,不牵拉导管	· 轻柔,避免造成皮肤破损
	(10) 观察穿刺点有无异常	
	(11) 取酒精棉片或棉签蘸 75%酒精溶液浸润思乐扣背胶	
	(12) 卸除思乐扣:先移除导管,再取下思乐扣,不污染穿刺点,不牵拉导管	

续表

顺序	操作步骤	操作要点
操作过程	(13) 脱去清洁手套,手消毒,将新思乐扣投放在 PICC 换药包内,戴无菌手套	
	(14) 酒精脱脂消毒:无菌纱布覆盖接头,提起导管,避开穿刺点,消毒穿刺点周围皮肤三遍(顺时针—逆时针—顺时针)并充分待干,消毒范围大于透明敷料面积	·避免酒精接触穿刺点及导管 ·叠瓦式消毒 ·以穿刺点为中心,上下各 10 cm,左右到臂缘
	(15) 用含 0.5%活力碘或 2%葡萄糖酸氯己定溶液消毒,无菌纱布覆盖接头,放平导管,以穿刺点为中心(在穿刺点处稍停留)消毒三遍(顺时针—逆时针—顺时针)并待干,擦拭导管表面及翻转导管擦拭,消毒范围略小于酒精消毒面积并大于透明敷料面积	·叠瓦式消毒
	(16) 调整导管位置,涂抹皮肤保护剂,安装思乐扣,左右按压锁扣,撕开背胶纸,贴放思乐扣	·按压锁扣时将食指放在皮肤与思乐扣之间,减少按压疼痛
	(17) 以穿刺点为中心无张力放置透明敷料,自穿刺点开始塑形,完全覆盖思乐扣,取胶带蝶形交叉固定思乐扣下缘,高举平台法固定输液接头	·无张力贴膜
	(18) 在记录胶带上标注维护日期、姓名、PICC 名称,贴于敷料下缘	
	(19) 按医疗废物分类处理用物	
操作后处理	(1) 脱手套,洗手	
	(2) 填写维护记录手册,宣教注意事项	
	(3) 在护理记录单上记录维护时间、穿刺点情况、导管内置和外露刻度、臂围	

(二) 并发症的观察与护理

1. 静脉炎

(1) 定义:静脉炎是由各种原因导致血管壁内膜受损继发的炎症反应,是输液治疗中常见的并发症之一。

(2) 分级标准:见表 10-15。

表 10-15　静脉炎分级

分级	症状
0 级	没有症状
1 级	穿刺点发红,伴有或不伴有疼痛
2 级	穿刺点疼痛伴有发红和(或)水肿
3 级	穿刺点疼痛伴有发红,条索状物形成,可触摸到条索状的静脉
4 级	穿刺点疼痛伴有发红,条索状物形成,可触摸到条索状的静脉,长度大于 1 英寸(1 英寸=2.54 厘米),有脓液流出

(3) 分类:

①机械性静脉炎:

a. 原因分析:置管因素,如反复穿刺、反复送管;导管因素,如导管型号和血管内径不合适;肢体活动,在置管后剧烈活动;维护不当,如导管粘贴不牢固等。

b. 预防措施：置管前合理评估，合理选择穿刺时机，尽量在血管内膜受损前置管；合理选择穿刺部位和血管，尽量选择肘上 7～10 cm 的贵要静脉置管。置管时细致操作，加强沟通，缓解紧张；专人置管，提高穿刺技能；送管匀速，避免速度过快。尽量改“盲穿”为在 B 超引导下穿刺。置管后精细化管理，维护时注意避免反复牵拉移动导管。

c. 处理措施：可用多磺酸黏多糖乳膏涂抹，厚涂于患处即可；可用如意黄金散外敷，将如意黄金散加蜂蜜或麻油调成糊状后外敷，以无菌纱布覆盖，起保持局部湿润、避免污染的作用；可用 50%硫酸镁湿敷，50%硫酸镁在空气中易结晶，建议白天使用，晚上使用多磺酸黏多糖乳膏；使用伤口敷料，水胶体敷料可改善局部红肿、疼痛，减少静脉硬化、坏死及渗出；热敷或红外线照射，距患处 30 cm，时间 30 分钟，避免灼伤。

②细菌性静脉炎：

a. 原因分析：操作时未完全无菌操作；未注意手卫生；置管、维护环境不符合要求；未严格执行维护操作流程；皮肤抵抗力下降等。

b. 预防措施：加强手卫生，保持最大无菌屏障；置管和维护时避免人员走动，房间环境消毒达标；规范维护，保持无菌物品在有效期内使用；加强宣教，加强营养等。

c. 处理措施：常规按机械性静脉炎处理。可用水胶体敷料或活力碘湿敷穿刺点。有脓性分泌物时应取样培养，结合药敏试验结果对症处理。遵医嘱抗感染治疗，若效果不佳，可考虑拔管。

2. 堵管

(1) 分类：

①血栓性堵管：临床中最常见的堵管，由于血液反流至导管内形成。原因：冲管、封管不到位，手法不正确、不及时；上腔静脉压力过高；导管异位、移位。

②药物性堵管：导管堵塞症状与溶栓治疗无关或对溶栓治疗没有反应。原因：输注药物之间存在配伍禁忌，未充分冲管；输液浓度过高，出现结晶；脂肪乳沉积导管内，未及时冲管；输注血液制品、白蛋白后未及时冲管。

③机械性堵管：常因贴膜粘贴过紧压迫导管、导管弯折、导管移位等引起。

(2) 预防措施：

①脉冲冲管、正压封管：冲管时快速推入 1 cm 生理盐水，停 1 秒，然后再重复此操作，在剩余 5 mL 液体时维持正压力量不变，边推边旋转预冲注射器，直至脱离正压接头。

②选择合适的输液接头：尽量选择正压接头。

③注意药物的配伍禁忌：存在配伍禁忌的两组药物之间应用生理盐水 10 mL 或 5%葡萄糖溶液 10 mL冲管。

④输注脂肪乳等大分子液体后及时冲管。

⑤维护时尽量将导管摆放为“U”形，减少导管弯折的可能。同时避免贴膜粘贴过紧而压迫导管。

(3) 处理措施：PICC 堵管发现越早，再通效果越好。

对于药物沉淀引起的导管堵塞一定要弄清楚堵塞导管的药物的性质。在堵塞导管中滴注或灌注 0.1%的盐酸用于溶解低 pH 药物沉淀和钙或磷酸盐沉淀，滴注或灌注 5%碳酸氢钠用于溶解高 pH 药物沉淀和易溶于碱性溶液的沉积物。脂肪乳所致的堆积物可选用 70%的酒精溶液(可能会损坏某些聚氨基甲酸乙酯材质的导管，使用前需阅读并遵循厂家使用指导说明)或氢氧化钠溶液溶解。

对于血栓性堵管，可用尿激酶溶管法使导管再通(图 10-12)。

①浓度：尿激酶 5000 U/mL。

②手法：接三通后，20 mL 注射器抽吸形成负压，让 1 mL 尿激酶因负压进入导管。

③时间：30 分钟后重复此操作。

④溶通后：禁止直接推入液体，应先抽取 3 mL 血液丢弃，然后再冲封管。

3. 血栓

(1) 症状：穿刺部位疼痛、穿刺侧肢体肿胀、局部皮温增高、侧支循环建立等。

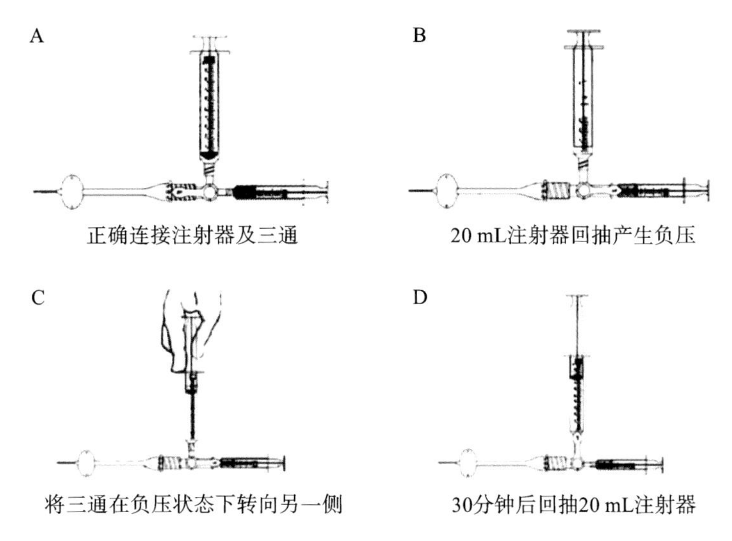

图 10-12　尿激酶溶管法

（2）原因：

①患者相关：肿瘤、手术、长期卧床等。

②操作相关：置管反复穿刺、反复送管；血管选择不合理。

③导管相关：导管管径太粗、尖端位置太浅、导管材质太硬。

（3）预防措施：

①不建议预防性使用抗凝治疗，因为具有出血的风险。

②人员培训：规范置管、评估、使用和维护导管。

③血管通路选择：在满足治疗的前提下，尽量选择导管细、管腔少、创伤小的导管。

④血管选择：使用B超尽量优先选择管腔大、血管直、静脉瓣少的贵要静脉。

⑤导管尖端位置：上腔静脉中下1/3处（上腔静脉与右心房交界处）。

（4）处理措施：

①不推荐常规拔管。拔管指征：治疗已不需要此导管；导管功能丧失；合并导管相关血流感染。需权衡利弊，综合考虑。

②不同血栓类型处理原则：血栓性静脉炎应缓解炎症刺激引起的疼痛；导管相关深静脉血栓，不倾向积极溶栓；无症状血栓，观察随访。

③其他症状处理：肿胀者，抬高患肢，使用静脉活性药物，缓解肿胀；疼痛者可使用外用药物涂抹（多磺酸黏多糖乳膏、欧莱凝胶）或口服止痛药。

④不建议上腔静脉放置滤器。

4. 渗血

（1）原因：

①患者原因：患者凝血功能差、营养不良、血小板低、使用抗凝药。

②穿刺技术：选择血管不合理、反复穿刺等。

（2）预防：

①置管前充分评估。

②置管时选择合适血管，B超引导穿刺，减少反复穿刺可能，延长穿刺时按压时间。

③对有凝血异常的患者积极处理原发病。

④在置管后加压包扎。

（3）处理措施：

①物理按压止血：置管时尽量按压至不出血，置管后略加压包扎，同时关注血运情况。

②药物止血法：肾上腺素局部浸润。

③使用藻酸盐敷料。

5. 导管相关血流感染 导管相关血流感染(catheter related blood stream infection,CRBSI)是指带有血管内导管及拔出血管内导管后48小时内患者出现菌血症或真菌血症,并伴有发热(>38 ℃)、寒战或低血压等感染表现,除血管内导管外没有其他明确的感染源。

(1) 确诊:

①有一次半定量导管培养阳性(每导管节段≥15 CFU)或定量导管培养阳性(每导管节段≥100 CFU),同时至少一个经皮血液培养和导管末端培养出同种微生物。

②定量血培养时,导管血液培养结果是静脉血液培养结果的3倍及3倍以上可以确诊CRBSI。

③对于差异报警时间,导管血液培养阳性报警时间比静脉血液培养阳性报警时间早2小时或2以上可以确诊CRBSI。

④外周血和导管出口部位脓液培养均为阳性,并为同一株微生物。

(2) 临床表现:

①局部表现:压痛、红肿、红斑、硬结或有脓液渗出。沿导管的皮下走行可出现疼痛、弥散性红斑。

②全身表现:突发寒战、高热或体温过低、心率加快、低血压甚至休克、僵直等感染症状,除血管内导管外无其他明显感染源。

③出现医院获得性心内膜炎、骨髓炎、败血症及其他迁徙性感染的相关症状。

(3) 预防措施:

①置管前充分评估,减少不必要置管。选择能够满足病情和诊疗需要的管腔最少、管径最小的导管。

②选择合适的穿刺部位,成人PICC导管尽量选择上肢肘上贵要静脉置管。

③置管时遵守最大无菌屏障要求,戴工作圆帽、医用外科口罩,按《医务人员手卫生规范》有关要求执行手卫生并戴无菌手套、穿无菌手术衣或无菌隔离衣、铺覆盖患者全身的大无菌单。置管操作辅助人员应戴工作圆帽、医用外科口罩,执行手卫生。

④置管后规范维护,应当尽量使用无菌透明、透气性好的敷料覆盖穿刺点,对高热、出汗、穿刺点出血、渗出的患者可使用无菌纱布覆盖。应当定期更换置管穿刺点覆盖的敷料。更换间隔时间如下:无菌纱布至少每2日更换一次,无菌透明敷料至少每周更换一次,敷料出现潮湿、松动、可见污染时应当及时更换。

⑤每日观察患者导管穿刺点及全身有无感染征象。当患者穿刺部位出现局部炎症表现或全身感染表现,怀疑发生导管相关血流感染时,综合评估是否需要拔管。

⑥每日评估导管留置的必要性,如无留管需要,及时拔管。

(张昌盛 王羡科)

六、中心静脉压监测

(一) 中心静脉压监测的目的

中心静脉压(central venous pressure, CVP)是右心房与上下腔静脉交界处的压力,反映右心房的充盈压力,是临床观察血流动力学的重要指标之一,正常值为5~12 cmH_2O 或者5~10 mmHg。监测中心静脉压可评估右心功能及有效循环血量,指导临床液体治疗。

(二) 适应证与禁忌证

(1)适应证:因血容量不足导致循环障碍;心源性休克或失血性休克;因血容量不足引起的少尿或无尿;大量输液、输血;各类大手术、心血管、颅脑和腹腔大手术等。

(2)禁忌证:严重凝血功能障碍患者、穿刺部位皮肤感染者。

(三) 中心静脉压监测方法

首选锁骨下静脉置管,其次为颈内静脉置管,前端开口的PICC也可进行CVP测定。经股静脉测压,易受腹内压的影响,因此,股静脉不作为常规置管测压部位。中心静脉压监测操作步骤见表 10-16。

表 10-16 中心静脉压监测操作步骤

顺序	操作步骤	操作要点
操作前准备	(1) 患者准备:核对患者身份正确,留置中心静脉导管	
	(2) 环境准备:环境安静、整洁,温湿度适宜	
	(3) 用物准备:压力模块、压力袋、压力传导组、500 mL 生理盐水 1 袋、无菌治疗盘等	· 所有无菌物品在有效期内并处于无菌状态
	(4) 护士准备:衣帽整洁,洗手、戴口罩;核对医嘱,检查无菌物品并携至患者床边;核对患者信息,向患者解释操作目的和注意事项	
操作过程	(1) 无禁忌证患者取平卧位	
	(2) 用三通将生理盐水、压力传导组与中心静脉导管连接	· 中心静脉导管、各连接管及三通应该无气泡;各连接口必须紧密连接
	(3) 打开测压管夹,挤压压力袋用生理盐水冲洗中心静脉导管,保持通畅	· 持续输入生理盐水,防止导管内血液凝固 · 在输液袋外用压力袋加压至 300 mmHg
	(4) 将压力传感器定位于患者右心房水平,即腋中线水平。若患者取半卧位,则压力传感器位于腋前线第四肋间水平	· 患者更换体位后,需要重新校零;固定压力传感器时,护士应该蹲下,保持视线与患者腋中线平齐
	(5) 调节压力模块	
	(6) 调节三通,关闭患者端,改为与大气相通,选择模块传感器校零,监护仪上 CVP 波形为直线,数值为“0”	
	(7) 调节三通,关闭与大气相通端,改为连接患者端。监护仪上出现 CVP 波形与数值,读取数值,单位为 mmHg(图 10-13)	· CVP 波形清晰时方可读取数值 · 测压时关闭其他输液管道
操作后处理	(1) 设定报警值	
	(2) 安置患者,整理床单位	
	(3) 再次核对医嘱,分类处理用物	
	(4) 洗手,记录。根据测量结果进行相应处理	· 一般结合血压进行综合分析和处理

(四) 注意事项

(1) 操作过程遵守无菌技术原则,加强手卫生,预防感染。

(2) 测压前排尽测压管和导管中的空气,以免气泡进入导管内影响压力数值的准确性。

(3) 锁骨下静脉血流速度快,且离心脏近,一旦空气进入,很快经过上腔静脉进入右心房,导致空气栓塞,危及生命。应保持导管的完整性和密闭性,保持输液连续通畅。如发生空气栓塞,立即采取左侧头低脚高位,吸氧,严密观察。

(4) 校零时压力传感器应与患者右心房保持同一水平,即平卧位时位于腋中线水平,仰卧位时位于腋前线第四肋间水平。

(5) 中心静脉导管为高风险导管,应妥善固定导管,必要时适当约束,防止导管意外滑脱。

(6) 咳嗽、吸痰等均影响 CVP 数值,应在患者安静 10 分钟后测量。

(7) 若连续测压,测压管道和输液管道系统每 24 小时更换一次。

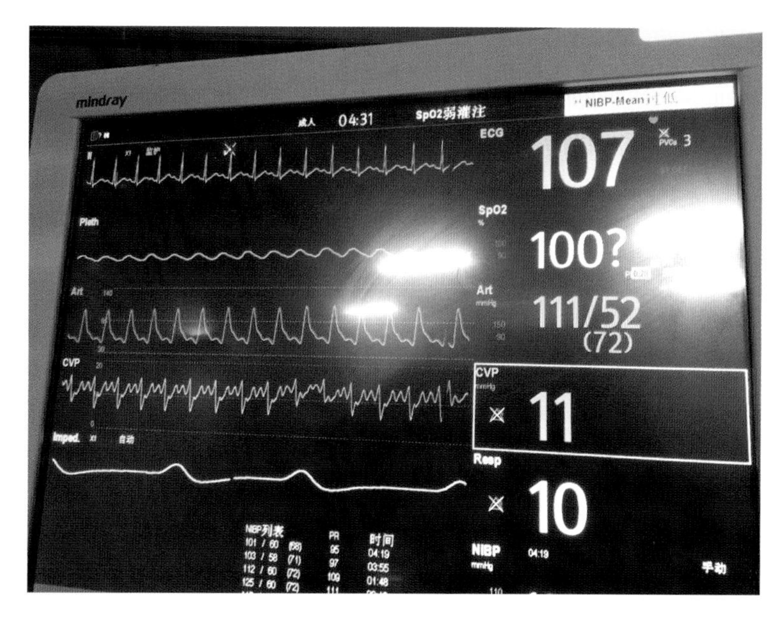

图 10-13 CVP 波形图

（许妮娜）

七、有创动脉压监测

（一）有创动脉压监测的目的

动脉血压（arterial blood pressure，ABP）反映心排血量和外周血管阻力，压力值与血容量、血管弹性、血液黏稠度有关，是血流动力学重要的监测指标之一。有创动脉压监测是将动脉导管置入周围动脉内直接测量动脉血压的方法。与无创血压测量相比，在心排血量较低时，更能准确反映动脉血压值，能及时反映治疗措施对血压的影响。目前被视为血压测量的金标准及危重症患者和大手术患者血流动力学监测的首选方式。

（二）适应证与禁忌证

（1）适应证：严重创伤或多器官功能衰竭；各类休克；复杂大手术的术中和术后监护；大出血患者；低温或控制性降压的患者；使用血管活性药物调节血压的患者；需反复采取动脉血样的患者。

（2）禁忌证：严重凝血功能障碍患者、穿刺部位皮肤感染者、血管病变者为相对禁忌证。

（三）有创动脉压监测方法

穿刺动脉首选桡动脉，足背动脉次之，此外还有股动脉、肱动脉和腋动脉。有创动脉压监测操作步骤见表 10-17。

表 10-17 有创动脉压监测操作步骤

顺序	操作步骤	操作要点
操作前准备	（1）评估：评估掌弓侧支循环（Allen's 试验） 患者受试前臂抬高至心脏水平，术者双手拇指找到桡、尺动脉搏动。嘱患者做 3 次握拳和松拳，阻断桡、尺动脉血流，至手部皮肤苍白。放平前臂，解除压迫，观察手部皮肤转红的时间，5～7 秒为正常，表示掌弓侧支循环良好；8～15 秒为可疑；＞15 秒属于侧支循环不良，禁忌使用桡动脉穿刺	· 桡动脉穿刺前，必须判定尺动脉血流是否充足

续表

顺序	操作步骤	操作要点
操作前准备	(2) 患者准备:核对患者身份正确,取得配合	
	(3) 环境准备:环境安静、整洁,温湿度适宜	
	(4) 用物准备:压力模块、压力袋、压力传导组、肝素钠盐水(配制:12500 U 肝素钠溶于 10 mL 生理盐水,取 1 mL 加入 500 mL 生理盐水,即 2.5 U/mL 肝素钠稀释溶液)、无菌治疗盘、动脉穿刺套管针、2%利多卡因、1 mL 注射器、无菌手套、夹板和绷带等	· 所有无菌物品在有效期内并处于无菌状态 · 根据患者血管粗细选择合适的动脉穿刺套管针
	(5) 护士准备:衣帽整洁,洗手、戴口罩	
操作过程	(1) 核对医嘱,检查无菌物品并携至患者床边;核对患者信息,向患者解释进行有创动脉压监测的目的和注意事项	
	(2) 桡动脉穿刺置管: 患者平卧,前臂伸直,掌心向上并固定,手背屈 60°;找到桡动脉搏动最明显的地方,消毒皮肤,戴无菌手套,铺巾,局麻;在距离桡动脉搏动最明显处远端 0.5 cm 处,动脉穿刺套管针与皮肤成 30°角,与桡动脉走行平行进针;针头穿过桡动脉有突破感并见血液搏动状涌出,即穿刺成功。降低动脉穿刺套管针角度,与皮肤成 10°角,向前推送 2 mm,用手固定针芯,将外套管送入桡动脉并推至所需深度,拔出针芯,置管成功。固定好动脉穿刺套管针,必要时使用夹板固定腕部	· 提高一次性置管成功率,尽量减少动脉损伤 · 穿刺点每日评估及换药
	(3) 用三通将肝素钠生理盐水、压力传导组与导管连接	· 导管、各连接管及三通各连接口必须紧密连接无气泡
	(4) 打开测压管夹,挤压压力袋用肝素生理盐水冲洗导管,保持导管通畅	· 间断输入肝素钠生理盐水,防止导管内血液凝固
	(5) 将压力传感器定位于患者右心房水平,即腋中线水平	· 患者更换体位后,需要重新校零;固定压力传感器时,护士应该蹲下,保持视线与患者腋中线平齐
	(6) 调节压力模块	
	(7) 调节三通,关闭患者端,改为与大气相通,选择模块传感器校零,监护仪上 ABP 波形为直线,数值为“0”	
	(8) 调节三通,关闭与大气相通端,改为连接患者端。监护仪上出现 ABP 波形与数值,读取数值,单位为 mmHg	· ABP 波形清晰时方可读取数值
操作后处理	(1) 设定报警值	
	(2) 安置患者,整理床单位	
	(3) 再次核对医嘱,分类处理用物	
	(4) 洗手,记录	

(四) 注意事项

(1) 置管前需做掌弓侧支循环试验,判断尺动脉血供;提高穿刺熟练度及一次性置管成功率,穿刺动作宜轻柔,减少损伤;选择粗细合适的动脉穿刺套管针;密切观察术侧肢体远端血运,如有缺血征象及时拔出导管;固定肢体时不宜过紧,预防远端肢体缺血。

(2) 操作过程遵守无菌技术原则,加强手卫生;穿刺处皮肤保持清洁、干燥、无渗血,每 24 小时消毒并更换敷料,预防感染;导管留置时间为 72～96 小时,留置期间观察穿刺点皮肤,如出现红肿热痛应立即拔出。

(3) 定时检查导管、压力套装和各接头的密闭性，防止松动脱出，预防空气栓塞。

(4) 每小时用肝素钠生理盐水冲洗导管，防止凝血；冲洗遇阻力或怀疑血块堵塞导管时，及时抽出，切勿将血块推入血管。

(5) 拔管后按压穿刺点5～15分钟；对使用抗凝药的患者，停用抗凝药2小时后再拔管，同时加压包扎30分钟，随时观察出血情况，预防局部出血和血肿发生。

（许妮娜）

八、气管镜吸痰技术

（一）气管镜吸痰的目的

气管镜吸痰是指将气管镜经鼻或人工气道气管套管进入气管和支气管，迅速吸出气管、支气管内的分泌物，然后进入各叶、段支气管，尽量吸出分泌物的技术。气管镜可以直视病灶部位，其目的性强，创伤小，能够减少对气管、支气管黏膜造成的损伤，必要时还可以配合灌洗和用药，留取气管腔内分泌物或支气管肺泡灌洗液，进行细菌培养，明确病因，达到治疗目的。

（二）适应证与禁忌证

1. 适应证

(1) 原因不明的咯血，需明确病因及出血部位，或需局部止血治疗。

(2) 术后或长期卧床肺不张患者的深部痰液清理。

(3) 疑有气管内黏液栓形成者。

(4) 行支气管肺泡灌洗及用药等治疗。引导气管导管，进行经鼻气管插管。

(5) 气道分泌物病原学的诊断。

2. 禁忌证

(1) 肺功能严重损害，重度低氧血症，不能耐受治疗。

(2) 严重心功能不全、心律失常及原发性高血压(检查前血压≥160/100 mmHg)。

(3) 严重肝、肾功能不全，全身状态极度衰竭。

(4) 严重凝血功能障碍。

(5) 哮喘发作或大咯血，近期支气管肺部感染或高热。

(6) 有主动脉瘤破裂危险及对麻醉药物过敏，不能用其他药物代替者。

（三）气管镜吸痰的操作步骤

气管镜吸痰的操作步骤见表10-18。

表10-18 气管镜吸痰的操作步骤

顺序	操作步骤	操作要点
操作前准备	(1) 患者准备：核对患者身份正确，普食患者禁食4小时，流质患者禁食禁饮2小时	· 若患者持续肠内营养，则停止泵入食物并回抽出胃内容物
	(2) 环境准备：环境安静、整洁，温湿度适宜	
	(3) 用物准备：医嘱执行单、气管镜、光源、无菌石蜡油棉球、75%酒精溶液、负压吸引装置(两套)、无菌纱布数块、无菌手套、咬口器、20 mL和10 mL注射器、痰液收集器、给氧装置、麻醉或镇静药物(地卡因、利多卡因、丙泊酚)、急救器械及药品、监护设备	· 必要时备灌洗用的药品及抗生素 · 所有患者均需行心电监护

续表

顺序	操作步骤	操作要点
操作前准备	(4) 护士准备：衣帽整洁，洗手、做好防护措施	· 穿隔离衣、戴 N95 口罩、戴面屏、戴手套
	(5) 向患者及家属解释操作目的及过程，签署知情同意书	· 清醒患者予以解释，躁动患者予以适当约束，必要时予以镇静
操作过程	(1) 评估患者	· 评估患者呼吸音、啰音，有无鼻腔出血、呼吸道梗阻 · 无操作禁忌证
	(2) 体位：仰卧位，肩下垫软枕，用清洁的毛巾或纱布覆盖患者眼睛	
	(3) 调高氧浓度	· 有创机械通气患者氧浓度调为 100%或根据患者氧合调整
	(4) 接光源，插入气管镜(分为无人工气道和人工气道两种情况)	· 严密观察生命体征，嘱患者尽量不咳嗽，当血氧饱和度＜85%时停止操作，增加供氧，在血氧饱和度＞95%以后恢复治疗
	①无人工气道患者的配合	
	a. 查患者鼻腔有无息肉或鼻中隔偏曲，是否通畅。选择无病变的一侧鼻腔，进行清洁，鼻内滴 1%利多卡因	· 若不能经鼻腔操作，经口操作时放置咬口器
	b. 雾化吸入 1%地卡因	· 评估有无麻醉药过敏史，若患者难以耐受，遵医嘱适当给予镇静药物
	c. 用无菌石蜡油棉球润滑气管镜插入部，由鼻腔插入声门裂后，经气管镜注入 2%利多卡因 3～4 mL	· 声门一旦打开，则送入气管镜至隆突上方 2～4 cm 处
	②有人工气道患者的配合：气管镜经气管切开或气管插管套管内插入	· 取下气管切开的内套管 · 若使用呼吸机，则将气管镜充分润滑后经螺纹延长管侧孔(提前用无菌剪刀剪好"十"字口)插入，保证机械通气，调节 FiO_2 100%及合适的 PEEP、潮气量
	(5) 吸引：在充分局麻下(分别在声门下、左右支气管处注入 2%利多卡因 3～4 mL)，气管镜经鼻腔或人工气道缓慢进入气管和左右支气管，逐渐吸引	· 若插管时患者呛咳严重，则稍退镜，待局麻药浸润、患者症状缓解后再轻柔进镜 · 对气管、支气管和各分支逐级吸痰，根据病情和操作目的选择优先吸引的部位 · 如分泌物黏稠不易吸出，用无菌生理盐水冲洗，每次 2～3 mL · 吸引的压力控制在 150～200 mmHg，每次吸引时间不超过 15 秒
	(6) 观察痰液的颜色、性质、量，根据需求留取痰培养标本	· 操作过程中严密观察患者的心率、血氧饱和度、血压及面色、口唇颜色
	(7) 根据病情需要进行灌洗	· 灌洗液温度为 37 ℃ · 灌洗液总量在 100～200 mL
	(8) 吸引完毕，退镜	

续表

顺序	操作步骤	操作要点
操作后护理	(1) 高流量给氧,可给予半卧位利于呼吸	· 20 分/次,使血氧饱和度>95%
	(2) 气管镜的预处理和终末处理	· 预处理:用多酶反复抽吸冲洗气管镜内腔,用多酶浸湿的纱布擦拭外壁 · 终末处理:按感染管理规范执行
	(3) 在记录单上记录	· 听诊肺部呼吸音,评估吸痰效果,观察与记录生命体征
	(4) 禁食水 2 小时	· 操作后 2 小时内避免进食、饮水

(四) 注意事项

(1) 患者放松心情,消除紧张情绪,配合医生检查。对有些过度紧张及敏感的患者可以在检查前一日晚上给予安定片口服,让患者得到充分的休息,以利于检查。

(2) 检查过程中可能有一定程度的不适,主要有异物感、恶心、呛咳等,患者大多都可以耐受。

(3) 活动义齿要预先取出放好。

(4) 操作过程中保护好气管镜,经口操作时戴好咬口器,对不能配合的患者给予适当镇静并约束双上肢。

(5) 心电监护,严密观察心率、血氧饱和度的情况,同时严密观察患者有无发绀、出汗、烦躁及心电监护仪显示的各种参数。一次吸痰时间不宜过长,若吸痰过程中血氧饱和度下降到 88%以下,心率>140 次/分或<60 次/分则应暂停操作,予以高流量给氧。

(6) 治疗后保持气道通畅。观察有无咳嗽咯血、继发感染的迹象,并做好交接工作。

(7) 留取的标本应尽快送检。

(8) 在操作完毕预处理时也需保护好气管镜。若为电镜,需戴好防水帽;若为纤维支气管镜,需戴好 ETO 帽。

(欧阳燕 乐革芬)

第十节 神经外科重症患者的康复治疗

一、肺康复治疗

(一) 肺康复定义

美国胸腔学会和欧洲呼吸学会采用的肺康复定义如下:肺康复是一种针对慢性呼吸系统疾病患者的、基于证据的、多学科的、综合的干预方法,患者有临床症状,并且通常有生活自理能力的下降。在患者的个体化治疗中加入肺康复,旨在通过稳定或者逆转疾病的系统损害以减轻症状、优化功能状态、增加参与度以及减少医疗费用。综合肺康复项目包括患者评估、运动训练、健康教育和心理社会支持。

(二) 神经外科重症患者肺康复的意义

(1) 改善神经外科重症患者因卧床制动、感染、多器官功能不全、镇静药物应用、糖皮质激素应用等导致的 ICU 获得性肌无力。

(2) 改善胸廓和肺的顺应性,有利于炎症吸收和组织修复,降低全身的炎症反应。

(3) 改善微循环。

(4) 改善机体免疫功能。

（三）肺康复的时机

对于早期肺康复的时机，目前尚无统一界定，有专家认为重症患者入 ICU 72 小时，在评估无明显禁忌后可开始肺康复；使用机械通气，如果在 48 小时内不能撤机的话应尽快启动康复程序，这样将有利于尽早撤机。国际上多认为重症患者可在生命体征平稳、或在使用血管活性药物可维持血流动力学稳定后进行肺康复。总之应尽早实行肺康复治疗。

（四）适应证和禁忌证

（1）适应证：①继发性呼吸功能障碍性疾病，如卒中、高位脊髓损伤、神经肌肉疾病等；②慢性呼吸系统疾病，如慢性阻塞性肺疾病、支气管哮喘、支气管扩张、肺动脉高压等。

（2）禁忌证：①心功能异常，如缺血性心脏病、心包填塞、冠心病急性期等；②肝功能异常，如肝癌、肝功能低下等；③重度肺动脉高压；④进展期的关节炎导致活动受限；⑤认知能力障碍、精神疾病。

（五）神经外科重症患者肺康复训练方法

1. 术前戒烟　所有拟择期手术的患者，无论手术的预期日期如何，都应尽快戒烟。

2. 术前营养　术前应对所有患者进行营养评估，针对营养不良的患者，请营养科会诊，提供口服营养补充剂，进食困难者可以保留胃管或鼻肠管，呕吐者可以遵医嘱予以止吐药或静脉补充营养。

3. 心理康复　轻度焦虑和抑郁症状可以通过心理干预，使肌肉松弛放松，减少紧张，控制恐惧，帮助患者减少呼吸困难和焦虑，出现严重焦虑和抑郁的患者需要心理治疗师治疗。

4. 物理治疗　用物理方法来预防或改善气道分泌物的淤滞，从而防止或逆转其所导致的病理过程的治疗方法。

（1）呼吸训练：①腹式呼吸：主要锻炼膈肌。吸气时，最大限度地向外扩张腹部，胸部保持不动；呼气时，最大限度地向内收缩腹部，胸部保持不动；吸气和呼气的比例为 1∶2 或 1∶3。②缩唇呼吸：可以防止呼气时小气道狭窄，有利于肺内气体排出，吸气时用鼻子缓慢深吸气，呼气时缩唇轻闭，在 4～6 秒内将气体缓慢呼出。③控制性深呼吸：有意识地进行慢而深的呼吸，减慢呼吸频率，增加吸气容量；有意识地控制呼气、吸气时间长短和呼吸比，在吸气末停顿 1～3 秒再行呼吸。

（2）体位引流：根据病变部位不同采取不同姿势进行体位引流。如病变在肺下叶、舌叶或中叶者，取头低足高略向健侧卧位；如病变位于肺上叶，则采取坐位或其他适当姿势，以利于引流。引流时，嘱患者间歇深呼吸后用力咳嗽，护理人员用手（手心屈曲呈凹状）轻拍患者胸或背部，自背下部向上进行，直到痰液排尽，或使用机械振动器，将肺部聚积的分泌物松动，并使其移动，易于咳出或引流。每日 2～3 次，根据患者耐受力每次 5～30 分钟。注意体位引流不宜在餐前、餐后 1～2 小时进行，防止呕吐、误吸；因夜间分泌物潴留，在清晨醒后进行体位引流效果最好。

（3）胸部叩拍：叩拍是将手掌微屈，五指并拢，以腕部为支点，以惯性摇动手掌叩击病变部位或用机械扣拍器如振动式排痰仪，在吸气和呼气时叩击患者胸壁，使支气管壁上的分泌物松解，易于排出。

（4）指导性咳嗽技术：一般采用低坐位，双肩放松，头及上体稍前倾前屈，双臂可支撑在膝上，以放松腹部肌肉利于其收缩，然后指导患者以腹式呼吸深吸气，屏气一段时间后在身心放松下突然放开声门，运用腹肌的力量将痰液咳出。

（5）声门下吸引：根据患者声门下分泌物的性状等选择不同的吸引方法。对于声门下分泌物较少的患者可采用间歇声门下吸引，对于声门下分泌物较多且较为黏稠的患者采用持续声门下吸引的方式。气囊压保持在 25～30 cmH_2O。若持续声门下吸引，负压调节在 －20 mmHg；若间歇声门下吸引，负压调节在 －150～－100 mmHg。动态评估患者分泌物的颜色、性质及量，选择合适的冲洗液，做好声门下吸引的护理，能够保证声门下吸引的效果与减少并发症，预防呼吸机相关性肺炎。

（6）气管镜吸痰：若气道湿化不够、气道分泌物黏稠、引流不畅，气道阻力加大，人工通气效果不好，定期使用气管镜在直视下把气道分泌物抽吸干净，以利于改善患者呼吸道症状，改善呼吸功能。

5. 体外膈肌起搏　体外膈肌起搏是通过功能性电刺激膈神经引起膈肌收缩，达到改善通气的目的。

有研究表明，20%～25%的机械通气患者出现撤机困难或延迟，膈肌失用性萎缩是导致脱机失败的一个重要原因。又有研究证明，体外膈肌起搏治疗能增加膈肌移动度，提高膈肌肌力和耐力，能在一定程度上改善脱机困难患者的膈肌功能，从而改善通气功能，减少机械通气时间，使患者的自主呼吸能力满足自身需求，尽早恢复自主通气，撤除机械通气支持，可应用于 ICU 脱机困难患者的早期康复治疗。

6. 术后体位管理 术后抬高床头 30°～45°，有利于减轻脑水肿和预防肺部感染，膈肌下降也有利于患者呼吸。

7. 术后疼痛管理 术后疼痛限制患者体位变化，无法有效咳嗽，痰液及气道分泌物不能充分排出，从而增加肺不张和肺部感染的风险。术后强调个体化镇痛，提倡预防性镇痛和多模式镇痛联合应用，有效的镇痛措施可促进患者早期的膈肌运动，促进咳嗽排痰。

8. 预防吸入性肺炎 神经外科重症患者由于意识障碍、吞咽反射障碍、咳嗽反射减弱、免疫功能下降，留置鼻饲管、气管插管、气管切开等易造成误吸，应加强管理避免吸入性肺炎。

(1) 体位管理：病情允许，将床头抬高 45°，进食后 20～30 分钟内保持半卧位，或根据病情选择合适体位。

(2) 气道管理：意识障碍者进食前先翻身叩背，并吸净气道分泌物；有人工气道和机械通气的患者应定期检测气管内导管的气囊压，持续控制气管内导管气囊压在 25～30 cmH_2O 可降低呼吸机相关性肺炎的发生率。

(3) 吞咽障碍管理：新入院及手术后 24 小时内无病情变化，能坐起并且意识清醒者可行洼田饮水试验筛查吞咽功能。洼田饮水试验 2 级及以上的患者可行标准吞咽功能评估(详见第一章第一节)，吞咽障碍者行容积-黏度吞咽测试，并行吞咽功能训练，根据吞咽功能进行食物黏度和进食的一口量的调整，如选择糊状或泥状食物，从健侧少量多次缓慢进食。

(4) 鼻饲管理：胃管插入长度为 60～70 cm，每次喂养前用 2 种以上的方法检查管道的位置，降低营养液误入肺内的风险。

(5) 口腔护理：进食后合理选择漱口液，口腔护理 2～4 次/日，及时清除口腔内食物残渣与分泌物。

9. 肢体运动康复 运动训练是肺康复训练的基石，是肺康复的重要组成部分，尤其是下肢运动训练，对患者肺功能、运动功能、生存质量等起到至关重要的作用。运动疗法包括呼吸肌运动训练、全身运动训练、上肢和下肢运动训练、中国传统运动疗法等，其生理指标主要包括肺通气功能、血气分析及细胞因子，很多的临床试验已证实运动训练能够改善这些生理指标。

(六) 神经外科重症患者肺康复注意事项

(1) 肺康复训练的前提条件是必须要有足够的氧储备，在使用或不用血管活性药物时生命体征平稳，原发病得到控制或好转。

(2) 训练方案应个体化，形式多样，患者可接受，不影响其他治疗。

(3) 选择适宜环境训练，保证患者集中注意力，防止干扰。

(4) 锻炼时或锻炼后如出现疲劳、乏力、头晕等，立即休息，若有其他不适症状，及时向医生汇报。

(5) 临床病情变化时务必及时调整方案。

(6) 适度训练，防止过度疲劳。

(向翠　陈茂君)

二、肢体功能障碍患者的康复治疗及护理

神经外科患者如脑出血、颅脑损伤、运动功能区肿瘤、脊髓损伤等患者常常伴有肢体功能障碍，表现为偏瘫或肌力降低，严重降低了患者的生活自理能力和生活质量。从长远来看，25%～74%的肢体功能障碍患者必须依靠其他人的帮助才能获得基本的生活自理能力。

（一）肢体功能障碍对患者的影响

患者长期卧床，缺乏关节活动、肌肉按摩，尤其是昏迷患者，常出现足下垂和屈膝位等关节的畸形和组织的粘连；久卧不起也会引起坠积性肺炎、尿路感染、下肢深静脉血栓形成、肌肉萎缩等并发症，延长患者住院时间及增加住院费用。生活自理能力下降也会给患者带来焦虑、抑郁等不良影响。

（二）康复治疗的意义

早日对肢体功能障碍患者实施康复治疗，对改善神经肌肉功能、减少并发症、预防关节挛缩畸形、恢复患者的运动功能、改善心肺等脏器的功能、提高其生活自理能力，以及最大限度回归社会具有重要意义。

（三）康复治疗的时机

康复训练应尽早开始，急性期病情稳定后应尽早开始康复训练，只要不影响患者的抢救治疗，即可开始进行床旁康复训练。建议在患者临床症状稳定后24～72小时给予部分离床康复干预，并鼓励患者逐渐增加主动参与的运动。

（四）康复治疗的方法

急性期以床上训练等预防性康复为主；恢复期以恢复肢体功能、生活自理能力等主动性康复训练为主。卧床期早期阶段的康复治疗，包括良肢位摆放和保持关节功能位，变换体位和翻身训练，运动疗法等。

1. 良肢位摆放和保持关节功能位

（1）偏瘫患者的良肢位摆放：良肢位摆放时要注意使患者舒适，抬高受累肢体以促进血液回流，保持肢体及各关节功能位。

①仰卧位：头应处于中立位，患侧肩胛和上肢下垫一长枕，使患侧上肢肩胛带外展，肩关节取外旋、外展位，前臂取旋后位；手指取伸展位，平放于枕上。长浴巾卷起垫在大腿外侧，膝下垫一毛巾卷，使下肢患侧骨盆旋前、膝关节轻微屈曲，防止下肢外展、外旋。

②健侧卧位：患侧上、下肢取轻度屈曲位，放于长枕上。

③患侧卧位：患侧上肢外展，取伸展位；患侧下肢轻度屈曲放在床上，健侧下肢向前跨过患侧放于长枕上，健侧上肢放松，放在躯干上。

有条件的科室可以使用关节功能位保持器，但要注意每日至少2次脱下关节功能位保持器，进行关节的主动或被动运动和肌肉按摩，每次10～15分钟。

（2）脊髓损伤患者的肢体位置摆放：

①仰卧位：头下放置薄枕，将头两侧固定（需要保持颈部过伸展位时，在颈部垫上圆枕）。肩胛、上肢、膝、踝下垫枕，用毛巾卷将腕关节保持在40°背伸位。

②侧卧位：上侧的上肢保持伸展位、下肢保持屈曲位，肢体下均垫长枕。背后用长枕等支撑，以保持侧卧位。

2. 变换体位，翻身训练 不断变换体位可使肢体的伸屈肌张力达到平衡，能在一定程度上起到预防痉挛的作用。一般每1～2小时变换体位1次。

（1）偏瘫患者翻身训练：

①辅助下向健侧翻身：仰卧位，将患者健侧下肢放于患侧下肢下勾住患肢，健手拉住患手，将身体翻向健侧。治疗师于患侧帮助抬起患者肩胛、骨盆，翻身至健侧。

②向患侧翻身：仰卧位，将患侧上肢外展防止受压，屈曲健侧下肢。头转向患侧，健侧肩上抬，健侧下肢用力蹬床，将身体转向患侧。

③自己向健侧翻身：健侧手握住患侧手上举，健侧下肢插到患侧下肢下面；健侧腿蹬床，同时转头、转肩，身体转动，完成翻身动作。

（2）脊髓损伤患者的翻身训练：

①全辅助下翻身：注意轴线翻身，在背后、头、双上肢、双下肢间垫上枕头。

②患者独立的翻身动作：双上肢向身体两侧用力摆动；头转向翻身侧，同时双上肢用力甩向翻身侧，带动躯干旋转而翻身；位于上方的上肢用力前伸，完成翻身动作。

3. 运动疗法 常见方式有被动运动训练、协助主动运动、主动运动训练等。

（1）被动运动训练：患者不做主动活动，主要由康复治疗师徒手或借助器械帮助患者进行运动训练，以保持肌肉的生理长度和张力，保持关节的活动度。多适用于肢体肌肉瘫痪或者意识昏迷的患者。

（2）协助主动运动：主要是在康复治疗师帮助或借助器械的情况下，由患者通过自己主动的肌肉收缩来完成的运动训练。适用于患者肢体肌肉已能开始收缩，但力量尚不足以抵抗肢体的自重或对抗地心引力的情况。

（3）主动运动训练：在既不借助外来辅助，也不给予任何阻力的情况下，由患者自己主动完成的运动训练，常见的有床上翻身、桥式运动、夹腿运动、坐位训练，其他还有行走训练等。主要适用于患者肌肉力量较弱，能够抵抗肢体的自重或对抗地心吸力进行运动，但尚不能对抗任何额外阻力的情况。

①床上翻身：每日多次进行，必要时训练者给予适当的帮助，注意翻身时头一定要先转向翻身侧。

②桥式运动：目的是训练伸髋。患者取仰卧位，双腿屈曲，足踏床，慢慢抬起臀部，维持一段时间后慢慢放下。

③夹腿运动：患者取仰卧位，双腿屈曲，足踏床，先把双膝分开呈外旋位，然后让患者主动合拢双膝，同时训练者对患者的健腿施加阻力，阻止其内旋内收，以期通过联合反应诱发患腿的内旋内收。

④坐位训练：早期先抬高床头，坐起30°，上午、下午各5分钟；每隔一两天增加10°、5分钟，直至能维持90°超过30分钟。

4. 其他 包括针灸、按摩等方式。

（五）康复治疗的注意事项

（1）关注患者的生命体征的变化，预防并发症的发生。

（2）餐后至少1小时再开始运动。运动顺序由大关节到小关节，循序渐进、缓慢进行。

（3）注意肢体保暖。床上运动训练时给患者加用床档，防止坠床。下地活动时加强看护，防止摔伤。

（4）指导患者避免情绪激动、紧张。当感到疲劳、胸痛、头晕、气短等时，应立即停止运动。

（5）营养支持对神经功能康复起着重要作用，在康复训练期间应加强营养，保证热量需要。

（6）康复训练是一个需长期坚持的过程，指导患者及家属需要有耐心，循序渐进。

（刘琰）

三、吞咽障碍患者的康复治疗

神经外科患者常见吞咽困难主要是由于中枢神经系统疾病、颅神经病变等引起，属于功能性吞咽障碍。

（一）吞咽障碍对患者的影响

吞咽障碍若不能及时发现并给予恰当的治疗和护理，将会引起患者营养不良，且出现误吸、吸入性肺炎等并发症，导致住院时间延长，花费增加，生活质量降低，康复结局不良，给患者及家庭造成沉重的负担。

（二）吞咽障碍康复治疗的意义

对吞咽障碍患者早期识别，积极康复治疗，改善吞咽功能，不仅能改善患者饮食状况，改善机体营养状态，促进神经功能恢复，也能降低误吸、吸入性肺炎的发生率，从而提高患者生活质量，促进整体康复。

（三）吞咽障碍的康复治疗

吞咽障碍康复训练与治疗的最终目的是使患者能够安全、充分、独立地摄取足够的营养及水分。

吞咽障碍的干预手段是多方位的，在积极治疗原发病的同时，还需采取综合全面的康复措施，包括调整食物性状、改变进食体位，以及促进患者吞咽功能恢复的训练手段、口腔护理、健康指导和多学科协作管理等。

1. 调整食物性状 固体食物经过机械处理变得柔软，质地更趋于一致，不容易松散，从而降低了吞咽难度；在稀液内加入增稠剂可以增加黏度，减少误吸。此外，还需根据患者吞咽情况调整进食的一口量，吞咽后轻咳嗽，预防误吸。

当不能经口维持足够的营养和水分时，应考虑肠内营养，使用鼻胃管或鼻肠管或者行胃造瘘。在管饲喂养期间定期评估吞咽功能。

2. 改变进食体位 颈部前屈位易引起吞咽反射，帮助喉上提、闭合以保护气道，防止食团误入气道。因此，进食时让患者取躯干屈曲30°仰卧位，头部前屈，用枕垫起偏瘫侧肩部。病情允许时可让患者坐位（90°）进食，低头吞咽，减少误吸发生。

3. 促进患者吞咽功能恢复的训练手段

（1）口腔周围肌肉的运动训练：包括闭唇、噘嘴和唇角上抬、张颌、闭颌、伸舌、舌尖及舌根抬高。口腔训练是恢复吞咽功能的基础训练，主要是通过大脑皮质感觉运动的神经调控机制来改善咀嚼、舌的感觉及功能活动。

（2）冷刺激：吞咽反射减弱或消失时，用冰冻的棉棒，依次置于患者软腭、腭弓、咽后壁、舌根处，缓慢移动，每个部位刺激4～5次，然后嘱患者做一次吞咽动作。此方法可很好地提高软腭和咽部的敏感性，使吞咽反射容易发生。

（3）屏气-发声运动：患者坐在椅子上，双手支撑椅面做推压运动，屏气。然后突然松手，大声用力发“ɑ”音。此运动可以训练声门闭锁功能、强化软腭肌力，有助于除去咽腭壁的食物。

（4）呼吸训练和有效咳嗽训练：可指导患者采用腹式呼吸、缩唇式呼吸训练，并强化患者进行有效咳嗽，指导患者反复咳嗽，清嗓子，促进喉部闭锁。

（5）构音训练：患者张口发“ɑ”音，并向两侧运动发“yi”音，然后再发“wu”音，或缩唇发“hu”音，类似吹蜡烛、吹口哨动作。进一步让患者发“你、我、他”简单音，然后唱一段最熟悉的歌，鼓励患者大声唱，通过张闭口动作、声门开闭来促进口唇肌肉运动和声门闭锁功能的恢复。

（6）吞咽模式训练：①鼻子深吸一口气，然后完全屏住呼吸；②空吞咽（空吞咽2～3次为极限）；③吞咽后立即咳嗽。

（7）门德尔松手训练法：喉部可以活动的患者，治疗师将食指放在患者甲状软骨上，中指放在环状软骨上，感觉到喉结上抬进行吞咽动作时，指导患者在上抬的位置保持数秒，或者指导患者用舌头顶住硬腭，然后让患者开始屏住呼吸，持续数秒；对喉结不能上抬的患者，治疗师上推患者的喉结，感觉喉结开始上抬时，将拇指和食指放在环状软骨下方，轻捏喉结并轻轻往上推，持续数秒。此手法可以加强喉结上抬的动作及咽部肌群的力量，使食管下段括约肌开放，诱发和强化吞咽反射，达到改善吞咽功能的目的。

（8）其他：包括低频电刺激、生物反馈训练、口腔感觉运动训练（包括舌压抗阻反馈训练、舌肌主被动康复训练、K点刺激、口面部振动刺激、气脉冲感觉刺激、冰酸刺激）、针刺治疗等。

4. 口腔护理 口腔护理可以减少口腔食物残渣，增强患者舒适感、增加食欲及减少肺炎的发生。

5. 健康指导 指导患者进行腹式呼吸、缩唇式呼吸、主动循环呼吸来提高呼吸功能，达到提高气道廓清能力、预防误吸的目的。

6. 多学科协作管理 神经外科吞咽障碍的管理需要一个多专业人员参与并密切合作的团队，这个团队成员应包括神经外科、康复科、营养科、呼吸科等临床相关科室的医生，以及言语治疗师、作业治疗师、物理治疗师、放射科技师、营养师、护士、社会工作者、患者本人、陪护、家属等。团队中各成员应分工明确，相互配合（表10-19）。

表 10-19 参与吞咽障碍管理的相关成员和作用

成员	评估	治疗
医生	·疾病的评估 ·体格检查 ·全身营养状态评估 ·吞咽障碍相关的评估和检查	·临床治疗和管理 ·风险管理(感染、误吸、营养不良等) ·营养管理 ·目标设定 ·治疗方针的总结和决定 ·对患者及家属进行说明 ·手术 ·影像学分析
言语治疗师	·吞咽障碍的评估 ·言语检查 ·交流能力检查	·间接训练、直接训练 ·言语训练 ·家属指导
护士	·患者一般状态和营养状态 ·每日摄食状态的评估(进食方法、进食速度、进食量、是否存在呛咳等) ·生活自理能力评估 ·口腔状态评估	·口腔护理 ·生活自理能力指导和训练 ·给药 ·输液 ·精神支持和家属指导 ·辅助患者摄食和训练
营养师	·营养摄取量的评估 ·食物形态和种类的评估 ·患者食物喜好的评估 ·进食方法的评估	·营养管理和建议 ·食物形态和种类的选择 ·检查食的制作 ·吞咽食的制作 ·营养指导 ·营养教育
物理治疗师	·运动能力评估 ·移动能力评估 ·姿势评估 ·呼吸功能评估	·呼吸训练 ·头颈及四肢肌力训练 ·增加体力的训练 ·坐位保持训练
作业治疗师	·生活自理能力评估 ·高级脑功能评估	·改善腕手功能 ·进食姿势设定和进食训练 ·辅助具制作 ·进食环境调整 ·失认失用的治疗 ·生活自理能力训练
家属		·口腔护理 ·辅助摄食 ·精神支持
社会工作者	·社会资源评估	·介绍社会资源 ·提供社会环境支持

7. 吞咽康复训练的注意事项

(1)根据患者的意识状态,定期进行吞咽功能评估。

(2)根据患者的病情,采取个体化的吞咽功能训练方法。

（3）严密观察有无误吸、窒息及吸入性肺炎等并发症的发生。一旦发生误吸或误咽，应迅速将患者头转向一侧，清除口咽部异物，吸痰，吸氧，观察患者生命体征变化。

（4）康复训练应循序渐进，要对患者有耐心，多鼓励患者，减轻其焦虑的心理，使其保持积极乐观的心态配合治疗。

（刘琰）

四、高压氧治疗

（一）定义

高压氧治疗（hyperbaric oxygen therapy，HBOT）是指在一定时间和一定压力（一般高于大气压）的环境下，吸入纯氧或高浓度氧气以治疗缺氧性疾病和相关疾病的方法。

（二）高压氧治疗的目的

（1）提高血氧弥散率，增加组织内氧有效弥散距离，纠正脑缺氧，改善脑代谢，降低血脑屏障通透性及促进侧支循环建立，促进神经功能恢复。

（2）控制脑缺氧-脑水肿的恶性循环，降低颅内压。

（3）促进昏迷患者觉醒。

（三）适应证与禁忌证

1. 适应证

（1）脑水肿、缺血缺氧性脑病、卒中恢复期等神经系统疾病。

（2）各种原因引起的心、肺复苏后的急性脑功能障碍。

（3）脑外伤、急性脊髓损伤和周围神经损伤。

（4）放射性脑损伤。

2. 禁忌证

（1）未处理的气胸、活动性脑出血。

（2）同时服用双硫仑类药物。

（3）同时服用抗肿瘤药物如博来霉素、顺铂、阿霉素等。

（4）早产和（或）低体重的新生儿。

其他相对禁忌证还有未控制的癫痫、高热、颅底骨折伴脑脊液漏、未控制的高血压、未控制的糖尿病等。

（四）高压氧治疗时机与疗程选择

对出现脑功能障碍或神经功能受损的患者，应根据病情，合理选择高压氧治疗的时机，以使更多的受损神经组织得到挽救，促进神经功能的恢复。

1. 脑梗死 一经确诊，即应采用高压氧治疗，进舱时间越早越好。

2. 脑出血 行血肿清除后，只要病情稳定，无感染及新鲜出血征兆，也可尽早实施高压氧治疗。

3. 脑外伤 病情稳定后可尽早开始高压氧治疗。

4. 持续植物状态 及早开始高压氧治疗。

5. 脊髓损伤 出血停止后行高压氧治疗。

6. 心肺脑复苏后 自主循环恢复后尽早进行，但血流动力学不稳定、仍需血管活性药物维持复苏的早期患者应慎用高压氧治疗。

高压氧治疗一般以7～10日为一疗程，必要时可以延长，也可以缩短。两个疗程之间可酌情休息1～2日，总疗程不受限制。应根据患者病情和症状改善情况制订不同的疗程和治疗方案。

(五)高压氧治疗的护理要点

1. 治疗前护理

(1)了解病情,向家属及患者介绍高压氧治疗的基本方法、注意事项及可能出现的不适反应等,消除恐惧与疑虑。

(2)患者进舱前排空大、小便,着全棉衣裤、棉袜。严禁携带易燃易爆物品及手机、充电器、玻璃茶杯等物品。

(3)检查危重症患者的各种管道是否固定良好,引流是否通畅,吸痰器等物品是否在备用状态,保护好静脉输液管道。

(4)对气管切开和鼻饲的患者,进舱前1小时可行雾化吸入湿化气道,充分吸痰,保持气道通畅。将带有气囊的套管在进舱之前抽出空气,使用3～5 mL生理盐水充盈气囊。进舱前1小时停止鼻饲。

2. 治疗中护理

(1)升压时最常见的不良反应是中耳气压伤。观察患者有无耳痛或不适,指导患者做张口、吞咽、嚼糖果等动作缓解耳部不适,严重时可暂停加压。还需注意观察患者有无憋气、呼吸困难等症状。升压时夹闭所有的引流管,妥善固定。

(2)稳压阶段常见的不良反应是氧中毒。注意观察患者病情,发现面部抽搐、出冷汗、流涎等氧中毒先驱症状时,及时处理,症状严重者酌情紧急出舱。

(3)减压期开放引流管,观察伤口有无渗血、渗液。减压时胃肠道内气体膨胀,患者可出现轻度腹部不适,告知其无须紧张。

(4)若为昏迷或危重症患者,应予以心电监护,5～15分钟窗口巡视一次并记录生命体征变化;保持气道通畅,及时吸痰;使用塑料输液袋,保持输液通畅,根据压力变化的不同阶段及时调整输液速度。

(5)气管切开患者因为气道以及肺部在高压舱受到高浓度氧的刺激,可能造成分泌物的增加,因此在治疗的过程中需要及时吸痰,保持气道的通畅。

3. 出舱后护理

(1)脑梗死患者出舱后暂时平卧休息,不取直立位,以免发生直立性低血压。

(2)脑水肿或肺水肿患者可能会出现"反跳"现象,可遵医嘱给予激素和脱水剂,并注意观察有无颅内压增高及脑疝征象。

(3)保证在护送患者回病房途中的安全性。

(刘琰)

第十一节 神经外科重症患者的化验指标及意义

一、脑脊液检查

(一)脑脊液检查的意义

脑脊液(cerebrospinal fluid,CSF)检查可以帮助医生进行诊断和确定治疗方案。

(1)脑脊液压力测定可以了解颅内压的情况,压颈试验可了解椎管内有无梗阻。

(2)脑脊液化验(常规、生化、细胞学、免疫学等)对中枢神经系统炎性病变、脑肿瘤、脊髓病变以及格林-巴利综合征、多发性硬化症等的诊断有重要价值。

(3)了解脑脊液是否为血性可帮助鉴别病变是出血性脑血管病还是缺血性脑血管病,以协助决定治疗方案。

(4)脑出血、占位病变、炎症、蛛网膜粘连均显示脑脊液蛋白含量增高;结核性脑膜炎时脑脊液糖含量下降,化脓性脑膜炎、隐球菌脑膜炎、癌性脑病可显著下降至1.0 mmol/L或更低;各种脑膜炎时脑脊液氯化物可显著下降，若<85 mmol/L 可使呼吸中枢抑制、呼吸停止。

(5) 恶性肿瘤时蛋白电泳球蛋白会显著增高，免疫学检查 90%的多发性硬化症中 IgG 指数和 IgG 合成异常，IgG 定性测定时 90%阴极端出现异常的单克隆带。

(二) 脑脊液化验正常参考值

1. 外观　正常脑脊液为无色透明水样液体。

2. 压力　正常成人：0.78～1.76 kPa(80～180 mmH_2O)；正常儿童：0.4～1.0 kPa(40～100 mmH_2O)。

3. 脑脊液细胞学检查

(1) 细胞总数：脑室内(0～5)×10^6/L，腰池(5～10)×10^6/L。

(2) 分类：

①淋巴细胞：60%～80%(其中 T 细胞占 76.2%、B 细胞占 8%、D 细胞占 2.4%、NK 细胞占 13.4%)。

②可见单核细胞、软脑膜和蛛网膜细胞、室管膜细胞和脉络膜细胞。

4. 脑脊液生化检查

(1) 脑脊液蛋白：脑室内为 50～150 mg/L，脑池为 100～250 mg/L，腰池为 200～400 mg/L。

(2) 脑脊液糖：一般为正常血糖的 60%～70%，即 2.5～4.4 mmol/L。

(3) 脑脊液氯化物：120～130 mmol/L。

5. 脑脊液特殊检查

(1) 细菌学：正常人脑脊液涂片、培养及动物接种等均无致病菌。

(2) 蛋白电泳：正常 γ 球蛋白约 7%、α_1 球蛋白约 4%、α_2 球蛋白约 8%、β 球蛋白约 12%。

(3) 免疫学：IgG 定量测定时 IgG 10～40 mg/L，IgA 0～6 mg/L。

二、动脉血气分析

(一) 动脉血气分析的意义

动脉血气分析是指通过测定血液中的氧和二氧化碳分压以及 pH，进而推算出一系列指标。动脉血气分析所获指标可以判断患者的呼吸功能是否存在异常，也可以判断患者是否存在酸碱平衡失调，同时还可以预测患者是否存在酸中毒或碱中毒的可能。临床中动脉血气分析多数是测量动脉的氧分压、二氧化碳分压以及动脉氢离子浓度，其中氧分压用于判断患者是否存在呼吸衰竭的可能，二氧化碳分压是反映肺呼吸功能的指标，动脉氢离子浓度可判断患者是否存在酸碱平衡失调。

(二) 动脉血气分析指标

1. pH　为动脉血中氢离子浓度的负对数，正常值为 7.35～7.45。

2. 动脉血二氧化碳分压($PaCO_2$)　动脉血中物理溶解 CO_2 分子所产生的压力。正常值为 35～45 mmHg(4.67～6.0 kPa)。

3. 碳酸氢盐　包括实际碳酸氢盐(AB)和标准碳酸氢盐(SB)。

AB：在实际条件下测得血浆的 HCO_3^- 含量，正常值为 22～27 mmol/L。

SB：动脉血在 38 ℃、$PaCO_2$ 40 mmHg、SaO_2 100%条件下，所测血浆的 HCO_3^- 含量。

4. 动脉血氧饱和度(SaO_2)　动脉血氧与血红蛋白的结合程度，是单位血红蛋白含氧百分数。正常值为 95%～98%。

(三) 动脉血气分析异常的临床表现

(1) pH>7.45 为碱血症，即失代偿性碱中毒，可表现为呼吸深快、倦怠、头昏、精神迟钝、嗜睡，甚至精神错乱或昏迷。

pH<7.35 为酸血症，即失代偿性酸中毒，可表现为呼吸深快、厌食、恶心、呕吐、疲乏、无力、精神萎

靡、烦躁不安等。

(2) 当 $PaCO_2$ > 50 mmHg 为肺泡通气不足，见于呼吸性酸中毒、Ⅱ型呼吸衰竭；当 $PaCO_2$ < 35 mmHg为肺泡通气过度，见于呼吸性碱中毒，也可见于Ⅰ型呼吸衰竭。

(3) 酸碱平衡时，AB=SB；呼吸性酸中毒时，AB>SB，常见于呼吸系统疾病导致的患者通气和换气功能障碍及麻醉过深、中枢神经系统损伤、手术或腹胀等；呼吸性碱中毒时，AB<SB，神经外科常见于脑血管病、脑炎、颅脑损伤等引起的呼吸中枢通气过度。当 HCO_3^- < 22 mmol/L 时，可为代谢性酸中毒，常见于糖尿病，呼吸系统疾病引起患者缺氧而导致的无氧代谢，以及严重腹泻、过度引流等；当 HCO_3^- > 27 mmol/L 时，可为代谢性碱中毒，常见于低钾血症、呕吐、腹泻。

(4) 动脉血氧饱和度(SaO_2)偏低，常见于：

①气道堵塞，如哮喘、舌后坠、气道分泌物异常堵塞等导致的换气功能障碍。

②换气功能障碍，如重症肺炎、肺结核、肺肿瘤、肺栓塞等。

(四) 护理要点

(1) 遵医嘱积极治疗原发病，及时纠正酸碱平衡失调及低氧血症。

(2) 保持患者气道通畅，遵医嘱给予氧气吸入。

(3) 备好抢救药物及仪器设备随时准备抢救。

三、激素水平

(一) 激素水平检查的意义

应用放射免疫超微测量法可直接测定垂体和下丘脑分泌的多种激素以及进行垂体功能试验，对垂体腺瘤的早期诊断和疗效评估，以及蝶鞍区肿瘤的鉴别诊断起重要作用。常用的检查指标包括催乳素、生长激素、促肾上腺皮质激素、促甲状腺激素等。

(二) 激素水平指标分析

1. 催乳素 非妊娠期血清催乳素正常值≤1.14 nmol/L。

2. 生长激素 正常值：新生儿 15～40 μg/L、儿童<20 μg/L、成年男性<2 μg/L、成年女性<10 μg/L。

3. 促肾上腺皮质激素 正常值为<46 pg/mL。

4. 促甲状腺激素 正常值为 0.72～4.2 mIU/mL。

(三) 激素水平异常的临床表现

1. 催乳素 高催乳素血症见于催乳素腺瘤和使用某些药物。临床表现为乳漏和闭经。

2. 生长激素 生长激素不足和过剩都会产生明显的临床表现，反映在下丘脑、垂体、效应组织和靶细胞上。先天性和后天性疾病均可以导致生长激素缺乏，其表现取决于发病年龄，如生长迟缓和侏儒症。生长激素过剩的症状也取决于发病年龄，表现为巨人症和肢端肥大症。多数垂体肿瘤经治疗后的成年患者，若生长激素缺乏，心血管疾病引起的猝死危险增加，脂肪堆积，肌肉萎缩和肌张力下降，骨质疏松，血脂增高。此外，还有倦怠、性欲低下、精神和情绪改变等症状。

3. 促肾上腺皮质激素 高促肾上腺皮质激素血症所产生的一系列临床症状，称为库欣综合征，如满月脸、水牛背、皮肤紫纹、高血压等。促肾上腺皮质激素减少将导致肾上腺皮质功能不全，出现软弱无力、嗜睡、高热、低血压、心动过速等症状。

4. 促甲状腺激素 由垂体前叶分泌，作用为刺激甲状腺上皮细胞对甲状腺素的合成和分泌，增多或减少均会影响甲状腺素的合成和分泌。患者表现出甲亢或甲减的症状。

(四) 护理要点

(1) 做好心理护理。当患者出现头痛、视力障碍、内分泌功能紊乱、容貌和体型改变、性功能改变、溢乳时，可产生恐惧、抑郁、焦虑和自卑心理，甚至绝望。护理人员应主动安慰，有效交流，了解其心理反应，对出现的不适感给予相应护理。

（2）观察并倾听患者的不适主诉，遵医嘱定时复查激素水平并采取针对性处理措施。皮质醇低下的患者补充激素，并观察有无低钾血症、消化道出血等副作用。当患者垂体瘤术后出现头晕、恶心、呕吐、血压下降等症状时，需考虑可能为垂体功能低下，应嘱患者卧床休息，合理安排护理操作，尽量集中处置，保持室内安静整洁，空气清新。发现患者血压下降、呕吐时，应及时报告医生，遵医嘱应用升压、止吐药物，并密切观察病情变化。

四、血氨

（一）血氨分析的意义

血氨对人体有毒，能影响神经细胞的新陈代谢，人体内血氨含量极微。血氨对中枢神经系统的毒性作用，目前认为主要是因为血氨能降低大脑内 ATP 水平，造成脑能量代谢障碍。血氨的来源增加和去路减少，都会引起血氨增高。血氨测定对肝性脑病的诊断和鉴别诊断有极其重要的意义。

（二）血氨指标分析

血氨正常值为 20～60 μmol/L。神经外科围手术期应用丙戊酸钠不当会导致血氨升高。其他引起血氨增高的原因主要有重症肝病时尿素生成功能低下、门静脉侧支循环增加、先天性鸟氨酸循环的有关酶缺乏等。

（三）血氨异常的临床表现

血氨升高可对人体的中枢神经系统产生明显的毒害作用，患者常表现为意识淡漠、抑郁，严重者出现躁狂、昏迷等肝性脑病的表现。

（四）护理要点

（1）密切观察患者生命体征、意识状态、瞳孔变化，了解患者的用药情况。

（2）结合病史观察患者有无扑翼样震颤，是否出现性格改变、行为举止异常、睡眠颠倒等现象，对患者出现的意识障碍及其严重程度应及时向医生汇报。

（3）对已经出现血氨升高的患者，应降低饮食中蛋白质的摄入量。

（4）排便不畅的患者可服用缓泻剂以防止便秘，也可以口服乳果糖以降低血氨。

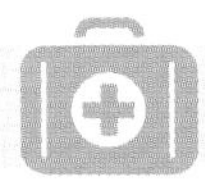

知识拓展

《中国神经外科重症管理专家共识（2020 版）》是由中华医学会神经外科学分会、中国神经外科重症管理协作组组织全国十余家医院从事神经外科、神经外科重症、神经内科重症、重症医学、急诊医学、康复医学等专业的医护人员，根据我国神经外科重症医学的实际发展情况和需要，对 2013 版专家共识的结构与内容进行修订编撰而成。2020 版共识主要介绍了神经外科重症单元的配置条件、神经外科急诊及重症患者处理流程、神经外科重症患者的全身及专科功能评估与监测，为神经外科重症患者的管理提供了可靠依据，以促进神经外科重症的发展，为临床医护人员对病患的管理提供依据。

（许春达）

第十二节 神经外科重症患者的转运护理

一、患者转运的类型

患者转运是指因患者的各种需求，将其从一个空间转移到另一个空间的过程。患者转运的类型包括：①院内转运，在就诊科室之间。②院外转运，在医院之间。③其他，在非医疗场所。

其中，神经外科重症患者常见的院内转运具体如下。急诊与神经外科重症监护病房（或室）之间的转运、神经外科重症监护病房（或室）与医技科室之间的转运、神经外科重症监护病房（或室）与手术室之间的转运、神经外科重症监护病房与病房之间的转运等。

二、患者转运的注意事项

（一）转运前的准备

神经外科重症患者病情复杂多变，为了避免转运过程中发生意外事件，充分做好转运前的准备十分必要。

1. 充分评估 评估患者、转运人员、仪器、药品、转运环境和时间，了解并告知患者及家属转运风险；管理者应对所有转运人员进行岗前培训，确定可行的转运方案；医护人员要充分评估转运路途中的风险并选择应急措施。

2. 优化分级 依据患者生命体征、呼吸循环支持等内容进行综合分级（Ⅰ级、Ⅱ级、Ⅲ级），并依据分级标准配备相应的转运人员及装备。分级标准按照转运风险由高到低分为Ⅰ级、Ⅱ级、Ⅲ级，按照所有评估项目对应的最高风险等级确定分级。例如：患者生命体征Ⅱ级、呼吸循环支持情况Ⅰ级、意识状态Ⅲ级，则患者转运分级确定为Ⅰ级。转运分级标准见表10-20，转运分级人员配备标准见表10-21，转运分级装备配备标准见表10-22。

表10-20 转运分级标准

评估项目	转运分级		
	Ⅰ级	Ⅱ级	Ⅲ级
生命体征	在生命支持条件下，生命体征不平稳	在生命支持条件下，生命体征相对稳定	无须生命支持，生命体征尚平稳
意识状态（GCS评分）	GCS评分＜9分	GCS评分9～12分	GCS评分＞12分
呼吸支持	人工气道，呼吸支持条件高，PEEP≥8 cmH_2O，FiO_2≥60%	人工气道，呼吸支持条件不高，PEEP＜8 cmH_2O，FiO_2＜60%	无人工气道，可自主咳嗽
循环支持	泵入2种及以上血管活性药物	泵入1种及以上血管活性药物	无须血管活性药物
主要临床问题	急性心肌梗死、严重心律失常、严重呼吸困难、反复抽搐、致命创伤、主动脉瘤等	心电图怀疑心肌梗死、非COPD患者 SaO_2＜90%、外科急腹症、剧烈头痛、严重骨折、持续高热等	慢性病症

续表

评估项目	转运分级		
	Ⅰ级	Ⅱ级	Ⅲ级
预计转运时间	≥20 分钟	10～20 分钟	<10 分钟

注：前 5 项为主要评估项目，依据 5 项中的最高级别进行分级；预计转运时间为次要指标，可依据实际情况进行相应调整；1 cmH_2O =0.098 kPa。

表 10-21 转运分级人员配备标准

人员	转运级别		
	Ⅰ级	Ⅱ级	Ⅲ级
医生	急诊工作时间≥2 年； 急诊住院医生培训 1 阶段第三年； 掌握急救技能：胸外按压、气管插管、除颤、电复律	急诊工作时间≥2 年； 急诊住院医生培训 1 阶段第二年； 掌握基本急救技能	急诊工作时间≥1 年； 急诊住院医生培训 1 阶段第一年； 掌握基本急救技能
护士	N3 级护士； 取得急诊专科护士证书； 熟练使用抢救仪器	N2 级护士； 熟练使用抢救仪器	N2 级护士； 熟练使用抢救仪器

注：以上分级标准为推荐配备标准，各医院可根据自身实际情况按照推荐原则进行调整。

表 10-22 转运分级装备配备标准

装备	转运分级		
	Ⅰ级	Ⅱ级	Ⅲ级
仪器设备	仪器设备包括氧气 2 瓶、转运监护仪、转运呼吸机或简易呼吸器、口咽通气道、微量泵 2 个、AED 除颤仪、便携式吸痰器、插管用物、穿刺用物	氧气 1 瓶、转运监护仪、简易呼吸器、口咽通气道、微量泵 1 个、AED 除颤仪（必要时）、穿刺用物	氧气 1 瓶、指夹式脉搏血氧仪、简易呼吸器（必要时）、穿刺用物
药品	盐酸肾上腺素、多巴胺、胺碘酮、咪达唑仑、利多卡因、阿托品、生理盐水	盐酸肾上腺素、咪达唑仑、生理盐水	生理盐水

注：以上分级标准为推荐配备标准，各医院可根据自身实际情况按照推荐原则进行调整。

3. 沟通解释 根据转运分级进行有效沟通。

（1）与患者家属沟通：告知转运风险，获取家属的知情同意及配合，并签订转运风险告知单。

（2）与团队内部沟通：明确职责，相互配合。

（3）与接收部门沟通：详细告知患者病情及预计转运时间，做好相应准备工作。

4. 充分准备 包括转运人员、转运装备、患者及接收方的准备。

（1）转运人员准备：一是按照转运分级人员配备标准要求选定相应的医护人员；二是做好转运分级人员分配，明确职责，由于疾病的特殊性，护士群体相对固定，熟悉工作流程以及应急方案，由转运护士来担当领队，负责转运过程中的协调管理工作。

(2) 转运装备准备:一是按照转运分级装备配备标准配备相应的仪器设备和药品;二是转运仪器设备调试并试运行,及时发现问题并解决问题。

(3) 患者准备:出发前按照转运分级再次评估患者病情(主要包括生命体征、意识状态、呼吸及循环情况等),并检查各种管道及引流管是否固定妥当,确保通畅,尽量在患者病情稳定的情况下转运。躁动患者可适当使用镇静药物。开放气道患者在出发前湿化气道、充分吸痰,保持气道通畅。

(4) 接收方准备:告知接收方患者的病情及生命体征、所用仪器设备、用药情况及预计到达时间等,使其做好充分接收患者的准备。有感染性疾病的患者,根据传播途径,做好隔离的物品准备和环境准备。

(二) 转运中的要点

(1) 转运中护士应全程陪同,始终站在患者头侧,随时严密观察患者的意识状态、瞳孔、呼吸、脉搏、血压等变化,重视患者的主诉,及时发现问题,及时处理。

(2) 转运中保持气道通畅。随时清除气道分泌物、呕吐物、血块等,必要时用便携式吸痰器吸痰。舌后坠患者采用口咽通气道,并给予氧气吸入。使用人工气道的患者应保证足够的氧气,必要时用简易呼吸气囊辅助呼吸。

(3) 保持静脉输液通畅,做好输液的护理。保证各引流管通畅,妥善固定,安全放置,管道长短适宜,防止因患者烦躁及体位变化发生非计划性拔管,必要时可采用约束带交叉固定。必要时在病情允许的情况下夹闭引流管,避免引流液反流。

(4) 转运时患者须全身保暖,冬天盖棉被防止受凉。昏迷及躁动患者除给予护栏外应适当约束,防止坠落。此外,还应该保护患者隐私。

(5) 及时予以心理安慰和指导。对意识清醒但不能说话的患者,护士可用手势、眼神、写字等方式与患者交流,了解患者的病情和需求,尽量满足其合理要求。

(6) 预防转运过程中的意外事件。为确保随行人员安全,转运仪器须规范放置,防止被仪器砸伤;同时,在转运途中也要特别注意行人,避免发生意外事件。

(三) 转运后的交接

转运到达后,与接收科室做好详细交接,包括以下两个方面。

(1) 与接收科室的医护人员共同安置患者,包括固定管道、吸氧等。

(2) 进行详细的床边交接及记录,包括生命体征、用药情况、特殊治疗、初步诊断、各管道置入情况、液体出入量、皮肤情况、患者的心理状态、患者的贵重物品等,以及病历交接、X线片和(或)CT片及MRI片的交接,如实告知转运前和转运途中的事件,双方医护人员在转运交接单上签名。

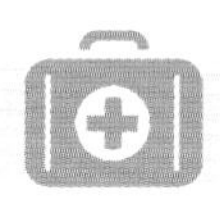

知识拓展

2017年版《急诊危重症患者院内转运共识——标准化分级转运方案》,由急诊危重症患者院内转运共识专家组发布,该共识根据急诊危重症患者的特点以及急诊院内转运的临床实践,制订了以“降阶梯预案、充分评估、优化分级、最佳路径、动态评估”为原则的分级转运方案,以保证转运安全。共识包括4个方面,10项主题,强调分级转运的标准化,标准化分级转运流程图见图10-14。

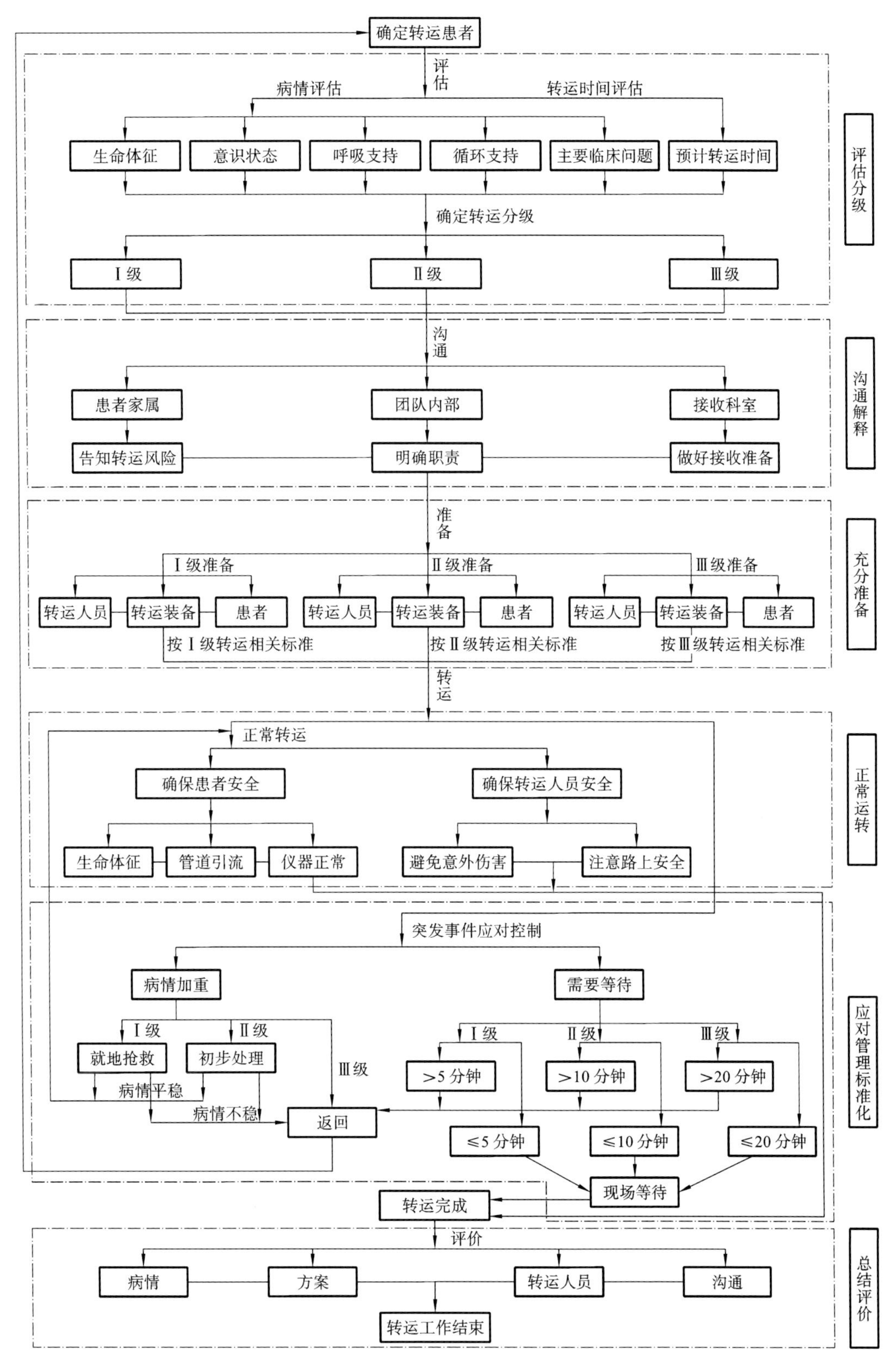

图 10-14　标准化分级转运流程图

（田丹英　张丽华）

参考文献

[1] 蔡卫新,贾金秀.神经外科护理学[M].北京:人民卫生出版社,2019.

[2] 曹合利,田恒力,陈世文,等.持续颅内压监测在高血压性脑出血中的应用[J].中国微侵袭神经外科杂志,2012,17(8):341-343.

[3] 陈丽,袁慧,李菊芳,等.肠内营养相关并发症预防与管理最佳证据总结[J].肠外与肠内营养,2021,28(2):109-116.

[4] 陈丽.针对性护理措施对脑出血患者预防脑疝的效果观察[J].吉林医学,2018,39(11):2175-2177.

[5] 陈广萍.颅脑损伤气管切开患者高压氧治疗的护理配合[J].中国继续医学教育,2021,13(15):176-179.

[6] 陈王峰,张春梅,林孝文,等.体外膈肌起搏器在ICU脱机困难患者中的应用[J].中国康复医学杂志,2021,36(1):74-76.

[7] 谌永毅,李旭英.血管通道护理技术[M].北京:人民卫生出版社,2015.

[8] 成芳,傅麒宁,何佩仪,等.输液导管相关静脉血栓形成防治中国专家共识(2020版)[J].中国实用外科杂志,2020,40(4):377-383.

[9] 成守珍.ICU临床护理思维与实践[M].北京:人民卫生出版社,2012.

[10] 邓曼丽,常丹丹.实用麻醉护理技术操作规范30项[M].北京:科学出版社,2018.

[11] 丁晶,汪昕.癫痫诊疗指南解读[J].临床内科杂志,2016,33(2):142-144.

[12] Bigatello L M,Allain R M,Hess D,et al.麻省总医院危重病医学手册[M].杜斌,译.北京:人民卫生出版社,2009.

[13] 高尚谦,王芳,郭海玲,等.基于指南的脑卒中患者吞咽困难识别与管理循证实践方案的构建[J].中国护理管理,2016,16(12):1623-1627.

[14] 中国抗癌协会肿瘤营养专业委员会,中华医学会肠外肠内营养学分会.肠外营养安全性管理中国专家共识[J].肿瘤代谢与营养电子杂志,2021,8(5):495-502.

[15] 何永生,黄光富,章翔.新编神经外科学[M].北京:人民卫生出版社,2014.

[16] 贺欣,范艳竹.集束化护理在神经外科重症患者人工气道管理中的应用[J].中华现代护理杂志,2019,25(4):422-424.

[17] 洪涵涵,彭飞.中央导管相关血流感染防控最佳护理实践——《导管相关感染防控最佳护理实践专家共识》系列解读之二[J].上海护理,2019,19(12):1-5.

[18] 朱京慈,胡敏.急危重症护理技术[M].北京:人民卫生出版社,2011.

[19] 黄强,董军,王之敏.神经肿瘤学[M].北京:人民卫生出版社,2011.

[20] 急诊危重症患者院内转运共识专家组.急诊危重症患者院内转运共识——标准化分级转运方案[J].中华急诊医学杂志,2017,26(5):512-516.

[21] 江方正,杨洁,叶向红.机械通气患者口腔护理新进展[J].解放军护理杂志,2013,30(12):33-36.

[22] 井文婷,吴玉燕,王平.胃残余量监测在危重症患者肠内营养中的应用研究进展[J].人民军医,2019,62(11):1094-1097.

[23] 康焰.临床重症医学教程[M].北京:人民卫生出版社,2015.

[24] 雷瑶.章萍.PICC心电定位波形稳定性影响因素及对策研究进展[J].中国护理管理,2018,18(5):710-715.

[25] 李乐之,路潜.外科护理学[M].5版.北京:人民卫生出版社,2012.

[26] 李庆印,陈永强.重症专科护理[M].北京:人民卫生出版社,2018.

[27] 刘天艺,喻姣花,李素云,等.成人围术期肺康复管理的最佳证据总结[J].护理学杂志,2021,36(2):88-92.

[28] 刘瑜，周春兰，周君桂，等.长期气管切开患者气管套管更换护理策略的证据总结[J].解放军护理杂志，2021，38(4)：66-69.

[29] 龙兴霞，姚梅琪，姚金兰，等.ICU肠内营养患者再喂养综合征发生现状及影响因素研究[J].中华护理杂志，2021，56(6)：818-823.

[30] 孟申.肺康复[M].北京：人民卫生出版社，2007.

[31] 牛佳，徐建萍，王乐.国内外危重症病人院内转运指南比较[J].护理研究，2016，30(11)：1392-1394.

[32] 齐洪武，曾维俊，任胤朋.有创颅内压监测技术的研究进展[J].中国微侵袭神经外科杂志，2020，25(6)：281-284.

[33] 邱海波，管向东.重症医学高级教程[M].北京：人民军医出版社，2013.

[34] 尚苗苗，王丽媛，张振美，等.成人患者气管切开护理相关临床实践指南的质量评价及内容分析[J].护理学报，2021，28(5)：38-42.

[35] 尚旭丽，吴芳，赵明红，等.预防神经外科吸入性肺炎护理管理流程的构建与应用[J].护理学杂志，2016，31(2)：32-34.

[36] 史平，吴白女，黄培培.危重症患者肠内营养并发胃残余处理方式的指南系统评价[J].解放军护理杂志，2019，36(12)：32-36.

[37] 史淑杰，王丽华.成人护理学(第八册)——神经系统疾病病人护理[M].北京：人民卫生出版社，2015.

[38] 史中华，徐明，王永志，等.脑脊液检测指标对神经外科术后颅内感染的诊断价值[J].中华神经外科杂志，2018，34(6)：601-605.

[39] 孙仁华，江荣林，黄曼，等.重症患者早期肠内营养临床实践专家共识[J].中华危重病急救医学，2018，30(8)：715-721.

[40] 王彬荣，田丽颖，杨永慧，等.鼻咽通气道用于脑功能区胶质瘤切除术中唤醒麻醉的临床观察[J].现代肿瘤医学，2016(1)：132-135.

[41] 王辰.呼吸治疗教程[M].北京：人民卫生出版社，2010.

[42] 王春燕，刘欢，王金垚，等.超声引导下行鼻肠管置入法在危重症患者中的应用[J].广西医学，2019，(41)16：2142-2143.

[43] 王新颖.2016年成人危重症病人营养支持治疗实施与评价指南解读[J].肠外与肠内营养，2016，23(5)：263-269.

[44] 魏亚倩，曹子璇，包芸，等.成人机械通气声门下吸引策略的最佳证据总结[J].护士进修杂志，2020，35(10)：883-888.

[45] 闻曲，成芳，鲍爱琴.PICC临床应用及安全管理[M].北京：人民军医出版社，2012.

[46] 吴巧媚，马世红，张燕.ICU护士速记手册[M].北京：人民卫生出版社，2018.

[47] 肖平田.高压氧治疗学[M].北京：人民卫生出版社，2009.

[48] 徐帆，沈丽娟，钟兴明，等.国外成人危重症患者肠内营养支持实践指南解读[J].中西医结合护理(中英文)，2019，5(12)：141-144.

[49] 徐丽华，钱培芬.重症护理学[M].北京：人民卫生出版社，2008.

[50] 胥小芳，孙红，李春燕，等.《动脉血气分析临床操作实践标准》要点解读[J].中国护理管理，2017，17(9)：1158-1161.

[51] 严玉娇，丁娟，刘晁含，等.成人危重症患者气道管理的最佳证据总结[J].护理学报，2021，28(3)：39-45.

[52] 杨丽娟，李振香.现代危重症临床护理[M].济南：山东科学技术出版社，2009.

[53] 于桂花.临床神经外科护理细节[M].北京：人民卫生出版社，2008.

[54] 余慕端,林哲珊.颅内高压的预见性观察及护理[J].中国实用医药,2015(19):231-232.

[55] 詹昱新,杨中善,许妮娜,等.神经外科 ICU 患者肠内营养支持误吸预防的最佳证据总结[J].护理学杂志,2018,33(24):82-86.

[56] 张建宁,王任直,胡锦.神经外科重症监护手册[M].北京:人民卫生出版社,2016.

[57] 张茵,郑丽君.基于电视透视下的进食体位选择在脑卒中吞咽障碍患者中的应用[J].养生保健指南,2017(16):263-264.

[58] 赵继宗.神经外科学[M].4版.北京:人民卫生出版社,2019.

[59] 赵世光,刘恩重.神经外科危重症诊断与治疗精要[M].北京:人民卫生出版社,2011.

[60] 赵文汝.临床神经训导康复治疗学[M].北京:人民卫生出版社,2014.

[61] 支修益,刘伦旭.中国胸外科围手术期气道管理指南(2020版)[J].中国胸心血管外科临床杂志,2021,28(3):251-262.

[62] 中国人民解放军总医院第六医学中心.中华医学会高压氧分会关于"高压氧治疗适应证与禁忌证"的共识(2018版)[J].中华航海医学与高气压医学杂志,2019,26(1):1-5.

[63] 中国康复医学会康复护理专业委员会.吞咽障碍康复护理专家共识[J].护理学杂志,2021,36(15):1-4.

[64] 中国研究型医院学会神经再生与修复专业委员会心脏重症脑保护学组,中国研究型医院学会神经再生与修复专业委员会神经重症护理与康复学组.亚低温脑保护中国专家共识[J].中华危重病急救医学,2020,32(4):385-391.

[65] 中国医师协会神经内科分会癫痫专委会.成人全面性惊厥性癫痫持续状态治疗中国专家共识[J].国际神经病学神经外科学杂志,2018,45(1):1-4.

[66] 中华医学会肠外肠内营养分会,神经疾病营养支持学组.神经系统疾病经皮内镜下胃造口喂养中国专家共识[J].肠外与肠内营养,2015,22(3):129-132.

[67] 中华医学会肠外肠内营养学分会.成人补充性肠外营养中国专家共识[J].中华胃肠外科杂志,2017,20(1):9-13.

[68] 中华医学会创伤学分会神经创伤专业学组.颅脑创伤患者肠内营养管理流程中国专家共识(2019)[J].中华创伤杂志,2019,35(3):193-198.

[69] 中华医学会神经病学分会神经重症协作组.神经重症监护病房建设中国专家共识[J].中华神经科杂志,2014,47(4):269-273.

[70] 中华医学会神经外科学分会,中国神经外科重症管理协作组.中国神经外科重症患者气道管理专家共识(2016)[J].中华医学杂志,2016,96(21):1639-1642.

[71] 中华医学会神经外科学分会,中国神经外科重症管理协作组.神经外科脑脊液外引流中国专家共识(2018版)[J].中华医学杂志,2018,98(21):1646-1649.

[72] 中华医学会神经外科学分会,中国神经外科重症管理协作组.中国神经外科重症管理专家共识(2020版)[J].中华医学杂志,2020,100(19):1443-1458.

[73] 中华医学会重症医学分会.中国重症加强治疗病房患者镇痛和镇静治疗指导意见(2006)[J].中华外科杂志,2006,44(17):1158-1166.

[74] 中华医学会重症医学分会.中国成人 ICU 镇痛和镇静治疗指南[J].中华重症医学电子杂志,2018,4(2):90-113.

[75] 周建新.神经外科重症监测与治疗[M].北京:人民卫生出版社,2013.

[76] 周良辅.现代神经外科学[M].2版.上海:复旦大学出版社,2015.

[77] Ahmad R A, Ahmad S, Naveed A, et al. Peripheral arterial blood pressure versus central crterial blood pressure monitoring in critically ill patients after cardio-pulmonary bypass[J]. Pak J Med Sci,2017,33(2):310-314.

[78] Sura L, Madhavan A, Carnaby G, et al. Dysphagia in the elderly: management and nutritional considerations[J]. Clin Interv Aging, 2012, 7:287-298.

[79] Kim S H, Lilot M, Sidhu K S, et al. Accuracy and precision of continuous noninvasive arterial pressure monitoring compared with invasive arterial pressure: a systematic review and metaanalysis[J]. Anesthesiology, 2014, 120(5):1080-1097.

[80] Madden L K, Hill M, May T L, et al. The implementation of targeted temperature management: an evidence-based guideline from the neurocritical care socicty[J]. Neurocrit Care, 2017, 27(3): 468-487.

[81] Perlas A, Mitsakakis N, Liu L, et al. Validation of a mathematical model for ultrasound assessment of gastric volume by gastroscopic examination[J]. Anesth Analg, 2013, 116(2): 357-363.